W0289701

S. Kluge | M. Sander
F. Walcher | T. Brenner (Hrsg.)

DIVI Jahrbuch 2023 | 2024

Medizinisch Wissenschaftliche Verlagsgesellschaft

S. Kluge | M. Sander
F. Walcher | T. Brenner (Hrsg.)

DIVI Jahrbuch 2023 | 2024

Schwerpunkt: Gendermedizin

begründet von
C. Putensen | M. Quintel | G.W. Sybrecht

mit Beiträgen von
C. Bach | J. Berrouschot | P. Böttger | T. Brenner | M. Buerke | O. Cruciger | P. Deindl
F. Edinger | F. Espeter | M. Feth | F. Fichtner | S. Fortenbacher | M. Franz | L. Golenia
M. Gründling | M. Hamed | L. Herbst | C. von Heymann | A.L. Homayr | F. Ius | M. Janusch
T. Jhala | S. John | M. Kamler | A. Koch | U. Krause | J.B. Kuramatsu | T. Lampmann
F. Lehmann | M. Lehner | H. Lemm | P.M. Lepper | M. Lindner | H. Luz | L. Malolepszy
S. Mang | C. Mann | J. Meier | M.W. Merx | K. Mischke | T.M. Mokry | R.M. Muellenbach
M.J. Müller | A. Naghipour | S. Oertelt-Prigione | T. Paul | K. Pilarczyk | N. Pizanis
D.I. Radke | S. Reith | G. Rellensmann | F. Rosenow | O.W. Sakowitz
M. Sander | D. Schädler | H. Schluchter | T. Schmoch | H.E. Schneider | P.O. Schüller
U. Seeland | A. Sekita | C. Silbereisen | A. Strzelczyk | P. Szavay | K. Tigges-Limmer
A. Totzeck | J. Trauth | S. Utzolino | H. Vatter | M.A. Weigand | C. Willam
M. Wolff | C. Zengel | Y. Zhang | A. Zimmermann

Medizinisch Wissenschaftliche Verlagsgesellschaft

Das Herausgeberteam

Prof. Dr. med. Stefan Kluge
Universitätsklinikum Hamburg-Eppendorf
Klinik für Intensivmedizin
Martinistraße 52
20246 Hamburg

Univ.-Prof. Dr. med. Michael Sander
Universitätsklinikum Gießen, UKGM GmbH
Klinik für Anästhesiologie, operative Intensivmedizin und Schmerztherapie
Justus-Liebig-Universität Gießen
Rudolf-Buchheim-Straße 7
35392 Gießen

Univ.-Prof. Dr. med. Felix Walcher, MME
Universitätsklinikum Magdeburg
Klinik für Unfallchirurgie
Leipziger Straße 44
39120 Magdeburg

Univ.-Prof. Dr. med. Thorsten Brenner, MHBA
Universitätsklinikum Essen
Klinik für Anästhesiologie und Intensivmedizin
Hufelandstraße 55
45147 Essen

MWV Medizinisch Wissenschaftliche Verlagsgesellschaft mbH & Co. KG
Unterbaumstr. 4
10117 Berlin
www.mwv-berlin.de

ISBN 978-3-95466-827-4
ISSN 2941-7422

Bibliografische Information der Deutschen Nationalbibliothek
Die Deutsche Nationalbibliothek verzeichnet diese Publikation in der Deutschen Nationalbibliografie; detaillierte bibliografische Informationen sind im Internet über http://dnb.d-nb.de abrufbar.

Im vorliegenden Werk wird zur allgemeinen Bezeichnung von Personen nur die männliche Form verwendet, gemeint sind immer alle Geschlechter, sofern nicht gesondert angegeben. Sofern Beitragende in ihren Texten gendergerechte Formulierungen wünschen, übernehmen wir diese in den entsprechenden Beiträgen oder Werken.

Die Verfasser haben große Mühe darauf verwandt, die fachlichen Inhalte auf den Stand der Wissenschaft bei Drucklegung zu bringen. Dennoch sind Irrtümer oder Druckfehler nie auszuschließen. Daher kann der Verlag für Angaben zum diagnostischen oder therapeutischen Vorgehen (zum Beispiel Dosierungsanweisungen oder Applikationsformen) keine Gewähr übernehmen. Derartige Angaben müssen vom Leser im Einzelfall anhand der Produktinformation der jeweiligen Hersteller und anderer Literaturstellen auf ihre Richtigkeit überprüft werden. Eventuelle Errata zum Download finden Sie jederzeit aktuell auf der Verlags-Website.

Produkt-/Projektmanagement: Anna-Lena Spies, Ulrike Marquardt, Berlin
Layout & Satz: zweiband.media, Agentur für Mediengestaltung und -produktion GmbH, Berlin
Druck: AZ Druck und Datentechnik GmbH, Kempten

Zuschriften und Kritik an:
MWV Medizinisch Wissenschaftliche Verlagsgesellschaft mbH & Co. KG, Unterbaumstr. 4, 10117 Berlin, lektorat@mwv-berlin.de

MIX
Papier | Fördert gute Waldnutzung
FSC® C008457

Vorwort

Liebe Leserin, lieber Leser des DIVI Jahrbuchs 2023 | 2024,

auch der diesjährige DIVI Kongress wird von der Publikation des zugehörigen *DIVI Jahrbuchs 2023 | 2024* begleitet, welches Sie sich als Print-Ausgabe oder in digitalem Format zu Gemüte führen können. Als Schwerpunktthema widmet sich die aktuelle Ausgabe der *Gendermedizin*, zu deren diagnostischer sowie therapeutischer Relevanz auch heute noch viele Unsicherheiten bestehen. Insbesondere im Bereich der Intensiv- und Notfallmedizin führt sie sogar noch ein regelrechtes Schattendasein! Unzweifelhaft ist allerdings, dass Frauen und Männer je nach Erkrankung andere Symptome zeigen, verschiedene Krankheitsverläufe aufweisen und mitunter unterschiedlicher Behandlungsstrategien bedürfen. Die *Gendermedizin* versucht daher, die Bedeutung des Geschlechts als Einflussfaktor in der Medizin systematisch herauszuarbeiten und macht dabei auch vor den Bereichen der Intensiv- und Notfallmedizin nicht halt. Unter anderem scheint die geschlechtsspezifische Ausstattung mit Sexualhormonen einen relevanten Einfluss darauf zu haben, dass Frauen seltener eine koronare Herzerkrankung erleiden oder besser vor einer Sepsis geschützt sind. Letztgenannte Beobachtung wurde z.B. auch während der SARS-CoV2-Pandemie deutlich, da das männliche Geschlecht den weitaus größeren Teil der intensivmedizinisch zu behandelnden COVID-19-Patienten darstellte und Männer auch signifikant häufiger an Corona verstarben. Das Geschlecht scheint daher einen bislang unterschätzten Einfluss auf den individuellen Gesundheitszustand bzw. Krankheitsverlauf zu haben, sodass die Schwerpunktbeiträge des aktuellen *DIVI Jahrbuchs 2023 | 2024* die *Gendermedizin* aus dem Schattendasein herauszuholen versuchen und die Intensiv- und Notfallmediziner:innen für diese Thematik sensibilisieren sollen.

Neben einem Schwerpunktthema werden im *DIVI Jahrbuch* stets auch ausgewählte intensivmedizinische Themen des diesjährigen DIVI Kongresses behandelt und von ausgewiesenen Expertinnen und Experten für Sie zusammengefasst. Daher beschäftigt sich das aktuelle *DIVI Jahrbuch* u.a. mit dem akuten Abdomen, dem akuten Nieren- oder Lungenversagen (einschließlich der Beatmungsstrategie und dem extrakorporalen Lungenersatz) sowie mit speziellen notfall- und intensivmedizinischen Themen aus den Bereichen Pädiatrie und Kardiologie. Darüber hinaus finden aktuelle neurointensivmedizinische Themen sowie der Umgang mit potenziellen Organspendern besondere Beachtung. Weitere Schwerpunkte stellen das Management der Sepsis, die differenzierte Gerinnungstherapie bei akuten Blutungsereignissen sowie verschiedene Themen rund um den Intensivtransport dar. Zudem wurden als Exkurse zwei Spezialbeiträge berücksichtigt, die sich der Frage nach dem gerechtfertigten Transfusionstrigger sowie der optimalen Narkose widmen.

Alles in allem erwartet Sie wieder eine sehr interessante Mischung aus spannenden sowie hochaktuellen Beiträgen aus den Bereichen Notfall- und Intensivmedizin, die von ausgewiesenen Fachexperten für Sie zusammengestellt worden sind. Wir freuen uns außerordentlich, auch in diesem Jahr erneut so viele renommierte Autorinnen und Autoren für das aktuelle *DIVI Jahrbuch* gewonnen zu haben und möchten uns an dieser Stelle ganz herzlich bei allen Mitwirkenden für ihr Engagement bedanken!

Wir wünschen Ihnen viel Freude bei der Lektüre des diesjährigen *DIVI Jahrbuchs 2023 | 2024* und verbleiben mit herzlichen Grüßen

Ihr

Herausgeber-Team

im November 2023

Die Autorinnen und Autoren

Dr. med. Christopher Bach
St. Franziskus Hospital Münster
Klinik für Kardiologie, Angiologie und Elektrophysiologie
Hohenzollernring 70
48145 Münster

Prof. Dr. med. Jörg Berrouschot
Klinikum Altenburger Land
Klinik für Neurologie und Neurologische Intensivtherapie
Am Waldessaum 10
04600 Altenburg

Priyanka Böttger
St. Marien-Krankenhaus Siegen
Medizinische Klinik II
Kampenstraße 51
57072 Siegen

Univ.-Prof. Dr. med. Thorsten Brenner, MHBA
Universitätsklinikum Essen
Klinik für Anästhesiologie und Intensivmedizin
Hufelandstraße 55
45147 Essen

Prof. Dr. med. Michael Buerke
St. Marien-Krankenhaus Siegen
Medizinische Klinik II
Kampenstraße 51
57072 Siegen

Oliver Cruciger
Berufsgenossenschaftliches Universitätsklinikum Bergmannsheil gGmbH
Chirurgische Klinik und Poliklinik
Intensivmedizin Station 2.1 / 2.1 INT
Bürkle de la Camp-Platz 1
44789 Bochum

PD Dr. med. Philipp Deindl
Universitätsklinikum Hamburg-Eppendorf
Klinik und Poliklinik für Kinder- und Jugendmedizin
Sektion Neonatologie und Pädiatrische Intensivmedizin
Martinistraße 52
20246 Hamburg

Dr. med. Fabian Edinger
Universitätsklinikum Gießen
Klinik für Anästhesiologie und Operative Intensivmedizin
Rudolf-Buchheim-Straße 7
35392 Gießen

Dr. med. Florian Espeter
Universitätsklinikum Essen
Klinik für Anästhesiologie und Intensivmedizin
Hufelandstraße 55
45147 Essen

Dr. med. Maximilian Feth
Bundeswehrkrankenhaus Ulm
Klinik für Anästhesiologie, Intensivmedizin, Notfallmedizin und Schmerztherapie
Oberer Eselsberg 40
89081 Ulm
und
Universitätsklinikum des Saarlandes
ECLS Zentrum Saar
Kirrberger Straße 100
Homburg (Saar)

Dr. med. Falk Fichtner
Universitätsklinikum Leipzig AöR
Klinik und Poliklinik für Anästhesiologie und Intensivtherapie
Liebigstraße 20
04103 Leipzig

Dr. med. Silke Fortenbacher, MHBA
Paracelsus Medizinische Privatuniversität Nürnberg
Klinikum Nürnberg Süd
Medizinische Klinik 8 – Kardiologie
Internistische Intensivmedizin
Breslauer Straße 201
90471 Nürnberg

Dr. med. Maximilian Franz
Medizinische Hochschule Hannover
Klinik für Herz-, Thorax-, Transplantations- und Gefäßchirurgie
Carl-Neuberg-Straße 1
30625 Hannover

Dr. Laura Golenia
MEDIAN Unternehmensgruppe B.V. & Co. KG
Forschung und Innovation
Franklinstraße 28-29
10587 Berlin

PD Dr. med. habil. Matthias Gründling
Universitätsmedizin Greifswald
Klinik für Anästhesie, Intensiv-, Notfall- und Schmerzmedizin
Ferdinand-Sauerbruch-Straße
17475 Greifswald

Dr. med. Motaz Hamed
Universitätsklinikum Bonn
Klinik und Poliklinik für Neurochirurgie
Venusberg-Campus 1
53127 Bonn

Dr. med. Larissa Herbst
Universitätsklinikum Erlangen
Medizinische Klinik 4 – Nephrologie und Hypertensiologie
Ulmenweg 18
91054 Erlangen

Prof. Dr. med. Christian von Heymann, DEAA
Vivantes Klinikum im Friedrichshain
Klinik für Anästhesie, Intensivmedizin, Notfallmedizin und Schmerztherapie
Landsberger Allee 49
10249 Berlin

Dr. med. Anna Lulu Homayr
Universitätsklinikum Schleswig-Holstein
Klinik für Anästhesiologie und Operative Intensivmedizin
Arnold-Heller-Straße 3
24105 Kiel

PD Dr. med. Fabio Ius
Medizinische Hochschule Hannover
Klinik für Herz-, Thorax-, Transplantations- und Gefäßchirurgie
Carl-Neuberg-Straße 1
30625 Hannover

Dr. med. Matthias Janusch
St. Marien-Krankenhaus Siegen
Medizinische Klinik II
Kampenstraße 51
57072 Siegen

Dr. med. Tobias Jhala, M.Sc.
Universität Luzern und Luzerner Kantonsspital
Spitalstrasse
6000 Luzern 16
Schweiz

Prof. Dr. med. Stefan John
Paracelsus Medizinische Privatuniversität Nürnberg & Universität Erlangen-Nürnberg
Klinikum Nürnberg Süd
Medizinische Klinik 8 – Kardiologie
Internistische Intensivmedizin
Breslauer Straße 201
90471 Nürnberg

Univ.-Prof. Dr. med. Markus Kamler
Universitätsmedizin Essen
Klinik für Thorax- und Kardiovaskuläre Chirurgie
Hufelandstraße 55
45147 Essen

Prof. Dr. med. Achim Koch
Universitätsmedizin Essen
Klinik für Thorax- und Kardiovaskuläre Chirurgie
Hufelandstraße 55
45147 Essen

PD Dr. med. Ulrich Krause
Universitätsmedizin Göttingen
Klinik für Pädiatrische Kardiologie, Intensivmedizin und Neonatologie
Robert-Koch-Straße 40
37075 Göttingen

PD Dr. med. Joji B. Kuramatsu
Universitätsklinikum Erlangen
Neurologische Klinik
Schwabachanlage 6
91054 Erlangen

Dr. med. Tim Lampmann
Universitätsklinikum Bonn
Klinik und Poliklinik für Neurochirurgie
Venusberg-Campus 1
53127 Bonn

Dr. med. Felix Lehmann
Universitätsklinikum Bonn
Klinik für Anästhesiologie und Operative Intensivmedizin
Venusberg-Campus 1
53127 Bonn

PD Dr. med. Markus Lehner
Universität Luzern und Luzerner Kantonsspital
Spitalstrasse
6000 Luzern 16
Schweiz

Dr. med. Henning Lemm
St. Marien-Krankenhaus Siegen
Medizinische Klinik II
Kampenstraße 51
57072 Siegen

Prof. Dr. med. Philipp M. Lepper
Universitätsklinikum des Saarlandes
ECLS-Zentrum Saar
Klinik für Innere Medizin V – Pneumologie, Allergologie, Beatmungs-, Umwelt- und Intensivmedizin
Kirrberger Straße 100
66421 Homburg

Dr. med. Matthias Lindner
Universitätsklinikum Schleswig-Holstein
Klinik für Anästhesiologie und Operative Intensivmedizin
Arnold-Heller-Straße 3
24105 Kiel

Dr. med. Hannah Luz
Luzerner Kantonsspital
Spitalstrasse
6000 Luzern 16
Schweiz

Leila Malolepszy
Justus-Liebig-Universität Gießen
Institut für Rechtsmedizin
Frankfurter Straße 58
35392 Gießen

Dr. med. Sebastian Mang
Universitätsklinikum des Saarlandes
ECLS-Zentrum Saar
Klinik für Innere Medizin V – Pneumologie, Allergologie, Beatmungs-, Umwelt- und Intensivmedizin
Kirrberger Straße 100
66421 Homburg

Dr. med. Catrin Mann
Universitätsklinikum Frankfurt
Klinik für Neurologie
Epilepsiezentrum Frankfurt Rhein-Main
Schleusenweg 2-16, Haus 95
60528 Frankfurt am Main

Prof. Dr. Jens Meier
Johannes-Kepler-Universität
Kepler Universitätsklinikum
Universitätsklinik für Anästhesiologie und Operative Intensivmedizin
Altenberger Straße 69
4040 Linz
Österreich

Prof. Dr. med. Marc W. Merx
KRH Klinikum Robert Koch Gehrden
Klinik für Herz- und Gefäßkrankheiten und Intensivmedizin
Von-Reden-Straße 1
30989 Gehrden

Prof. Dr. med. Karl Mischke
Leopoldina Krankenhaus Schweinfurt
Medizinische Klinik 1
Gustav-Adolf-Straße 6-8
97422 Schweinfurt

Theresa M. Mokry
ECLS Zentrum Saar
Universitätsklinikum des Saarlandes
Klinik für Innere Medizin V – internistische Intensivstation
Kirrberger Straße 100
66421 Homburg (Saar)

Prof. Dr. med. Ralf M. Muellenbach, MHBA
Klinikum Kassel
Klinik für Anästhesiologie, Intensivmedizin, Notfallmedizin und Schmerztherapie & ECMO-Zentrum
Mönchebergstraße 41–43
34125 Kassel

Dr. med. Matthias J. Müller
Universitätsmedizin Göttingen
Klinik für Pädiatrische Kardiologie, Intensivmedizin und Neonatologie
Robert-Koch-Straße 40
37075 Göttingen

Awa Naghipour, M.D.
Medizinische Fakultät der Universität Bielefeld OWL
AG 10 Geschlechtersensible Medizin
Universitätsstraße 25
33615 Bielefeld

Prof. Dr. med. Sabine Oertelt-Prigione, M.Sc.
Medizinische Fakultät der Universität Bielefeld OWL
AG 10 Geschlechtersensible Medizin
Universitätsstraße 25
33615 Bielefeld

Prof. Dr. med. Thomas Paul
Universitätsmedizin Göttingen
Klinik für Pädiatrische Kardiologie, Intensivmedizin und Neonatologie
Robert-Koch-Straße 40
37075 Göttingen

Dr. med. habil. Kevin Pilarczyk, MHBA
Klinikum Hochsauerland GmbH
Klinik für Intensiv- und Notfallmedizin
Nordring 39-44
59821 Arnsberg

PD Dr. med. Nikolaus Pizanis
Universitätsmedizin Essen
Abteilung für thorakale Organtransplantation
Hufelandstraße 55
45147 Essen

Dr. med. David I. Radke
Universitätsklinikum Schleswig-Holstein
Klinik für Anästhesiologie und Operative Intensivmedizin
Arnold-Heller-Straße 3
24105 Kiel

Prof. Dr. med. Sebastian Reith
St. Franziskus Hospital Münster
Klinik für Kardiologie, Angiologie und Elektrophysiologie
Hohenzollernring 70
48145 Münster

Dr. med. Georg Rellensmann, MAE
Universität Witten/Herdecke
Vestische Kinder- und Jugendklinik Datteln
Kinderpalliativzentrum
Dr.-Friedrich-Steiner-Straße 5
45711 Datteln

Univ.-Prof. Dr. med. Felix Rosenow, MHBA
Universitätsklinikum Frankfurt
Klinik für Neurologie
Epilepsiezentrum Frankfurt Rhein-Main
Schleusenweg 2-16, Haus 95
60528 Frankfurt am Main

Prof. Dr. med. Oliver W. Sakowitz
RKH Klinikum Ludwigsburg
Neurochirurgisches Zentrum Ludwigsburg-Heilbronn
Posilipostraße 4
71640 Ludwigsburg

Univ.-Prof. Dr. med. Michael Sander
Universitätsklinikum Gießen, UKGM GmbH
Klinik für Anästhesiologie, operative Intensivmedizin und Schmerztherapie
Justus-Liebig-Universität Gießen
Rudolf-Buchheim-Straße 7
35392 Gießen

Prof. Dr. med. Dirk Schädler
Universitätsklinikum Schleswig-Holstein
Klinik für Anästhesiologie und Operative Intensivmedizin
Arnold-Heller-Straße 3
24105 Kiel

Helena Schluchter
Wiener Gesundheitsverbund - Klinik Floridsdorf
Abteilung für Anästhesie und Intensivmedizin
Brünner Straße 68
1210 Wien
Österreich

Dr. med. Thomas Schmoch
Universitätsklinikum Essen
Klinik für Anästhesiologie und Intensivmedizin
Hufelandstraße 55
45147 Essen
und
Hôpitaux Robert Schuman – Hôpital Kirchberg
Klinik für Anästhesiologie und Intensivmedizin
9 Rue Edward Steichen
2540 Neudorf-Weimershof
Luxemburg

PD Dr. med. Heike E. Schneider
Universitätsmedizin Göttingen
Klinik für Pädiatrische Kardiologie, Intensivmedizin und Neonatologie
Robert-Koch-Straße 40
37075 Göttingen

Dr. med. Per Otto Schüller
MEDIAN Klinik Flechtingen
Abteilung für Kardiologie und Pneumologie
Parkstraße 1
39345 Flechtingen

PD Dr. med. Ute Seeland
Charité – Universitätsmedizin Berlin
Institut für Sozialmedizin, Epidemiologie und Gesundheitsökonomie
Luisenstraße 57
10117 Berlin

Alexander Sekita
Universitätsklinikum Erlangen
Neurologische Klinik
Schwabachanlage 6
91054 Erlangen

Die Autorinnen und Autoren

Dr. med. Clemens Silbereisen
Ludwig-Maximilians-Universität München
LMU Klinikum
Klinik für Anaesthesiologie
Marchioninistraße 15
81377 München

Prof. Dr. med. Adam Strzelczyk, MHBA
Universitätsklinikum Frankfurt
Klinik für Neurologie
Epilepsiezentrum Frankfurt Rhein-Main
Schleusenweg 2-16, Haus 95
60528 Frankfurt am Main

Prof. Dr. med. Philipp Szavay
Luzerner Kantonsspital
Spitalstrasse
6000 Luzern 16
Schweiz

Dr. phil. Katharina Tigges-Limmer
Herz- und Diabeteszentrum NRW
Klinik für Thorax- und Kardiovaskularchirurgie
Georgstraße 11
32545 Bad Oeynhausen

Dr. med. Andreas Totzeck
Universitätsklinikum Essen
Klinik für Neurologie und Zentrum für Translationale Neuro- und Verhaltenswissenschaften
Hufelandstraße 55
45147 Essen

Dr. med. Janina Trauth
Universitätsklinikum Gießen und Marburg GmbH
Medizinische Klinik V, Klinik für Innere Medizin mit Schwerpunkten Infektiologie und Krankenhaushygiene
Klinikstraße 33
35392 Gießen

Prof. Dr. med. Stefan Utzolino
Universitätsklinikum Freiburg
Klinik für Allgemein- und Viszeralchirurgie
Hugstetterstraße 55
79106 Freiburg

Univ.-Prof. Dr. med. Hartmut Vatter
Universitätsklinikum Bonn
Klinik und Poliklinik für Neurochirurgie
Venusberg-Campus 1
53127 Bonn

Univ.-Prof. Dr. med. Markus A. Weigand
Universitätsklinikum Heidelberg
Klinik für Anästhesiologie
Im Neuenheimer Feld 420
69120 Heidelberg

Prof. Dr. med. Carsten Willam
Universitätsklinikum Erlangen
Medizinische Klinik 4 – Nephrologie und Hypertensiologie
Ulmenweg 18
91054 Erlangen

Prof. Dr. med. Matthias Wolff
Universitätsklinikum Gießen und Marburg GmbH
Klinik für Anästhesiologie, operative Intensivmedizin und Schmerztherapie
Standort Gießen
Rudolf-Buchheim-Straße 7
35392 Gießen

Dr. med. Christoph Zengel
KRH Klinikum Robert Koch Gehrden
Klinik für Herz- und Gefäßkrankheiten und Intensivmedizin
Von-Reden-Straße 1
30989 Gehrden

Dr. rer. medic. Ying Zhang
St. Franziskus Hospital Münster
Klinik für Kardiologie, Angiologie und Elektrophysiologie
Hohenzollernring 70
48145 Münster

Dr. med. Arabel Zimmermann
KRH Klinikum Robert Koch Gehrden
Klinik für Herz- und Gefäßkrankheiten und Intensivmedizin
Von-Reden-Straße 1
30989 Gehrden

Inhalt

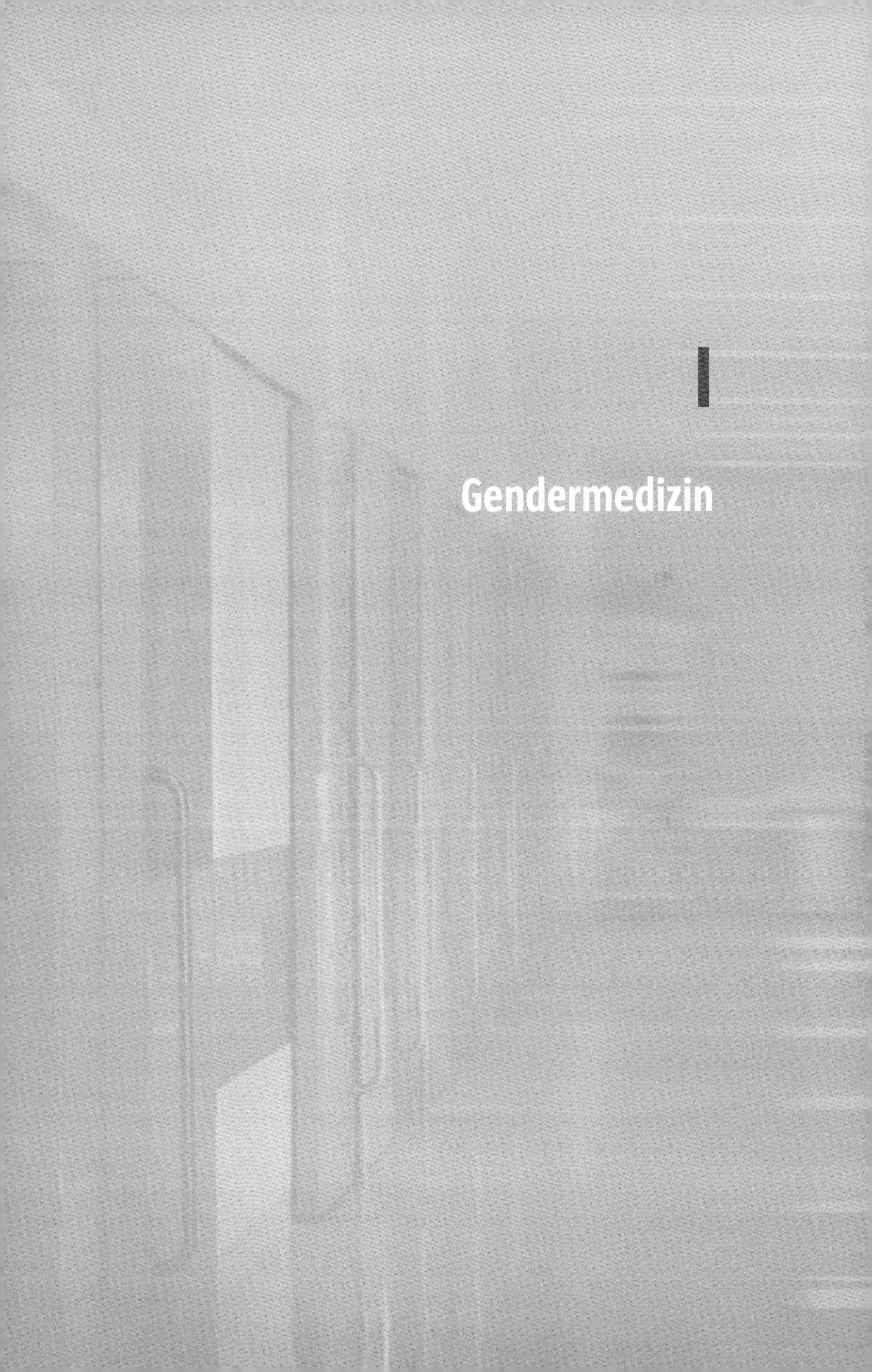

I

Gendermedizin

1 Geschlechtersensible Medizin

Awa Naghipour und Sabine Oertelt-Prigione

1.1 Was ist geschlechtersensible Medizin?

> *"The medical and scientific understanding of the significant effect that sex and gender has in health and disease has evolved, and we must evolve along with it."* (1)

Geschlecht wirkt auf biologischer und psychosoziokultureller Ebene, in Interaktion mit der Umwelt und innerhalb von machtpolitischen Verhaltnissen auf Gesundheit und Krankheit, auf das Verhalten von Individuen und auf die Qualität der medizinischen Behandlung (2).

> Geschlechtersensible Medizin befasst sich mit der Analyse von Geschlecht als bedeutenden Einflussfaktor in Krankheitsentstehung, -symptomatik, -bewältigung, Diagnostik, Therapie und Prävention (3).

Geschlechtersensible Medizin ist ein historisches Produkt zweier wesentlicher Handlungsstränge: der Frauengesundheitsbewegung der 70er-Jahre und den Diskursen der sozialwissenschaftlichen Geschlechterforschung. Sie speist sich aus der Erkenntnis, dass eine androzentrische – cis männlich fokussierte (cis bedeutet, dass das zur Geburt zugewiesene Geschlecht der Geschlechtsidentität entspricht) – Sichtweise auf Gesundheits- und Krankheitsprozesse wesentliche Teile der Bevölkerung ausschließt und so konsekutiv zu ihrer mangelhaften gesundheitlichen Versorgung führt. Die Annahme, Frauen und Männer unterscheiden sich lediglich in Bezug auf Reproduktionsorgane – die sogenannte „Bikini Medicine“ (4) – erwies sich sowohl auf naturwissenschaftlicher als auch auf soziopsychokultureller Ebene als unhaltbar. Ein Prozess der Erkenntnisgewinnung und Schließung der Wissenslücke begann und setzt sich bis in die Gegenwart fort (5; 6).

1.2 Geschlechterdefinitionen – Terminologie und ihre Grenzen

Geschlecht kann mehrdimensional sowohl auf biologischer als auch auf psychosoziokultureller Ebene beleuchtet werden. Die Terminologie, die aktuell in der biomedizinischen Praxis etabliert ist, stammt aus dem angloamerikanischen Raum und differenziert „Sex“ und „Gender“.

Im biomedizinischen Diskurs wird „Sex“ als biologische Variable diskutiert und das englische 3-G-Modell herangezogen, um drei Dimensionen herunterzubrechen:

1. Genes (Genetik)
2. Gonads (Gonaden/Keimdrüsen)
3. Genitalia (Genitalien)

Diese Trias umfasst die Ebenen der Chromosomen, des Hormonhaushalts und der Genitalien. Innerhalb dieser Kategorien können auf jeder Ebene zahlreiche Varianzen auftreten (7). Dennoch dominiert in der Biomedizin nach wie vor eine binäre Einteilung in „männlich“ und „weiblich“. Durch u.a. soziales Engagement von Intersex-Personen vermehrt sich die Kritik an der Dichotomie von „männlich/weiblich“ und eine Ergänzung um mindestens eine Dimension – Intersex – etabliert sich (8).

Auch die Kategorie „Intersex“ ist viel diskutiert und der Begriff „Differences of Sex Development“ (DSD) wird als Eigenbezeichnung von Intersex-Personen oftmals favorisiert. Allerdings wird DSD in der Medizin auch als „Disorders of Sex Development“ übersetzt und reifiziert die ohnehin bereits etablierte Stigmatisierung nichtbinärer Geschlechterkategorien (9). Abhängig davon, welche Statistiken betrachtet werden, beläuft sich der Anteil der Personen mit DSD nach aktuellem Kenntnisstand auf ca. 0,3–1,7% (10).

„Gender“ ist ein Konzept, das seine theoretische Substanz aus geistes- und sozialwissenschaftlichen Diskursen nährt und dort seit Jahrzehnten analysiert und konzeptualisiert wird. In der Humanmedizin hat es erst in den 1990er-Jahren graduell Einzug gefunden (11). Es umschreibt psychosoziokulturelle Ebenen von Geschlecht, die innerhalb gesellschaftlicher Dynamiken wirken. Hier sind mehrere Dimensionen zentral, mitunter Genderidentität, Genderverhältnisse, Gendernormen sowie institutionalisiertes Gender (12; 13).

Genderidentität ist die Identität, derer ein Individuum angehört und die sie bei sich verortet, sei es weiblich, männlich, non-binär, trans, fluid u.v.m.
Gendernormen beschreiben Erwartungen, die von außen an ein Individuum herangetragen werden, Stereotype, denen Geschlechter zugeordnet werden und gesellschaftliche Rahmen, die als adäquat oder abweichend deklariert werden und so eine Erwartungshaltung implizieren.
Genderverhältnisse umfassen Privilegien, Macht und Partizipationsräume, die je nach Geschlechtsidentität und gendernormiertem Verhalten manchen leichter zugänglich sind als anderen. Ein im kanadischen Raum geprägter Begriff des **institutionalisierten Gender** beschreibt institutionelle Rollen- und Verhaltenserwartungen, die z.B. mit einer beruflichen oder gesellschaftlichen Position einhergehen (12; 13). Genderverhältnisse tragen in ihrer aktuellen Ausrichtung dazu bei, dass männlich/maskulin deklarierte gegenüber Menschen anderer Geschlechter bevorteilt werden und so Ungerechtigkeiten in Bezug auf marginalisierte Geschlechter fortbestehen (2).

Eine noch weit verbreitet praktizierte Binarität von Geschlecht in männlich/weiblich wird zunehmend kritisiert und infrage gestellt (7; 14). Fausto-Sterling ist eine Vorreiterin in der kritischen Betrachtung binärer Geschlechternormen und strebt es in ihrem wissenschaftlichen Werk an, Geschlechterkonzepte in ihrer Komplexität zu erfassen. Anfang der 90er-Jahre formulierte Fausto-Sterling eine Theorie der fünf Geschlechter: Drei Intersex-Kategorien, die sich auf ihre Genitalien bezogen, unterschieden und zwischen den zwei Polen weiblich und männlich positioniert seien („True Hermaphrodites", „Male Hermaphrodites" und „Female Hermaphrodites") (15).
Damit formulierte sie ein über zwei Geschlechtskategorien hinaus bestehendes Geschlechterspektrum. Mit einem nun erweiterten multidimensionalen Modell, das Geschlecht nicht auf einem Spektrum zwischen zwei Polen beschreibt, sondern als „Punkt in einem multidimensionalen Raum", betont und visualisiert sie die Variabilität von Geschlechterdimensionen. Sie reformiert ihre vorherig aufgestellten Annahmen, auch um den Fokus auf Genitalien in der Betrachtung von Geschlechtern aufzuheben (14).

In einem sind die Entwicklungen sich einig: Statische Betrachtungen von Geschlecht werden der komplexen Realität nur teilweise gerecht und bedürfen einer steten Evaluation, Einordnung und Aktualisierung.

1.3 Sind Sex und Gender trenn- und austauschbar? – Ein Plädoyer für Präzision

Eine geschlechtersensible Forschungspraxis erlaubt es, Erkenntnisse zu gewinnen über den Einfluss von Geschlecht auf Physiologie und Pathophysiologie von Organismen sowie soziopsychokulturelle Faktoren und Normen, die

die Entstehung und Bewältigung von Krankheit innerhalb unserer gesellschaftlichen Strukturen navigieren (6).

Im Deutschen vereint Geschlecht die im Englischen getrennten Dimensionen „Sex" und „Gender". Das birgt Gefahren und Chancen. Zum einen besteht die Gefahr, dass Geschlecht undifferenziert betrachtet und im schlimmsten Fall als rein eindimensional deklariert wird. Im besten Fall wird durch die integrative Begrifflichkeit Geschlecht die konstante Wechselwirkung und gegenseitige Bedingung von biologischen, psychosoziokulturellen Dimensionen von Geschlecht fassbar. Eine strikte künstliche Trennung des jeweiligen Einflusses von biologischen und psychosoziokulturellen Dimensionen von Geschlecht ist bei komplexen menschlichen Organismen schwer möglich, da Umweltfaktoren mit biologischen Variablen in einem interaktiven Verhältnis stehen (3).

Problematisch zeigt sich, dass Sex und Gender in der biomedizinischen Literatur oft austauschbar, interchangeably, genutzt werden. Das ist zu vermeiden, insbesondere da – wie oben ausgeführt – sie unterschiedliche Aspekte von Geschlecht beschreiben. Für eine aussagekräftige Forschungspraxis ist eine genaue Definition der beschriebenen Dimensionen unabdingbar (16). Sarah S. Richardson stellt hierbei ein integratives Konzept in Bezug auf „Sex as a Biological Variable" vor: „Sex Contextualism". Darin plädiert sie für eine stete Reflexion darüber, wie die individuelle Zielsetzung und der zugrundeliegende Kontext der Forschung in Bezug auf die Variablen, die untersucht werden, ganz genau aussieht – und in welchen Formen „Sex" als Variable in diesem Kontext beschrieben werden kann. Außerdem betont auch sie, dass „Sex" und „Gender" unter bestimmten Fragestellungen zwar als getrennte Ebenen in der Analyse betrachtet werden können, sie sich in der Realität allerdings nicht voneinander trennen lassen, da sie sich gegenseitig bedingen und voneinander abhängig sind (17). Zur adäquaten Operationalisierung sind also präzise Fragestellungen und Definitionen notwendig, um Unschärfe zu vermeiden und zeitgleich der Realität in ihrer Komplexität methodisch gerecht zu werden.

1.4 Berücksichtigung von Geschlecht in der medizinischen Praxis

Es gibt zahlreiche Beispiele über den „klassischen" Herzinfarkt hinaus, von Medikationswirkungen bis Krankheitsmanifestationen und -folgen, die den Einfluss von Geschlecht in der klinischen Praxis illustrieren. Im Folgenden sind zunächst allgemeine Beispiele und im Anschluss Erkenntnisse aus der Notfallmedizin genannt und ausgeführt.

Die Relevanz von Geschlecht in Entstehung, Erkennung, Behandlung und Verlauf von Erkrankungen ist vielfach belegt. Mauvais-Jarvis et al. (18) beschreiben fächerübergreifend, wie sich das in unterschiedlichen Bereichen zeigt:

Der Myokardinfarkt, der sich vor allem bei Frauen auch durch andere Symptome als Brustschmerz manifestieren kann, wird bei ihnen später diagnostiziert und zögerlicher interventionell behandelt (19; 20; 21). Er stellt historisch den Beginn geschlechtersensibler Erkenntnisse in der Medizin, jedoch nur den Gipfel des Eisbergs, dar. Beispielsweise zeigt sich Rauchen als höherer Risikofaktor für Schlaganfälle bei Frauen als bei Männern und Frauen profitieren mehr vom primärpräventiven Effekt von Aspirin bei ischämischem Schlaganfall (22). Die COPD (Chronic Obstructive Pulmonary Disease) zeigt beim Einsetzen der Menopause intensivierten Behandlungsbedarf durch hormonelle und damit einhergehende pathophysiologische Veränderungen (23). Und auch bei Infektionskrankheiten gibt es, das ist spätestens nach der COVID-19-Pandemie offensichtlich, zu beschreibende Phänomene. Beispielsweise, dass Frauen häufiger einen längeren und schwerwiegenderen pulmonalen Influenza-A-Verlauf zeigen als Männer durch länger anhaltende pulmonale Inflammation (24). Je länger und genauer in Bezug auf Geschlecht in der Medizin geforscht wird, desto breiter wird die Evidenzlage bzgl. Geschlecht als Einflussfaktor.

1.4.1 Geschlechtersensibilität in der Notaufnahme

Alyson McGregor beschreibt prägnant, wie von einem progressiven Blick in Bezug auf geschlechtersensible Notfallmedizin alle Geschlechter profitieren. Sie zeichnet das Bild einer Notaufnahme, in der unterschiedliche Fälle aufeinandertreffen und zeigt anhand von konkreten alltäglichen Beispielen und bereits gewonnen Erkenntnissen in der geschlechtersensiblen Medizin die Relevanz der Thematik auf (1).

Vier Bereiche werden im Folgenden näher beleuchtet. Zwei pharmakologische Beispiele, über die es sich lohnt im klinischen Alltag nachzudenken, stellen Propofol und Morphin dar. Darüber hinaus zeigen Osteoporose und Depressionen Erkrankungsbereiche auf, in denen sich ein Female Bias zeigt: Sie werden eher Frauen zugesprochen und bei Männern nicht selten verkannt.

1.4.2 Propofol

Das aus der Gruppe der Diisopropylphenole stammende Injektionsanästhetikum Propofol ist omnipräsent. Aus dem notfallmedizinischen Alltag ist es nicht wegzudenken, aber auch in täglichen elektiven Kontexten, z.B. der Endoskopie, findet es kontinuierliche Anwendung. Frauen benötigen eine höhere Dosierung und hochfrequentere Gabe von Propofol, da sie sonst im Vergleich zu Männern früher aufwachen (1; 25). Die Ursache für eine früher fallende Plasmakonzentration von Propofol kann unter drei Gesichtspunkten diskutiert werden: schnellere Metabolisierung, raschere Verteilung in verfügbares ungesättigtes Gewebe und/oder eine langsamere Rückverteilung ins Plasma aus dem Gewebe (25). Ein im Vergleich zu Männern höherer Anteil an Fettgewebe scheint eine signifikante Rolle zu spielen (1).

1.4.3 Morphin

Morphin ist ebenso wie Propofol fester Bestandteil des klinischen Alltags. Auch hier zeigen sich signifikante geschlechterbezogene Aspekte. Eine höhere Potenz, langsamere Anflutung und längere Dauer des analgetischen Effekts wurden bei Frauen im Vergleich zu Männern beobachtet (26). Eine daraus resultierende Sensibilität für einen modifizierten Bedarf bei Frauen und Männern ist zu berücksichtigen (1). Geschlechteraspekte in die Analyse der Problematik zu integrieren zeigt sich auch hier als relevant, insbesondere, weil Erkenntnisse aus Tiermodellen und klinischen Studien durchaus widersprüchliche Aussagen treffen (27). Dadurch sind Konsequenzen für die klinische Realität schwierig zu beurteilen, wenn die Untersuchung und Analyse von Geschlecht in klinischen Studien nicht ausreichend bedacht wird und so zu einer verringerten Aussagekraft für die klinische Praxis führt (26; 27).

> Nicht nur in der Pharmakodynamik, sondern auch gesellschaftsdynamisch lohnt sich ein genauerer Blick auf Opiate. Eine steigende Tendenz an Verschreibungen und Substanzabhängigkeit wird in den USA schon lange und nun mittlerweile auch in Europa festgestellt (28; 29). Zu beobachten ist bei Frauen eine höhere Verschreibungsrate von Opiaten, häufiger ein chronischer Gebrauch und besonders im höheren Alter vermehrte Nebenwirkungen und Medikamenteninteraktionen (30). Um vorzubeugen, dass das Ausmaß einer „Opiatkrise“ in Deutschland und Europa eskaliert und überproportional Frauen betrifft, wäre zumindest eine zeitige Selbstreflexion über die hiesige Verschreibungspraxis von Opiaten sinnvoll.

1.4.4 Osteoporose und Schenkelhalsfrakturen

Osteoporose wird weitläufig als „weibliche“ Erkrankung wahrgenommen, die vor allem postmenopausale Frauen beträfe. Aber auch Männer im höheren Alter zeigen ein erhöhtes Vorkommen, die Inzidenz bei Männern über 70 Jahren liegt bei ca. 30–40% (31; 32). Eine unzureichende Präventionslage und daraus folgende Unterbehandlung einer Osteoporose, die in Schenkelhalsfrakturen mündet, können zu weitreichenden Konsequenzen führen (1). Kannegaard et al. (33) beschreiben eine 10% erhöhte Mortalität von Männern mit Schenkelhalsfrakturen im Vergleich zu Frauen.

1.4.5 Depressionen und Suizide

Im Themenfeld der Depressionen bezieht sich das sogenannte „Gender Paradoxon“ auf Suizide und beschreibt eine drei- bis vierfach erhöhte Rate an erfolgenden Suiziden bei Männern trotz häufigerer Suizidversuche und doppelt so oft diagnostizierten Depressionen bei Frauen. Einflussfaktor ist zum einen ein historisch gewachsener und fortbestehender Female Bias in Bezug auf psychische Symptome und Diagnosen (34). So liegen beispielsweise Hinweise vor, dass Männer bei gleicher Symptomatik signifikant seltener die Diagnose Depression erhalten, die Differenzen liegen bei 10–20% (25; 35; 36; 37).

Zum anderen kann ein auf stereotypen Genderrollen und -erwartungen basierendes Verhalten, das durch mangelnde Reflexion von Symptomen und fehlendem Hilfesuchverhalten gekennzeichnet ist, zu mangelnder Inanspruchnahme des Gesundheitssystems führen (38).

Eine unterschiedlich gewichtete Symptomatik kann hier ein Erkennen der Depression erschweren. Frauen zeigen häufiger internalisierende Symptome (Antriebslosigkeit, traurige Verstimmung, Interessenverlust), welche weitläufig als „klassische" Symptome der Depression gehandelt werden. Wohingegen Männer dazu tendieren, sogenannte externalisierende Symptome wie Alkohol- und Drogenmissbrauch bis -abhängigkeit, erhöhte Reizbarkeit und aggressives Verhalten zu zeigen, die seltener als Depressionssymptomatik assoziiert, klassifiziert und erkannt werden (34). Dies kann insbesondere in Akutsituationen, die aggressions- oder substanzassoziiert sind, zu Fehleinschätzungen führen, die dazu beitragen, dass Depressionen bei Männern unerkannt bleiben und schlimmstenfalls zum Suizid führen. Umgekehrt lässt sich argumentieren, dass eine erhöhte Aufklärung über erweiterte Symptome einer potenziellen Depression, vor allem bei männlich sozialisierten Personen, ein erweitertes Diagnosespektrum und so eine Suizidprävention durch rechtzeitige Depressionsdetektion möglich machen (39).

1.5 Intersektionalität

Innerhalb der sozialen Determinanten, die die Entstehung von Krankheit und Aufrechterhaltung von Gesundheit beeinflussen, existieren neben Geschlecht auch noch weitere relevante Faktoren: u.a. Rassismuserfahrungen, Alter, Behinderungen, sozioökonomischer Status, Bildungsweg, Wohnort und weitere Differenzkategorien. Es ist notwendig, ein Bewusstsein dafür zu entwickeln, dass verschiedene Diskriminierungsfaktoren den Zugang zum Gesundheitswesen und die Qualität der gesundheitlichen Behandlung maßgeblich beeinflussen und wie sie miteinander wechselwirken (40).

Diese Wechselwirkungen und Potenzierungen in Bezug auf Hürden in der gesundheitlichen Versorgung lassen sich im Konzept Intersektionalität vereinen (41). Das Konzept Intersektionalität wurde in den 1980er-Jahren von der afroamerikanischen Juristin Kimberly Crenshaw erarbeitet und ist verankert im jahrzehntelangen Engagement insbesondere afroamerikanischer feministischer Bewegungen (41; 42). Crenshaw argumentiert, dass durch die Wechselwirkung von Rassismus und Sexismus eine neue Form der Diskriminierungsrealität entsteht, die sich von singulär betrachtetem Sexismus oder Rassismus unterscheidet. Eine Schwarze Frau erlebe eine andere Diskriminierungsrealität als eine *weiße* Frau oder ein Schwarzer Mann (41).

Intersektionalität geht über eine lineare Analyse von Unterdrückungsmechanismen und Ungerechtigkeitssystemen hinaus und strebt eine übergreifende und gleichberechtigte Analyse von Ungleichheitssystemen an (43). Es reicht nicht, Diskriminierungsfaktoren lediglich getrennt voneinander zu betrachten und aufzuaddieren, sondern bedarf einer simultanen Analyse einer eigenen Diskriminierungsentität (44).

Wie kann eine intersektionale Betrachtung im klinischen Alltag aussehen? Verdeutlichen lässt sich das beispielsweise anhand von Erkenntnissen zu Gebärendensterblichkeit und die COVID-19-Pandemie in den USA. Bezüglich Gebärendensterblichkeit konnte 2016–2017 eine bis zu 3,5-mal höhere Mortalität von Schwarzen, nichthispanischen Frauen im Vergleich zu *weißen*, nichthispanischen Frauen beschrieben werden. Das zeigt die Verzahnung der Diskriminierungsfaktoren Rassismus und Sexismus auf (45).

Während der COVID-19-Pandemie war der Vergleich der Mortalität ebenso bezeichnend: Schwarze, Hispanoamerikaner:innen, und Amerikaner:innen asiatischer Abstammung zeigten eine höhere Mortalität im Vergleich zur *weißen* Population. Wichtig zeigten sich für dieses Missverhältnis auch sozioökonomische Gründe, z.B. der höhere Anteil an Berufen, die in Person ausgeübt werden mussten und lange Arbeitswege. Schwarze Männer zeigten eine höhere Mortalitätsrate als Schwarze Frauen, und *weiße* Männer und Frauen u.a. durch eine höhere Prävalenz an kardiovaskulären Erkrankungen in Schwarzen US-amerikanischen Männern in der analysierten Region. Hier zeigt sich Geschlecht in einer dichten Verzahnung zu klassistisch/sozioökonomischen und rassistisch bedingten Variablen (46).

Das sind zwei Beispiele von vielen, die verdeutlichen, dass auch innerhalb geschlechtersensibler Medizin eine isolierte Betrachtung von Geschlecht nicht ausreicht. Geschlecht ist eingebettet in soziokulturelle Gegebenheiten. Eine Kontextualisierung und gleichberechtigte Betrachtung anderer Differenzmerkmale sind zwingend notwendig, um eine Gesundheitsversorgung sicherzustellen, die für alle Barrierefreiheit und eine hohe Qualität sicherstellt. Eine eindimensionale Betrachtung greift – wie so oft – zu kurz.

Take home messages:

Eine Veränderungspraxis, die in alle Bereiche des Gesundheitssystems Einzug findet und als differenzierte Formate strukturell implementiert ist, ist notwendig, um eine geschlechtersensible, diskriminierungsfreie medizinische Praxis nachhaltig zu sichern. Dafür braucht es Ressourcen in der Forschung, um eine solide Evidenzbasis zu kultivieren und daraus informierte klinische Leitlinien zu entwickeln. Auf aktuellen Erkenntnissen beruhend, muss eine Sensibilisierung in Aus-, Weiter- und Fortbildung aller Akteur:innen im Gesundheitswesen durch flächendeckende Verankerung im Pflichtcurriculum stattfinden. Und Patient:innen können durch Aufklärungskampagnen auch außerhalb der medizinischen Behandlung über ihre individualisierten Bedarfe aufgeklärt werden. Ein interprofessionelles und interdisziplinäres Miteinander aller Bereiche ist elementar, um gemeinsam Wege zu finden, eine gerechte Gesundheitspraxis zu gestalten. Eine bundesweite und internationale Vernetzung ist für diese Zielsetzung unabdingbar.

Geschlechter- und diskriminierungssensible Forschung, Lehre und Behandlung sind notwendig für eine qualitativ hochwertige medizinische Praxis, die die Gesamtbevölkerung abbildet und adäquat behandelt. Sie ist ein Qualitätsmerkmal einer gerechten medizinischen Versorgung, die insbesondere in Notfallsituationen teilweise über Leben und Tod entscheiden kann.

Literatur

1. McGregor AJ, Greenberg MR, Choo EK et al. (2017) Advancing Emergency Medicine by Incorporating Sex and Gender: It Benefits Women, It Benefits Men. Annals of Emergency Medicine 70(3):363–5
2. Heise L, Greene ME, Opper N et al. (2019) Gender inequality and restrictive gender norms: framing the challenges to health. The Lancet 393(10189):2440–54
3. Regitz-Zagrosek V, Oertelt-Prigione S (2012) Sex and gender aspects in clinical medicine: Springer-Verlag Limited London
4. Kwolek D, Jenkins MR (2020) Women's Health and Sex- and Gender-Based Medicine: Past, Present, and Future. In: Tilstra SA, Kwolek D, Mitchell JL, Dolan BM, Carson MP, editors. Sex- and Gender-Based Women's Health: A Practical Guide for Primary Care. 3–25. Springer Cham
5. Maschewsky-Schneider U, Hinze L, Kolip P et al. (2001). Frauen- und geschlechtsspezifische Gesundheitsforschung in der DGSMP. Gesundheitswesen (Bundesverband der Ärzte des Öffentlichen Gesundheitsdienstes) 63 (Suppl 1):89–92
6. Legato MJ (2003) Beyond women's health the new discipline of gender-specific medicine. Medical Clinics 87(5):917–37, vii
7. Ainsworth C (2015) Sex redefined. Nature 518(7539):288–91
8. DuBois LZ, Shattuck-Heidorn H (2021) Challenging the binary: Gender/sex and the bio-logics of normalcy. American Journal of Human Biology 33(5):e23623
9. American Psychological Association (2015) Guidelines for psychological practice with transgender and gender nonconforming people. Am Psychol 70(9):832–64
10. Fausto-Sterling A (2015) Intersex: concept of multiple sexes is not new. Nature 519(7543):291
11. Oertelt-Prigione S (2023) Chapter 32 – The operationalization of gender in medicine. In: Legato MJ (ed.). Principles of Gender-Specific Medicine (Fourth Edition). Academic Press:503–12. URL: https://www.sciencedirect.com/science/article/pii/B9780323885348000171 (abgerufen am 16.07.2023)
12. Tannenbaum C, Ellis RP, Eyssel F et al. (2019) Sex and gender analysis improves science and engineering. Nature 575(7781):137–46
13. Tannenbaum C, Greaves L, Graham ID (/2016) Why sex and gender matter in implementation research. BMC Med Res Methodol 16(1):145
14. Fausto-Sterling A (2000) The five sexes, revisited. Sciences-New York 40(4):18–25
15. Fausto-Sterling A (1993) The five sexes. Sciences-New York 33(2):20–4

16. Caughey AB, Krist AH, Wolff TA et al. (2021) USPSTF Approach to Addressing Sex and Gender When Making Recommendations for Clinical Preventive Services. JAMA 326(19):1953–61
17. Richardson SS (2022) Sex Contextualism. Philosophy. Philos Theor Pract Biol 14:2
18. Mauvais-Jarvis F, Bairey Merz N, Barnes PJ et al. (2020) Sex and gender: modifiers of health, disease, and medicine. Lancet 396(10250):565–82
19. Bugiardini R, Ricci B, Cenko E et al. (2017) Delayed Care and Mortality Among Women and Men With Myocardial Infarction. J Am Heart Assoc 6(8)
20. Dreyer RP, Beltrame JF, Tavella R et al. (2013) Evaluation of gender differences in Door-to-Balloon time in ST-elevation myocardial infarction. Heart Lung Circ 22(10):861–9
21. Haider A, Bengs S, Luu J et al. (2020) Sex and gender in cardiovascular medicine: presentation and outcomes of acute coronary syndrome. Eur Heart J 2020; 41(13):1328–36
22. Caso V, Santalucia P, Acciarresi M et al. (2012) Antiplatelet treatment in primary and secondary stroke prevention in women. Eur J Intern Med 23(7):580–5
23. Li X, Obeidat M, Zhou G et al. (2017) Responsiveness to Ipratropium Bromide in Male and Female Patients with Mild to Moderate Chronic Obstructive Pulmonary Disease. EBioMedicine 19:139–45
24. Vermillion MS, Ursin RL, Kuok DIT et al. (2018) Production of amphiregulin and recovery from influenza is greater in males than females. Biol Sex Differ 9(1):24
25. Hoymork SC, Raeder J (2005) Why do women wake up faster than men from propofol anaesthesia? Br J Anaesth 95(5):627–33
26. Sarton E, Olofsen E, Romberg R et al. (2000) Sex differences in morphine analgesia: an experimental study in healthy volunteers. Anesthesiology 93(5):1245–54; discussion 6A
27. Mauvais-Jarvis F, Berthold HK, Campesi I et al. (2021) Sex- and Gender-Based Pharmacological Response to Drugs. Pharmacological Reviews 73(2):730–62. URL: https://pharmrev.aspetjournals.org/content/73/2/730 (abgerufen am 16.07.2023)
28. Helmerhorst GT, Teunis T, Janssen SJ et al. (2017) An epidemic of the use, misuse and overdose of opioids and deaths due to overdose, in the United States and Canada: is Europe next? Bone Joint J 99-B(7):856–64
29. Verhamme KMC, Bohnen AM (2019) Are we facing an opioid crisis in Europe? Lancet Public Health 4(10):e483–e484
30. Campbell CI, Weisner C, Leresche L et al. (2010) Age and gender trends in long-term opioid analgesic use for noncancer pain. Am J Public Health 100(12):2541–7
31. Alswat K, Adler SM (2012) Gender differences in osteoporosis screening: retrospective analysis. Arch Osteoporos 7:311–3
32. Willson T, Nelson SD, Newbold J et al. (2015) The clinical epidemiology of male osteoporosis: a review of the recent literature. Clin Epidemiol 7:65–76
33. Kannegaard PN, van der Mark S, Eiken P et al. (2010) Excess mortality in men compared with women following a hip fracture. National analysis of comedications, comorbidity and survival. Age Ageing 39(2):203–9
34. Möller-Leimkühler A (2010) Depression in Men: An Introduction. Journal fur Neurologie, Neurochirurgie und Psychiatrie 11:11–20
35. Bertakis KD, Helms LJ, Callahan EJ et al. (2001) Patient gender differences in the diagnosis of depression in primary care. J Womens Health Gend Based Med 10(7):689–98
36. Williams JB, Spitzer RL, Linzer M et al. (1995) Gender differences in depression in primary care. Am J Obstet Gynecol 173(2):654–9
37. Stoppe G, Sandholzer H, Huppertz C et al. (1999) Gender differences in the recognition of depression in old age. Maturitas 32(3):205–12
38. Möller-Leimkühler AM (2002) Barriers to help-seeking by men: a review of sociocultural and clinical literature with particular reference to depression. J Affect Disord 71(1–3):1–9
39. Rutz W, Knorring L von, Pihlgren H et al. (1995) Prevention of male suicides: lessons from Gotland study. The Lancet 345(8948):524
40. Hankivsky O, Reid C, Cormier R et al. (2010) Exploring the promises of intersectionality for advancing women's health research. Int J Equity Health 9:5

41. Crenshaw K (1989) Demarginalizing the Intersection of Race and Sex: A Black Feminist Critique of Antidiscrimination Doctrine, Feminist Theory and Antiracist Policies. University of Chicago Legal Forum 1:139–67. URL: http://chicagounbound.uchicago.edu/uclf/vol1989/iss1/8/ (abgerufen am 16.07.2023)
42. Collective CR (1977) The Combahee river collective: A black feminist statement. In: Eisenstein ZR (Hrsg.) Capitalist patriarchy and the case for socialist feminism. 362–72. URL: https://www.blackpast.org/african-american-history/combahee-river-collective-statement-1977/ (abgerufen am 16.07.2023)
43. Hankivsky O, Christoffersen A (2008) Intersectionality and the determinants of health: a Canadian perspective. Critical Public Health 18(3):271–83
44. Simien EM (2007) Doing Intersectionality Research: From Conceptual Issues to Practical Examples. Pol Gender 3(02)
45. MacDorman MF, Thoma M, Declcerq E et al. (2021) Racial and Ethnic Disparities in Maternal Mortality in the United States Using Enhanced Vital Records, 2016–2017. Am J Public Health 111(9):1673–81
46. Rushovich T, Boulicault M, Chen JT et al. (2021) Sex disparities in COVID-19 mortality vary across US racial groups. Journal of General Internal Medicine 36:1696–701

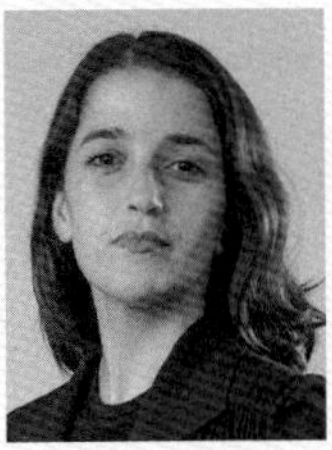

Awa Naghipour, M.D.

Awa Naghipour ist Ärztin und Wissenschaftlerin. Nach dem Studium der Humanmedizin an der Charité in Berlin und klinischer Tätigkeit in der Inneren Medizin ist sie seit 2022 am Lehrstuhl für Geschlechtersensible Medizin der Universität Bielefeld tätig. Ihre aktuellen Forschungsinteressen umfassen Geschlechter- und Diskriminierungssensibilität in der klinischen Praxis, Intersektionalität und der Transfer wissenschaftlicher Erkenntnisse in die Lehr-, klinische und politische Praxis. Sie promoviert an der Universität Münster in der Phoniatrie und Pädaudiologie zu Erkrankungen bei Menschen mit intellektuell-kognitiven Beeinträchtigungen und Hörstörungen. Sie ist Mitgründerin des gemeinnützigen Vereins Feministische Medizin e.V., der sich für Gleichberechtigung und Antidiskriminierung im Gesundheitswesen einsetzt.

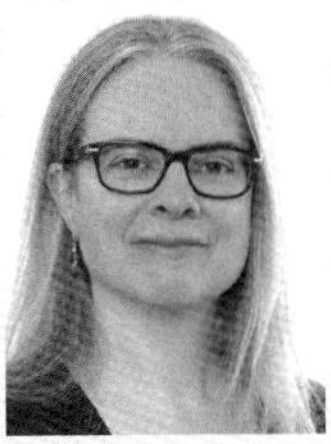

Prof. Dr. med. Sabine Oertelt-Prigione, M.Sc.

Sabine Oertelt-Prigione ist Ärztin, Wissenschaftlerin und Organisationsberaterin. Sie ist Fachärztin für Innere Medizin und Master of Public Health. Seit 2017 hat sie den Lehrstuhl für Gendermedizin an der Radboud University in Nijmegen, Niederlande, inne und seit 2021 die Professur für Geschlechtersensible Medizin an der Universität Bielefeld. Sie war 2018–2020 Mitglied der EU Kommission Expert:innengruppe „Gendered Innovations“ und 2022–2023 Vorsitzende der EU-Expert:innengruppe „Gender and COVID-19“.

2 Geschlechterspezifische Unterschiede bei Herz-Kreislauf-Erkrankungen

Helena Schluchter und Ute Seeland

2.1 Geschlechterspezifische personalisierte Medizin

Das Ziel der geschlechterspezifischen personalisierten Medizin unter Berücksichtigung weiterer Diversitätsfaktoren (GSM+) ist eine patient:innenzentrierte, nicht-diskriminierende Gesundheitsversorgung durch einen Perspektivwechsel hin zu einem systembiologischen Ansatz. Gegenstand der GSM+ Forschung ist die Untersuchung der Interaktion von biologischen Geschlechterunterschieden und soziokulturellen Diversitätsfaktoren in Hinblick auf die Erhaltung von Gesundheit und die Entstehung von Krankheiten (1).

2.1.1 Geschlecht und Alter

Daten aus der Versorgungsforschung, insbesondere die epidemiologischen Kennzahlen wie Morbidität und Mortalität, stehen oft am Anfang einer Fragestellung der Studien zur GSM+. Einen ersten Perspektivwechsel hat in den 1980er-Jahren die US-amerikanische Ärztin Marianne Legato vollzogen mit dem Blick auf die bis dahin unbekannten oder nicht ernst genommenen Symptome bei Frauen mit Herzinfarkt (2).

In Deutschland ist bereits seit 1987 eine höhere 28-Tage-Krankenhausletalität bei Frauen < 60. LJ mit akutem Myokardinfarkt im Vergleich zu gleichaltrigen Männern bekannt (3). Der Deutsche Herzbericht 2021 (4) zeigt, dass Frauen mit chronisch ischämischer Herz-Kreislauf-Erkrankung eine höhere Letalität als

Männer aufweisen (30% vs. 18%). Bei Frauen mit Herzklappenerkrankung liegt die Letalität bei 29% im Vergleich zu 15% bei Männern (5).
Die fehlende systematische Berücksichtigung geschlechterspezifischer Unterschiede, kann zu Fehl- bzw. Unterversorgung führen. Ein Beispiel ist die Verzögerung in der Versorgung von kardiovaskulären Notfällen bei Frauen (6). Unter anderem bedingt durch die diffusen Symptome, die nicht primär einem klassischen Myokardinfarkt zugeordnet werden (7), aber auch durch die Vielfalt der ätiologischen Möglichkeiten, die zu Myokardischämien führen können (s. Kap. 2.3). Nicht-obstruktive Ursachen sind auch beim männlichen Geschlecht zu beobachten, allerdings mit niedrigerer Prävalenz (1).

2.2 Akutes Koronarsyndrom

Während Männer den typischen Brustschmerz als Leitsymptom des Herzinfarkts angeben, präsentieren Frauen häufig diffuse Symptome wie retrosternalen Druck, Dyspnoe, starke Müdigkeit, Unwohlsein und Übelkeit oder Schmerzen in Rücken, Nacken und Kiefer (1; 8).
Diese Symptomvielfalt, meist durch eine vagale Aktivierung ausgelöst, erfordert in der Akutsituation eine Anpassung des Vorgehens. Es bedarf eines Behandlungsalgorithmus, der geschlechterspezifische Unterschiede früh berücksichtigt und die Zeit der intensivmedizinischen Behandlung mit einbezieht. Symptome eines Herzinfarkts bei Frauen < 60. LJ sind komplexer im Vergleich zu den Symptomen gleichaltriger Männer. Diese verschiedenen Symptomphänotypen haben dazu geführt, dass Frauen seltener und später einer invasiven Herzkatheterdiagnostik und -therapie zugeführt werden (9–11). Dieser Unterschied verliert sich im höheren Alter (12). Die Ergebnisse sind vereinbar mit der Tatsache, dass akute Koronarsyndrome, die nicht auf eine obstruktive KHK zurückzuführen sind, häufiger im prä- und perimenopausalen Alter auftreten und seltener postmenopausal.
Aus den Registerdaten ist bekannt, dass Frauen verspätet ärztliche Hilfe aufsuchen (9; 11; 13; 14) und häufiger eine nicht-kardiale Ursache für ihre Beschwerden zugeschrieben bekommen (15; 16). Frauen mit akutem Koronarsyndrom sind im Durchschnitt 7 bis 10 Jahre älter und leiden häufiger an chronischen Nierenerkrankungen, arterieller Hypertonie, Diabetes mellitus und metabolischem Syndrom (17, 18). Männer mit ACS sind öfter Raucher und leiden häufiger an Hyperlipidämie und peripherer arterieller Verschlusskrankheit (19; 20).

2.2.1 Behandlungspfade in der Akutmedizin

Laien reanimieren Männer häufiger als Frauen, insbesondere im öffentlichen Raum (21; 22). Bedingt durch die höhere KHK-Prävalenz bei Männern, ist die Wahrscheinlichkeit, Ersthelfer:in für einen Mann zu sein, größer. Ab dem

80. LJ kehrt sich dieses Geschlechterverhältnis um. Weitere mögliche Ursachen für ausbleibende Laienreanimation bei Frauen sind das Training am überwiegend „männlichen" Dummy und gesellschaftlich bedingte Tabus (23; 24). Im Herz-Kreislaufstillstand präsentieren Frauen häufiger einen nicht-schockbaren Rhythmus als Männer (25; 26).

2.2.2 Koronare mikrovaskuläre Dysfunktion (CMD)

CMD ist weit verbreitet unter Männern und Frauen (27) und assoziiert mit einer persistierenden Angina-pectoris-Symptomatik, eingeschränkter Lebensqualität und einem erhöhten Mortalitätsrisiko, sowie dem Risiko, einen Myokardinfarkt oder Schlaganfall zu erleiden (28–30). Mikrovaskuläre Formen beruhen auf Remodelling-Prozessen oder Vasomotionsstörungen der Arteriolen, die zu einer erniedrigten Koronarflussreserve (CFR) führen (31). Eine CFR < 1,2 ist bei Frauen mit einem signifikant höheren Risiko für kardiovaskuläre Ereignisse assoziiert als bei Männern (32). Bei vasospastischer CMD führt eine Hypersensibilität der Koronararterien oder der Mikrogefäße auf vasokonstriktive Stimuli zur Myokardischämie (33). Diagnostisch lässt sich die vaskuläre Hyperreagibilität mit Acetylcholin provozieren, wobei insbesondere Frauen sensibler auf Acetylcholin reagieren (34).

Die COVADIS-Diagnosekriterien umfassen (31):

- Akute-Koronarsyndrom-Symptomatik
- Objektiver Ischämienachweis
- Ausschluss einer obstruktiven koronaren Herzerkrankung
- Erniedrigte CFR oder reproduzierbare Vasospasmen

Traditionelle kardiovaskuläre Risikofaktoren wie arterielle Hypertonie (35), Hyperlipidämie (36), Diabetes mellitus (37) und Adipositas (38) sind assoziiert mit einem erhöhten CMD-Risiko (39), bei Frauen stärker als bei Männern (35; 40; 41). Daneben zählen systemisch-inflammatorische, autoimmune und psychische Erkrankungen zu den Risikofaktoren für CMD (42). Insbesondere Frauen < 50. LJ scheinen anfälliger für stressinduzierte kardiovaskuläre Ereignisse zu sein (43). Weitere, spezifisch weibliche Risikofaktoren sind Schwangerschaftskomplikationen (44–46) und PCOS (47).

2.2.3 Spontane Koronararteriendissektion (SCAD)

SCAD bedingt 1–4% aller akuten Koronarsyndrome, wobei Frauen signifikant häufiger betroffen sind (> 90%), insbesondere Frauen < 60. LJ und im Rahmen von Schwangerschaft-assoziiertem akutem Koronarsyndrom (48; 49). Aufgrund kleinerer Gefäßdurchmesser und vermehrter Tortuosität der Koronararterien neigen Frauen eher zu Dissektionen und Perforationen (49; 50). Zu den Risikofaktoren für SCAD zählen hormonelle Veränderungen, Schwangerschaftskomplikationen, systemisch-inflammatorische Erkrankungen sowie Gefäßerkrankungen (z.B. fibromuskuläre Dysplasie), aber auch Umweltfaktoren und physischer (z.B. Krafttraining) und psychischer Stress. Am häufigsten ist der mittlere und distale Ramus interventricularis anterior betroffen (51). Eine negative CT-Koronarangiografie schließt eine SCAD nicht aus (52). Geeignete bildgebende Verfahren sind optische Kohärenztomografie und intravaskulärer Ultraschall (53).

2.3 Geschlechterunterschiede bei der Diagnostik

Zur Diagnostik des akuten Koronarsyndroms zählen neben Anamnese und körperlicher Untersuchung, 12-Kanal-EKG und standardisierte Labordiagnostik inklusive serieller Herzenzym-Assays (high-sensitive cardiac troponin hs-cTn) (54; 55).

Die obstruktive KHK ist bei beiden Geschlechtern die häufigste Ursache für ein akutes Koronarsyndrom (6) mit einer zwei- bis viermal höheren Prävalenz bei Männern < 60. LJ im Vergleich zu gleichaltrigen Frauen. Dabei ist zu berücksichtigen, dass Frauen eine klassische KHK oft erst 10 Jahre später entwickeln, entsprechend dreht sich das Geschlechterverhältnis im höheren Alter um (56–58).

Das Ausmaß atherosklerotischer Plaques ist ein wichtiger prognostischer Faktor (30). Die Prävalenz von *myocardial infarction with non-obstructive coronary arteries* (MINOCA), also nicht relevanter Plaque-Last bei Ursache der Myokardischämie, beträgt 10,5% bei Frauen und 3,4% bei Männern mit einem akuten Koronarsyndrom (14; 27; 59). Zu den Ursachen zählen CMD, Vasospasmen, SCAD oder koronare Thrombi und Emboli (60). Die Prävalenz dieser Pathologien ist besonders hoch für Frauen < 55 LJ (7; 61–63).

EKG-Veränderungen sind unabhängig von der Ätiologie der Myokardischämie, daher haben 3,6% der Frauen und 1,6% der Männer mit ST-Hebung keine obstruktive Plaque-Last. Daneben sind 15% der NSTEMI bei Frauen und 5,1% der NSTEMI bei Männern als MINOCA zu klassifizieren (64).

Die gültigen Leitlinien differenzieren bei der Diagnose STEMI nicht nach Ätiologie, sondern empfehlen die primäre Koronarangiografie (55).

Eine Dynamik des hs-cTn wird mittels seriellen Analysen nach festem 0 h/1 h- bzw. 0 h/2 h-Algorithmus erfasst (54). Trotz nachgewiesenem Einfluss von Alter und Geschlecht auf hs-cTn-Werte (65), werden in den aktuellen Leitlinien einheitliche diagnostische Grenzwerte empfohlen.

Bei Verdacht auf eine nicht-obstruktive Ätiologie des akuten Koronarsyndroms wird eine erweiterte Diagnostik aus geschlechtersensibler Sicht dringend empfohlen (66):

- Invasive Verfahren mit Möglichkeit zur Intervention: Koronarangiografie, Druckdraht-Messung, koronarer Reaktivitätstest mit Adenosin und Acetylcholin, intravaskulärer Ultraschall
- Nicht-invasive Bildgebung: Echokardiografie, Kardio-MRT, SPECT, PET, CT-Koronarangiografie

2.4 Risikostratifizierung

Der Einsatz validierter Scores zur Risikostratifizierung, wie z.B. der GRACE Score 2.0, wird empfohlen (67). Die Einschätzung des Mortalitätsrisikos anhand von EKG-Kriterien, klinischen und laborchemischen Parametern dient der risikoadaptierten Therapie und Überwachung (68). Der Score wurde in überwiegend männlichen Patientenpopulationen entwickelt und validiert (68). Somit führt die Anwendung bei Frauen regelhaft zur Unterschätzung des Mortalitätsrisikos. Eine Weiterentwicklung, der GRACE Score 3.0, berücksichtigt Geschlechterunterschiede in der Bedeutung einzelner Score-Variablen und Risikofaktoren, ist dem GRACE Score 2.0 überlegen und sollte Einzug in die Leitlinien finden (69).

2.4.1 Prognose

Die Prognose von Frauen wird zum einen negativ beeinflusst durch das in den Leitlinien fehlende oder unzureichend aufgearbeitete Wissen zu den Geschlechterunterschieden (54; 55), den zeitlich verzögerten Behandlungspfad (s. Kap. 2.2.1), das höhere Alter und die vielfältigere Komorbidität (11; 57; 70; 71). Zusätzlich verschlechtern häufigere peri- und postinterventionelle Komplikationen wie Blutungen an Einstichstellen, insbesondere bei femoralem Zugang, Dissektionen, Perforationen und Restenosierungen die Prognose von Frauen (3; 72).

Diesen Risiken muss konsequent begegnet werden durch

- **den Zugang über die A. radialis,**
- **arterielle Verschlusssysteme, adaptiert an Geschlecht und biologisches Gefäßalter,**
- **gewichts- und nierenadaptierte Dosierung von Medikamenten, insbesondere zur Gerinnungshemmung (73).**

2.4.2 Soziokulturelle Einflussfaktoren

Die soziokulturellen Einflussfaktoren (*gender*) spielen eine große Rolle bei der Interaktion von Ärzt:in und Patient:in. Eine erste Studie, die den Einfluss von Gender-Variablen systematisch erfasst und für das akute Koronarsyndrom prospektiv untersucht hat, zeigt, dass sich typisch weibliche psychosoziale

Attribute negativ auf das Risikoprofil von Patient:innen mit akutem Koronarsyndrom auswirken, unabhängig vom biologischen Geschlecht (74).

Take home messages:

Geschlechterunterschiede bei akuten und chronischen Koronarsyndromen sind gut erforscht, sodass das Wissen nun in die Praxis translatiert werden kann. Das Interesse an GSM+ Forschung nimmt in Fachkreisen zu und wird politisch unterstützt, sodass zukünftig auch weitere kardiovaskuläre Phänomene wie Herzinsuffizienz und Herzrhythmusstörungen umfassender geschlechtersensibel untersucht und in einen systembiologischen Zusammenhang mit biologischen und soziokulturellen Einflussfaktoren gesetzt werden können. Dies markiert einen bedeutenden Schritt in Richtung individualisierte, geschlechtergerechte, nicht-diskriminierende Medizin.

Literatur

1. Seeland U. Gender-sensitive medical approaches in cardiology. Dtsch Med Wochenschr. 2023;148(9):538–546
2. Legato MJ, Colman, C. The Female Heart: The Truth about Women and Coronary Artery Disease: Simon & Schuster; 1992
3. Heer T, Hochadel M, Schmidt K, Mehilli J, Zahn R, Kuck KH, et al. Sex Differences in Percutaneous Coronary Intervention-Insights From the Coronary Angiography and PCI Registry of the German Society of Cardiology. J Am Heart Assoc. 2017;6(3)
4. Deutscher Herzbericht 2021: Sektorenübergreifende Versorgungsanalyse zur Kardiologie, Herzchirurgie und Kinderherzmedizin in Deutschland2022. Available from: https://herzstiftung.de/system/files/2022-09/DHB21-Herzbericht-2021.pdf
5. Bernnat R, Reese, H, Mükusch, C, Jilek, C, Harhoff, PL, Becker, S, Tschiedel, S, Rohm, C. Ungleiche Medizin: Warum die Berücksichtigung geschlechtsspezifischer Unterschiede in KI-Algorithmen die Sterblichkeit von Frauen an Herz-Kreislauf-Erkrankungen senken könnte2023. Available from: https://www.strategyand.pwc.com/de/de/industrie-teams/oeffentlicher-sektor/ki-fuer-herzerkrankungen/strategyand-ungleiche-medizin.pdf
6. Vallabhajosyula S, Verghese D, Desai VK, Sundaragiri PR, Miller VM. Sex differences in acute cardiovascular care: a review and needs assessment. Cardiovasc Res. 2022;118(3):667–685
7. Chandrasekhar J, Gill A, Mehran R. Acute myocardial infarction in young women: current perspectives. Int J Womens Health. 2018;10:267–284
8. Mieres JH, Heller GV, Hendel RC, Gulati M, Boden WE, Katten D, et al. Signs and symptoms of suspected myocardial ischemia in women: results from the What is the Optimal Method for Ischemia Evaluation in Women? Trial. J Womens Health (Larchmt). 2011;20(9):1261–1268
9. Dreyer RP, Beltrame JF, Tavella R, Air T, Hoffmann B, Pati PK, et al. Evaluation of gender differences in Door-to-Balloon time in ST-elevation myocardial infarction. Heart Lung Circ. 2013;22(10):861–869
10. Sarma AA, Braunwald E, Cannon CP, Guo J, Im K, Antman EM, et al. Outcomes of Women Compared With Men After Non-ST-Segment Elevation Acute Coronary Syndromes. J Am Coll Cardiol. 2019;74(24):3013–3022
11. Sederholm Lawesson S, Isaksson RM, Ericsson M, Angerud K, Thylen I, SymTime Study G. Gender disparities in first medical contact and delay in ST-elevation myocardial infarction: a prospective multicentre Swedish survey study. BMJ Open. 2018;8(5):e020211

12. Brush JE, Jr., Chaudhry SI, Dreyer RP, D'Onofrio G, Greene EJ, Hajduk AM, et al. Sex Differences in Symptom Complexity and Door-to-Balloon Time in Patients With ST-Elevation Myocardial Infarction. Am J Cardiol. 2023;197:101–107
13. Diercks DB, Owen KP, Kontos MC, Blomkalns A, Chen AY, Miller C, et al. Gender differences in time to presentation for myocardial infarction before and after a national women's cardiovascular awareness campaign: a temporal analysis from the Can Rapid Risk Stratification of Unstable Angina Patients Suppress ADverse Outcomes with Early Implementation (CRUSADE) and the National Cardiovascular Data Registry Acute Coronary Treatment and Intervention Outcomes Network-Get with the Guidelines (NCDR ACTION Registry-GWTG). Am Heart J. 2010;160(1):80–87 e3
14. Nguyen HL, Saczynski JS, Gore JM, Goldberg RJ. Age and sex differences in duration of prehospital delay in patients with acute myocardial infarction: a systematic review. Circ Cardiovasc Qual Outcomes. 2010;3(1):82–92
15. Nguyen HL, Goldberg RJ, Gore JM, Fox KA, Eagle KA, Gurfinkel EP, et al. Age and sex differences, and changing trends, in the use of evidence-based therapies in acute coronary syndromes: perspectives from a multinational registry. Coron Artery Dis. 2010;21(6):336–344
16. Pope JH, Aufderheide TP, Ruthazer R, Woolard RH, Feldman JA, Beshansky JR, et al. Missed diagnoses of acute cardiac ischemia in the emergency department. N Engl J Med. 2000;342(16):1163–1170
17. Canto JG, Rogers WJ, Goldberg RJ, Peterson ED, Wenger NK, Vaccarino V, et al. Association of age and sex with myocardial infarction symptom presentation and in-hospital mortality. JAMA. 2012;307(8):813–822
18. Canto JG, Shlipak MG, Rogers WJ, Malmgren JA, Frederick PD, Lambrew CT, et al. Prevalence, clinical characteristics, and mortality among patients with myocardial infarction presenting without chest pain. JAMA. 2000;283(24):3223–3229
19. Arora S, Stouffer GA, Kucharska-Newton AM, Qamar A, Vaduganathan M, Pandey A, et al. Twenty Year Trends and Sex Differences in Young Adults Hospitalized With Acute Myocardial Infarction. Circulation. 2019;139(8):1047–1056
20. Lam CS, McEntegart M, Claggett B, Liu J, Skali H, Lewis E, et al. Sex differences in clinical characteristics and outcomes after myocardial infarction: insights from the Valsartan in Acute Myocardial Infarction Trial (VALIANT). Eur J Heart Fail. 2015;17(3):301–312
21. Ahn KO, Shin SD, Hwang SS. Sex disparity in resuscitation efforts and outcomes in out-of-hospital cardiac arrest. Am J Emerg Med. 2012;30(9):1810–1816
22. Blewer AL, McGovern SK, Schmicker RH, May S, Morrison LJ, Aufderheide TP, et al. Gender Disparities Among Adult Recipients of Bystander Cardiopulmonary Resuscitation in the Public. Circ Cardiovasc Qual Outcomes. 2018;11(8):e004710
23. Greenberg MR, Pierog JE. Evaluation of race and gender sensitivity in the American Heart Association materials for Advanced Cardiac Life Support. Gend Med. 2009;6(4):604–613
24. Wallen R, Tunnage B, Wells S. The 12-lead ECG in the emergency medical service setting: how electrode placement and paramedic gender are experienced by women. Emerg Med J. 2014;31(10):851–852
25. Haukilahti MAE, Holmstrom L, Vahatalo J, Kentta T, Tikkanen J, Pakanen L, et al. Sudden Cardiac Death in Women. Circulation. 2019;139(8):1012–1021
26. Kim LK, Looser P, Swaminathan RV, Horowitz J, Friedman O, Shin JH, et al. Sex-Based Disparities in Incidence, Treatment, and Outcomes of Cardiac Arrest in the United States, 2003–2012. J Am Heart Assoc. 2016;5(6)
27. Murthy VL, Naya M, Taqueti VR, Foster CR, Gaber M, Hainer J, et al. Effects of sex on coronary microvascular dysfunction and cardiac outcomes. Circulation. 2014;129(24):2518–2527
28. Jespersen L, Hvelplund A, Abildstrom SZ, Pedersen F, Galatius S, Madsen JK, et al. Stable angina pectoris with no obstructive coronary artery disease is associated with increased risks of major adverse cardiovascular events. Eur Heart J. 2012;33(6):734–744
29. Kunadian V, Chieffo A, Camici PG, Berry C, Escaned J, Maas A, et al. An EAPCI Expert Consensus Document on Ischaemia with Non-Obstructive Coronary Arteries in Collaboration with European Society of Cardiology Working Group on Coronary Pathophysiology & Microcirculation Endorsed by Coronary Vasomotor Disorders International Study Group. Eur Heart J. 2020;41(37):3504–3520
30. Maddox TM, Stanislawski MA, Grunwald GK, Bradley SM, Ho PM, Tsai TT, et al. Nonobstructive coronary artery disease and risk of myocardial infarction. JAMA. 2014;312(17):1754–1763

31. Ong P, Camici PG, Beltrame JF, Crea F, Shimokawa H, Sechtem U, et al. International standardization of diagnostic criteria for microvascular angina. Int J Cardiol. 2018;250:16–20
32. Taqueti VR, Shaw LJ, Cook NR, Murthy VL, Shah NR, Foster CR, et al. Excess Cardiovascular Risk in Women Relative to Men Referred for Coronary Angiography Is Associated With Severely Impaired Coronary Flow Reserve, Not Obstructive Disease. Circulation. 2017;135(6):566–577
33. Kaski JC, Maseri A, Vejar M, Crea F, Hackett D. Spontaneous coronary artery spasm in variant angina is caused by a local hyperreactivity to a generalized constrictor stimulus. J Am Coll Cardiol. 1989;14(6):1456–1463
34. Sueda S, Miyoshi T, Sasaki Y, Sakaue T, Habara H, Kohno H. Gender differences in sensitivity of acetylcholine and ergonovine to coronary spasm provocation test. Heart Vessels. 2016;31(3):322–329
35. Palatini P, Mos L, Santonastaso M, Saladini F, Benetti E, Mormino P, et al. Premenopausal women have increased risk of hypertensive target organ damage compared with men of similar age. J Womens Health (Larchmt). 2011;20(8):1175–1181
36. Kaufmann PA, Gnecchi-Ruscone T, Schafers KP, Luscher TF, Camici PG. Low density lipoprotein cholesterol and coronary microvascular dysfunction in hypercholesterolemia. J Am Coll Cardiol. 2000;36(1):103–109
37. Di Carli MF, Janisse J, Grunberger G, Ager J. Role of chronic hyperglycemia in the pathogenesis of coronary microvascular dysfunction in diabetes. J Am Coll Cardiol. 2003;41(8):1387–1993
38. Bajaj NS, Osborne MT, Gupta A, Tavakkoli A, Bravo PE, Vita T, et al. Coronary Microvascular Dysfunction and Cardiovascular Risk in Obese Patients. J Am Coll Cardiol. 2018;72(7):707–717
39. Dean J, Cruz SD, Mehta PK, Merz CN. Coronary microvascular dysfunction: sex-specific risk, diagnosis, and therapy. Nat Rev Cardiol. 2015;12(7):406–414
40. Kalyani RR, Lazo M, Ouyang P, Turkbey E, Chevalier K, Brancati F, et al. Sex differences in diabetes and risk of incident coronary artery disease in healthy young and middle-aged adults. Diabetes Care. 2014;37(3):830–838
41. Prescott E, Hippe M, Schnohr P, Hein HO, Vestbo J. Smoking and risk of myocardial infarction in women and men: longitudinal population study. BMJ. 1998;316(7137):1043–1047
42. Waheed N, Elias-Smale S, Malas W, Maas AH, Sedlak TL, Tremmel J, et al. Sex differences in non-obstructive coronary artery disease. Cardiovasc Res. 2020;116(4):829–840
43. Vaccarino V, Shah AJ, Rooks C, Ibeanu I, Nye JA, Pimple P, et al. Sex differences in mental stress-induced myocardial ischemia in young survivors of an acute myocardial infarction. Psychosom Med. 2014;76(3):171–180
44. Drost JT, Maas AH, Holewijn S, Joosten LA, van Eyck J, van der Schouw YT, et al. Novel cardiovascular biomarkers in women with a history of early preeclampsia. Atherosclerosis. 2014;237(1):117–122
45. Girouard J, Giguere Y, Moutquin JM, Forest JC. Previous hypertensive disease of pregnancy is associated with alterations of markers of insulin resistance. Hypertension. 2007;49(5):1056–1062
46. Zoet GA, Benschop L, Boersma E, Budde RPJ, Fauser B, van der Graaf Y, et al. Prevalence of Subclinical Coronary Artery Disease Assessed by Coronary Computed Tomography Angiography in 45- to 55-Year-Old Women With a History of Preeclampsia. Circulation. 2018;137(8):877–879
47. Usselman CW, Yarovinsky TO, Steele FE, Leone CA, Taylor HS, Bender JR, et al. Androgens drive microvascular endothelial dysfunction in women with polycystic ovary syndrome: role of the endothelin B receptor. J Physiol. 2019;597(11):2853–2865
48. Nishiguchi T, Tanaka A, Ozaki Y, Taruya A, Fukuda S, Taguchi H, et al. Prevalence of spontaneous coronary artery dissection in patients with acute coronary syndrome. Eur Heart J Acute Cardiovasc Care. 2016;5(3):263–270
49. Sharma S, Kaadan MI, Duran JM, Ponzini F, Mishra S, Tsiaras SV, et al. Risk Factors, Imaging Findings, and Sex Differences in Spontaneous Coronary Artery Dissection. Am J Cardiol. 2019;123(11):1783–1787
50. Presbitero P, Carcagni A. Gender differences in the outcome of interventional cardiac procedures. Ital Heart J. 2003;4(8):522–527
51. Hayes SN, Kim ESH, Saw J, Adlam D, Arslanian-Engoren C, Economy KE, et al. Spontaneous Coronary Artery Dissection: Current State of the Science: A Scientific Statement From the American Heart Association. Circulation. 2018;137(19):e523–e557

52. Eleid MF, Tweet MS, Young PM, Williamson E, Hayes SN, Gulati R. Spontaneous coronary artery dissection: challenges of coronary computed tomography angiography. Eur Heart J Acute Cardiovasc Care. 2018;7(7):609–613
53. Yip A, Saw J. Spontaneous coronary artery dissection-A review. Cardiovasc Diagn Ther. 2015;5(1):37–48
54. Collet JP, Thiele H, Barbato E, Barthelemy O, Bauersachs J, Bhatt DL, et al. 2020 ESC Guidelines for the management of acute coronary syndromes in patients presenting without persistent ST-segment elevation. Eur Heart J. 2021;42(14):1289–1367
55. Ibanez B, James S, Agewall S, Antunes MJ, Bucciarelli-Ducci C, Bueno H, et al. 2017 ESC Guidelines for the management of acute myocardial infarction in patients presenting with ST-segment elevation: The Task Force for the management of acute myocardial infarction in patients presenting with ST-segment elevation of the European Society of Cardiology (ESC). Eur Heart J. 2018;39(2):119–177
56. Alabas OA, Gale CP, Hall M, Rutherford MJ, Szummer K, Lawesson SS, et al. Sex Differences in Treatments, Relative Survival, and Excess Mortality Following Acute Myocardial Infarction: National Cohort Study Using the SWEDEHEART Registry. J Am Heart Assoc. 2017;6(12)
57. Group EUCCS, Regitz-Zagrosek V, Oertelt-Prigione S, Prescott E, Franconi F, Gerdts E, et al. Gender in cardiovascular diseases: impact on clinical manifestations, management, and outcomes. Eur Heart J. 2016;37(1):24–34
58. Yahagi K, Davis HR, Arbustini E, Virmani R. Sex differences in coronary artery disease: pathological observations. Atherosclerosis. 2015;239(1):260–267
59. Ong P, Athanasiadis A, Borgulya G, Vokshi I, Bastiaenen R, Kubik S, et al. Clinical usefulness, angiographic characteristics, and safety evaluation of intracoronary acetylcholine provocation testing among 921 consecutive white patients with unobstructed coronary arteries. Circulation. 2014;129(17):1723–1730
60. Thygesen K, Alpert JS, Jaffe AS, Chaitman BR, Bax JJ, Morrow DA, et al. Fourth universal definition of myocardial infarction (2018). Eur Heart J. 2019;40(3):237–269
61. Agewall S, Beltrame JF, Reynolds HR, Niessner A, Rosano G, Caforio AL, et al. ESC working group position paper on myocardial infarction with non-obstructive coronary arteries. Eur Heart J. 2017;38(3):143–153
62. Biddle C, Fallavollita JA, Homish GG, Giovino GA, Orom H. Gender differences in symptom misattribution for coronary heart disease symptoms and intentions to seek health care. Women Health. 2020;60(4):367–381
63. Safdar B, Spatz ES, Dreyer RP, Beltrame JF, Lichtman JH, Spertus JA, et al. Presentation, Clinical Profile, and Prognosis of Young Patients With Myocardial Infarction With Nonobstructive Coronary Arteries (MINOCA): Results From the VIRGO Study. J Am Heart Assoc. 2018;7(13)
64. Smilowitz NR, Mahajan AM, Roe MT, Hellkamp AS, Chiswell K, Gulati M, et al. Mortality of Myocardial Infarction by Sex, Age, and Obstructive Coronary Artery Disease Status in the ACTION Registry-GWTG (Acute Coronary Treatment and Intervention Outcomes Network Registry-Get With the Guidelines). Circ Cardiovasc Qual Outcomes. 2017;10(12):e003443
65. Boeddinghaus J, Nestelberger T, Twerenbold R, Neumann JT, Lindahl B, Giannitsis E, et al. Impact of age on the performance of the ESC 0/1 h-algorithms for early diagnosis of myocardial infarction. Eur Heart J. 2018;39(42):3780–3794
66. Ang DTY, Berry C, Kaski JC. Phenotype-based management of coronary microvascular dysfunction. J Nucl Cardiol. 2022;29(6):3332–3340
67. D'Ascenzo F, Biondi-Zoccai G, Moretti C, Bollati M, Omede P, Sciuto F, et al. TIMI, GRACE and alternative risk scores in Acute Coronary Syndromes: a meta-analysis of 40 derivation studies on 216,552 patients and of 42 validation studies on 31,625 patients. Contemp Clin Trials. 2012;33(3):507–514
68. Fox KA, Fitzgerald G, Puymirat E, Huang W, Carruthers K, Simon T, et al. Should patients with acute coronary disease be stratified for management according to their risk? Derivation, external validation and outcomes using the updated GRACE risk score. BMJ Open. 2014;4(2):e004425
69. Wenzl FA, Kraler S, Ambler G, Weston C, Herzog SA, Raber L, et al. Sex-specific evaluation and redevelopment of the GRACE score in non-ST-segment elevation acute coronary syndromes in populations from the UK and Switzerland: a multinational analysis with external cohort validation. Lancet. 2022;400(10354):744–756
70. Nguyen JT, Berger AK, Duval S, Luepker RV. Gender disparity in cardiac procedures and medication use for acute myocardial infarction. Am Heart J. 2008;155(5):862–868

71. Walli-Attaei M, Joseph P, Rosengren A, Chow CK, Rangarajan S, Lear SA, et al. Variations between women and men in risk factors, treatments, cardiovascular disease incidence, and death in 27 high-income, middle-income, and low-income countries (PURE): a prospective cohort study. Lancet. 2020;396(10244):97–109
72. Steitieh DA, Lu DY, Kalil RK, Kim LK, Sharma G, Yeo I, et al. Sex-Based Differences in Revascularization and 30-Day Readmission After ST-Segment-Elevation Myocardial Infarction in the United States. Cardiovasc Revasc Med. 2021;31:41–47
73. Sambola A, Del Blanco BG, Kunadian V, Vogel B, Chieffo A, Vidal M, et al. Sex-based Differences in Percutaneous Coronary Intervention Outcomes in Patients with Ischaemic Heart Disease. Eur Cardiol. 2023;18:e06
74. Pelletier R, Ditto B, Pilote L. A composite measure of gender and its association with risk factors in patients with premature acute coronary syndrome. Psychosom Med. 2015;77(5):517–526

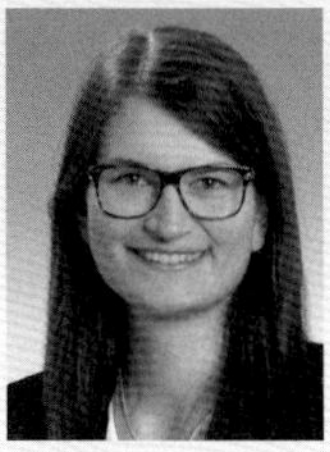

Helena Schluchter

Helena Schluchter ist Ärztin in Weiterbildung an der Abteilung für Anästhesie und Intensivmedizin der Klinik Floridsdorf, Wien und Mitglied der AG Gender der Universitätsklinik für Anästhesie, Allgemeine Intensivmedizin und Schmerztherapie, Wien. Sie engagiert sich im erweiterten Vorstand der Deutschen Gesellschaft für Geschlechtsspezifische Medizin e.V. für die Erforschung von Geschlechterunterschieden in der Medizin und die Translation in den klinischen Alltag.

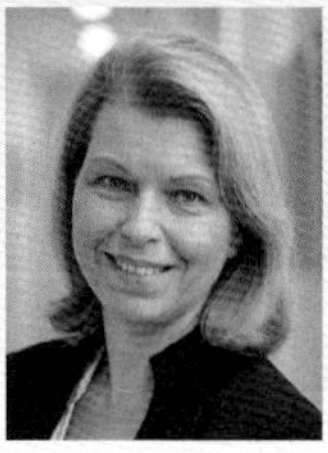

PD Dr. med. Ute Seeland

Ute Seeland ist Fachärztin für Innere Medizin, habilitiert im Fach Geschlechtersensible Medizin an der Charité – Universitätsmedizin Berlin, Institut für Sozialmedizin, Epidemiologie und Gesundheitsökonomie. Als Gendermedizinerin und Vorsitzende der Deutschen Gesellschaft für Geschlechtsspezifische Medizin e.V. (DGesGM) engagiert sie sich für die Forschungsförderung und Translation des GSM+ Wissens in die klinische Anwendung. Sie ist Past-Sprecherin der AG 28 Gendermedizin in der Kardiologie der DGK.

3 Genderaspekte in der Sepsis

Janina Trauth

Sexueller Dimorphismus im Immunsystem von Säugetieren äußert sich in häufigeren und schwereren Infektionskrankheiten bei Männern und andererseits in einer höheren Rate an Autoimmunerkrankungen bei Frauen (1). Geschlechtsdimorphismen kommen bei einer Vielzahl von Infektionserkrankungen, darunter auch Sepsis, vor. Eine Sepsis ist eine akut lebensbedrohliche Organdysfunktion, hervorgerufen durch eine inadäquate Wirtsantwort auf eine Infektion. Aktuelle Diagnostik- und Behandlungsleitlinien (2; 3) beziehen vorhandenes präklinisches und klinisches Wissen zu Genderaspekten noch nicht ein.

3.1 Prävalenz und Mortalität

Untersuchungen zur Prävalenz und Mortalität zeigen bislang noch kein einheitliches Bild:

- In den USA zeigten Frauen eine niedrigere 28-Tages- und 1-Jahres-Sepsis-Mortalität, was sich aber mit zunehmendem Alter (> 50 Jahre) aufhebt (4).
- Eine koreanische Studie sah eine höhere Wahrscheinlichkeit für In-Hospital-Mortalität bei Männern, allerdings nicht <50 Jahren (5).
- Eine prospektive australische Kohorte fand ebenfalls bei älteren Männern ein erhöhtes Risiko für sepsisassoziierte Hospitalisierung und Tod (6).

- Eine italienische Kohorte fand eine höhere Sepsisprävalenz bei Männern, allerdings waren die Frauen bei Hospitalisierung älter und hatten ein höheres Risiko auf ICU zu versterben (7).
- Eine deutsche Kohorte fand keine geschlechtsspezifischen Unterschiede (8).
- Eine Auswertung der APACHE-IV-Datensätze ergab keinen signifikanten Unterschied in der Sepsismortalität (9).
- In einer Metaanalyse wiesen Frauen bei Aufnahme auf die Intensivstation tendenziell höhere Krankheitsschwerewerte auf, und Frauen scheinen bei der Entlassung aus der Intensivstation und nach einem Jahr offenbar auch eine höhere risikoadjustierte Mortalität zu haben als Männer (10). Ein anderer Review scheint dies nicht zu bestätigen (11).
- Eine kürzliche Arbeit ordnet Geschlechterdifferenzen auf ICU wie folgt ein:
  - Patienten, die mit einer für ihr Geschlecht relativ ungewöhnlichen Diagnose auf Intensivstationen aufgenommen werden, haben eine höhere Krankheitsschwere und ein höheres Sterberisiko als Patienten des anderen Geschlechts.
  - Bei Diagnosen mit weniger Frauen ist das Sterberisiko für Frauen relativ höher als für Männer, und bei Diagnosen mit weniger Männern ist das Sterberisiko für Männer relativ höher als für Frauen. Hier waren Männer nicht signifikant häufiger von Sepsis betroffen, Krankheitsschwere und Mortalität unterschieden sich nicht (12).

3.2 Pathophysiologie

Die Geschlechter unterscheiden sich in der Schwere, Häufigkeit und Pathogenese von durch Viren, Bakterien, Parasiten und Pilze verursachten Infektionen, wobei Männer im Allgemeinen anfälliger für diese Infektionen sind als Frauen (1; 13). Häufig sind Impfantwort- und Impfreaktion bei Frauen stärker ausgeprägt (1). Auch Tiermodelle zeigen, dass die Reaktion des Wirts auf Krankheitserreger bei Frauen und Männern unterschiedlich ist. Dieser Unterschied lässt sich teilweise durch Sexualhormone, chromosomale und epigenetische Effekte sowie Umweltfaktoren erklären. Erkenntnisse zum Einfluss der Sexualhormone werden im Zell- oder Tiermodell oder beim Menschen durch Vergleich verschiedener Expositionssituationen gewonnen: prä-/postpubertär, prä-/postmenopausal, Androgen-Deprivation, Androgen-Substitution, Schwangerschaft.

Immunzellen und Sexualhormonrezeptoren

Es gibt immer mehr Hinweise darauf, dass Immunzellen über Sexualhormonrezeptoren verfügen und direkt auf das Vorhandensein, Fehlen oder Veränderungen der Konzentrationen von Sexualsteroidhormonen reagieren können. Androgene (einschließlich Testosteron), Östrogene (einschließlich 17 β-Östradiol)

> und Progesteron können unterschiedliche und überlappende Auswirkungen auf die Rekrutierung und Aktivität verschiedener Immunzellpopulationen bei Menschen, Nagetieren und primären Zellkultursystemen haben. Im Allgemeinen wirken Testosteron und Progesteron entzündungshemmend und unterdrücken mehrere der für eine Entzündung notwendigen Immunreaktionen. Östradiol hat bipotente Wirkungen: Niedrige Östradiolkonzentrationen (z.B. während der Follikelphase des Fortpflanzungszyklus) können entzündungsfördernd sein, wohingegen hohe Östradiolkonzentrationen (z.B. während der Lutealphase des Fortpflanzungszyklus oder während der Schwangerschaft) entzündungshemmend sein können (1). Schließlich wurde Gestagen aufgrund seiner Auswirkungen auf den Blutgerinnungsprozess des Körpers mit einer erhöhten Mortalität bei Sepsis in Verbindung gebracht.

Genomische Unterschiede zwischen den Geschlechtern nehmen nach dem 65. Lebensjahr zu, wobei Männer eine höhere angeborene und proinflammatorische Aktivität und eine geringere adaptive Aktivität aufweisen (14). Die Anzahl der splenischen NK-Zellen ist bei männlichen Mäusen im Vergleich zu weiblichen Mäusen höher, jedoch bei einer verringerten IFNγ-Produktion, was mit früheren Studien an menschlichem Blut übereinstimmt. Dies scheint durch x-chromosomale epigenetische Regulation vermittelt zu werden (15). Ergebnisse deuten darauf hin, dass Frauen möglicherweise über ein angeborenes, erhöhtes Potenzial verfügen, Immunherausforderungen zu widerstehen, da die angeborenen Immunwege vor der Invasion von Krankheitserregern stärker aktiviert werden (insb. gewebeständige Makrophagen) (16).

Trotz aller genannter Unterschiede zeigte sich in einer niederländischen Sepsiskohorte die Wirtsantwort und Outcome in beiden Geschlechtern ähnlich:

- Bei den auf der Intensivstation aufgenommenen Sepsispatienten handelte es sich häufiger um Männer (61,0%; $p < 0{,}0001$ vs. Frauen).
- Der Schweregrad der Erkrankung war während des gesamten Aufenthalts auf der Intensivstation ähnlich.
- Die Mortalität war bis zu einem Jahr nach der Aufnahme auf die Intensivstation ähnlich, und das Geschlecht war in multivariaten Analysen in verschiedenen Untergruppen nicht mit der 90-Tage-Mortalität verbunden.
- Die Plasma-Proteomanalysen (einschließlich systemischer Entzündungs- und Zytokinreaktionen sowie der Aktivierung der Gerinnung) zwischen den Geschlechtern waren weitgehend ähnlich, zeigten Frauen jedoch eine erhöhte Endothelzellaktivierung; dieser Unterschied war bei Patienten über 55 Jahren praktisch nicht vorhanden.
- Mehr als 80% der Leukozytenblut-Genexpressionsreaktionen waren bei männlichen und weiblichen Patienten ähnlich (17).

Ein Review diskutiert zahlreiche mögliche biologische Einflussfaktoren bzgl. der genderspezifischen Mortalität bei schweren Covid-Verläufen, weist aber auch darauf hin, dass die Berücksichtigung sich überschneidender biologischer und soziokultureller Faktoren entscheidend für das Verständnis von heterogenen Ergebnissen beitragen kann (18).

3.3 Komorbiditäten

Komorbiditäten sowie soziale und kulturelle Unterschiede zwischen Männern und Frauen beeinflussen die Wechselwirkung zwischen Geschlecht und Sepsis und erschweren wahrscheinlich das Verständnis der komplexen Interaktion. Zu den Unterschieden zwischen Männern und Frauen gehören die Art der Infektion, die zu einer Sepsis führt (Frauen erkranken häufiger an Harnwegsinfektionen und Männer häufiger an Weichteilinfektionen) (17) und die Risikofaktoren für eine Sepsis (COPD als Risikofaktor für häufigere Atemwegsinfektionen bei Männern). Zudem nehmen Frauen Vorsorgeangebote und Impfungen eher häufiger wahr.

3.4 Therapie

Eine australische Studie über ICU-Patienten aller Diagnosen ergab, dass bei Frauen das Sterberisiko höher war, wenn sie mit einer Diagnose aufgenommen wurden, die bei Frauen relativ selten vorkommt (z.B. eine Herzoperation). Bei Männern war die Wahrscheinlichkeit höher zu sterben, wenn sie mit einer Diagnose eingeliefert wurden, die bei Männern weniger häufig vorkam (z.B. Stoffwechselstörungen). Dies wirft die Frage auf, ob vorgefasste Vorstellungen über Erkrankungen mit geringerer Wahrscheinlichkeit bei einem bestimmten Geschlecht zu einer verzögerten Erkennung durch Ärzte beitrugen und ob diese Verzögerungen zu schlechteren Ergebnissen beitrugen (12). Eine schwedische Studie fand, dass Frauen und Männer mit schwerer Sepsis oder septischem Schock in der Notaufnahme eine signifikant unterschiedliche Betreuung erhielten: Bei Männern wurde in 41,5% der Fälle das 1-Hour-Sepsis-Bundle erfüllt, verglichen mit 30,0% bei Frauen. Außerdem war die Zeit bis zur Antibiotikatherapie kürzer: 65 vs. 87 Minuten (19). Ein aktueller Review sieht bei Frauen eine geringere Wahrscheinlichkeit, dass sie eine mechanische Beatmung oder eine Nierenersatztherapie erhalten als bei Männern. Auch die Verweildauer auf der Intensivstation war kürzer als bei Männern (auch nach Adjustierung nach Krankheitsschwere) (20). Als mögliche Ursache werden standardisierte (und nicht geschlechtsadjustierte) Normwerte und implizierter kognitiver Bias der Behandler diskutiert.

Es gibt einen bemerkenswerten und besorgniserregenden Mangel an Daten aus Tiermodellen, die geschlechtsabhängige Unterschiede in der Flüssigkeits- und Antibiotikatherapie zur Behandlung von Sepsis untersuchen. So konnte ein kürzlicher Review nur zwei kleine Arbeiten mit widersprüchlichen Ergebnissen finden (21). Ein anderer Review gibt Überblick über verschiedene präklinische Modelle zu geschlechtsspezifischen Unterschieden in der Sepsis (22) (vgl. auch Kap. 3.2).

Auch in klinischen Sepsisstudien herrscht weiterhin ein Gender-Data-Gap, die beseitigt werden muss: So beinhaltet z.B. eine viel zitierte Studie zu therapeutischem Drugmonitoring bei Sepsispatienten keine geschlechtsspezifische Auswertung (23). Bei der verwendeten Standarddosis wäre bei Frauen durchaus eine erhöhte Expositionsdosis pro kgKG und mögliche Folgen (Besseres Target Attainment? Mehr Toxizität?) denkbar.

3.5 Potenzielle Targets

Zahlreiche Arbeiten im Tiermodell beschreiben einen positiven Effekt von Östrogen auf sepsisassoziierte Leberschädigung, Vasomotion, Kardiomyopathie u.a. (24). Auch bei Traumapatientinnen wird Estrogen als protektiv beschrieben (25). Letztlich stehen einige dieser Modelle aber im Widerspruch zu klinischen Beobachtungen. Künftige Studien müssten zahlreiche Confounder wie Geschlecht, Hormonstatus, Hypotension, Focus und zeitlichen Verlauf der Sepsis beachten, um einen (falls überhaupt vorhandenen) Nutzen einer Östrogenbehandlung in der Sepsis bei einer geeigneten Patientenpopulation zu finden.

3.6 Ausblick

Ergebnisse klinischer Studien sollten Daten routinemäßig nach Geschlecht aufschlüsseln (26) und methodische Empfehlungen sollten bereits im Studiendesign beachtet werden (27).

Systemischer (Behandler-)Bias muss durchaus als relevanter Treiber und geschlechtsspezifischer Outcome beachtet werden (28; 29). An dieser Stelle sei auch erwähnt, dass weibliche Assistenzärzte auf ICU weniger Prozeduren durchführen als männliche, wenn kein strukturiertes Ausbildungsprogramm vorliegt, das Frauen ein entsprechendes Behandlungs-/Prozedurenvolumen ermöglicht (30).

Die Untersuchung der Geschlechtsunterschiede in Pathogenese und Behandlung der Sepsis kann ein Schritt sein zur personalisierten, phänotypbasierten Behandlung von Patienten mit Sepsis und septischem Schock (31).

Take home messages:

- *Zahlreiche hormonelle, chromosomale und epigenetische Faktoren sowie Komorbiditäten und soziale und kulturelle Unterschiede beeinflussen den natürlichen Verlauf bzw. den Behandlungsverlauf einer Sepsis bei Männern und Frauen.*

- *Bislang bestehen keine geschlechtsspezifischen Empfehlungen in Diagnostik oder Therapie der Sepsis.*
- *Es besteht weiterhin Bedarf an gendersensiblen präklinischen und klinischen Studien.*
- *Überlegungen zu gendersensiblen Aspekten sollten in künftigen Sepsis-Leitlinien aufgenommen werden.*

Literatur

1. Klein SL, Flanagan KL (2016) Sex differences in immune responses. Nat Rev Immunol 16(10):626–38. URL: https://www.nature.com/articles/nri.2016.90 (abgerufen am 25.07.2023)
2. Evans L, Rhodes A, Alhazzani W, Antonelli M, Coopersmith CM, French C et al. (2021) Surviving sepsis campaign: international guidelines for management of sepsis and septic shock 2021. Intensive Care Med 47(11):1181–247. URL: https://link.springer.com/article/10.1007/s00134-021-06506-y (abgerufen am 25.07.2023)
3. Brunkhorst FM, Weigand MA, Pletz M, Gastmeier P, Lemmen SW, Meier-Hellmann A et al. (2020) S3-Leitlinie Sepsis – Prävention, Diagnose, Therapie und Nachsorge: Langfassung. Med Klin Intensivmed Notfmed 115(Suppl 2):37–109. URL: https://link.springer.com/article/10.1007/s00063-020-00685-0 (abgerufen am 25.07.2023)
4. Lin S, He W, Hu Z, Bai L, Zeng M (2021) Sex Differences in Short- and Long-Term Survival Among Critically Ill Patients with Sepsis. Int J Gen Med 14:613–22. URL: https://www.ncbi.nlm.nih.gov/pmc/articles/PMC7920582/ (abgerufen am 25.07.2023)
5. Ko RE, Kang D, Cho J, Na SJ, Chung CR, Lim SY et al. (2023) Influence of gender on age-associated in-hospital mortality in patients with sepsis and septic shock: a prospective nationwide multicenter cohort study. Crit Care 27(1):229. URL: https://pubmed.ncbi.nlm.nih.gov/37303037/ (abgerufen am 25.07.2023)
6. Thompson KJ, Finfer SR, Woodward M, Leong RNF, Liu B (2022) Sex differences in sepsis hospitalisations and outcomes in older women and men: A prospective cohort study. J Infect 84(6):770–6. URL: https://pubmed.ncbi.nlm.nih.gov/35472366/ (abgerufen am 25.07.2023)
7. Sakr Y, Elia C, Mascia L, Barberis B, Cardellino S, Livigni S et al. (2013) The influence of gender on the epidemiology of and outcome from severe sepsis. Crit Care 17(2):R50. URL: https://pubmed.ncbi.nlm.nih.gov/23506971/ (abgerufen am 25.07.2023)
8. Engel C, Brunkhorst FM, Bone HG, Brunkhorst R, Gerlach H, Grond S et al. (2007) Epidemiology of sepsis in Germany: results from a national prospective multicenter study. Intensive Care Med 33(4):606–18. URL: https://link.springer.com/article/10.1007/s00134-006-0517-7 (abgerufen am 25.07.2023)
9. Mahmood K, Eldeirawi K, Wahidi MM (2012) Association of gender with outcomes in critically ill patients. Crit Care 16(3):R92. URL: https://pubmed.ncbi.nlm.nih.gov/22617003/ (abgerufen am 25.07.2023)
10. Modra L, Higgins A, Vithanage R, Abeygunawardana V, Bailey M, Bellomo R (2021) Sex differences in illness severity and mortality among adult intensive care patients: A systematic review and meta-analysis. J Crit Care 65:116–23. URL: https://pubmed.ncbi.nlm.nih.gov/34118502/ (abgerufen am 25.07.2023)
11. Antequera A, Lopez-Alcalde J, Stallings E, Muriel A, Fernández Félix B, Del Campo R et al. (2021) Sex as a prognostic factor for mortality in critically ill adults with sepsis: a systematic review and meta-analysis. BMJ Open 11(9):e048982. URL: https://www.ncbi.nlm.nih.gov/pmc/articles/PMC8461281/ (abgerufen am 25.07.2023)
12. Modra LJ, Higgins AM, Pilcher DV, Bailey MJ, Bellomo R. Sex Differences in Mortality of ICU Patients According to Diagnosis-related Sex Balance. Am J Respir Crit Care Med 2022; 206(11):1353–60. URL: https://pubmed.ncbi.nlm.nih.gov/35849500/ (abgerufen am 25.07.2023)
13. Zuk M (2009) The sicker sex. PLoS Pathogens 5(1):e1000267. URL: https://www.ncbi.nlm.nih.gov/pmc/articles/PMC2628977/ (abgerufen am 25.07.2023)

14. Márquez EJ, Chung C, Marches R, Rossi RJ, Nehar-Belaid D, Eroglu A et al. (2020) Sexual-dimorphism in human immune system aging. Nat Commun 11(1):751. URL: https://www.nature.com/articles/s41467-020-14396-9 (abgerufen am 25.07.2023)
15. Reid Cahn A, Farkas AM (2022) XXtra killer cells. Nat Rev Immunol 22(9):532. URL: https://pubmed.ncbi.nlm.nih.gov/35869322/ (abgerufen am 25.07.2023)
16. Gal-Oz ST, Maier B, Yoshida H, Seddu K, Elbaz N, Czysz C et al. (2019) ImmGen report: sexual dimorphism in the immune system transcriptome. Nat Commun 10(1):4295. URL: https://www.nature.com/articles/s41467-019-12348-6 (abgerufen am 25.07.2023)
17. van Vught LA, Scicluna BP, Wiewel MA, Hoogendijk AJ, Klein Klouwenberg PMC, Ong DSY et al. (2017) Association of Gender With Outcome and Host Response in Critically Ill Sepsis Patients. Crit Care Med 45(11):1854–62. URL: https://pubmed.ncbi.nlm.nih.gov/28806220/ (abgerufen am 25.07.2023)
18. Scully EP, Haverfield J, Ursin RL, Tannenbaum C, Klein SL (2020) Considering how biological sex impacts immune responses and COVID-19 outcomes. Nat Rev Immunol 20(7):442–7. URL: https://www.nature.com/articles/s41577-020-0348-8 (abgerufen am 25.07.2023)
19. Sunden-Cullberg J, Nilsson A, Inghammar M (2020) Sex-based differences in ED management of critically ill patients with sepsis: a nationwide cohort study. Intensive Care Med 46(4):727–36. URL: https://link.springer.com/article/10.1007/s00134-019-05910-9 (abgerufen am 25.07.2023)
20. Modra LJ, Higgins AM, Abeygunawardana VS, Vithanage RN, Bailey MJ, Bellomo R (2022) Sex Differences in Treatment of Adult Intensive Care Patients: A Systematic Review and Meta-Analysis. Crit Care Med 50(6):913–23. URL: https://pubmed.ncbi.nlm.nih.gov/35148525/ (abgerufen am 25.07.2023)
21. Zhang M, Montroy J, Sharma R, Fergusson DA, Mendelson AA, Macala KF et al. (2021) The Effects of Biological Sex on Sepsis Treatments in Animal Models: A Systematic Review and a Narrative Elaboration on Sex- and Gender-Dependent Differences in Sepsis. Crit Care Explor 3(6):e0433. URL: https://www.ncbi.nlm.nih.gov/pmc/articles/PMC8205191/ (abgerufen am 25.07.2023)
22. Zhang MQ, Macala KF, Fox-Robichaud A, Mendelson AA, Lalu MM (2021) Sex- and Gender-Dependent Differences in Clinical and Preclinical Sepsis. Shock 56(2):178–87. URL: https://pubmed.ncbi.nlm.nih.gov/33399356/ (abgerufen am 25.07.2023)
23. Hagel S, Bach F, Brenner T, Bracht H, Brinkmann A, Annecke T et al. (2022) Effect of therapeutic drug monitoring-based dose optimization of piperacillin/tazobactam on sepsis-related organ dysfunction in patients with sepsis: a randomized controlled trial. Intensive Care Med 48(3):311–21. URL: https://pubmed.ncbi.nlm.nih.gov/35106617/ (abgerufen am 25.07.2023)
24. Weniger M, D'Haese JG, Angele MK, Chaudry IH (2015) Potential therapeutic targets for sepsis in women. Expert Opin Ther Targets 19(11):1531–43. URL: https://pubmed.ncbi.nlm.nih.gov/26083575/ (abgerufen am 25.07.2023)
25. Bösch F, Angele MK, Chaudry IH (2018) Gender differences in trauma, shock and sepsis. Mil Med Res 5(1):35. URL: https://mmrjournal.biomedcentral.com/articles/10.1186/s40779-018-0182-5 (abgerufen am 25.07.2023)
26. o.A. (2022) Raising the bar on sex and gender reporting in research. Nat Med 28(6):1099. URL: https://pubmed.ncbi.nlm.nih.gov/35585330/ (abgerufen am 25.07.2023)
27. Franconi F, Campesi I, Colombo D, Antonini P (2019) Sex-Gender Variable: Methodological Recommendations for Increasing Scientific Value of Clinical Studies. Cells 8(5). URL: https://pubmed.ncbi.nlm.nih.gov/31109006/ (abgerufen am 25.07.2023)
28. Viglianti EM, Yek C, Kadri SS (2022) Understanding Sex-based Differences in Intensive Care Unit Mortality: Moving Beyond the Biology. Am J Respir Crit Care Med 206(11):1306–8. URL: https://www.ncbi.nlm.nih.gov/pmc/articles/PMC9746864/ (abgerufen am 25.07.2023)
29. Elizabeth Wilcox M, Donnelly JP, Lone NI (2020) Understanding gender disparities in outcomes after sepsis. Intensive Care Med 46(4):796–8. URL: https://pubmed.ncbi.nlm.nih.gov/32072302/ abgerufen am 25.07.2023)
30. Olson EM, Sanborn DM, Dyster TG, Kelm DJ, Murray SG, Santhosh L et al. (2023) Gender Disparities in Critical Care Procedure Training of Internal Medicine Residents. ATS Scholar. URL: https://www.atsjournals.org/doi/full/10.34197/ats-scholar.2023-0041ED (abgerufen am 25.07.2023)

31. Lakbar I, Einav S, Lalevée N, Martin-Loeches I, Pastene B, Leone M (2023) Interactions between Gender and Sepsis-Implications for the Future. Microorganisms 11(3):746. URL: https://pubmed.ncbi.nlm.nih.gov/36985319/ (abgerufen am 25.07.2023)

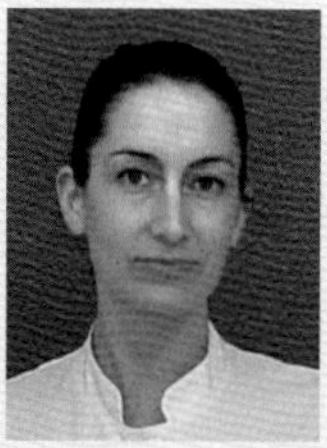

Dr. med. Janina Trauth

Janina Trauth ist Fachärztin für Innere Medizin und Infektiologie (DGI). Seit 2020 ist sie Oberärztin für Infektiologie an der Medizinischen Klinik V – Klinik für Innere Medizin mit Schwerpunkten Infektiologie und Krankenhaushygiene der Uniklinik Gießen. Dort etablierte sie verschiedene Veranstaltungen zu geschlechtssensibler Medizin in der studentischen Lehre.

4 Post- bzw. Long-COVID und Geschlechtsaspekte

Per Otto Schüller und Laura Golenia

4.1 Long-COVID – ein umfassender Vergleich zwischen den Geschlechtern

Eine relevante Anzahl von genesenen COVID-19-Infizierten ist auch Monate nach der akuten Infektion nicht gesund. In den nationalen und internationalen Leitlinien wird der Begriff Long-COVID als Oberbegriff für Symptome verwendet, die vier Wochen nach der akuten Phase einer COVID 19 Infektion persistieren oder neu auftreten und nicht durch andere Ursachen erklärt werden können (10). Bei fehlender Beschwerdefreiheit nach zwölf Wochen liegt das in den Leitlinien sogenannte Post-COVID-Syndrom vor.

Die Betroffenen klagen über verschiedene Symptome, wie zum Beispiel Fatigue, Erschöpfung, Kopfschmerzen, Schwäche, Husten, Brustschmerzen, Palpitationen oder eine Einschränkung der täglichen Aktivitäten, eine schnell auftretende Tachykardie oder einen Abfall des Blutdrucks, auch posturales Tachykardiesyndrom (POTS) genannt (3).

Die Forschung zeigt, dass Long-COVID Männer und Frauen unterschiedlich beeinflussen kann. Dieser Beitrag untersucht die geschlechtsspezifischen Unterschiede im Zusammenhang mit Long-COVID und analysiert, wie sich die Symptome, der Verlauf und die Behandlungsansätze zwischen den Geschlechtern unterscheiden können.

4.2 Es gibt viele Long-COVID Betroffene, jedoch deutlich mehr Frauen als Männer

Die Angaben zur Prävalenz von Long-COVID variieren erheblich. Je nach Studie werden Häufigkeiten von 2,3% bis 91% der ursprünglich Infizierten berichtet (3, 9). Männer erkranken tendenziell häufiger an COVID-19 und zeigen auch schwerere Verläufe (7, 8). Daher müssten rein proportional mehr männliche Patienten an Long-COVID erkranken. Der überwiegende Anteil der Long-COVID Patienten sind jedoch Frauen, die oftmals nur einen milden Verlauf der akuten Erkrankung zeigen (1, 2, 5, 12).

Bai et al. stellten fest, dass weibliches Geschlecht, höheres Alter und aktives Rauchen mit einem hohen Risiko für die Entwicklung von Long-COVID assoziiert sind (1). Die Studie von Bucciarelli et al. (2) zeigt, dass Frauen mittleren Alters ein doppelt so hohes Risiko für die Entwicklung von Long-COVID haben wie Männer.

Die COVID-19-Pandemie wirkt sich auf die männliche und weibliche Bevölkerung in unterschiedlicher Weise aus. Frauen scheinen weniger schwerwiegende kurzfristige Komplikationen zu erleiden, leiden aber häufiger unter langfristigen COVID-Komplikationen.

4.2.1 Geschlechtsspezifische Divergenz: Unterschiedliche Symptomausprägungen bei Long-COVID

Verschiedene Studien deuten darauf hin, dass Männer und Frauen unterschiedliche Symptome von Long-COVID erleben könnten. Während in einer Arbeit von Taquet et al. (15) Frauen häufiger über Kopfschmerzen, abdominelle Beschwerden, Muskelschmerzen sowie Symptome von Ängstlichkeit und Depressivität berichten, zeigten Männer häufiger anhaltende Atemwegsprobleme und kognitive Symptome. In einem Review-Artikel (14) mit Daten von rund 1,3 Mio. Patienten litten die weiblichen Studienteilnehmer öfter unter psychischen Beeinträchtigungen, neurologischen, dermatologischen und rheumatologischen Symptomen sowie Fatigue. Bei den Männern traten endokrine Erkrankungen (z.B. Diabetes) und Nierenprobleme häufiger auf.

4.3 Entschlüsselung der Geschlechterunterschiede bei Long-COVID: Gründe im Fokus

Doch warum sind Ausprägung und Verlauf dieser langwierigen Erkrankung bei Männern und Frauen so unterschiedlich? Biologische, hormonelle, immunologische und psychosoziale Aspekte können diese Unterschiede beeinflussen.

4.3.1 Immunologische Unterschiede

Forschungsergebnisse deuten an, dass das weibliche Immunsystem oft eine stärkere und breitere Immunantwort zeigt, da mehrere immunregulierenden Gene auf dem X-Chromosom lokalisiert sind (6), was zu einer erhöhten Entzündungsreaktion führen kann. Diese erhöhte Immunreaktion könnte Frauen anfälliger für anhaltende Entzündungen machen, die mit Long-COVID in Verbindung gebracht werden.

4.3.2 Hormonelle Faktoren

Hormone spielen eine zentrale Rolle bei der Regulation des Immunsystems. Östrogen und Progesteron, die vor allem im weiblichen Körper vorkommen, können immunregulatorische Eigenschaften aufweisen und die Immunantwort beeinflussen. Dementsprechend unterscheiden sich auch prämenopausale und postmenopausale Frauen hinsichtlich ihres COVID-19-Verlaufs. Prämenopausale Frauen müssen akut seltener hospitalisiert werden und bedürfen seltener einer maschinellen Beatmung (4). Ergebnisse aus der Grundlagenforschung zeigen, dass die weiblichen Geschlechtshormone im Falle von COVID-19 die Empfänglichkeit gegenüber dem Virus reduzieren. Während der Schwangerschaft und in der Menopause können Schwankungen dieser Hormone zu veränderten Immunreaktionen führen, die möglicherweise auch die Anfälligkeit für Long-COVID beeinflussen.

4.3.3 Genetische Unterschiede

Auch genetische Variationen könnten erklären, warum manche Menschen, einschließlich bestimmter Geschlechter, anfälliger für Long-COVID sind. Erste Studien deuten darauf hin, dass bestimmte Gene (z.B. das FOXP4-Gen auf Chromosom 6) und genetische Polymorphismen das Risiko für die Entwicklung von Langzeitfolgen nach einer COVID-19-Infektion erhöhen (11). Diese genetischen Unterschiede könnten zwischen den Geschlechtern variieren und zu den beobachteten geschlechtsspezifischen Unterschieden beitragen.

4.3.4 Psychosoziale und Verhaltensfaktoren

Psychosoziale und verhaltensbedingte Faktoren scheinen ebenfalls eine Rolle bei den geschlechtsspezifischen Unterschieden zu spielen. So arbeiten Frauen beispielsweise häufiger im Gesundheits- und Sozialwesen und sind damit einem höheren Expositionsrisiko gegenüber dem Virus ausgesetzt, was zu einer höheren Wahrscheinlichkeit anhaltender Symptome führen könnte (13). Erfahrungen aus der eigenen Praxis zeigen, dass auch eine höhere psychische Belastung von Frauen während der Pandemie (Arbeit, Haushalt, Kinder im Homeschooling etc.) ursächlich für längerfristige Gesundheitsfolgen sein könnte. Die Art der medizinischen Versorgung und die Bereitschaft, Symptome zu melden, könnten sich zwischen den Geschlechtern unterscheiden und somit ebenfalls ein Grund für die unterschiedliche Prävalenz darstellen.

Die Gründe für die Geschlechterunterschiede bei Long-COVID sind komplex und multifaktoriell. Biologische, immunologische, hormonelle und psychosoziale Faktoren könnten in Kombination dazu beitragen, warum Männer und Frauen unterschiedliche Auswirkungen der Krankheit erleben.

4.4 Unterschiedliche Symptome implizieren unterschiedliche Behandlungsansätze

Die geschlechtsspezifischen Unterschiede bei Long-COVID wirken sich auf die Behandlungsansätze aus. Ärzte müssen sich der Tatsache bewusst sein, dass die Symptome bei Männern und Frauen unterschiedlich sein können, und dementsprechend individuelle Behandlungspläne erstellen. Erfahrungen aus der eigenen Praxis zeigen, dass bei Frauen mit Long-COVID die psychologische Unterstützung einen etwas höheren Stellenwert zu haben scheint. Frauen könnten zudem von einer stärkeren Betonung des Umgangs mit Erschöpfung und Schmerzen profitieren, während Männer möglicherweise spezifische Interventionen benötigen, um das Risiko kardiovaskulärer Komplikationen zu verringern. Behandlungsansätze könnten darauf abzielen, die kardiovaskuläre Gesundheit zu unterstützen und mögliche kardiale Auswirkungen zu minimieren.

4.5 Long-COVID und Schwangerschaft und Stillzeit

Die Auswirkungen von COVID-19 auf schwangere und stillende Frauen sind bereits relativ gut dokumentiert. Aber auch Long-COVID kann diese Gruppe besonders betreffen (17). Dabei ist zu berücksichtigen, dass die Diagnose von Long-COVID bei Schwangeren erschwert ist, da sowohl Patientinnen mit Long-COVID als auch Schwangere über vergleichbare Beeinträchtigungen berichten. Beispielsweise gehören Müdigkeit und/oder Atemnot zu den Symptomen von Long-COVID, sind aber gleichzeitig bei vielen Schwangeren ausgeprägt.

Die hormonellen Veränderungen während der Schwangerschaft können das Immunsystem beeinflussen und möglicherweise die Reaktion auf eine COVID-19-Infektion und die Entwicklung von Long-COVID verändern (17).

Während der Stillzeit können Frauen Long-COVID mit zusätzlichen Schwierigkeiten konfrontiert werden. Erschöpfung, Atembeschwerden und Muskelschmerzen können das Stillen und die Pflege des Neugeborenen beeinträchtigen. Langanhaltende Symptome können zu erhöhtem Stress führen und die Mutter-Kind-Bindung beeinträchtigen (17).

4.6 Long-COVID und Menstruationsveränderungen

Die Menstruation kann durch verschiedene Faktoren, einschließlich hormoneller Veränderungen und Stress, gestört werden. Die anhaltenden Entzündungsreaktionen und immunologischen Veränderungen, die bei Long-COVID auftreten können, könnten auch die Menstruation beeinflussen.

Einzelne Berichte deuten darauf hin, dass einige Frauen, die unter Long-COVID Symptomen leiden, Veränderungen ihrer Menstruation erleben. Dazu gehören unregelmäßige Zyklen, verstärkte Schmerzen, stärkere Blutungen und ungewöhnliche PMS-Symptome. Diese Beobachtungen sind jedoch vorläufig und erfordern weitere Forschung, um die Ursache-Wirkungs-Beziehungen zu bestätigen.

Die möglichen Mechanismen, durch die Long-COVID die Menstruation beeinflussen könnte, sind vielfältig. Chronische Entzündungen könnten die Regulation von Hormonen stören, die für den Menstruationszyklus wichtig sind. Auch eine Beeinträchtigung des Immunsystems könnte dazu führen, dass der Körper empfindlicher auf Hormonschwankungen reagiert.

Take home messages:

Long-COVID kann sich bei Männern und Frauen unterschiedlich manifestieren. Die geschlechtsspezifischen Unterschiede bei der Behandlung von Long-COVID unterstreichen die Notwendigkeit einer individuellen und differenzierten Herangehensweise. Eine personalisierte, multidisziplinäre Behandlung unter Berücksichtigung von hormonellen, körperlichen und psychosozialen Aspekten könnte dazu beitragen, die Genesung von Männern und Frauen zu fördern und die bestmöglichen Ergebnisse bei der Bewältigung von Long-COVID zu erzielen. Fortlaufende Forschung ist entscheidend, um diese Unterschiede besser zu verstehen und effektive Behandlungsstrategien zu entwickeln.

Literatur

1. Bai F, Tomasoni D, Falcinella C, Barbanotti D, Castoldi R, Mulè G, Augello M, Mondatore D, Allegrini M, Cona A, Tesoro D, Tagliaferri G, Viganò O, Suardi E, Tincati C, Beringheli T, Varisco B, Battistini CL, Piscopo K, Vegni E, Tavelli A, Terzoni S, Marchetti G, Monforte AD (2022) Female gender is associated with long COVID syndrome: a prospective cohort study. Clin Microbiol Infect 28(4), 611.e9–611.e16
2. Bucciarelli V, Nasi M, Bianco F, Seferovic J, Ivkovic V, Gallina S, Mattioli AV (2022) Depression pandemic and cardiovascular risk in the COVID-19 era and long COVID syndrome: Gender makes a difference. Trends Cardiovasc Med. 32(1), 12–17
3. Davis HE, Assaf GS, McCorkell L, Wei H, Low RJ, Re'em Y, Redfield S, Austin JP, Akrami A (2021) Characterizing long COVID in an international cohort: 7 months of symptoms and their impact. EClinicalMedicine 38

4. Felderbaum R, Küpker W (2021) COVID-19 aus Sicht des gynäkologischen Endokrinologen. Gynäkologische Endokrinologie 19, 311–314
5. Fernández-de-Las-Peñas C, Palacios-Ceña D, Gómez-Mayordomo V, Cuadrado ML, Florencio LL (2021) Defining Post-COVID Symptoms (Post-Acute COVID, Long COVID, Persistent Post-COVID): An Integrative Classification. Int J Environ Res Public Health 18(5), 2621
6. Gemmati D, Bramanti B, Serino ML, Secchiero P, Zauli G, Tisato V (2020) COVID-19 and individual genetic susceptibility/receptivity: role of ACE1/ACE2 genes, immunity, inflammation and coagulation. Might the double X-chromosome in females be protective against SARS-coV-2 compared to the single X-chromosome in males? Int J Mol Sci 21(10), 3474
7. Gomez JMD, Du-Fay-de-Lavallaz JM, Fugar S, Sarau A, Simmons JA, Clark B et al. (2021) Sex differences in COVID-19 hospitalization and mortality. JWomensHealth 30(5), 646–653
8. Grasselli G, Zangrillo A, Zanella A, Antonelli M, Cabrini L, Castelli A et al. (2020) Baseline characteristics and outcomes of 1,591 patients infected with SARS-coV-2 admitted to ICUs of the Lombardy region, Italy. JAMA323(16), 1574–1581
9. Huang L, Yao Q, Gu X, Wang Q, Ren L, Wang Y, Hu P, Guo L, Liu M, Xu J, Zhang X, Qu Y, Fan Y, Li X, Li C, Yu T, Xia J, Wei M, Chen L et al. (2021) 1-year outcomes in hospital survivors with COVID-19: a longitudinal cohort study. The Lancet 398(10302), 747–758
10. Koczulla AR, Ankermann T, Behrends U, Berlit P, Böing S, Brinkmann F, Franke C, Glöckl R, Gogoll C, Hummel T, Kronsbein J, Maibaum T, Peters EMJ, Pfeifer M, Platz T, Pletz M, Pongratz G, Powitz F, Rabe KF et al. (2022) S1-Leitlinie „Post-COVID/Long-COVID". Chirurg 93, 101–102
11. Lammi V et al. (2023) Genome-wide Association Study of Long COVID. medRxiv. DOI: https://doi.org/10.1101/2023.06.29.23292056
12. Pelà G, Goldoni M, Solinas E, Cavalli C, Tagliaferri S, Ranzieri S, Frizzelli A, Marchi L, Mori PA, Majori M, Aiello M, Corradi M, Chetta A (2022) Sex-Related Differences in Long-COVID-19 Syndrome. J Womens Health (Larchmt) 31(5), 620–630
13. Sobotka T, Brzozowska Z, Muttarak R, Zeman K, di Lego V (2020) Age, gender and COVID-19 infections. medRxiv, 2020.2005.2024.20111765. DOI: 10.1101/2020.05.24.20111765
14. Sylvester SV, Rusu R, Chan B, Bellows M, O'Keefe C, Nicholson S (2022) Sex differences in sequelae from COVID-19 infection and in long COVID syndrome: a review. Current Medical Research and Opinion 38(8), 1391–1399
15. Taquet M, Decron Q, Luciano S, Geddes JR, Husain M, Harrison PJ (2021) Incidence, cooccurrence, and evolution of long-COVID features: A 6-month retrospective cohort study of 273.618 survivors of COVID-19. PLoS Med 18(9): e1003773.https://doi.org/10.1371/journal.pmed.1003773
16. Umesh A, Pranay K, Pandey RC, Gupta MK (2022) Evidencemapping and review of long-COVID and its underlying pathophysiological mechanism. Infection
17. Han E, Gyöngyösi M (2023) Long COVID – eine neue Herausforderung in der Medizin: Fokus auf Schwangerschaft und Stillzeit. J. Gynäkol. Endokrinol. AT 33, 7–12

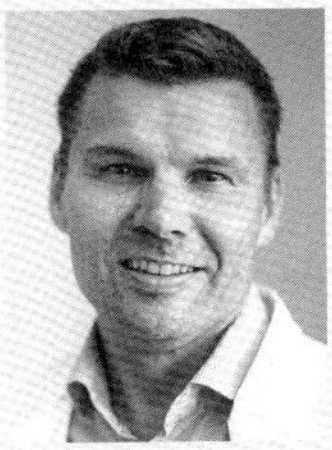

Dr. med. Per Otto Schüller

Per Otto Schüller absolvierte sein Medizinstudium an der Ruprecht-Karls-Universität Heidelberg. Nach seiner Promotion erfolgte seine klinische Ausbildung an der Uniklinik Düsseldorf. Seit 2011 ist er Chefarzt der Abteilung für Kardiologie und Pneumologie der MEDIAN Klinik Flechtingen. Er ist Facharzt für Innere Medizin, Kardiologie, Pneumologie, Sozialmedizin sowie Kardiovaskulärer Präventivmediziner.

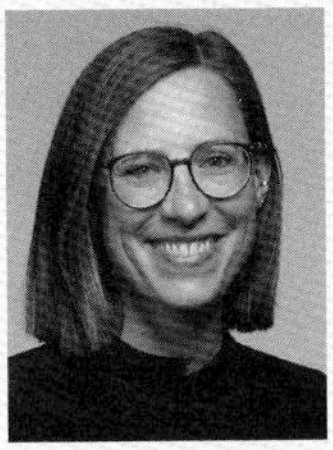

Dr. Laura Golenia

Laura Golenia studierte Human Movement Sciences an der Universität Groningen. Es folgte in 2015 ein dreijähriges PhD-Promotionsprojekt am University Medical Center Groningen mit Forschungsaufenthalten an der New York University und zehn internationalen Publikationen. Seit 2018 arbeitet sie bei der MEDIAN Unternehmensgruppe B.V. & Co. KG in Berlin und leitet den Bereich Forschung und Innovation.

5 Rechtsmedizinische Aspekte unter gendermedizinischen Gesichtspunkten

Leila Malolepszy

Genderspezifische Unterscheidungsmerkmale sind zur Beurteilung rechtsmedizinischer Fragestellungen wie etwa die Herkunft einer Spur, Identifizierung von Knochenfunden oder Unterschiede bei Suizid essenziell. Weiterhin sind gendermedizinische Aspekte der klinisch-rechtsmedizinischen Versorgung Lebender hierbei von Bedeutung. Im Folgenden werden allgemeine rechtsmedizinische Grundlagen und eigene Erfahrungen anhand praxisnaher Fallbeispiele aus dem Sektions- und Untersuchungsgut des Instituts für Rechtsmedizin in Gießen erörtert.

5.1 Spurenkundliche DNA-Geschlechterkennung anhand des Amelogeninsystems

Vor der Entwicklung DNA-spezifischer Verfahren konnte das Geschlecht nur anhand weniger mikroskopischer Untersuchungsmöglichkeiten (Nachweis sog. Barrkörperchen und „Drumsticks" bei Frauen und Heterochromatin bei Männern) eingeschätzt werden. Voraussetzung und gleichzeitig limitierender Faktor hierfür ist das Vorhandensein intakter Zellkernstrukturen. Aufgrund postmortaler Ab- und Umbauprozesse gestaltete sich dieser Nachweis häufig als schwierig. Zudem ist das Fehlen der Barr-Chromatine nicht zwingend für eine männliche Geschlechtszuordnung maßgeblich (1). Mischspuren, gonosomale Aberrationen oder fehlgedeutete Artefakte sind weitere Störvariablen, sodass erst durch die Darstellung von DNA-Sequenzen eine sensiblere Diagnose ermöglicht wurde.

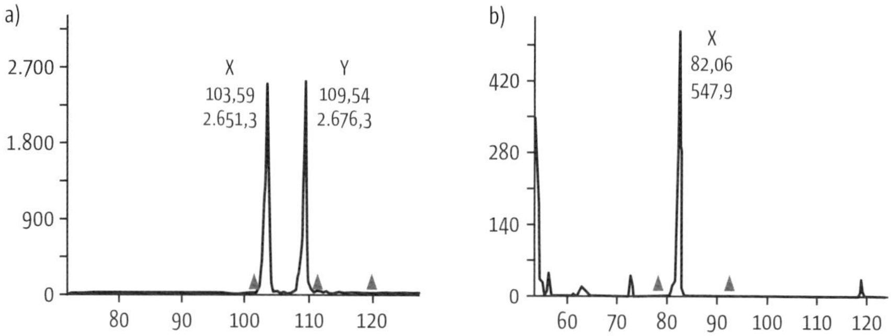

Abb. 1 (a) Männliches und (b) weibliches Profil im Amelogeninsystem (x-Achse: Basenpaargröße, y-Achse: Fluoreszenzmenge)

Durchgesetzt hat sich in der forensischen Praxis, wenn lediglich eine Geschlechtsbestimmung gefordert ist, der geschlechtsspezifische Nachweis über das Amelogeninsystem. Herzblut, Nägel und Zähne sind für die Analyse geeignet. Das Amelogeningen selbst findet sich auf dem DYZ1-Locus des jeweiligen X- und homolog hierzu am Y-Chromosom. Es wird für Proteine des Zahnschmelzes geschlechtsspezifisch weitervererbt und codiert. Bei Männern ist die Gensequenz sechs Basenpaare länger als bei Frauen (2). Der humane Chromosomensatz ist diploid, daher ergibt sich für jeden untersuchten Genlocus ein heterozygotes Ergebnis. Eine PCR-Analyse kann durch spezifische Primer die Deletion bei einer weiblichen Spur erkennen, bei Männern erscheint in der Analyse ein Zweibandenmuster (s. Abb. 1). Mögliche Störvariablen stellen neben einer Verunreinigung des Spurenmaterials, ein schlechter Zustand der DNA bei längerer Liegezeit und Verwesung sowie somatische Mosaike und Chromosomenaberrationen dar.

5.2 Geschlechtsmerkmale am menschlichen Skelett

Die Kenntnis über sexualdimorphe Knochenmerkmale ist für eine Identifizierung unabdingbar. In etwa 85–90% der Fälle erfolgt hierüber eine korrekte Geschlechtszuordnung (3). In Anbetracht hormoneller Einflüsse während der Pubertät ist eine Betrachtung geschlechtsdiskriminatorischer Proportionen nur bei Erwachsenen sinnvoll. Weitere Einflussfaktoren stellen Abstammung, individuelle Entwicklung, Umwelt, Ernährungszustand und körperliche Beanspruchung dar. An Knochenmaterial eignen sich Sternum, Becken, Schädel, die Knochen des Schultergürtels sowie lange Röhrenknochen. Hierbei gelten Knochengröße und Gewicht, Rauigkeit und Ausprägung der Muskelansatzregionen sowie Form und Regelmäßigkeit als Unterscheidungskriterien. Insgesamt zeigen Männer einen größeren, schwereren, unregelmäßigeren Knochenaufbau als Frauen (s. Tab. 1 u. Abb. 2). Ausschließliche Schädelmerkmale sind nicht immer eindeutig gegeben, daher erfolgt eine

Tab. 1 Schädelmerkmale im Vergleich

Schädelstruktur	Frauen	Männer
Stirn	steiler	fliehend
Glabella	diskret angelegt	deutlich
Arcus superciliaris	fein – kaum sichtbar	kräftig, prominent
Tubera frontalia u. parietalia	prominent	nahezu fehlend
Processus mastoideus	zierlich	stark
Orbita	rund, glattrandig	eckig, scharfrandig
Protuberantia occipitalis externa	abgeflacht	spitz ausgezogen

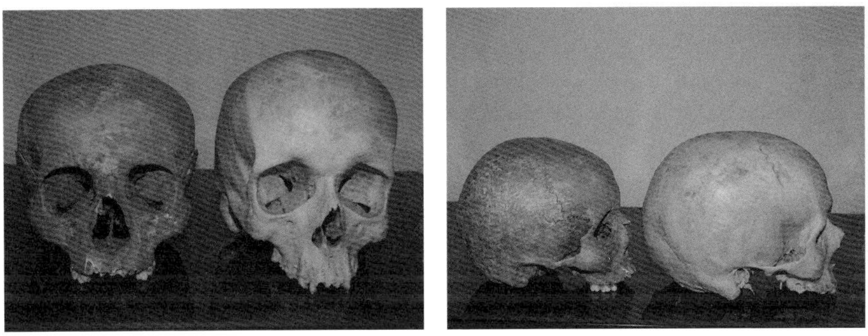

Abb. 2 Schädelmerkmale im Vergleich: links hyperfeminine, rechts hypermaskuline Ausprägung

Skaleneinteilung in hyperfeminin – feminin – indifferent – maskulin – hypermaskulin. Die Summe aller Befunde ergibt dann die makroskopische Geschlechtsdiagnose.

Fallbeispiel Exhumierung

Bei Erdarbeiten auf einem Friedhof wurde ein unbekannter, in Plastikfolie gehüllter Leichnam in einer für Erdbestattung unüblichen Tiefe von 1,25 m (vs. 1,5–2,0 m) aufgefunden. Eine Zweitbelegung des Grabes wurde zunächst ausgeschlossen. Die letzte Grabbelegung lag 50 Jahre zurück, sodass Weichteilreste in der Regel nicht mehr zu erwarten gewesen wären (4). Vor Ort zeigte sich ein stark lehmhaltiger Boden.

Bei der anschließenden Obduktion und Aufarbeitung der Knochen konnte eine Körpergröße von ca. 1,56 m ermittelt werden. Eine Altersschätzung anhand des Schädels ergab ein Mindestalter von 70 Jahren. Die Knochenstruktur war insgesamt brüchig, die Markhöhlen ausgehöhlt, der Fettwachsgehalt im Compacta-Querschnitt deutlich vermindert (Knochenliegezeit mind. 30–50 Jahre). Radiologisch zeigten sich altersbedingte Verschleißzeichen an Oberarm-, Hüft-

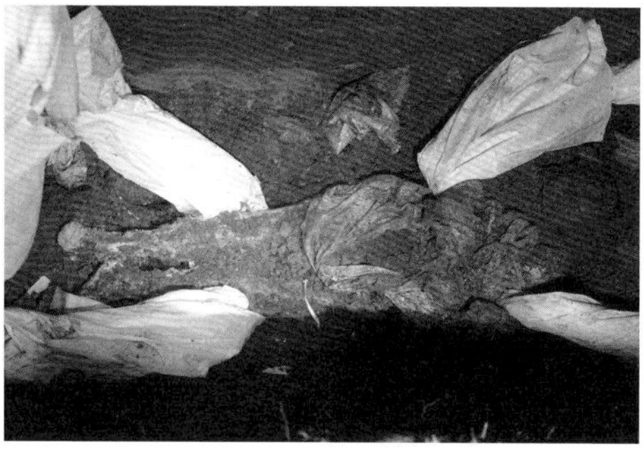

Abb. 3 Auffindesituation

und Kniegelenken. Beide Kiefer waren zahnlos, die Zahnfächer bereits verschlossen, die Symphysenbreite verschmälert bei sonst weiblicher Beckenform sowie femininen Maße der Oberschenkelknochen und des Sternums. Durch Recherche der Ermittlungsbehörden konnten Angaben zu der Person erhoben werden, welche vor 50 Jahren im Winter beerdigt worden war. Hierbei handelte es sich um eine 86 Jahre alte Frau. Bei der Plastikfolie handelte es sich vermutlich um eine Sargauskleidung. Aufgrund der langen Liegezeit und fehlenden Hinterbliebenen konnte keine Vergleichsprobe für weitergehende DNA-Untersuchungen angefordert werden.

5.3 Geschlechtsspezifische Unterschiede beim Suizid, Gender-Paradoxon

Durch das Statistische Bundesamt wurden für das Jahr 2021 insgesamt 9.215 Suizide registriert. Etwa 75% der Suizide wurden von Männern durchgeführt. Häufigste Todesursache war bei beiden Geschlechtern der Tod durch Erhängen, Strangulieren oder Ersticken. Zum Zeitpunkt des Versterbens waren die Männer durchschnittlich 59,3, die Frauen 61 Jahre alt (5). Insgesamt nimmt bei beiden Geschlechtern die Suizidrate mit zunehmendem Alter zu. Die Risikofaktoren für einen Suizid unterscheiden sich geschlechtsspezifisch (6). Während bei Frauen als Ursache depressive Symptome und Suizidversuche in der Vergangenheit als prognostisch ungünstig gelten, sind es bei Männern der Konsum von Drogen, eine frühe Trennung der Eltern, suizidale Handlungen von Familienmitgliedern und weniger sozialer Rückhalt (7).

Psychiatrische Vorerkrankungen, Persönlichkeitsstörungen und Suchterkrankungen gelten für beide Geschlechter als Risikofaktoren. Hierbei gilt ein Suizidversuch in der Vergangenheit als prognostisch stärkster Prädiktor, daher sollte man annehmen, dass der Frauenanteil bei Suizidenten prozentual höher sein müsste als bei Männern (8). Dieser Umstand lässt sich statistisch jedoch nicht herleiten und wird als Gender-Paradoxon bezeichnet. Ein männliches Stereotyp, eine bei Männern gesteigerte Anfälligkeit für Krisen und Trennungen, häufigeres Auftreten dysfunktionaler Stressbewältigungsstrategien durch Alkohol und/oder Drogenkonsum sowie ein vermindertes Hilfesuchverhalten und ein geringerer Schutzfaktor der Elternschaft werden als Erklärungsansätze diskutiert. Männer verwenden zudem fast doppelt so häufig wie Frauen härtere, erfolgversprechendere Suizidmethoden (9).

Fallbeispiel Tod in der Gefriertruhe: Unterkühlung versus Ersticken
Eine 86 Jahre alte Frau wird tot in einer Tiefkühltruhe im Keller ihres Wohnhauses aufgefunden. An Vorerkrankungen werden eine beginnende Demenz, Schwindelattacken, Kniegelenksprothesen an beiden Beinen und eine Versorgung mit einem Urostoma bekannt. Im Vorfeld habe sie ihrer Familie berichtet, des Lebens „müde“ zu sein. Am Leichenfundort fand sich kein Abschiedsbrief, aber ein aufgeschlagener Ordner mit unterzeichneten Betreuungsvollmachten und die Adresse eines Bestatters. Im Erdgeschoss wohnte der Untermieter, der zusammen mit Angehörigen den Leichnam auffand und Polizei sowie Rettungskräfte alarmierte. Vor Ort konnte der Leichnam, bis auf die Schuhe voll und ordentlich bekleidet, ohne Hinweise auf eine grobe Gewalteinwirkung aufgefunden werden. Die erste Leichenschau konnte nur begrenzt durchgeführt werden, da der Leichnam tiefgefroren und in sitzender Position aufgefunden wurde. Neben der Gefriertruhe fanden sich eine Trittleiter, auf der ein Paar Hausschuhe nebeneinander, fein säuberlich abgestellt standen, sowie mehrere Schüsseln mit zum Teil noch gefrorenen Lebensmitteln (s. Abb. 4).
Bei der Leichenöffnung zeigte sich ein hellrotes Totenflecksystem unter Aussparung der Auflageflächen. Die Leichenstarre war nicht mehr beurteilbar,

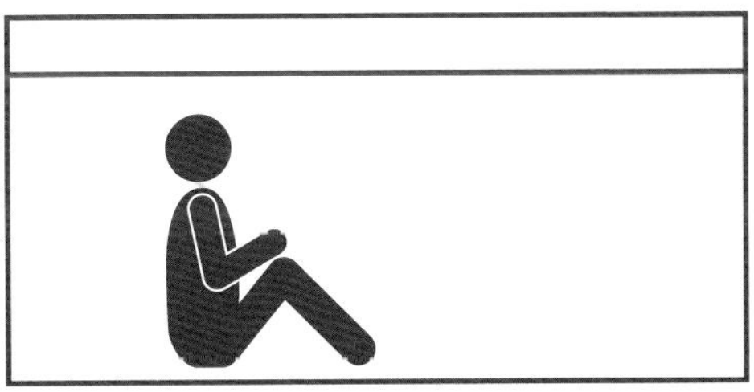

Abb. 4 Rekonstruktion der Auffindesituation

vereinzelt fanden sich an der Haut der Hände und Knie korrespondierend zu den Kontaktstellen an der Kühltruhenwand lokale Kälteschäden. Weiterhin konnten keine punktförmigen Einblutungen der Lidbindehäute oder in der Mundschleimhaut abgegrenzt werden. Es fanden sich keine Strang-, Drossel- oder Würgemale, keine Verletzungen der Halsweichteile, keine Verletzungen in griff- oder fixiertypischer Region, keine Abwehr- oder Widerlagerverletzungen und keine Kälteerytheme oder hämorrhagische Magenschleimhauterosionen (sog. Wischnewski-Flecken) als Zeichen einer Unterkühlung. Sämtliche Organe waren altersentsprechend und die toxikologischen Anschlussuntersuchungen allesRekonstruktion der Auffindesituation ein Ersticken als primäre Todesursache vorrangig erschien.

5.4 Genderaspekte der klinischen Rechtsmedizin, Münchhausensyndrome

Die klinische Rechtsmedizin gewinnt als Teilgebiet der Forensik zunehmend an Bedeutung. Insbesondere fächerübergreifende, medizinisch schwierige Fragestellungen wie etwa die Diagnose eines Münchhausensyndroms (MS) können mithilfe rechtsmedizinischer Ausschlussuntersuchungen verifiziert werden. Bei beiden Arten des MS (klassisches MS und MS by Proxy) steht das Erfinden bzw. künstliche Hervorrufen von Symptomen und Krankheiten im Vordergrund. Zunächst plausible Beschwerden lassen sich durch zum Teil invasive Diagnostik nicht bestätigen. Unterschiedlich ist jedoch die Täter-Opfer-Beziehung. Bei der klassischen Variante verursacht der Patient selbst die Symptome, häufig handelt es sich bei den Erkrankten um Männer. Beim MSbP ist der Verursacher eine nahe stehende Betreuungsperson, vorwiegend Mütter (10).

Fallbeispiel Münchhausen oder Münchhausen by Proxy?
Eine Kinderklinik bat um eine rechtsmedizinische Beurteilung eines 14 Jahre alten Patienten, der initial vorstellig wurde mit Verdacht auf einen bakteriellen Infekt der Atemwege bei chronischem Abhusten von blutigem Sekret. Zudem klagte der Jugendliche über Schmerzen im Lendenwirbelbereich. Sozialanamnestisch wurde übermittelt, dass der Vater des Kindes früh verstorben war und der Junge seitdem viel Verantwortung innerhalb der Familie übernommen hatte. Durch die behandelnden Ärzte und Pflegekräfte wurde mitgeteilt, dass das Verhalten der Mutter auffällig gewesen sei, da diese sämtliche Diagnostik in Kauf genommen habe, ohne dies zu hinterfragen. Insgesamt kam es zu zwei stationären Aufenthalten. An Diagnostik wurden mehreren Blutentnahmen, Lungenfunktionstestungen (LUFU), ein HNO-Konsil, eine Bronchoskopie, eine Thorakoskopie und eine genetische Testung auf Mukoviszidose initiiert. Lediglich in der LUFU konnte eine leichte respiratorische Insuffizienz festgestellt werden, sämtliche andere Untersuchungen verliefen unauffällig. Bei Persistenz der Beschwerden und Verschlechterung der respiratorischen Insuffizienz, Mitbeteiligung der Haut an den Händen und blutigem Urin erfolgten weitere Blutentnahmen, eine Gerinnungs- und Autoimmunstatustestung, eine Kapillarmikroskopie und eine weitere Bronchoskopie. Zusätzlich erfolgten eine Gastroskopie, Biopsien der Nase, der Haut, der Lungen und Nieren sowie ein Röntgenthorax und ein Stamm-CT, ohne Fund eines primären Fokus. Im Verlauf wurden beblutete Spritzen im Patientenzimmer aufgefunden, deren Inhalt toxikologisch untersucht und negativ getestet wurde. Aus rechtsmedizinischer Sicht erfolgte bei Verdacht einer Inhalation von Sprühmitteln, eine Empfehlung

des Entfernens sämtlicher Inhalativa wie Deos, Haarsprays und medizinischen Desinfektionsmitteln. Zudem sollte eine Isolation des Jungen mit kontrollierten und begleiteten Besuchen der Angehörigen erfolgen sowie engmaschige Kontrollen durch Pflegekräfte und Ärzte. Unter diesen Maßnahmen kam es zu einer Remission der respiratorischen Symptomatik. Der Patient wurde zudem dabei ertappt, wie er sich auf die Innenseite der Unterlippe biss und mithilfe von Spritzen das hierbei entstandene Blut abzog und in den Urinbeutel füllte.

Take home messages:

Im rechtsmedizinischen Alltag fließen gendermedizinische Gesichtspunkte in die Gesamtbeurteilung vieler forensischer Fragestellungen mit ein. Befunde der einzelnen Teilgebiete der Rechtsmedizin (Mikro- und Makroskopie, DNA-Identifizierung, forensische Osteologie, Klinische Rechtsmedizin und Toxikologie) ergänzen sich hierbei, um auch fachübergreifend eine gemeinsame Diagnose zu sichern.

Literatur

1. Brinkmann M (2003) Handbuch gerichtliche Medizin. Band 2. 1020–1022. Springer Heidelberg
2. Sullivan et al. (1993) A rapid and and quantitative DNA sex test: fluorescence-based PCR analysis of X-Y homologous gene amelogenin. Biotechniques 5(4):636–8, 640–1
3. Dettmeyer et al. (2019) Rechtsmedizin. 289–291. Springer Heidelberg
4. Verhoff MA, Kreutz K (2004) Forensische Osteologie, Humanspezifität, Liegezeit und Verletzungsspuren, Rechtsmedizin 14:417–430
5. Destatis – Statistisches Bundesamt (2022) Suizide. URL: https://www.destatis.de/DE/Themen/Gesellschaft-Umwelt/Gesundheit/Todesursachen/Tabellen/suizide.html (abgerufen am 20.07.2023)
6. Oquendo et al. (2007) Sex differences in clinical predictors of suicidal acts after major depression: a prospective study. Am J Psychiatry 164(1):134–41
7. Dumais et al. (2005) Risk factors for suicide completion in major depression: A case control study of impulsive and aggressive behaviours in men. Am J Psychiatry 162:2116–2124
8. Wolfersdorf M, Plöderl M (2016) Geschlechterunterschiede bei Suizid und Suizidalität. In: Kolip P, Hurrelmann K (Hrsg.) Handbuch Geschlecht und Gesundheit. Männer und Frauen im Vergleich. 2. Aufl. Hogrefe Bern
9. Schrijvers et al. (2012) The gender paradox in suicidal behavior and its impact on the suicidal process. Journal of affective disorders 138(1–2):19–26
10. Herrmann et al. (2022) Kindesmisshandlung.139–145. Springer Heidelberg

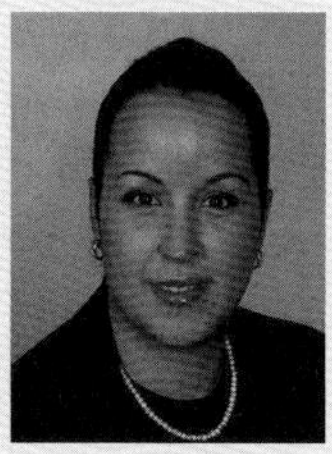

Leila Malolepszy

Nach dem Studium der Humanmedizin ist Leila Malolepszy derzeit in Weiterbildung zur Fachärztin für Rechtsmedizin am Institut für Rechtsmedizin der Justus-Liebig-Universität Gießen. Aktuelle Schwerpunkte: Der Nachweis von Insulin in der Glaskörperflüssigkeit und seine Bedeutung für die Einschätzung einer etwaigen exogenen Insulingabe und fachübergreifende Lehrveranstaltung „Gender Medizin und rechtsmedizinische Aspekte".

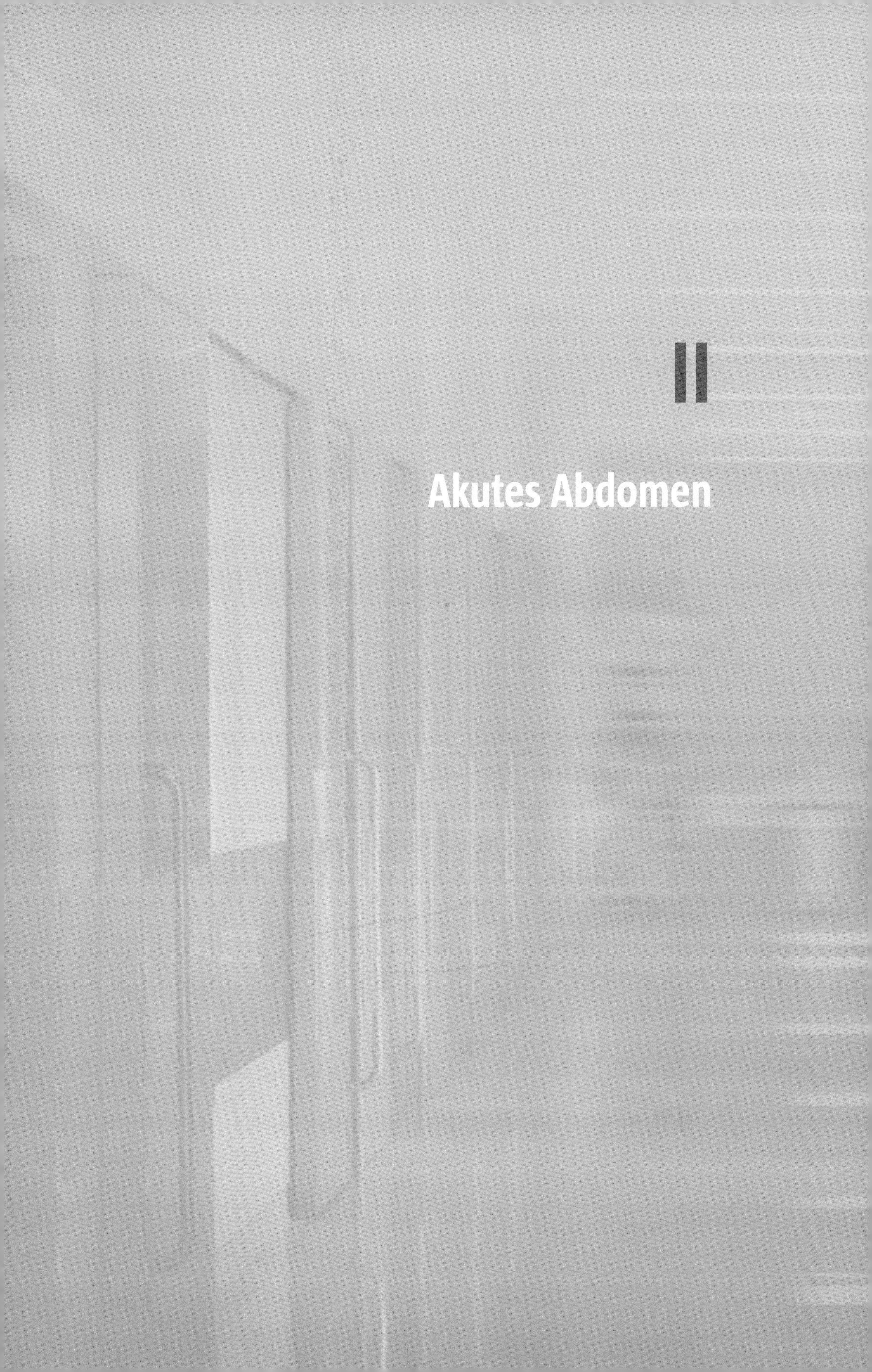

II

Akutes Abdomen

1 Management intensivmedizinischer Besonderheiten des Akuten Abdomens

Oliver Cruciger

Das akute Abdomen ist kein eigenes Krankheitsbild, sondern „ein durch Zeitnot diktierter vorläufiger Begriff für einen diagnostisch ungeklärten, lebensbedrohlichen abdominellen Krankheitszustand“ (1). Ein herausfordernder Symptomenkomplex der durch zahlreiche Krankheitsbilder hervorgerufen werden kann. Die charakteristischen Leitsymptome beinhalten akuter Bauchschmerz, Peritonismus und ggf. hämodynamische Instabilität (2). Intraabdominelle Infektionsherde sind in etwa 25% der Fälle Ursache einer Sepsis auf deutschen Intensivstationen (3). Bei lebensbedrohlich Mehrfachverletzten (Polytrauma) liegt die Prävalenz des begleitenden Abdominaltraumas laut Traumaregister bei etwa 15–20%. Postoperative abdominelle Komplikationen sind mit Mortalitätsraten von bis zu 55% vergesellschaftet (4). Zeitverluste in der Sanierung des Infektfokus erhöhen die Sterblichkeitsrate pro Stunde um 1,5% (5). Dementsprechend ist eine besondere Aufmerksamkeit der behandelnden Ärzte notwendig, um durch frühzeitige Diagnostik und einer zielgerichteten Therapie, in der Lage zu sein diese hohe Mortalität senken zu können.

1.1 Ätiologie

Die Ursachen des akuten Abdomens variieren hier je nach Patientengruppe (internistisch/chirurgisch). Dominieren auf internistischen Intensivstationen eher ischämische (z.B. Mesenterialischämie), entzündliche (z.B. Pankreatitis) und Hohlorganperforationen als Ursachen der sekundären Peritonitis, nehmen auf chirurgischen/operativen Intensivstationen die postoperativen Kom-

Tab. 1 Die häufigsten Ursachen für das akute Abdomen auf einer Intensivstation (6)

Häufigkeit	Ursache	klinische Symptomatik
46,4–58%	Darmperforation	Drainagenförderung gallig oder stuhlig, positiver Methylenblautest
23–27,5%	Anastomoseninsuffizienz	s.o. Darmperforation
7,9%	Abszess	erhöhte Entzündungswerte zumeist als einziger Marker
6%	Darmischämie	Laktat erhöht, ggf. beginnendes Multiorganversagen
5,8%	Pankreatitis	Amylase- oder Lipasewerte im Serum erhöht
5,8%	Gallefistel	Drainagenförderung gallig, Bilirubin im Drainagensekret erhöht

plikationen wie beispielsweise Anastomoseninsuffizienzen oder Abszessbildung einen hohen Stellenwert ein (s. Tab. 1).

1.2 Diagnostik

Die klinische Untersuchung und der Nachweis des „klassischen" Symptomkomplexes ist bei Intensivpatienten aufgrund einer ggf. notwendigen Analgosedierung und Beatmung deutlich erschwert. Die klinische Symptomatik ist hierdurch zumeist maskiert, nur gering ausgeprägt oder auch gar nicht erkennbar. Diese sedierungsbedingte Verzögerung in der Diagnostik resultiert zumeist mit dem klinischen Bild einer beginnenden Sepsis als „erste Symptomatik". Eine bedarfsgerechte Analgosedierung bzw. ein sedierungsfreies Management können diesen Umstand deutlich abmildern. Des Weiteren können bei postoperativen Patienten die Symptome durch operationsbedingte regelhafte Veränderungen imitiert und somit falsch interpretiert werden. Aufgrund des intensivmedizinischen Umstands der Analgosedierung kommt der apparativen Diagnostik ein besonderer Stellenwert zu Teil.

Die Sonografie ist nach der körperlichen Untersuchung die sich anschließende und wichtigste diagnostische Methode (7). Vorteile sind die schnelle Verfügbarkeit und die Möglichkeit die Untersuchung beliebig oft und ohne Strahlenbelastung bettseitig zu wiederholen. Die Aussagekraft ist jedoch sehr von der Expertise des Anwenders und von möglichen Störfaktoren (Voroperationen, Luftüberlagerungen) abhängig (8). Bei Nachweis von freier Luft und/oder freier Flüssigkeit ermöglicht es in manchen Fällen auf eine weiterführende radiologische Diagnostik zu verzichten und somit zügiger das operative Vorgehen zu indizieren.

Die Computertomografie (CT) ist äußerst sensitiv in der Diagnostik von freier Luft, Flüssigkeit, entzündlichen Veränderungen und mechanischen Störungen der Darmpassage. Sie sollte grundsätzlich großzügig bei allen intensivmedizinisch unklaren Fällen eingesetzt werden (9). Sie stellt bei unklaren Befunden den Goldstandard in der Diagnostik des akuten Abdomens dar (10).

1.3 Therapiemanagement

Ist die Ursache bekannt sollte unverzüglich die gezielte Therapie erfolgen. Neben Kontrolle und Stabilisierung der kardiopulmonalen Situation und bei Sepsis die unverzügliche Antibiotikatherapie, stellt die chirurgische Therapie/ Fokussanierung die wichtigste Maßnahme zur Senkung der Mortalität dar (11). Bei kardiopulmonal instabiler oder stark eingeschränkter Situation sollte die definitive Rekonstruktion aufgeschoben und das Verfahren im Sinne eines „damage control" Eingriffs durchgeführt werden (12).

Relaparotomie. Bei persistierendem Organversagen und septischem Krankheitsbild sollte eine Relaparotomie erwogen werden (bedarfsmäßige Relaparotomie) (13). Verglichen mit der programmierten Relaparotomie hat sich das bedarfsmäßige Konzept durchgesetzt (14). Eine engmaschige laborchemische und klinische Verlaufskontrolle ist demnach unerlässlich um frühzeitig Abweichungen vom regelhaften/zu erwartenden Verlauf zu erkennen. Ein steigender Katecholaminbedarf und/oder eine neu aufgetretene resp. Insuffizienz trotz erfolgter Fokussanierung können die Erstsymptome einer sich entwickelnden Komplikation sein. Der Patient wird bis zur Kontrolle des septischen Krankheitsbilds täglich chirurgisch-intensivmedizinisch reevaluiert und bei Verschlechterung oder ausbleibender Besserung sollte großzügig die Indikation zur Relaparotomie gestellt werden.

Offenes Abdomen/Laparostoma. Aufgrund von Ödemschwellung z.B. im Rahmen der initial notwendigen Volumentherapie mit Positivbilanzierung des Patienten und oder erhöhtem intraabdominellen Druck (z.B. abdominelles Kompartmentsyndrom) kann das Abdomen nicht mehr primär verschlossen werden. Das Abdomen verbleibt „offen" (Laparostoma) und der temporäre Bauchverschluss erfolgt zumeist mit der Einlage von Kunstoffnetzen oder Vakuumverbänden. Das Laparostoma ist für sich allein kein Grund für Analgosedierung oder Beatmung. Der Patient kann unter Verwendung von bauchdeckenstabilisierenden Verbänden (Bauchbinde) sogar in den Sitz mobilisiert werden.

Abdominelles Kompartmentsyndrom. Aufgrund von Volumentherapie, Massivtransfusionsbedarf oder einer Ileussymptomatik mit Zunahme des intestinalen Volumens, kann es zu einer pathologischen Steigerung des intraabdominellen Drucks kommen (15). Die Patienten müssen dahingehend insbesondere in der Akutphase auf die Entwicklung eines abdominellen Kompartmentsyndroms überwacht werden. Der Einstieg in die Diagnostik und Behandlung eines abdominellen Kompartmentsyndroms ist das Bewusstsein für das bestehende Risiko (16).

Nachfolgend sind einige wichtige Risikofaktoren für die Entstehung einer intraabdominellen Hypertension und eines abdominellen Kompartmentsyndroms aufgeführt:

Reduktion der Bauchwandcompliance durch:

- Adipositas
- Bauchlagerung
- Beatmung mit PEEP > 10 mbar

Intestinale Volumenzunahme durch:

- Magen und Darmparese
- Abdominaltumor

Bauchhöhle Volumenzunahme durch:

- Aszites
- Hämatoperitoneum
- Laparoskopie

Kapillarleck und Volumentherapie durch:

- Massivtransfusion
- Positivbilanzierung > 5 Liter in den letzten 24 Stunden
- Sepsis
- Trauma

Bei Vorliegen von Risikofaktoren oder auffälligem klinischen Untersuchungsbefund sollte die Messung des intraabdominellen Drucks erfolgen. Dies erfolgt bei liegendem Urinkatheter durch die Messung des Blasendrucks. Ab einem Druck von ≥ 12 mmHg liegt eine intraabdominelle Hypertension vor und es sollten neben Kontrollmessungen alle 4–6 Stunden, Maßnahmen zur Senkung des intraabdominellen Drucks eingeleitet werden. Diese beinhalten u.a. goal-directed Volumen und Transfusionstherapie, sofern möglich ausgeglichene bis negative Volumenbilanzierung, Optimierung der Analgosedierung, endoluminale/endoskopische Dekompression, Lösen von komprimierenden Verbänden und ggf. bildgebende Diagnostik zum Ausschluss eines intraabdominellen Prozesses.

Steigt der intraabdominelle Druck in den Kontrollmessungen trotz der o.g. Maßnahmen weiter an und erreicht das Druckniveau von > 20 mmHg mit Auftreten von Organversagen hat die chirurgische Dekompression mit temporärem Bauchdeckenverschluss i.S. eines Laparostomas zu erfolgen. Im Weiteren werden zunächst die konservativen Maßnahmen zur Senkung des intraabdo-

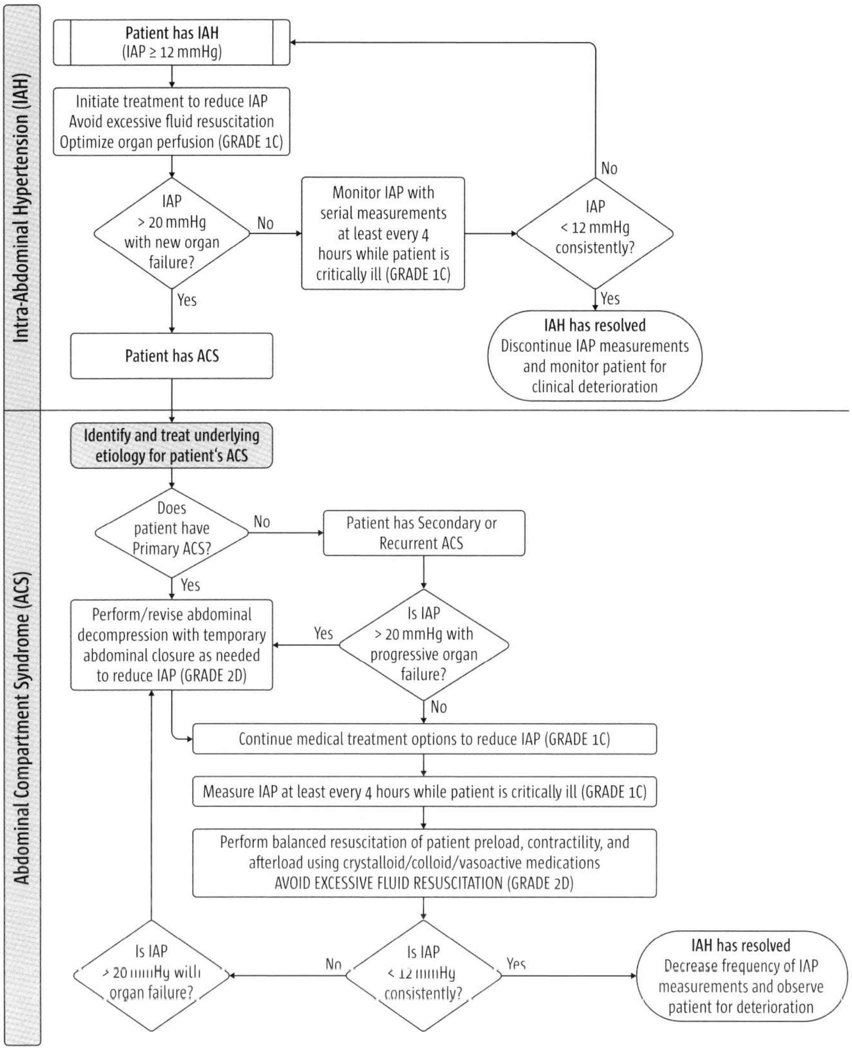

Medical treatment options to reduce IAP

1. **Improve abdominal wall compliance**
   Sedation & analgesia | Neuromuscular blockade | Avoid head of bed > 30 degrees
2. **Evacuate intra-luminal contents**
   Nasogastric decompression | Rectal decompression | Gastro-/colo-prokinetic agents
3. **Evacuate abdominal fluid collections**
   Paracentesis | Percutaneous drainage
4. **Correct positive fluid balance**
   Avoid excessive fluid resuscitation | Diuretics | Colloids/hypertonic fluids | Hemodialysis/ultrafiltration
5. **Organ Support**
   Optimize ventilation, alveolar recruitment | Use transmural (tm) airway pressures: $Pplat_{tm}$ = Plat – 0,5 · IAP |
   Consider using volumetric preload indices | If using PAOP/CVP, use transmural pressures: $PAOP_{tm}$ = PAOP – 0,5 · IAP | CVP_{tm} = CVP – 0,5 · IAP

IAH - intra-abdominal hypertension; ACS - abdominal compartment syndrome; IAP - intra-abdominal pressure; APP - abdominal perfusion pressure (MAP-IAP); Primary ACS - A condition associated with injury or disease in the abdomino-pelvic region that frequently requires early surgical or interventional radiological intervention; Secondary ACS - ACS due to conditions that do not originate from the abdomino-pelvic region; Recurrent ACS - The condition in which ACS redevelops following previous surgical or medical treatment of primary or secondary ACS

Abb. 1 Behandlungsalgorithmus des intraabdominellen Kompartmentsyndroms (17, mit freundlicher Genehmigung)

minellen Drucks und die Kontrollmessungen alle 4–6 Stunden fortgesetzt (s. Abb. 1).

Enterale Ernährung. Eine frühe enterale Ernährung sollte, sofern keine Kontraindikationen bestehen, angestrebt werden. Hierzu kann die Ernährung entweder via naturalis oder über eine Magen- und/oder Jejunalsonde erfolgen (11).

Frühmobilisation. Die Mobilisation von intensivmedizinischen Patienten ist essenziell in der Behandlung und dient neben dem rehabilitativen Ansatz auch der Verhinderung von Komplikationen. Auch die Mobilisation von viszeralchirurgischen Patienten in den ersten 24 Stunden nach erfolgten Notfalleingriffen ist möglich und sollte nach Absprache im multidisziplinären Behandlungsteam auf der Intensivstation erfolgen (18).

Take home messages:

- *Das akute Abdomen eines intensivmedizinischen Patienten erfordert zwingend eine unverzügliche Diagnostik und falls notwendig eine chirurgische Fokussanierung.*
- *Die apparative Diagnostik nimmt aufgrund von ggf. bestehender Analgosedierung bei Intensivpatienten einen höheren Stellenwert ein.*
- *Bei Fortbestehen oder Verschlechterung des klinischen Verlaufs nach erfolgter Fokussanierung sollte eine erneute Exploration großzügig indiziert werden.*
- *Im postoperativen Verlauf sollte zunächst engmaschig auf ein abdominelles Kompartmentsyndrom hin untersucht werden.*
- *Trotz erfolgter Laparotomie, Revisionseingriffen und/oder offenem Abdomen ist keine dauerhafte Analgosedierung notwendig.*
- *Die frühzeitige enterale Ernährung sollte bei allen Patienten angestrebt werden.*
- *Bei allen Patienten sollte eine frühe Mobilisation erfolgen. Ein viszeralchirurgischer Eingriff oder ein offenes Abdomen stellen per se keine Kontraindikation für die Mobilisation dar.*

Literatur

1. Dick W. Über den Begriff „Akutes Abdomen“. Dtsch Med Wochenschr 1952; 77:257–259
2. Löhe F, Jauch D. Akutes Abdomen. In: Jauch KW, Mutschler W, Hoffmann J, Kanz KG (Hrsg.) Chirurgie Basisweiterbildung 2022; 3. Aufl. 447–454. Springer-Verlag GmbH
3. Engel C, Brunkhorst FM, Bone HG et al. Epidemiology of sepsis in Germany: results from a national prospective multicenter study. Intensive Care Med 2007; 33: 606–618
4. van Ruler O, Mahler CW, Boer KR et al. Comparison of on demand vs planned relaparotomy strategy in patients with severe peritonitis: a randomized trial. JAMA 2007; 298: 865–872
5. Cardoso LTQ, Grion CMC, Matsuo T et al. Impact of delayed admission to intensive care units on mortality of critically ill patients: a cohort study. Critical Care 2011; 15: R28
6. Fischer, L., Apitz, M., Billeter, A et al. Das akute Abdomen auf der Intensivstation. Intensivmedizin up2date 2016;12(04), 391–403

7. Treien C, Lomelin D, Krause C et al. Acute acalculos cholecystitis in the critically ill: Risk factors and surgical strategies. Langenbecks Arch Surg 2015; 400:421–427
8. Schreiber J, Nierhaus A, Vettorazzi E et al. Rescue bedside laparotomy in the intensive care unit in patients too unstable for transport to the operating room. Critical Care2014; 18: R123
9. Sartelli M, Viale P, Catena F et al. 2013 WSES guidelines for management of intra-abdominal infections. World Journal of Emergency Surgery 2013; 8: 3
10. Hecker A, Hecker B, Kipfmüller K et al. Diagnostik und Therapie des akuten Abdomens. Medizinische Klinik – Intensivmedizin und Notfallmedizin 2016; 109(6), 445–458
11. Weiss SL, Peters MJ, Alhazzani W et al. Surviving sepsis campaign international guidelines for the management of septic shock and sepsis-associated organ dysfunction in children. Intensive Care Med. 2020; 46(Suppl 1):10–67
12. Weber DG, Bendinelli C, Balogh ZJ. Damage control surgery for abdominal emergencies. Br J Surgery 2014; 101: e109 – e118
13. Lamme B, Mahler CW, van Ruler O et al. Clinical predictors of ongoing infection in secondary peritonitis: systematic review. World Journal of Surgery 2006; 30: 2170–2181
14. Lamme B, Boermeester MA, Belt EJT et al. Mortality andmorbidity of planned relaparotomy versus relaparotomy on demand for secondary peritonitis. Br J Surg 2004; 91: 1046–1054
15. Cheatham ML, Malbrain MLNG, Kirkpatrick A et al. Results from the International Conference of Experts on Intra-abdominal Hypertension and Abdominal Compartment Syndrome. Intensive Care Med 2007; 33: 951–962
16. Rajasurya V, Surani S. Abdominal compartment syndrome: Often overlooked conditions in medical intensive care units. World J Gastroenterol 2020; 26(3): 266–278
17. Kirkpatrick AW, Roberts DJ, De Waele J et al. Pediatric Guidelines Sub-Committee for the World Society of the Abdominal Compartment Syndrome. Intra-abdominal hypertension and the abdominal compartment syndrome: updated consensus definitions and clinical practice guidelines from the World Society of the Abdominal Compartment Syndrome. Intensive Care Med. 2013 Jul;39(7):1190–206
18. Jønsson LR, Foss NB, Orbæk J et al. Early intensive mobilization after acute high-risk abdominal surgery: a nonrandomized prospective feasibility trial. Can J Surg. 2023 2;66(3): E236-E245

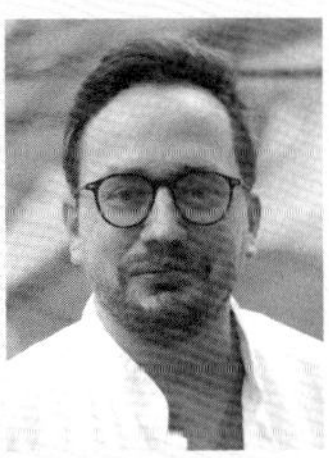

Oliver Cruciger

Oliver Cruciger studierte Humanmedizin an der Universität in Leipzig. Die Facharztausbildung zum Orthopäden und Unfallchirurgen absolvierte er am Berufsgenossenschaftlichen Universitätsklinikum Bergmannsheil in Bochum.

Während dieser Zeit verstärkte er seine Aktivitäten im Bereich der Intensivmedizin und ist seit 2022 Oberarzt auf der Chirurgischen Intensivstation in der Chirurgischen Klinik und Poliklinik des Berufsgenossenschaftlichen Universitätsklinikums Bergmannsheil Bochum.

EXKURS: Was ist eine gute Narkose?

Michael Sander

Die Frage, was eine gute Narkose ist, liegt sicherlich im Auge des Betrachters und hat geradezu philosophische Implikationen. Es gibt hier grundsätzlich mehrere Ebenen, die wir dazu betrachten können. Die in der Medizin zunächst am ehesten zu analysierende Betrachtungsweise ist die Sicht des Patienten. Eine gute Narkose ist demzufolge eine Narkose, welche der Patienten entsprechend seinen Erwartungen verlebt (1).

Wir müssen uns hier also unerwünschten Nebenwirkungen einer Narkose nähern, insbesondere der Vermeidung von Angst, Kälteempfinden vor und nach Narkosen, PONV, Schmerzen sowie von unerwünschter intraoperativer Wachheit und dem postoperativen Delir.

Aus der Sicht eines Anästhesisten und Intensivmediziners wird dieser Anspruch der Patienten jedoch nicht unserem Berufsethos gerecht, da wir unser Aufgabenfeld zwischenzeitlich deutlich weiter definieren. Während 1848 die gute Narkose darin bestand (2), dass dem Patienten das Schmerzempfinden zumindest in einem gewissen Maße genommen und das Bewusstsein wohl auch zum Teil ausgeschaltet werden konnte, haben wir heute andere, weitreichendere Ziele (3). Die anästhesie-assoziierte Mortalität konnte von 64/100.000 in den 1940er-Jahren auf 0,4/100.000 reduziert werden (4). Heutzutage ist u.a. aufgrund von modernen Anästhesieverfahren, erweiterten Monitoring Möglichkeiten, personalisierten Therapiekonzepten, Leitlinien zur kardialen Risikostratifizierung und -minimierung, postoperativer Intensivmedizin, Medical Intervention Teams und vielen anderen Entwicklungen die anästhesiebedingte Mortalität auf einem historisch niedrigen Stand. Trotz dieser unbestritten großartigen Leistung unseres Fachgebiets müssen wir zur Kenntnis nehmen, dass ca. 2–4% der uns anvertrauten Patienten 30 Tage nach einem operativen Eingriff nicht mehr am Leben sind (5; 6). Aufgrund des großen Volumens operativer Eingriffe in Deutschland und in Europa birgt diese Tatsache

ein unglaubliches Optimierungspotenzial. Allerdings ist die alleinige Ausrichtung auf Mortalität sicherlich auch zu kurz gegriffen. Gerade in der operativen Medizin wurden standardisierte Outcome-Kriterien geschaffen, um eine Vergleichbarkeit von Forschung und Therapiekonzepten zu gewährleisten (7). Das alleinige Überleben nach Operationen wird insbesondere dem Patientenwunsch nach einem postoperativen Leben mit mehr Lebensqualität nicht gerecht. Nach endoprothetischen Eingriffen ist das alleinige Überleben für 30 Tage sicherlich nicht das primäre Ziel der Patienten („They really hoped for more!" – Zitat Rupert Pearse), sondern ein Zugewinn an Lebensqualität ohne einschränkende komplikative Verläufe (postoperatives Delir, Nierenversagen, Infektionen etc.).
Anhand einiger Komplikationen und anästhesiologischen Therapiekonzepten, die zu einer eingeschränkten postoperativen Lebensqualität führen bzw. diese verhindern sollen, soll nun besprochen werden, welche Aspekte bei einer guten Narkose zu beachten sind. Natürlich kann der Artikel das Thema nicht vollumfänglich behandeln.

Vermeidung von intraoperativer Wachheit

Intraoperative Wachheit mit Schmerzempfinden ohne die Möglichkeit, sich als betroffener Patient bemerkbar zu machen, stellt eine der größten Ängste unserer Patienten dar. Intraoperative Wachheit kann verschiedene Ursachen haben, wie z.B. unzureichende Dosierung der Anästhetika, individuelle Unterschiede in der Empfindlichkeit gegenüber Anästhetika, Wechselwirkungen mit anderen Medikamenten oder unerwartete physiologische Reaktionen des Patienten. Es ist wichtig, anzumerken, dass intraoperative Wachheit zwar natürlich unbedingt unerwünscht ist, aber relativ selten auftritt. Moderne Anästhesieverfahren und Überwachungstechniken zielen darauf ab, das Risiko von intraoperativer Wachheit zu minimieren und eine angemessene Narkosetiefe während des gesamten Eingriffs sicherzustellen (8). Glücklicherweise ist also dieses Phänomen der expliziten Wachheit mit postoperativer Erinnerung relativ selten und wurde in Studien mit einer Häufigkeit von ca. 0,1% angegeben (9). Jedoch ist das Phänomen der impliziten Wachheit, welche nur durch dezidierte Testung aufgedeckt werden kann, deutlich häufiger. In einer australischen weltweiten multizentrischen Studie wurde nach der Intubation bei 4,6% (12/260) der Patienten eine Reaktion auf Ansprache berichtet; 5 der 12 Ansprechenden berichteten implizit über Schmerzen. Kein Teilnehmer erinnerte sich explizit an intraoperative Ereignisse, als er nach der Operation befragt wurde (n = 253) (10).
Die Verwendung von Neuromonitoring zur Narkosetiefenmessung kann hier insbesondere bei Risikopatienten sinnvoll sein. Neben der Vermeidung von Awareness bei TIVAs können insbesondere bei Risikopatienten durch Vermeiden einer zu tiefen Narkose postoperative Komplikationen verhindert werden (8).

Vermeidung des postoperativen Delirs

Ein Delir nach einer Operation ist relativ häufig und bei vielen Patienten symptomarm und möglicherweise sogar tödlich (11). Während der Behandlung auf der Intensivstation, insbesondere nach einer Herzoperation, ist das Delir eine bekannte und gefürchtete Komplikation, die je nach Literatur zwischen 20 und 80% der Patienten betrifft (12–14). Das Delir ist nicht nur ein Problem bei älteren Patienten, sondern betrifft alle Altersgruppen. Daher empfehlen aktuelle Leitlinien insbesondere bei herzchirurgischen Patienten nach einer Operation als eine interventionelle Maßnahme die Identifizierung von Patienten mit einem Delir (15; 11).

Das Risiko, nach einer Operation ein Delir zu entwickeln, hängt von verschiedenen Risikofaktoren ab. Prädisponierende Faktoren wie Gebrechlichkeit, Genetik, Lebensstil, zugrundeliegende Krankheiten und Medikamententherapie sowie auslösende Faktoren wie chirurgisches Trauma, Anästhesiemanagement, Nahrungs- und Flüssigkeitskarenz, Schmerztherapie und andere Faktoren beeinflussen das Risiko für den einzelnen Patienten (11; 16–21). Richtlinien, wie beispielsweise die „Evidence and consensus based guideline for the management of delirium, analgesia, and sedation in intensive care medicine" und andere Leitlinien empfehlen die regelmäßige Bewertung der oben genannten Risikofaktoren (DAS-Taskforce – AWMF). Das Delir selbst hat einen erheblichen Einfluss auf den Krankheitsverlauf des Patienten.

Da der delirante Patient klinisch ohne Anleitung schwer zu identifizieren ist, empfehlen im Grunde alle Leitlinien eine regelmäßige Routinebewertung des Delirs mit einer gültigen und validen Delir-Skala. Die Behandlung eines Delirs ist nach wie vor Gegenstand wissenschaftlicher Diskussionen. Überzeugende evidenzbasierte pharmakologische Strategien fehlen. Pharmakologische Behandlungen mit Haloperidol und Ketamin, die auch zur Prophylaxe eingesetzt wurden, erwies sich in jüngsten klinischen Studien in größerem Maßstab als unwirksam (22; 23). Bessere Daten in Bezug auf die Behandlung liegen für Alpha-2-Agonisten vor, einschließlich Dexmedetomidin (20; 24–26).

Nicht-pharmakologische Strategien wie frühe Mobilisierung, Schmerzmanagement, Minimierung und gezielte Dosierung von Sedierung, Vermeidung von Benzodiazepinen, Vermeidung von Zwangsmitteln, Patientenorientierung, kognitive Stimulation, Verringerung von Hör- und/oder Sehstörungen (z.B. Nutzung von Hörgeräten oder Brillen, Einsatz von Uhren), Förderung eines normalen Schlafmusters, um nur einige Beispiele zu nennen, haben vielversprechende Ergebnisse gezeigt (DAS-Leitlinie) (11; 20).

Zusammenfassend lässt sich sagen, dass die Prävention von Delir bei Hochrisikopatienten ein wichtiger Bestandteil einer „guten Narkose" und daher auch eine wichtige Aufgabe für jeden OP, Aufwachraum und Intensivstation ist. Daher ist es wichtig, Delir-Risikofaktoren zu identifizieren und den Einsatz von Benzodiazepinen zu vermeiden. Bei Hochrisikopatienten sollte das

OP-, AWR- und Intensivstationsteam nicht-pharmakologische Strategien wie frühe Mobilisierung umsetzen, versuchen, den Schlaf mit Licht- und Geräuschkontrolle zu fördern und nächtliche Reize zu verringern. Eine pharmakologische Prophylaxe und/oder Behandlung mit Ketamin, Haloperidol, atypischen Antipsychotika oder Statinen ist nicht angezeigt. Das Team sollte sich auf multimodale Strategien konzentrieren, einschließlich, aber nicht beschränkt auf die Förderung einer frühen Extubation, Vermeidung von Benzodiazepinen, Schwerpunkt auf adäquate Schmerztherapie und Reduktion von modifizierbaren Risikofaktoren für Delir. Neben diesen nicht-pharmakologischen Ansätzen ist der Einsatz von Alpha-2-Agonisten unter Vermeidung von langanhaltender Sedierung ein vielversprechendes Konzept. Leider ist die Evidenzbasis für diese Empfehlungen gering, sodass noch prospektive Studien in dieser anspruchsvollen Patientengruppe erforderlich sind.

Vermeiden von hämodynamischer Instabilität und Hypotensionen

Die Überwachung des Blutdrucks und eines adäquaten Herzzeitvolumens und noch wichtiger eines adäquaten Sauerstoffangebots spielt eine grundlegende Rolle bei der perioperativen hämodynamischen Bewertung und damit bei einer „guten Narkose". Physiologisch gesehen liegt der Blutdruck normalerweise nahe bei 120/80 mmHg, bleibt jedoch alters- und geschlechtsabhängig. Monk et al. stellten fest, dass intraoperative Hypotension ein Risikofaktor für postoperative Komplikationen ist und zu einer erhöhten Mortalität beiträgt (27; 28). Darüber hinaus wurde 2015 gezeigt, dass sogar eine nur kurze Dauer (jede Minute) des mittleren arteriellen Blutdrucks (MAP) unter 55 mmHg mit einem hohen Risiko für akutes Nierenversagen (AKI) und Myokardschäden verbunden ist (29). Die kumulative intraoperative Hypotonie unter einem MAP von 65–70 mmHg ist ein sehr wichtiger Risikofaktor für postoperative Komplikationen, einschließlich akutem Nierenversagen (AKI), myokardialem Schaden (MINS) und weiterer Organdysfunktion (30).

Eine intraoperative hämodynamische Instabilität mit dem Auftreten einer Hypotonie (IOH) stellt eine häufige, wenn nicht die häufigste intraoperative Komplikation dar (31). Die Gründe dafür können in Vasodilatation, reduzierter Inotropie (z.B. medikamenteninduziert) oder intravaskulärem Volumenmangel (basierend auf präoperativem Fasten und intraoperativem Blutverlust) gefunden werden (32). Hauptfaktoren, die IOH verursachen, sind das Alter, Vorerkrankungen (z.B. ASA > 3), Operationsdauer, Dringlichkeit der Operation (z.B. Notfälle), blutdrucksenkende Medikation und Anästhesie, einschließlich Allgemeinanästhesie, Regionalanästhesie und präoperativem Ausgangsblutdruck (33). Komplikationen im Zusammenhang mit IOH können in den meisten Organsystemen auftreten, wobei das Nierenversagen eine relevante Komplikation in der perioperativen Phase darstellt. Akutes Nierenversagen (AKI) betrifft bis zu 25% der Patienten auf der Intensivstation. Liu et al. zeigten, dass selbst eine Episode relativer IOH häufig mit dem Auftreten eines postoperativen AKI verbunden ist (34). Ein Rückgang des systolischen Blutdrucks im Vergleich zum präoperativen Wert war ein signifikanter unabhängiger Prädiktor für die Entwicklung von AKI.

„Myocardial injury“ nach nicht-kardialen Operationen (MINS) stellen eine weitere unerwünschte Folge von IOH dar und gefährden insbesondere Patienten ab 45 Jahren. Ungefähr 1% aller Patienten, die an MINS leiden, sterben innerhalb von 30 Tagen nach nicht-kardialen Operationen. Die VISION-Studie identifizierte einen signifikanten Zusammenhang zwischen dem Auftreten von MINS und einer erhöhten 30-Tage-Mortalität (35). Eine retrospektive Studie von Salmasi et al. zeigte, dass ein Abfall des MAP unter 65 mmHg mit dem postoperativen Auftreten von MINS und AKI zusammenhing (36).

Um hämodynamische Instabilität zu reduzieren, wurden bereits verschiedene Therapieprotokolle zur zielgerichteten Therapie (GDT) eingeführt, die zum Teil erfolgreich zur Reduzierung von postoperativen Komplikationen beitragen (37–41).

Bisher wurde jedoch – abgesehen von vielen kleinen Studien – noch nicht endgültig in großen multizentrischen Outcome-Studien nachgewiesen, dass die perioperative Verwendung einer kontinuierlichen Blutdrucküberwachung mit HZV-Monitoring und einem einfachen, nicht streng personalisierten GDT-Protokoll einen vorteilhaften Effekt auf den Krankheitsverlauf des Patienten im Sinne einer Reduktion von schweren Komplikationen hat. Insbesondere waren die Ergebnisse sowohl in der Optimise I und der Optimise II Studie neutral mit einem Trend zu mehr Nebenwirkungen durch die nicht-personalisierte Gabe von inotropen Medikamenten (39; 42).

Risikostratifizierung und -minimierung

Jenseits dieser mehr oder weniger streng patientenzentrierten Punkte, die als unmittelbare Auswirkungen der Narkose gelten könnten, zielt jedoch die moderne Anästhesiologie auf eine langfristige verbesserte Lebensqualität und eine Outcome-Verbesserung durch den operativen Eingriff ab. Hierzu wurden bereits OP-spezifische und patientenbezogene Outcome Kriterien formuliert und publiziert. Anhand eines solchen Risk-Score-Calculators (https://riskcalculator.facs.org/RiskCalculator/index.jsp), wie dem des American College of Surgeons (ACS), kann der Patient dann mitentscheiden, welches Risiko im Vergleich zu seiner Erkrankung er zu tragen bereit wäre (43). Diese Konzepte, die man unter dem Begriff Risikostratifizierung subsumieren könnte, stellen nach Ansicht des Autors einen ganz wesentlichen Punkt des Terminus „Gute Narkose“ dar.

Gute Narkose – grüne Narkose

Nicht zuletzt beinhaltet eine gute Narkose auch ökologische Aspekte (44). Unser Anspruch als Anästhesist:innen, ist es, Menschen zu helfen und Leid zu verhindern. Im höchsten Maße werden wir diesem Anspruch gerecht, wenn wir dazu beitragen, dass unser Planet ein lebenswerter Ort bleibt. Die Überschreitung planetarer Belastungsgrenzen ist unbestritten eines der globalen Probleme des 21. Jahrhunderts. Es gibt bereits erhebliche negative Auswirkungen auf die Gesundheit, die fächerübergreifend messbar sind (46). Allerdings ist der Gesundheitssektor selbst derzeit zu etwa 5% an den weltweiten Treibhausgasemissionen beteiligt und somit maßgeblich mitverantwortlich für den menschengemachten Klimawandel. Eine primäre Ursache dafür ist der Ausstoß von Treibhausgasen, zu denen auch volatile Anästhetika (VA) gehören, wie fluorierte, teils chlorierte Kohlenwasserstoffe.

Als Ärzte ist es uns gemäß unserem ethischen Handeln ein zentrales Anliegen, unseren Lebensraum für uns, unsere Mitmenschen und unsere Nachkommen zu schützen. Daher ist es notwendig, die eigenen Emissionen und den Verbrauch nicht-regenerativer Ressourcen im Gesundheitssektor auf null zu senken. Leider erschwert jedoch der aktuelle Regelungsrahmen die Umsetzung von Maßnahmen zur Senkung der Emissionen und steht dem Ziel entgegen, die Gesundheitsversorgung innerhalb der Belastungsgrenzen des Planeten zu ermöglichen. Aus diesem Grund sind komplexe regulatorische Änderungen und entsprechende Mittel für den medizinischen Sektor gefordert, um die Voraussetzungen für einen klimaneutralen Gesundheitssektor zu schaffen. Darauf wurde unter anderem in der Forderung der Deutschen Krankenhausgesellschaft nach Sondermitteln zur Bewältigung des Investitionsstaus auf dem Weg zur Klimaneutralität des Gesundheitssektors hingewiesen.

Ein Bereich im Hinblick auf den Klimaschutz, der hier von erheblicher Relevanz ist, ist die Reduzierung des Einsatzes von volatilen Anästhetika – vor allem von Desfluran, da dieses einen erheblichen Beitrag zu den Treibhausgasemissionen leistet (45). Es erscheint daher sinnvoll, volatile Anästhetika, vor allem jedoch besonders schädliche Substanzen wie Desfluran und Lachgas nur noch unter bestimmten Indikationen zu verwenden, immer in einer Minimal-/Low-Flow-Anästhesieumgebung und mit Aktivkohle-Auffangvorrichtungen, sofern verfügbar. Es ist weiterhin wichtig, klimaschädliche Wirkungen von Anästhetika in die Ausbildung von Anästhesist:innen zu integrieren und durch Projekte Evidenz und „best-Practise“ Modelle zu generieren.

Folgende Daten machen die Notwendigkeit von entsprechenden Maßnahmen ein wenig plastischer:

- Volatile Anästhetika, insbesondere Desfluran und Lachgas, tragen erheblich zu den Treibhausgasemissionen im Gesundheitswesen bei.
- 7 Stunden Narkose mit Desfluran und Lachgas bei 2 Litern/min Frischgasfluss entsprechen ca. 15.000 km Flugreise.

- Eine Ampulle Desfluran (240 ml) entspricht ca. einer halben Tonne Kohle.
- Die Verwendung von Inhalationsanästhetika beeinflusst die Treibhausgasemissionen, und eine minimale Low-Flow-Anästhesie kann die Auswirkungen auf die Umwelt verringern.
- Es besteht ein Mangel an Bildung und Bewusstsein unter Anästhesist:innen in Bezug auf Nachhaltigkeit und den Einfluss auf den Klimawandel.

Die ökologischen, ökonomischen und gesundheitlichen Kosten durch den verzögerten Beginn von effektivem Klimaschutz auch im Gesundheitssektor lassen die Folgekosten exponentiell steigen. Bereits heute sterben in Deutschland pro Jahr tausende Menschen vorzeitig an den Folgen von Umweltverschmutzung und Hitzewellen. Der finanzielle Aufwand zur ökologischen Transformation des Gesundheitswesens geht mit einer unschätzbaren finanziellen und sozialen Rendite einher. Dafür bedarf es eines wohldurchdachten Reformprozesses, der die Lebensfähigkeit des Gesundheitssystems und das Patientenwohl wie auch die sachgerechte Patientenversorgung immer im Blick hat. Nachhaltigkeit, Medikamentenverfügbarkeit sowie Patientensicherheit auch für Nischenindikationen und Systemfunktionalität müssen miteinander versöhnt werden.

Take home messages:

Wir sehen also, dass eine „gute Narkose" weder eindeutig definiert noch in allen Aspekten evidenzbasiert durch große multizentrische Studien abgebildet ist. Über allem steht nach Ansicht des Autors die Idee, dass der Patient nach der Narkose bzw. der Operation mehr Lebensqualität für sein weiteres Leben genießen kann und nicht durch Komplikationen kränker ist als vor der geplanten OP. Eine Vielzahl von Konzepten, die diesem Ziel dienen können, wurden hier vorgestellt, allerdings handelt es sich hierbei natürlich nur um eine kleine Auswahl. Für manche Patienten ist die „gute Narkose" gleichbedeutend mit dem Unterlassen der Operation, da oben genanntes Ziel nicht sinnvoll erreichbar erscheint. Als letzter – jedoch nicht minder wichtiger Aspekt – ist die gute „grüne" Narkose zu nennen. Diese berücksichtigt Aspekte der Umweltverträglichkeit. Auch hier müssen wir als Anästhesisten sicherlich umdenken, denn:

„Wer will, dass die Welt so bleibt wie sie ist, der will nicht, dass sie bleibt!" (Erich Fried)

Literatur

1. Myles PS et al. (2018) Systematic review and consensus definitions for the Standardised Endpoints in Perioperative Medicine (StEP) initiative: patient comfort. Brit J Anaesth 120, 705–711
2. Haridas RP (2016) „Gentlemen! This Is No Humbug“ Anesthesiology 124, 553–560
3. Gillies MA et al. (2017) Current research priorities in perioperative intensive care medicine. Intens Care Med 43, 1173–1186
4. Gottschalk A, Aken HV, Zenz M, Standl T (2011) Is Anesthesia Dangerous? Dtsch. Ärzteblatt Int. 108, 469–474
5. Pearse RM et al. (2012) Mortality after surgery in Europe: A 7 day cohort study. Lancet 380, 1059–1065
6. group, I.S.O.S. (ISOS) et al. (2019) Prospective observational cohort study on grading the severity of postoperative complications in global surgery research. Brit J Surg 106, e73–e80
7. Jammer I et al. (2015) Standards for definitions and use of outcome measures for clinical effectiveness research in perioperative medicine: European Perioperative Clinical Outcome (EPCO) definitions: A statement from the ESA-ESICM joint taskforce on perioperative outcome measur. Eur J Anaesth 32, 88–105
8. Drexler B (2019) Sinnvolle Ergänzung oder technische Spielerei? Anaesthesist 68, 581–582
9. Sandin RH, Enlund G, Samuelsson P, Lennmarken C (2000) Awareness during anaesthesia: a prospective case study. Lancet 355, 707–711
10. Sanders R D et al. (2017) Incidence of Connected Consciousness after Tracheal Intubation. Anesthesiology 126, 214–222
11. Aldecoa C et al. (2017) European Society of Anaesthesiology evidence-based and consensus-based guideline on postoperative delirium. Eur J Anaesth 34, 192–214
12. Ely EW et al. (2004) EE7F67A2-7AD7-44CD-B9E0-BEAD21C2D844.pdf. JAMA: The Journal of the American Medical Association 291, 1753–1762
13. Heymann A et al. (2010) Delayed treatment of delirium increases mortality rate in intensive care unit patients. J Int Med Res 38, 1584–1595
14. Pandharipande PP et al. (2013) Long-Term Cognitive Impairment after Critical Illness. New Engl J Medicine 369, 1306–1316
15. Engelman DT et al. (2019) Guidelines for Perioperative Care in Cardiac Surgery. Jama Surg 1–12. DOI: 10.1001/jamasurg.2019.1153
16. Luetz A et al. (2014) Delirium, Sedation and Analgesia in the Intensive Care Unit: A Multinational, Two-Part Survey among Intensivists. Plos One 9, e110935-6
17. Luetz A et al. (2010) Different assessment tools for intensive care unit delirium: Which score to use?*. Crit Care Med 38, 409–418
18. Radtke FM et al. (2010) Duration of fluid fasting and choice of analgesic are modifiable factors for early postoperative delirium. Eur J Anaesth 27, 411–416
19. Bellelli G et al. (2014) Duration of Postoperative Delirium Is an Independent Predictor of 6-Month Mortality in Older Adults After Hip Fracture. J Am Geriatr Soc 62, 1335–1340
20. Devlin JW et al. (2018) Executive Summary: Clinical Practice Guidelines for the Prevention and Management of Pain, Agitation/Sedation, Delirium, Immobility, and Sleep Disruption in Adult Patients in the ICU. Crit Care Med 46, 1532–1548
21. Hirsch J, DePalma G, Tsai TT, Sands LP, Leung JM (2015) Impact of intraoperative hypotension and blood pressure fluctuations on early postoperative delirium after non-cardiac surgery † ‡. Brit J Anaesth 115, 418–426
22. Avidan M S et al. (2017) Intraoperative ketamine for prevention of postoperative delirium or pain after major surgery in older adults: an international, multicentre, double-blind, randomised clinical trial. Lancet 390, 267–275
23. Boogaard M van den et al. (2018) Effect of Haloperidol on Survival Among Critically Ill Adults With a High Risk of Delirium. Jama 319, 680–11
24. Pasin L et al. (2014) Dexmedetomidine reduces the risk of delirium, agitation and confusion in critically Ill patients: a meta-analysis of randomized controlled trials. J Cardiothor Vasc An 28, 1459–1466

25. Pandharipande PP et al. (2010) Effect of dexmedetomidine versus lorazepam on outcome in patients with sepsis: an a priori-designed analysis of the MENDS randomized controlled trial. Crit Care 14, R38
26. Skrobik Y, Duprey MS, Hill NS, Devlin J W (2018) Low-Dose Nocturnal Dexmedetomidine Prevents ICU Delirium. A Randomized, Placebo-controlled Trial. Am J Resp Crit Care 197, 1147–1156
27. Monk TG, Saini V, Weldon BC, Sigl JC (2005) Anesthetic management and one-year mortality after noncardiac surgery. Anesthesia Analgesia 100, 4–10
28. Monk TG et al. (2015) Association between Intraoperative Hypotension and Hypertension and 30-day Postoperative Mortality in Noncardiac Surgery. Anesthesiology 123, 307–319
29. Walsh M et al. (2013) Relationship between intraoperative mean arterial pressure and clinical outcomes after noncardiac surgery: toward an empirical definition of hypotension. Anesthesiology 119, 507–515
30. Bloomstone JA et al. (2019) Perioperative Quality Initiative consensus statement on intraoperative blood pressure, risk and outcomes for elective surgery. Brit J Anaesth 122, 563–574
31. Weinberg L et al. (2022) Reported definitions of intraoperative hypotension in adults undergoing non-cardiac surgery under general anaesthesia: a review. Bmc Anesthesiol 22, 69
32. Saugel B et al. (2022) Mechanisms contributing to hypotension after anesthetic induction with sufentanil, propofol, and rocuronium: a prospective observational study. J Clin Monitor Comp 36, 341–347
33. Südfeld S et al. (2017) Post-induction hypotension and early intraoperative hypotension associated with general anaesthesia. Brit J Anaesth 119, 57–64
34. Liu YL, Prowle J, Licari E, Uchino S, Bellomo R (2009) Changes in blood pressure before the development of nosocomial acute kidney injury. Nephrol Dial Transpl 24, 504–511
35. Investigators*, T.V.E. in N.S.P.C.E. (VISION) S. (2012) Association between complications and death within 30 days after noncardiac surgery. Cmaj Can Medical Assoc J J De L'association Medicale Can 191, E830–E837
36. Salmasi V et al. (2017) Relationship between Intraoperative Hypotension, Defined by Either Reduction from Baseline or Absolute Thresholds, and Acute Kidney and Myocardial Injury after Noncardiac Surgery: A Retrospective Cohort Analysis. Anesthesiology 126, 47–65
37. Aya HD, Cecconi M, Hamilton M, Rhodes A (2013) Goal-directed therapy in cardiac surgery: A systematic review and meta-analysis. Brit J Anaesth 110, 510–517
38. Giglio MT, Marucci M, Testini M, Brienza N (2009) Goal-directed haemodynamic therapy and gastrointestinal complications in major surgery: a meta-analysis of randomized controlled trials. British Journal of Anaesthesia 103, 637–646
39. Pearse R M et al. (2014) Effect of a Perioperative, Cardiac Output–Guided Hemodynamic Therapy Algorithm on Outcomes Following Major Gastrointestinal Surgery: A Randomized Clinical Trial and Systematic Review. JAMA 311, 2181–2190
40. Jessen MK et al. (2022) Goal directed haemodynamic therapy during general anaesthesia for noncardiac surgery: a systematic review and meta-analysis. Bja Br J Anaesth 128, 416–433
41. Giglio M et al. (2021) Perioperative goal-directed therapy and postoperative complications in different kind of surgical procedures: an updated meta-analysis. J Anesthesia Analgesia Critical Care 1, 26
42. Edwards MR et al. (2019) Optimisation of Perioperative Cardiovascular Management to Improve Surgical Outcome II (OPTIMISE II) trial. Study protocol for a multicentre international trial of cardiac output-guided fluid therapy with low-dose inotrope infusion compared with usual car. Bmj Open 9, e023455
43. Mitka M (2009) Data-Based Risk Calculators Becoming More Sophisticated—and More Popular. JAMA 302, 730–731
44. Petermann H, Böhrer H, Witte W (2021) Von der Äthernarkose zur „grünen" Anästhesie. Anaesthesist 70, 832–842
45. Meyer MJ (2020) Desflurane Should Des-appear: Global and Financial Rationale. Anesthesia Analg. 131, 1317–1322
46. Traidl-Hoffmann C et al. (Hrsg.) (2021) Planetary Health. Klima, Umwelt und Gesundheit im Anthropozän. Medizinisch Wissenschaftliche Verlagsgesellschaft Berlin

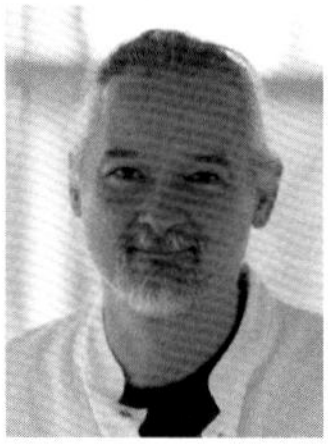

Univ.-Prof. Dr. med. Michael Sander

Michael Sander ist seit Oktober 2015 als Direktor der Klinik für Anästhesiologie, operative Intensivmedizin und Schmerztherapie am Universitätsklinikum Gießen tätig. Darüber hinaus ist er Delegierter des European Board of Anesthesiology für Deutschland, Präsident des Multidisziplinären Komitees für Intensivmedizin der UEMS (jeweils seit 2018), Mitglied des Scientific Subcommittee Intensive Care Medicine der European Society of Anaesthesiology and Intensive Care Medicine (ESAIC) (seit 2019) sowie Repräsentant für Deutschland und Mitglied des ESAIC-Council (seit Januar 2022). Zwischen 2014 und 2018 wirkte er als deutscher Repräsentant der European Association of Cardiothoracic Anesthesiologists (EACTA) und von 2014 bis 2017 als Vorsitzender der Sektion „Perioperative Intensivmedizin" der European Society of Intensive Care Medicine (ESICM). Die Forschungsinteressen von Prof. Sander liegen in den Bereichen perioperative Risikominderungsstrategien, Hämodynamische Monitoring- und Therapiekonzepte, Gerinnung und Patient-Blood-Management-Strategien sowie „Green Anaesthesia"-Konzepte.

2 Differenzierte antibiotische Therapie des Akuten Abdomens

Stefan Utzolino

Das akute Abdomen umfasst eine Vielzahl von Entitäten. Die weltweit häufigste Ursache des akuten Abdomens ist dabei die akute Appendizitis – ein Krankheitsbild, das intensivmedizinisch kaum eine Relevanz hat. Studien der letzten Jahre haben gezeigt, dass man manche Fälle von Appendizitis durchaus auch konservativ mit allein antibiotischer Therapie behandeln kann. Bemerkenswerterweise sind fast alle diese Studien mit einer initialen i.v. Therapie mit Carbapenemen erfolgt. Gleichzeitig sagen die Leitlinien, dass man Breitspektrum Antibiotika bei weniger schweren Erkrankungen ausdrücklich nicht einsetzen soll. Es bringt bei Appendizitis auch überhaupt keinen Gewinn (1).

Weitere sehr häufige Ursachen beim ambulant erworbenen akuten Abdomen sind die akute Cholecystitis und die Sigmadivertikulitis. Bei beiden kann je nach Erkrankungsschwere und Klassifizierung eine konservative Therapie erfolgen. Bei der Sigmadivertikulitis im Stadium Hintchey 1 sogar ohne Antibiotika (DIABOLO Trial [2]). Bei der Cholecystitis gilt, dass der Krankheitsverlauf kürzer ist, wenn rasch operiert wird. Bei der unkomplizierten Cholecystitis, deren Entzündung nicht die Gallenblasenwand selbst überschreitet, ist nach der Operation auch keine Fortsetzung der antibiotischen Therapie erforderlich (3) (dies sind die Leitlinien der amerikanischen Surgical Infections Society, von der IDSA unterstützt. Im Folgenden als „SIS" zitiert).

Die allermeisten intraabdominellen Infektionen sind polymikrobiell. Bei der Perforationsperitonitis treten Keime aus dem Darmlumen aus, die je nach Pathogenität dann eine Peritonitis erzeugen. Der Keimeintrag ist von der Keimlast im intestinalen Lumen abhängig und dementsprechend in Ösophagus und Magen gering (etwa 10^3 Bakterien/g), vom Duodenum zum Ileum langsam ansteigend und im Colon extrem hoch (etwa 10^{10} Bakterien/g). In Ösophagus und Magen findet man im Wesentlichen Mundflora einschließlich Candida, im Colon führend Enterobacterales, Enterokokken und Anaerobier.

2.1 Berücksichtigung von Pathogenität der Keime und des Immunstatus

Es muss jeweils die Pathogenität der Bakterien berücksichtigt werden und die Immunabwehrlage des Patienten. Im oberen Gastrointestinaltrakt finden sich häufig Lactobacillus und Candida, im unteren Enterokokken. Diese Keime sind minderpathogen und müssen bei immunkompetenten Patienten mit blandem Verlauf nicht abgedeckt werden. Es ist gut belegt, dass man z.B. die perforierte Sigmadivertikulitis problemlos mit einem Dritt-Generations-Cephalosporin plus Metronidazol behandeln kann. Enterokokken sind in diesem Fall nicht abgedeckt, Enterokokken sind jedoch bei praktisch 100% der Menschen im Sigma vorhanden. Anders sieht es aus bei schwerkranken Intensivpatienten oder bei Patienten unter formaler Immunsuppression. In diesem Fall sind auch diese minder pathogenen Keime relevant und müssen obligat abgedeckt werden.

In den SIS Leitlinien findet man zu diesem Thema auch ganz befremdliche Erwägungen, z.B., dass eine VRE Kolonisation ein Risiko für eine *Infektion* mit Enterokokken sei. Enterokokken sind im Darmlumen *immer* vorhanden, ob sie relevant sind hängt ausschließlich von der Immunabwehr des Patienten ab. VRE sind nicht pathogener als andere Enterokokken. Es ist auch nicht relevant, ob es sich um eine ambulant erworbene Infektion oder z.B. eine Anastomoseninsuffizienz handelt. Beim stabilen Patienten ohne Sepsis mit Anastomoseninsuffizienz braucht man Enterokokken (und Candida) genauso wenig abzudecken wie bei ambulant erworbener Sigmaperforation. Es ist zwar korrekt, dass Enterokokken durch Vorexposition gegenüber Cephalosporinen oder Meropenem selektioniert werden, davon werden sie aber auch nicht pathogener.

Anders als eine Kathetersepsis, wo man nach Keimidentifikation ganz gezielt antibiotisch fokussieren kann und soll, kann man wegen der polymikrobiellen Natur bei abdominalen Infektionen nicht ganz schmal hineingehen. Auch wenn man nach Darmperforation z.B. nur einen E. coli nachweist, ist es selbstverständlich völlig unplausibel, dass ausschließlich dieses Bakterium aus dem Darm ausgetreten sein soll. Im Labor weniger gut wachsende Bakterien, die aber erfahrungsgemäß vorhanden sein müssen, sollen deshalb empirisch abgedeckt werden. Dies gilt insbesondere für Anaerobier. Entsprechend sagen die Leitlinien auch (SIS), dass anaerobe Kulturen nicht obligat seien, sofern Anaerobier abgedeckt sind.

Ausnahmen, in denen tatsächlich meist Mono-Keim-Infektionen vorliegen, sind intraabdominale oder hepatische Abszesse, oft auch die Cholecystitis und Cholangitis.

2.2 Mikrobiologische Diagnostik: Umgang mit Keimbefunden

Bemerkenswerterweise gibt es keine Daten, die belegen, dass bei ambulant erworbener Peritonitis OP-Abstriche überhaupt von irgendeinem Nutzen sind. Andererseits weiß man im Voraus nie, welcher Patient am Ende eine Sepsis entwickelt, und bei diesen wüsste man dann doch gern, mit welchem Keimspektrum man es zu tun hat und insbesondere ob MRE vorliegen. Ebenso wenig gibt es Daten, die belegen, dass bei ambulant erworbener Perforationsperitonitis Blutkulturen von Nutzen sind. Sie sind bei diesen Patienten in höchstens 10% der Fälle positiv, bei septischen Patienten in etwa 20%. Bei septischen Intensivpatienten sind Blutkulturen selbstverständlich auch bei abdominalem Fokus obligatorisch. Und im Falle von positiven Blutkulturen müssen die hier gefundenen Keime auch bei abdominaler Sepsis grundsätzlich als relevant betrachtet werden (SIS).

Werden nach Perforationsperitonitis überraschend resistente Keime gefunden, stellt sich am 3. postoperativen Tag bei Erhalt des Antibiogramms dann die Frage, ob man die antibiotische Therapie anpassen soll. Gar nicht so selten wird z.B. bei perforierter Appendizitis, Therapie mit Cefuroxim plus Metronidazol, Pseudomonas gefunden. In diesem Fall sagen die Leitlinien (SIS) ausdrücklich, dass bei blandem klinischen Verlauf keine Anpassung der Therapie erfolgen soll. Anders selbstverständlich, wenn der Patient fiebert oder andere klinische Alarmzeichen bietet. Grund dafür ist, dass es sich um eine polymikrobielle Infektion handelt und der Patient bei blandem Verlauf ganz offensichtlich mit dem Rest des Keimspektrums fertig wird.

2.3 Dauer der antibiotischen Therapie

Bei ambulant erworbener Peritonitis und blandem Verlauf empfehlen der amerikanischen Leitlinien eine Therapie von 4 Tagen. Dies stützt sich auf das „STOP it Trial“ von Sawyer (4), in dem sich eine Therapie von 4 Tagen gleichwertig zeigte mit einer Therapie bis 2 Tage nach Rückbildung von Leukozytose, Fieber und Darmatonie, was zu 8 Tagen antibiotischer Therapie geführt hatte. Die aktuellen deutschen Leitlinien geben sehr differenzierte Empfehlungen von 1 Tag für z.B. die phlegmonöse Appendizitis über 3 Tage für z.B. perforierte Cholecystitis bis zu 7–10 Tagen für Patienten im septischen Schock (5).

In der DURAPOP Studie (6) wurden kritisch kranke Patienten mit postoperativer Peritonitis untersucht. Hier wurden 8 versus 15 Tage antibiotische Therapiedauer gegeneinandergestellt, das Resultat: Kein Unterschied. Entsprechend empfehlen die aktuellen Surviving Sepsis Campaign Guidelines (7), in der vorherigen Version an dieser Stelle zu 100% adaptiert durch die S3 Leitlinie Sepsis 2018 eine Therapiedauer von 7–10 Tagen für die meisten Patienten im septischen Schock mit ausdrücklichem Hinweis, dass bei abdominaler Sepsis mit adäquater Fokuskontrolle eine noch kürzere Therapiedauer angemessen sein kann.

In unserem Haus ist bei Patienten mit abdominaler Sepsis und adäquater Fokuskontrolle eine Therapiedauer von 5 Tagen der Standard, Ausdehnung nur bei klinischem Bedarf. Der Versuch, PCT gesteuert die antibiotische Therapiedauer zu limitieren, ist bei abdominaler Sepsis im Wesentlichen fehlgeschlagen. Erstens weil der prozentuale PCT-Abfall (das Hauptkriterium für Antibiotika stopp) bei den Patienten mit ungünstigem Verlauf höher war (8). Zweitens weil eine Verkürzung der antibiotischen Therapie nur zu verzeichnen war, wenn eine Therapie von 14 Tagen geplant war (9), was heute aber nicht mehr State of the Art ist.

Situationen, in denen die SIS-Leitlinien ausdrücklich keine Fortführung der antibiotischen Therapie postoperativ empfehlen, sind:

1. Die phlegmonöse Appendizitis
2. Die isolierte Cholecystitis
3. Die akute Magen-/Duodenalperforation (OP innerhalb 24 Std, keine ppi)
4. Traumatische oder iatrogene Darmperforationen (OP innerhalb 12 Std)
5. Darmischämie ohne Perforation

Ich denke, es ist angemessen, die antibiotische Therapie vom Zustand des Patienten (Sepsis?) abhängig zu machen und vom intraoperativen Befund. Z.B. kann bei einer iatrogenen Darmperforation bei Koloskopie bei gespültem Colon praktisch gar keine makroskopische Peritonitis vorliegen, dann ist auch keine weitere antibiotische Therapie notwendig. In anderen Fällen kann aber durchaus eine ganz erhebliche Peritonitis zu erkennen sein. Bei der Darmischämie kommt es häufig zur Translokationssepsis. Die Darmischämie ist von allen Ursachen des akuten Abdomens diejenige Entität mit der bei weitem höchsten Rate an positiven Blutkulturen (> 50%). Und bei abdominaler Sepsis mit positiven Blutkulturen empfehlen die Leitlinien eine Therapiedauer von 7 Tagen (SIS).

2.4 Timing der Antibiose: Resistenzmuster

Die antibiotische Therapie soll bei Peritonitis begonnen werden, sobald die Diagnose gestellt ist. Das bedeutet in aller Regel präoperativ. Falls ein septischer Patient freie Flüssigkeit hat, empfehlen wir die sonografisch gesteuerte Punktion derselben vor Beginn der Antibiose. Ansonsten kann man intraoperativ bereits durch Antibiotikaexposition verfälschtes Material erhalten. Die kalkulierte Antibiotikatherapie richtet sich dabei nach der Erkrankungsschwere, dem Immunstatus, der lokalen Resistenzlage und patientenspezifischen Faktoren.

Bei weniger schwer erkrankten Patienten ist es kaum relevant, wenn nicht alle Keime adäquat abgedeckt sind. Zu bedenken ist, dass der bei weitem häufigste isolierte Erreger bei Abdominalinfektionen immer noch E. coli ist. Dieses Bakterium ist in unserem Land zu ca. 50% Ampicillin resistent, leider auch auf die Kombination Ampicillin/Sulbactam. Bei Patienten im septischen Schock mit entsprechend hohem Letalitätsrisiko müssen alle relevanten Keime auch empirisch abgedeckt werden, weil die Letalität bei nicht passender initialer Antibiose erheblich ansteigt. Bei den Enterobakterien ist mit MRE, vorwiegend ESBL, hierzulande ambulant bei etwa 10% der Patienten zu rechnen, nosokomial bei etwa 20%. Carbapenemasen sind in Deutschland nur in < 1% der Fälle zu erwarten, sodass Carbapeneme bei uns grundsätzlich zur empirischen Initialtherapie bei Schwerstkranken Patienten geeignet sind.

In Süd- und vor allem in Osteuropa und auch z.B. in Indien sieht das ganz anders aus. Patienten, die in einem Land mit hohem MRE-Risiko stationär waren, bringen entsprechend auch hier ein hohes MRE-Risiko mit. Wir haben nun weit über 1 Million Menschen aus der Ukraine bei uns in Deutschland. In der Ukraine lag die Carbapenem-Resistenz bei Klebsiella pneumoniae nach einer WHO Publikation (10) 2020 bei 54%, bei Pseudomonas > 70%. Zum Glück ist es sehr selten erforderlich, bei diesen Patienten eine empirische antibiotische Therapie im septischen Schock zu beginnen. In diesem Fall ist nach den neuen IDSA Guidelines Cefiderocol die sicherste Mono-Substanz. Die Resistenzmechanismen und die individuelle Empfindlichkeit auf Antibiotika sind bei diesen MRE mit häufig Metallo-Betalactamasen aber letztlich unkalkulierbar, sodass bei bekanntem Mechanismus nach den genannten Leitlinien gezielt therapiert werden muss.

2.5 Sonderfälle: tertiäre Peritonitis, Pankreatitis

Ein schweres intensivmedizinisches Krankheitsbild ist die tertiäre Peritonitis. Eine solche liegt vor, wenn nach sekundärer Peritonitis der Fokus erfolgreich saniert ist, die Peritonitis aber dennoch fortbesteht. Das Behandlungskonzept ist individuell. Die tertiäre Peritonitis ist per se keine Operationsindikation. Dennoch sind bei diesen Patienten häufig wiederholte Spülungen/Relaparotomien erforderlich. Mit der Dauer der Antibiotikaexposition und mit der Anzahl der Relaparotomien steigt das Ausmaß an resistenten Erregern (11). Man kann sich nicht darauf verlassen, dass das initiale Antibiogramm die Realität im Verlauf widerspiegelt. Auch die Selektion resistenter Erreger ist bei dieser Patientengruppe ein relevantes Problem.

Ein Sonderfall soll hier noch kurz gestreift werden: Die nekrotisierende Pankreatitis. Diese ist initial und per se keine bakterielle Infektion, sondern eine Autodigestion des Organs. Dementsprechend besteht bei Pankreatitis primär keine Indikation zur antibiotischen Therapie. Eine prophylaktische Gabe hat in mehreren Studien keine Vorteile gezeigt, sondern lediglich zur Selektion resistenter Erreger geführt (z.B. [12]). Die Indikation zur Gabe von Antibiotika besteht bei Superinfektion der Nekrosen, bei septischem Krankheitsbild auch bei dringendem Verdacht darauf. Diese ergibt sich aus der Bildgebung (CT) oder aus hohen PCT-Werten (> 4 ng/ml).

An unserem Haus sind folgende Therapiestandards etabliert:

- *Bei Ösophagusperforation Cefuroxim plus Metronidazol oder Ampicillin/Sulbactam. Kombination mit Fluconazol oder bei septischen Patienten einem Echinocandin.*
- *Für Perforationen von Magen/Duodenum setzen wir Cefuroxim + Metronidazol ein. Die Dauer richtet sich nach der makroskopischen Ausprägung der Peritonitis und dem klinischen Verlauf. In der Regel schließt sich eine Helicobacter pylori Eradikation an.*
- *Bei akuter Cholecystitis und Cholangitis ist unsere primäre Wahl Ampicillin/Sulbactam. Bei septischen Patienten wegen der o.g. Problematik Piperacillin/Tazobactam.*
- *Bei Perforationen im unteren Gastrointestinaltrakt geben wir Piperacillin/Tazobactam.*
- *Bei Patienten mit Perforationsperitonitis im septischen Schock oder bei bekannter vor-Besiedelung mit MRE verabreichen wir Meropenem plus Linezolid oder Vancomycin.*

Literatur

1. Kronman MP, Oron AP, Ross RK et al. (2016) Extended- Versus Narrower-Spectrum Antibiotics for Appendicitis. Pediatrics 138:e20154547. DOI: 10.1542/peds.2015-4547
2. van Dijk ST, Daniels L, Ünlü Ç et al. (2018) Long-Term Effects of Omitting Antibiotics in Uncomplicated Acute Diverticulitis. Am J Gastroenterol 113: 1045–1052. DOI:10.1038/s41395-018-0030-y
3. Mazuski JE, Tessier JM, May AK et al. (2017) The Surgical Infection Society Revised Guidelines on the Management of Intra-Abdominal Infection. Surg Infect (Larchmt) 18: 1–76. DOI:10.1089/sur.2016.261
4. Sawyer RG, Claridge JA, Nathens AB et al. (2015) Trial of Short-Course Antimicrobial Therapy for Intraabdominal Infection. N Engl J Med 372: 1996–2005. DOI:10.1056/NEJMoa1411162
5. PEG S2k Leitlinie (AWMF-Registernummer 082-006) (2019) Kalkulierte parenterale Initialtherapie bakterieller Erkrankungen bei Erwachsenen – Update 2018. 2. aktualisierte Version, erstellt am 25. Juli 2019. Paul-Ehrlich-Gesellschaft für Chemotherapie e.V Rheinbach
6. Montravers P, Tubach F, Lescot T et al. (2018) Short-course antibiotic therapy for critically ill patients treated for postoperative intra-abdominal infection: the DURAPOP randomised clinical trial. Intensive Care Med 44: 300–310. DOI: 10.1007/s00134-018-5088-x
7. Evans L, Rhodes A, Alhazzani W et al. (2021) Surviving sepsis campaign: international guidelines for management of sepsis and septic shock 2021. Intensive Care Med 47: 1181–1247. DOI: 10.1007/s00134-021-06506-y
8. Jung B, Molinari N, Nasri M et al. (2013) Procalcitonin biomarker kinetics fails to predict treatment response in perioperative abdominal infection with septic shock. Crit Care 17: R255. DOI: 10.1186/cc13082
9. Nobre V, Harbarth S, Graf J-D et al. (2008) Use of procalcitonin to shorten antibiotic treatment duration in septic patients: a randomized trial. Am J Respir Crit Care Med 177: 498–505. DOI: 10.1164/rccm.200708-1238OC
10. WHO (2022) AMR Dashboard. URL: https://worldhealthorg.shinyapps.io/WHO-AMR-Dashboard/?_ga=2.172166563.1827800992.1668654440-1324205868.1668654440 (abgerufen am 20.06.2023)
11. Montravers P, Dufour G, Guglielminotti J et al. (2015) Dynamic changes of microbial flora and therapeutic consequences in persistent peritonitis. Crit Care 19: 70. DOI: 10.1186/s13054-015-0789-9

12. Dellinger EP, Tellado JM, Soto NE et al. (2007) Early antibiotic treatment for severe acute necrotizing pancreatitis: a randomized, double-blind, placebo-controlled study. Ann Surg 245: 674–683. DOI: 10.1097/01.sla.0000250414.09255.84

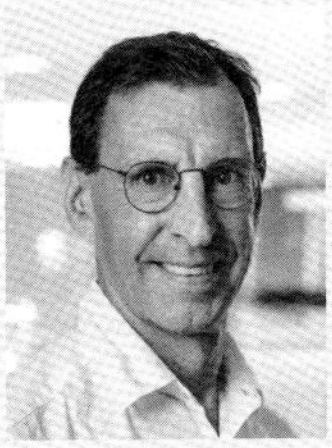

Prof. Dr. med. Stefan Utzolino

Studium der Humanmedizin in Freiburg im Breisgau. Ausbildung zum Facharzt für Chirurgie an der Albert-Ludwigs-Universität Freiburg 1997, Arzt für Intensivmedizin 1999. Oberarzt 2003, Habilitation 2011. Leiter der Chirurgischen Intensivstation Uniklinik Freiburg, Abteilung Allgemein- und Viszeralchirurgie.

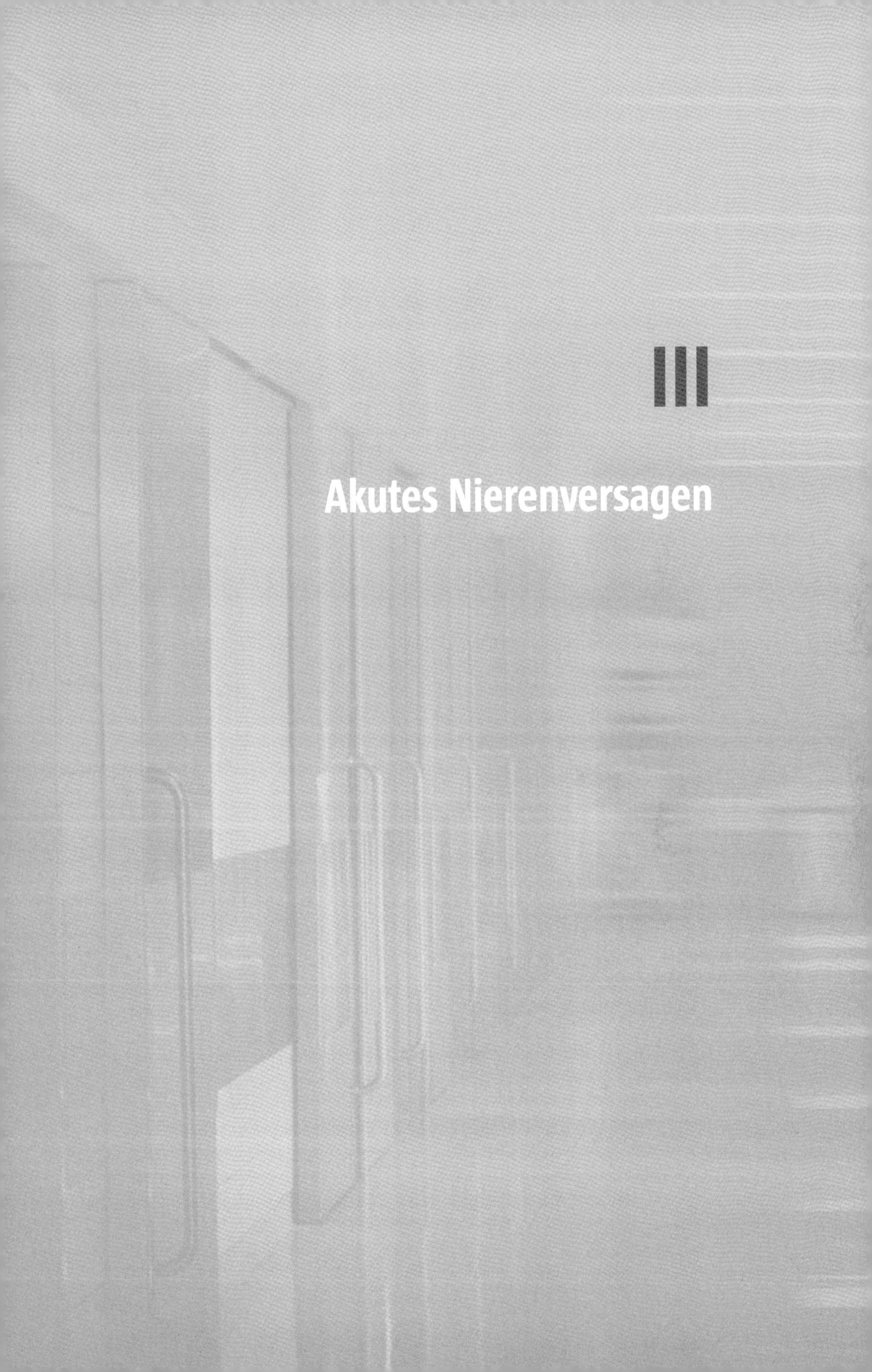

III

Akutes Nierenversagen

1 Therapie des AKI: Volumen und Vasopressoren

Silke Fortenbacher und Stefan John

Die akute Nierenfunktionseinschränkung (AKI) ist ein heterogenes Krankheitsbild und betrifft durchschnittlich 50% aller kritisch kranken Patienten auf der Intensivstation (1). Sie reicht von milder Nierenfunktionseinschränkung bis hin zur Notwendigkeit einer Nierenersatztherapie (KRT) und nimmt im Sinne eines „organ cross-talk" wechselseitigen Einfluss auf weitere Organversagen. Die häufigsten Ursachen für ein AKI auf der Intensivstation sind Sepsis, Hypovolämie, nephrotoxische Substanzen sowie größere chirurgische Eingriffe, insb. kardiochirurgische Operationen (9). Das AKI ist unabhängig von seinem Schweregrad – maßgebend für die Entstehung einer chronischen Nierenkrankheit (CKD), das Auftreten von kardiovaskulären Komplikationen, die Rekurrenz eines erneuten AKI sowie das Langzeitüberleben von Intensivpatienten (2). Gemäß der KDIGO-Definition wird das AKI anhand von zwei funktionalen Biomarkern, nämlich Serum-Creatinin und Urinoutput beurteilt: eine Oligurie für ≥ 6 h sowie ein Anstieg des Serumcreatinins um ≥ 0,3 mg/dl in 48 Stunden bzw. um ≥ 50% in 7 Tagen zeigen ein AKI Stadium 1 an (3). Einer Prävention bzw. Therapie kommt eine wichtige Bedeutung zu, da das AKI mit hoher Morbidität, Mortalität und verlängerter Krankenhausliegedauer assoziiert ist. Allerdings sind die zur Verfügung stehenden Maßnahmen deutlich beschränkt. Eine gesicherte Pharmakotherapie des AKI existiert nicht (1). Therapeutische Strategien fokussieren sich – wie in den KDIGO AKI Care Bundles fixiert – auf die Optimierung von Volumenhaushalt und Hämodynamik durch Verabreichung von Flüssigkeit und Vasopressoren (s. Abb. 1).

In der PrevAKI RCT konnte gezeigt werden, dass durch die konsequente Umsetzung dieser Bundles eine signifikante Reduktion der AKI-Rate erzielt werden kann (4). Daher werden die Kernelemente der Prävention und Therapie des AKI: Volumen- und Vasopressoren im Folgenden unter Einbeziehung der aktuellen Datenlage näher ausgeführt.

AKI1	AKI2	AKI3
S-Creatinin-Anstieg ≥ 0,3 mg/dl in 48 h oder S-Creatinin-Anstieg 1,5–1,9-fach in 7 T. Oligurie < 0,5 ml/kgKG/h ≥ 6 h	S-Creatinin-Anstieg > 2–2,9-fach Oligurie < 0,5 ml/kgKG/h > 12 h	S-Creatinin-Anstieg ≥ 3-fach oder S-Creatinin-Anstieg ≥ 4 mg/dl mit akutem Anstieg ≥ 0,5 mg/dl Oligurie < 0,3 ml/kgKG/h oder Anurie für > 12 h
Beendigung nephrotoxischer Substanzen (u.a. Aminoglykoside, Amphotericin B, NSAR)		
Sicherstellung Volumenstatus und Organperfusion		
Erwägung hämodynamisches Monitoring		
Messung von Serumcreatinin und Urinoutput		
Blutzuckerkontrolle < 180 mg/dl zur Vermeidung hyperglykämischer Nierenschädigung		
Strenge Indikation von Kontrastmitteluntersuchungen (Korrektur einer Hypovolämie, keine Gabe von ACC oder Natriumbicarbonat, keine Unterlassung Therapie-relevanter Untersuchungen)		
Diagnostische Aufarbeitung (nichtinvasiv sowie invasiv)		
	Anpassung Medikamentendosierung/TDM	
	Evaluation Nierenersatztherapie (KRT)	
	Erwägung ICU-Aufnahme	
		Vermeidung Subclaviakatheter Risiko zentraler Stenosen für spätere Katheterversorgung

Abb. 1 Stadieneinteilung AKI sowie AKI-Bundles (modifiziert nach [3])

1.1 Volumentherapie zur Prävention und Therapie des AKI

Sowohl eine Hypovolämie als auch eine Hypervolämie sind wesentliche Risikofaktoren für die Entwicklung eines AKI. Eine Volumensubstitution in der Initialphase des Schocks ist eine einfach durchzuführende Therapiemaßnahme, die rasch das zirkulierende Volumen wiederherstellen und die renale Perfusion aufrechterhalten kann. Da insbesondere ein prärenales AKI zügig auf eine Volumentherapie anspricht, wurde lange postuliert, dass die Flüssigkeitsgabe auch bei allen anderen Entitäten des AKI sinnvoll erscheint, um Schlagvolumen, Herzzeitvolumen, renalen Blutfluss und renale Sauerstoffversorgung zu verbessern. Von der Surviving Sepsis Campaign wird bei Zeichen der Hypoperfusion ein Flüssigkeitsbolus in Form von 30 ml/kgKG eines balancierten Kristalloids innerhalb der ersten drei Stunden empfohlen (5). Dieses Vorgehen kann in einer zu liberalen Volumentherapie resultieren, die zu Volumenüberladung, ubiquitärer Organdysfunktion und speziell in der Niere zu interstitieller Ödembildung und Erhöhung des renalen parenchymalen Drucks mit Verschlechterung der renalen Perfusion führen kann. Zahlreiche Studien zeigten, dass gerade das AKI bei septischem Schock oder nach chirurgischen Interventionen eine signifikante Korrelation zwischen Volumenüberladung und Mortalität aufweist (6). Zusätzlich kann eine schwere Volumenüberladung durch Behinderung des venösen Abflusses und zusätzlicher Kompression von außen im Rahmen eines abdominellen Kompartmentsyndroms ein AKI induzieren. Ziel sollte ein möglichst patientenindividualisiertes Vorgehen bei der Flüssigkeitstherapie sein.

1.1.1 Steuerung der Volumentherapie

Ein wichtiges Instrument ist die Testung der Volumenreagibilität, auch wenn für sie bislang keine Verbesserung des Patientenoutcomes belegt werden konnte. Bei ihrer Beurteilung werden dynamische Parameter den statischen Parametern vorgezogen. Dynamische Vorlastparameter wie die atemabhängige Pulsdruckvariation (PPV) bzw. die Schlagvolumenvariation (SVV) korrelieren gut mit der Reaktion des Herzzeitvolumens (HZV) auf eine Vorlasterhöhung. Eine valide Methode zur Beurteilung der Volumenreagibilität stellt der passive leg raise test (PLR) dar, bei dem Schlagvolumen und Herzzeitvolumen nach Gabe eines internen Flüssigkeitsbolus erfasst werden. Ein Anstieg von Schlagvolumen (SV) und Herzzeitvolumen (HZV) um 10% sind gute Prädiktoren für einen tatsächlichen Flüssigkeitsbedarf (7). Die Kompressionssonografie der V. cava inferior sowie die echokardiografische Beurteilung der Ventrikelfüllung sind zudem einfache nichtinvasive Methoden zur bettseitigen Beurteilung des Volumenstatus. Ein Diameter der V. cava inferior < 15 mm sowie schmale Ventrikel weisen auf eine Hypovolämie hin.

1.1.2 Durchführung der Volumentherapie

NaCl-Lösungen führen in größeren Applikationsmengen zu hyperchlorämischer Azidose und zu einer präglomerulären Vasokonstriktion durch Aktivierung von tubuloglomerulären Feedbackmechanismen. Studien belegen eine signifikant höhere Rate an AKI, Notwendigkeit einer Nierenersatztherapie und höhere Mortalität bei der großvolumigen Infusion von Kochsalzlösungen (8). Mittel der Wahl sind balancierte Kristalloide, bei denen der Chloridanteil durch ein anderes metabolisierbares Anion ersetzt ist. Sollten Kolloide erforderlich sein, stellt Humanalbumin als natürlich vorkommendes Kolloid das Mittel der Wahl dar, da hierfür keine negativen Auswirkungen auf die Nierenfunktion bekannt sind. Für HES-Präparate konnte eine erhöhte Rate an AKI und sogar eine erhöhte Mortalität nachgewiesen werden. Stärkehaltige Lösungen sind gerade bei septischen Patienten nachweislich nephrotoxisch und somit kontraindiziert (5).

1.1.3 Frühzeitiges Erkennen einer Volumenüberladung

Klinisch signifikante Organkongestion tritt bei Patienten mit Rechtsherzversagen, pulmonaler Hypertonie und bei Volumenüberladung auf. Letztere verstärkt sich durch eine zusätzliche Nierendysfunktion. Eine Reduktion des arteriovenösen Druckgradienten beeinträchtigt eine adäquate Nierenperfusion (9). Dies wird durch die Entwicklung eines interstitiellen Ödems nach prolongierter kapillärer hydrostatischer Druckerhöhung bei gleichzeitig bestehender Endotheldysfunktion aggraviert. Bei eingekapselten Organen resultiert das interstitielle Ödem in einen rapiden Anstieg des interstitiellen Drucks, der den Organblutfluss reduziert. Ein einzelner verlässlicher Parameter als Indikator der Hypervolämie existiert nicht. Die klinische Untersuchung auf das Vorliegen von peripheren Ödemen, Pleuraergüssen und Aszites unter Berücksichtigung der kumulativen Flüssigkeitsbilanz und des Gewichts können auf eine Hypervolämie hinweisen, liefern jedoch keine präzise Einschätzung des systemischen Drucks im venösen System. Ein erhöhter zentraler Venendruck (ZVD) kann ein wichtiger Hinweis auf eine entsprechende Druckerhöhung im venösen System liefern. Eine bettseitige Cavasonografie mit einem Diameter der V. cava inferior > 20 mm weist auf eine Überladung hin. Eine weiterführende differenzierte sonografische Untersuchung stellt der VExUS Score (Venous Excess Ultrasound Score) dar, der neben der Beurteilung der V. cava inferior den Dopplerfluss in Lebervene und Portalvene sowie der interlobulären Nierenvene beinhaltet. Da jeder Parameter für sich allein genommen Störeinflüssen unterliegt, wird eine Kombination der genannten Parameter angewendet und der Schweregrad der venösen Kongestion anhand eines Graduierungssystems eingeordnet (s. Abb. 2). Ein Beispiel für eine schwere Kongestion findet sich in Abbildung 3. In einer monozentrischen Studie zum Einsatz des VExUS Scores zur Vorhersage eines AKI nach kardiochirurgischen Eingriffen konnte gezeigt werden, dass die Kombination der genannten Parameter eine signifikante venöse Kongestion vorhersagen kann (9). Aufgrund

VExUS Grad 0 keine Kongestion	VExUS Grad 1 milde Kongestion	VExUS Grad 2 moderate Kongestion	VExUS Grad 3 schwere Kongestion
VCI < 2 cm	VCI ≥ 2 cm	VCI ≥ 2 cm	VCI ≥ 2 cm
	+	+	+
	jegliche Kombination **von normalen und leicht abnormalen** Mustern	mindestens **ein** schwer abnormales Muster	**zwei oder mehr** schwer abnormale Flussprofile

	normale Muster	leicht abnormale Muster	schwer abnormale Muster
hepatisch venöser Doppler	systolische Welle > diastolische Welle	systolische Welle < diastolische Welle	Umkehr systolische Welle
Pfortaderdoppler	< 30% Pulsatilität	30–49% Pulsatilität	≥ 50% Pulsatilität
intrarenaler venöser Doppler	kontinuierliches monophasisches Signal	diskontinuierlicher biphasischer Fluss mit systolischen/diastolischen Phasen	diskontinuierliches monophasisches Flussprofil mit nur diastolischen Flüssen

Abb. 2 Schematische Darstellung VExUS Score (modifiziert nach [9])

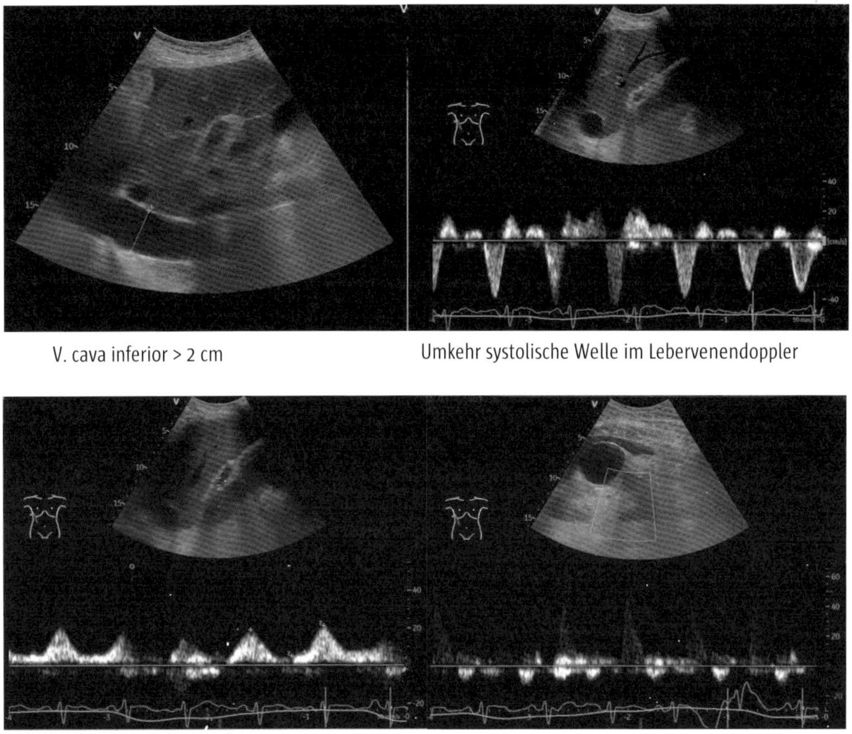

V. cava inferior > 2 cm

Umkehr systolische Welle im Lebervenendoppler

Portalvenendoppler
Pulsatilität > 50% (76%)

diastolische Flüsse im Nierenvenendoppler

Abb. 3 Beispiel für schwere venöse Kongestion (VExUS Grad 3)

der ersten durchaus positiven Ergebnisse werden weitere größere Studien zur Validierung des VExUS Scores im intensivmedizinischen Setting folgen.

1.1.4 Diuretika und Furosemidstresstest

Der Einsatz von Schleifendiuretika bei AKI dient einer Reduktion der Volumenüberladung und insbesondere der venösen Kongestion, sofern die Niere noch Filtrationsfähigkeit aufweist. Der Furosemidstresstest als Test für die Tubulusfunktion im AKI Stadium 1 und 2 bei euvolämem Volumenstatus sieht die Applikation von 1 mg Furosemid/kg KG vor. Diuretika-vorbehandelte Patienten erhalten 1,5 mg/kg KG Furosemid. Eine Diurese > 200 ml über 2 Stunden zeigt eine Diuretikaresponse an und damit eine Risikoreduktion für die Entwicklung eines höhergradigen AKI. Vom prophylaktischen Diuretikaeinsatz bei AKI wird dringend abgeraten. Auch eine diuretikainduzierte Volumendepletion im Rahmen des Furosemidstresstests, die zu einer renalen Hypoperfusion führen und ein AKI verstärken kann, muss vermieden werden (10).

1.2 Einsatz von Vasopressoren zur Prävention und Therapie des AKI

Das septische AKI ist das häufigste AKI-Syndrom auf der Intensivstation. In der früheren Annahme, dass eine intrarenale Vasokonstriktion ursächlich für ein AKI im septischen Schock ist, wurde langjährig der Einsatz von renalen Vasodilatatoren postuliert. Ein Benefit für Substanzen wie Dopamin in „Nierendosis“, Fenoldopam, ANP und und Levosimendan konnte jedoch nie belegt werden. Eine durch den Einsatz von vasodilatierenden Substanzen verstärkte Hypotension kann sogar noch zu einer weiteren Verschlechterung der Nierenfunktion führen (11). Nach aktueller Studienlage ist die renale Perfusion in der Sepsis weitgehend erhalten oder sogar erhöht und das septische AKI ein funktionelles Phänomen aus einer Kombination von Gefäßendothelschaden, intrarenalem Shunting (septische Dilatation des Vas efferens mit konsekutivem Abfall des glomerulären Filtrationsdrucks) und tubulärer Dysfunktion durch proinflammatorische Substanzen (7). Basis für Therapie und Prävention eines AKI in der Sepsis stellt eine leitliniengerechte Sepsistherapie dar. Für den Vasopressoreinsatz konnte eine Verbesserung der Nierenfunktion im septischen Schock gut belegt werden (12). Neben einer Anhebung des arteriellen Mitteldrucks scheint auch eine vasokonstriktive Wirkung auf das septisch dilatierte Vas efferens eine wichtige Rolle in der Anhebung des glomerulären Filtrationsdrucks zu spielen (s. Abb. 4).

1.2.1 Zielparameter

Für das hämodynamische Management von AKI-Patienten im Schock gelten – unabhängig von der Ätiologie – einige allgemeingültige Prinzipien. Gemäß

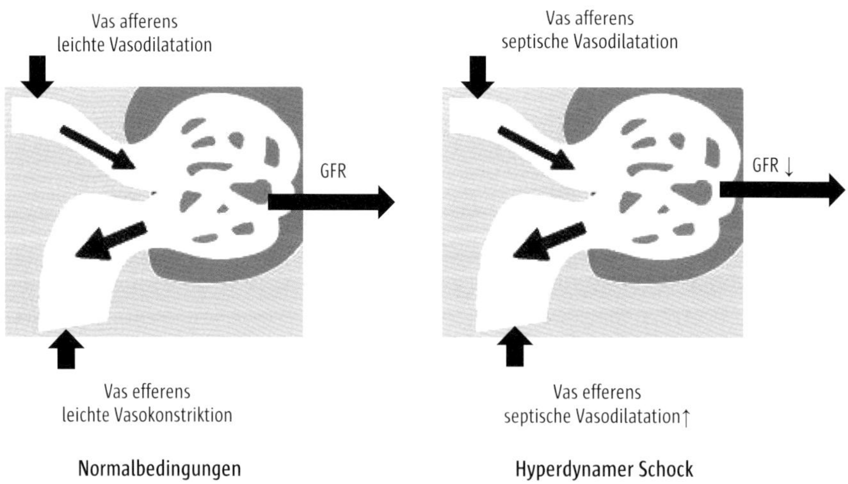

Abb. 4 Septische Vasodilatation (modifiziert nach [7])

der AKI-Leitlinien sollte ein arterieller Mitteldruck (MAP) ≥ 65 mmHg für eine adäquate Organperfusion angestrebt werden (3). Der renale Blutfluss wird durch myogene Autoregulationsmechanismen sowie tubuloglomerulären Feedbackmechanismus über die NaCl-Konzentration im Tubuluslumen gesteuert. Bei einem autoregulierten Perfusionsdruckbereich zwischen 60 und 100 mmHg wird auch bei Schwankungen des MAP die GFR weitgehend konstant aufrechterhalten. Allerdings nimmt die renale Autoregulation nicht nur mit höherem Patientenalter, sondern auch durch Komorbiditäten in Form einer CKD und einer arteriellen Hypertonie ab, sodass in diesen Fällen die Nieren sensitiver auf Hypotonie und Hypoperfusion reagieren (13). Bei vorbestehendem arteriellen Hypertonus können höhere MAP-Werte > 80 mmHg vorteilhaft und mit weniger AKI und Notwendigkeit einer KRT assoziiert sein (14). Einige Untersuchungen suggerieren ein patientenindividualisertes Blutdruckmanagement abhängig von den Ausgangsblutdruckwerten der Patienten und der Komorbiditäten, da dies prognostisch für die Prävention anderer Organversagen sein kann (15). So wird bei einem Rechtsherzversagen mit erhöhtem Druck im venösen System unter einem Ziel-MAP von 65 mmHg kein adäquater Perfusionsdruck gewährleistet werden. Auch im Falle einer intraabdominellen Hypertension wird die Nierenperfusion sowohl durch den arteriellen Fluss als auch den venösen Druck beeinträchtigt. Daher müssen dringend besser definierte patientenindividuelle Therapieziele benannt werden (16). Im perioperativen Setting sind Blutdruckabfälle < 10% vom Ausgangswert strikt zu vermeiden, da sie die AKI-Rate nachweislich erhöhen (13).

1.2.2 Wahl und Zeitpunkt der Vasopressortherapie

Vasopressor der ersten Wahl für Patienten im vasodilatatorischen Schock stellt Noradrenalin dar. Es wirkt durch Konstriktion von Widerstandsgefäßen mit Anhebung des arteriellen Mitteldrucks und über eine Vasokonstriktion des Vas efferens intrarenal. Zudem beeinflusst es durch Vasokonstriktion von venösen Kapazitätsgefäßen die Vorlast, d.h. eine Vasopressorgabe stellt indirekt immer auch eine Volumengabe dar. Sollte nach Applikation eines Flüssigkeitsbolus in der Initialphase eines Schocks keine Volumenreagibilität mehr bestehen, müssen zeitnah Vasopressoren eingesetzt werden, um definierte MAP-Ziel zu erreichen.

Vasopressin hat seinen Stellenwert im Noradrenalin-refraktären Schock. Es hat vasokonstriktive und antidiuretische Eigenschaften und kann durch Vasokonstriktion efferenter Arteriolen die glomeruläre Filtration erhöhen und sich günstig auf eine renale Dysfunktion auswirken (12). Generell wird der Einsatz von Vasopressin (Fixdosis 0,03 U/min) bei Noradrenalindosen > 0,25–0,5 µg/kg/min empfohlen. Bei Vergleich von Vasopressin versus Noradrenalin in der Initialtherapie des septischen Schocks in der VANISH-Studie war die Anzahl an AKI-freien Tagen in beiden Gruppen gleich, allerdings wies die Vasopressingruppe niedrigere Serumcreatininlevel und eine höhere Diurese in den ersten 7 Tagen auf, sodass insgesamt in der Vasopressingruppe seltener eine Nierenersatztherapie durchgeführt werden musste (17). Die aktuelle Studienlage unterstützt den Einsatz von Vasopressin zur Einsparung hoher Noradrenalindosen und der Reduktion katecholaminbedingter Nebenwirkungen, hinsichtlich Mortalität und Liegedauer konnte allerdings kein nachweislicher Benefit festgestellt werden. Vasopressin sollte daher nicht als Erstlinien-Monotherapie eingesetzt werden und in Kombination mit Noradrenalin stets nur bei ausgeglichenem Volumenstatus. Adrenalin als additiver Vasokonstriktor zu Noradrenalin wird nach den aktuellen Leitlinien nur empfohlen, wenn im septischen Schock unter der Kombinationstherapie aus Noradrenalin und Vasopressin keine ausreichende Perfusion erzielt werden kann. Bei septischem Schock und kardialer Dysfunktion wird bei persistierender Hypotonie nach Optimierung des Volumenhaushalts die Gabe von Dobutamin zu Noradrenalin oder aufgrund seiner wichtigen betaadrenergen Wirkung die alleinige Gabe von Adrenalin empfohlen (5).

1.2.3 Liberale versus restriktive Volumentherapie mit früherem Vasopressoreinsatz

Das Konzept einer Flüssigkeitsrestriktion zugunsten eines frühzeitigen Vasopressoreinsatzes ist Gegenstand zahlreicher Untersuchungen. Einzelne Studien konnten zeigen, dass ein früher Katecholamineinsatz zugunsten einer niedrigeren kumulativen Flüssigkeitsbilanz zu keinem signifikanten Anstieg an AKI und Notwendigkeit einer KRT führt und sogar mit einer Outcomeverbesserung assoziiert ist (20). In zwei rezenten großen multizentrischen Studien, die sich im Studiendesign deutlich voneinander unterschieden, konnte allerdings kein Benefit eines restriktiven im Vergleich zu einem liberaleren Flüssigkeitsregime in den ersten 24 Stunden des septischen Schocks nachgewiesen werden. Der CLASSIC-Trial konnte die Frage nach einem gezielten Flüssigkeitsregimes zugunsten eines frühzeitigen Einsatzes von Vasopressoren nicht klären (18). Im CLOVERS-Trial, der ein detaillierteres Studienprotokoll aufwies, konnte ebenfalls kein Mortalitätsunterschied in beiden Gruppen nach 90 Tagen nachgewiesen werden. Die zurückhaltende Gabe von Volumen war hier mit einer höheren Rate an ZVK-Anlagen und damit assoziierten Komplikationen sowie einer höheren Aufnahmerate auf die Intensivstation verbunden. In der Gruppe mit der großzügigeren Volumentherapie war die Rate an Lungenödemen deutlich höher (19). Zur definitiven Klärung dieser Fragestellung sind daher weitere prospektive Studien erforderlich, die sowohl die Risiken beider therapeutischer Ansätze nochmals beleuchtet und sich auch mit dem optimalen Zeitpunkt des Beginns der Vasopressortherapie beschäftigt (20). Langfristig wird nur ein patientenindividuelles Vorgehen unter Einbeziehung eines engmaschigen hämodynamischen Monitorings und regelmäßiger Evaluation des tatsächlichen Volumenstatus unter Zuhilfenahme bereits genannter Tools zielführend sein (s. Abb. 5).

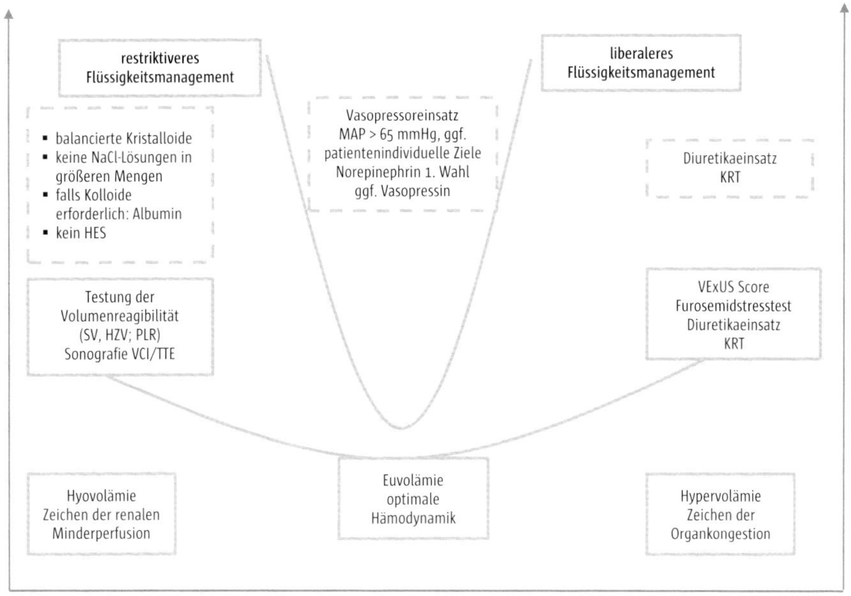

Abb. 5 Therapeutisches Management des AKI (modifiziert nach [21])

Take home messages:

- *Das AKI auf der Intensivstation stellt ein heterogenes Syndrom von unterschiedlichem Ausmaß dar. Die frühzeitige Identifikation von Hochrisikopatienten für die Entwicklung eines AKI ist aufgrund der erheblichen Auswirkung auf Morbidität und Mortalität entscheidend.*
- *Präventionsmaßnahmen sehen keine spezifische Therapie vor, sondern generelle Optimierung von Hämodynamik und Volumenmanagement (AKI Bundles).*
- *Ziel der Volumentherapie ist eine Korrektur eines intravaskulären Volumendefizits unter Vermeidung von Hypervolämie-bedingten Komplikationen. Eine patientenindividualisierte Volumentherapie unter Testung der Volumenreagibilität ist entscheidend. Hierzu werden dynamische Parameter und der passive leg raise test herangezogen. Auch die bettseitige sonografische Beurteilung der VCI und der Ventrikelfüllung liefert valide Informationen.*
- *Eine Volumenüberladung ist aufgrund ihrer negativen Auswirkung auf die Nierenfunktion und weiterer Organdysfunktionen zu vermeiden. Diuretika sind zur Prävention und Therapie eines AKI nicht geeignet, sie werden zur gezielten Volumenkontrolle bei Hypervolämie oder zu diagnostischen Zwecken (Furosemidstresstest) eingesetzt. Ein nicht-invasives Verfahren zur frühzeitigen Beurteilung einer venösen Kon-*

gestion stellt der VExUS Score dar, der Gegenstand zahlreicher Studien ist und zunehmend an Bedeutung gewinnt.

- *Mittel der Wahl bei der Volumentherapie sind balancierte Kristalloide. Die Verabreichung isotoner Kochsalzlösung mit hohem Chloridanteil in größeren Mengen induziert eine hyperchlorämische Azidose, die wiederum durch renale Vasokonstriktion ein AKI triggert. Sollten Kolloidale erforderlich sein, ist die Gabe von Albumin als sicher anzusehen. Stärkehaltige Lösungen sind streng zu vermeiden.*
- *Zur Aufrechterhaltung eines adäquaten Blutdrucks ist Norepinephrin Vasopressor der ersten Wahl. Generelle Zielblutdruckwerte liegen ≥ 65 mmHg. Bei chronischen Hypertonikern können für eine Renoprotektion höhere Zielwerte angestrebt werden. Abhängig von bestehenden Komorbiditäten müssen langfristig patientenindividuelle Blutdruckwerte definiert werden. Beim Noradrenalin-refraktären Schock wird eine Kombinationstherapie von Noradrenalin mit Vasopressin empfohlen.*
- *In zwei großen rezenten RCT konnte kein Mortalitätsunterschied zwischen einem liberaleren und einem restriktiveren Flüssigkeitsregimes mit früherem Vasopressoreinsatz nachgewiesen werden.*

Literatur

1. Hoste EAJ, Kellum JA, Selby NM, Zarbock A, Palevsky PM, Bagshaw SM, Goldstein SL, Cerdá J, Chawla LS. Global epidemiology and outcomes of acute kidney injury. Nat Rev Nephrol. 2018 Oct;14(10):607–625.
2. Pickkers P, Darmon M, Hoste E, Joannidis M, Legrand M, Ostermann M, Prowle JR, Schneider A, Schetz M. Acute kidney injury in the critically ill: an updated review on pathophysiology and management. Intensive Care Med. 2021 Aug;47(8):835–850.
3. KDIGO AKI Work Group (2012) KDIGO clinical practice guideline for acute kidney injury. Kidney Int Suppl 2(1):1–138
4. Meersch M, Schmidt C, Hoffmeier A, Van Aken H, Wempe C, Gerss J, Zarbock A. Prevention of cardiac surgery-associated AKI by implementing the KDIGO guidelines in high risk patients identified by biomarkers: the PrevAKI randomized controlled trial. Intensive Care Med. 2017 Nov;43(11):1551–1561. Epub 2017 Jan 21.
5. Evans L, Rhodes A, Alhazzani W et al. Surviving sepsis campaign: international guidelines for management of sepsis and septic shock 2021. Intensive Care Med. 2021 Nov;47(11):1181–1247.
6. Perner A, Prowle J, Joannidis M, Young P, Hjortrup PB, Pettilä V. Fluid management in acute kidney injury. Intensive Care Med. 2017 Jun;43(6):807–815.
7. Bellomo R, Kellum JA, Ronco C, Wald R, Martensson J, Maiden M, Bagshaw SM, Glassford NJ, Lankadeva Y, Vaara ST, Schneider A. Acute kidney injury in sepsis. Intensive Care Med. 2017 Jun;43(6):816–828.
8. Semler MW, Self WH, Wanderer JP et al. SMART Investigators and the Pragmatic Critical Care Research Group. Balanced Crystalloids versus Saline in Critically Ill Adults. N Engl J Med. 2018 Mar 1;378(9):829–839.
9. Beaubien-Souligny W, Rola P, Haycock K, Bouchard J, Lamarche Y, Spiegel R, Denault AY. Quantifying systemic congestion with Point-Of-Care ultrasound: development of the venous excess ultrasound grading system. Ultrasound J. 2020 Apr 9;12(1):16.
10. Patschan D, Patschan S, Buschmann I, Ritter O. Loop Diuretics in Acute Kidney Injury Prevention, Therapy, and Risk Stratification. Kidney Blood Press Res. 2019;44(4):457–464.
11. John S. Lessons learned from kidney dysfunction: Preventing organ failure. Med Klin Intensivmed Notfmed. 2020 May;115(Suppl 1):21–27.

12. Joannidis M, Druml W, Forni LG, Groeneveld ABJ, Honore PM, Hoste E, Ostermann M, Oudemans-van Straaten HM, Schetz M. Prevention of acute kidney injury and protection of renal function in the intensive care unit: update 2017: Expert opinion of the Working Group on Prevention, AKI section, European Society of Intensive Care Medicine. Intensive Care Med. 2017 Jun;43(6):730–749.
13. Meersch M, Zarbock A: Perioperative akute Nierenschädigung. Anästh Intensivmed 2017;85:555–563.
14. Asfar P, Meziani F, Hamel JF, Grelon F, Megarbane B, Anguel N, Mira JP, Dequin PF, Gergaud S, Weiss N, Legay F, Le Tulzo Y, Conrad M, Robert R, Gonzalez F, Guitton C, Tamion F, Tonnelier JM, Guezennec P, Van Der Linden T, Vieillard-Baron A, Mariotte E, Pradel G, Lesieur O, Ricard JD, Hervé F, du Cheyron D, Guerin C, Mercat A, Teboul JL, Radermacher P; SEPSISPAM Investigators. High versus low blood-pressure target in patients with septic shock. N Engl J Med. 2014 Apr 24;370(17):1583–93.
15. Futier E, Lefrant JY, Guinot PG, Godet T, Lorne E, Cuvillon P, Bertran S, Leone M, Pastene B, Piriou V, Molliex S, Albanese J, Julia JM, Tavernier B, Imhoff E, Bazin JE, Constantin JM, Pereira B, Jaber S; INPRESS Study Group. Effect of Individualized vs Standard Blood Pressure Management Strategies on Postoperative Organ Dysfunction Among High-Risk Patients Undergoing Major Surgery: A Randomized Clinical Trial. JAMA. 2017 Oct 10;318(14):1346–1357.
16. Joannidis M, Klein SJ, John S, Schmitz M, Czock D, Druml W, Jörres A, Kindgen-Milles D, Kielstein JT, Oppert M, Schwenger V, Willam C, Zarbock A. Prävention der akuten Nierenschädigung beim kritisch kranken Patienten: Empfehlungen der Sektionen Niere der DGIIN, ÖGIAIN und DIVI [Prevention of acute kidney injury in critically ill patients: Recommendations from the renal section of the DGIIN, ÖGIAIN and DIVI]. Med Klin Intensivmed Notfmed. 2018 Jun;113(5):358–369.
17. Gordon AC, Mason AJ, Thirunavukkarasu N, Perkins GD, Cecconi M, Cepkova M, Pogson DG, Aya HD, Anjum A, Frazier GJ, Santhakumaran S, Ashby D, Brett SJ; VANISH Investigators. Effect of Early Vasopressin vs Norepinephrine on Kidney Failure in Patients With Septic Shock: The VANISH Randomized Clinical Trial. JAMA. 2016 Aug 2;316(5):509–18.
18. Meyhoff TS, Hjortrup PB, Wetterslev J et al. Restriction of Intravenous Fluid in ICU Patients with Septic Shock. N Engl J Med. 2022 Jun 30;386(26):2459–2470.
19. Shapiro NI, Douglas IS, Brower RG, Brown SM, Exline MC, Ginde AA, Gong MN, Grissom CK, Hayden D, Hough CL, Huang W, Iwashyna TJ, Jones AE, Khan A, Lai P, Liu KD, Miller CD, Oldmixon K, Park PK, Rice TW, Ringwood N, Semler MW, Steingrub JS, Talmor D, Thompson BT, Yealy DM, Self WH. Early Restrictive or Liberal Fluid Management for Sepsis-Induced Hypotension. N Engl J Med. 2023 Feb 9;388(6):499–510.
20. Ospina-Tascón GA, Hernandez G, Alvarez I et al. Effects of very early start of norepinephrine in patients with septic shock: a propensity score-based analysis. Crit Care. 2020 Feb 14;24(1):52.
21. Kellum JA, Romagnani P, Ashuntantang G, Ronco C, Zarbock A, Anders HJ. Acute kidney injury. Nat Rev Dis Primers. 2021 Jul 15;7(1):52.

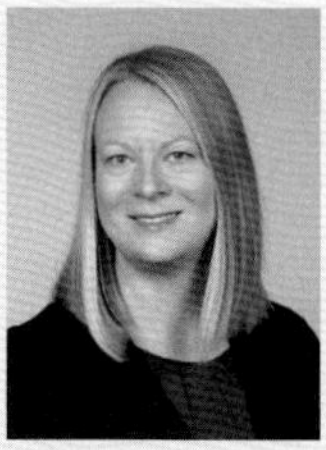

Dr. med. Silke Fortenbacher, MHBA

Nach dem Studium der Humanmedizin und Promotion in der Abteilung für Transfusionsmedizin und Hämostaseologie an der Universität Erlangen-Nürnberg (2010) erfolgte die Facharztausbildung an der Medizinischen Klinik 4 der Universität Erlangen-Nürnberg. Facharztanerkennung Innere Medizin (2015), Erlangen der Zusatzbezeichnungen Notfallmedizin (2016) sowie Intensivmedizin (2018). Facharztanerkennung für Innere Medizin und Nephrologie (2021). Seit 2019 Facharzttätigkeit im Bereich Internistische Intensivmedizin der Medizinischen Klinik 8, Schwerpunkt Kardiologie am Klinikum Nürnberg, seit 2021 Funktionsoberärztin. Von 2018 bis 2020 berufsbegleitender Studiengang Master of Health Business Administration (MHBA) der Universität Erlangen-Nürnberg.

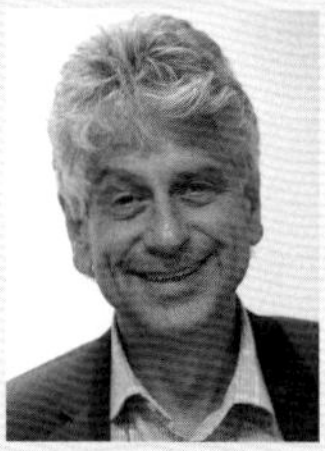

Prof. Dr. med. Stefan John

Studium der Humanmedizin an den Universitäten Berlin und Würzburg. Promotion über die diagnostische Wertigkeit der Fiberbronchoskopie an einem poliklinischen Krankengut. 1989–1995 Ausbildung Innere Medizin Universität Erlangen-Nürnberg, 1993–94 Ausbildung Intensive Care Medicine Guys & St. Thomas' Hospital London, 1994 Anästhesiologische Intensivmedizin Klinikum Nürnberg, 1995 Facharzt Innere Medizin. 1997 Zusatzbezeichnung Internistische Intensivmedizin sowie 2000 Teilgebietsbezeichnung Nephrologie. Im Jahr 2000 Habilitation über die Bedeutung der Endothelfunktion bei Hypercholesterinämie. Ernennung zum außerplanmäßigen Professor der Universität Erlangen-Nürnberg 2009. Ab 2000 Oberarzt der Medizinischen Klinik 4 der Universität Erlangen-Nürnberg, Schwerpunkt Nephrologie-Hypertensiologie und dort Leiter des Funktionsbereichs Intensivmedizin in Erlangen und Nürnberg sowie Leiter des interdisziplinären „Arbeitskreises Intensivmedizin“ am Klinikum Nürnberg. Seit 2017 Leiter der Abteilung für Internistische Intensivmedizin in der Medizinischen Klinik 8, Klinikum Nürnberg-Süd. Weiterbildungsermächtigung für Intensivmedizin der BLÄK. Wissenschaftlich-klinische Schwerpunkte sind Endothelfunktion, Sepsis, Akutes Nierenversagen sowie Nierenersatzverfahren. Von 2018 bis 2021 Präsident der Deutschen Gesellschaft für Internistische Intensivmedizin und Notfallmedizin (DGIIN).

2 Diagnostik – Wie erkenne ich ein akutes Nierenversagen (AKI) möglichst früh?

Larissa Herbst und Carsten Willam

Das akute Nierenversagen (AKI) ist ein schwerwiegendes klinisches Ereignis von dem ca. 30–60% aller kritisch kranken Patienten auf Intensivstation betroffen sind (1). Es ist zudem klar mit einem längeren Krankenhausaufenthalt, einer erhöhten Morbidität und Mortalität assoziiert. Vor diesem Hintergrund kommt der Früherkennung eines AKI, im Hinblick auf die schnelle Einleitung von Protektions- sowie therapeutischer Maßnahmen und die daraus resultierende Prognoseänderung, eine besondere Relevanz zu.
Das AKI ist charakterisiert durch einen raschen renalen Funktionsverlust unterschiedlichen Schweregrades, der potenziell reversibel sein kann. Nach der KDIGO Konsensusdefinition wird die Diagnose des AKI anhand des Kreatininanstieges und/oder der Diuresemenge im zeitlichen Kontext gestellt und der Schweregrad des AKI in drei Stadien (Stadium 1–3) eingeteilt. Der Schweregrad des AKI korreliert mit der Krankenhaussterblichkeit, wie eine retrospektive Kohortenstudie an über 100.000 Patienten eindrücklich demonstrieren konnte. Das akute Nierenversagen in AKI Stadium 1 war hier mit einer Mortalität von 5,1%, das AKI Stadium 2 mit 13,7% und das AKI Stadium 3 mit 24,8% assoziiert (2).

2.1 Die Limitationen der klassischen funktionellen Parameter

In der klinischen Praxis und auch nach gängigen Klassifikationssystemen (KDIGO) wird ein AKI diagnostiziert, wenn Veränderungen der Diurese auftreten und die laborchemischen Parameter Kreatinin und Harnstoff ansteigen. Hiermit wird in relevanter Weise die Funktion der Wasserkontrolle und die

Konzentrierungsleistung der Nieren erfasst. Problematisch an diesem Konzept ist, dass

- **die Diurese** von vielerlei Faktoren beeinflusst wird (u.a. Diuretikatherapie, Hyper-/Hypovolämie, ADH) und somit eine geringe Spezifität besitzt. Eine Reduktion der Urinproduktion, bzw. das prärenale Nierenversagen, spiegeln das physiologische Regulativ einer Wassereinsparung wider. Eine reduzierte Diurese kann jedoch auch signifikant mit schweren AKI-Verläufen assoziiert sein, die dann häufig auf die Gabe von Diuretika oder weiterer Flüssigkeitssubstitution nicht mehr reagieren.
- **das Serumkreatinin** als funktioneller Akkumulationsmarker der Nierenfunktion relativ unsensitiv, abhängig von der variablen Muskelmasse des Patienten und insgesamt träge im Anstieg ist. Erst nach einer Verminderung der glomerulären Filtrationsrate (GFR) um mehr als 50%, kommt es zu einem Anstieg der Serumkreatininwerte („Kreatininblinder Bereich"), welche nach einer stattgehabten akuten Nierenschädigung zudem 2–3 Tage zum Erreichen eines neuen Äquilibriums benötigen (3).
- **der Harnstoff** als Endprodukt des Protein- bzw. Stickstoffmetabolismus neben seiner renalen Ausscheidung dem Muskelstoffwechsel mit seinen kata- und anabolen Schwankungen unterliegt. Harnstoff ist daher eher ein Maß für eine mögliche Urämiekomponente (akute Überladung mit toxischen Proteinmetaboliten und konsekutiv vielfältigen klinischen Auswirkungen) als ein präziser Marker für die Nierenfunktion.

Schließlich ist die Berechnung der **eGFR** beim AKI nicht hilfreich, da es eine über den Messzeitpunkt stabile Nierenfunktion voraussetzt und damit ein Instrument zur Beurteilung eines „*steady state*" darstellt, welches insbesondere bei *chronischer* Niereninsuffizienz relevant ist.

Cystatin C ist ein Cysteinprotease-Inhibitor, der aufgrund seiner höheren Sensitivität im Vergleich zum Kreatinin als zuverlässigerer Marker der Nierenfunktion gilt und zudem unabhängig von Muskelmasse bzw. Proteinaufnahme ist. Nachdem Cystatin C ausschließlich renal eliminiert wird, ist dessen Serumkonzentration von der glomerulären Filtrationsleistung abhängig, wodurch ein Anstieg des Markers im Vergleich zum Anstieg des Kreatinins um 24–48 Stunden früher ein AKI anzeigen kann und somit noch innerhalb des „kreatininblinden Bereichs", erfolgt (4). Cystatin C wird unter physiologischen Bedingungen in den Tubuluszellen vollständig rückresorbiert, sodass eine akute Tubulusschädigung mit einem erhöhten Anfall von Cystatin C im Urin einhergeht und es daher als Tubulusfunktionsmarker verstanden wird.

Um zu einer sicheren Diagnose des AKIs zu kommen, erscheint es unabdingbar verschiedene Diagnostika zu kombinieren. Eine AKI Diagnostik sollte insgesamt eine *Sonografie* eine *Urinanalytik* und *biochemische Marker* umfassen. Schließlich kann der Furosemid-Stresstest (FST) als *renaler Funktionstest* die renale Reserve erfassen und die Indikation zum Beginn eines Nierenersatzverfahrens stützen.

Sonografie

Eine Sonografie ist zwingend bei jedem AKI erforderlich um sofort ein postrenales Nierenversagen auszuschließen. Zudem ermöglicht die Beurteilung der Sonomorphologie eine erste Zuordnung ob ein akutes Geschehen mit vergrößerten, verschwollenen Nieren mit verbreitertem Cortex und unscharfer Mark-Rindengrenze oder eher ein chronisches Geschehen mit eher kleineren hyperechogenen Nieren vorliegt.

Urinanalytik

Ein Urinsediment mit Mikroskopie bietet wie die neuen strukturellen Biomarker die Möglichkeit, einen tubulären Zelluntergang unmittelbar nachzuweisen. Hierzu werden 10 ml Spontanurin zentrifugiert und das Zentrifugat mikroskopiert. Der Nachweis von renalen Tubulusepithelien und Tubuluszellzylindern („brown muddy casts") korrelierte hierbei gut mit schwereren Verläufen des AKIs (5). Ein Scoring-System ermöglicht eine Graduierung, je nachdem, wie viele renale Tubulusepithelien (RTE > 5) und granulierte Epithelzylinder (ZYL > 5) pro Gesichtsfeld (× 40) vorhanden sind, welches gut mit der AKI Schweregradeinteilung korreliert (6).

> **Stadium 1:** keine RTE oder ZYL
> **Stadium 2:** entweder 1–5 RTE oder 1–5 ZYL
> **Stadium 3:** entweder 1–5 RTE plus 1–5 ZYL oder > 6 RTE oder > 6 ZYL jeweils allein) (6)

Strukturelle (Bio-)Marker

Neben den alten, klassischen Biomarkern, wie Kreatinin, Harnstoff oder Cystatin C wurde in den letzten 20 Jahren in zahlreichen Studien der Wert struktureller Marker eines AKI untersucht – in der Hoffnung, ein „renales Troponin" zu identifizieren, das unmittelbar bei eintretendem AKI eine renale Zellschädigung im Urin oder im Serum indiziert. Strukturelle Marker versprechen die Diagnose eines „subklinischen AKIs", *bevor* klassische Akkumulationsmarker, wie das Kreatinin erhöht sind (7). Diese Biomarker eröffnen ein frühes diagnostisches Zeitfenster, welches die Gelegenheit bietet um gezielte präventive Maßnahmen und individuelle therapeutische Interventionen zu ergreifen und so die Entwicklung eines AKI im besten Fall zu verhindern.

Grundsätzlich müssen die sog. *Stress-Marker* (z.B. TIMP2/IGFB7, DKK3) von den *damage*-Markern (z.B. NGAL, KIM-1, IL-18, L-FABP) differenziert werden. Während das NGAL ein Marker für Schädigungen im Bereich des distalen Tubulus darstellt, so stellen KIM-1, IL-18 und FABP Marker für Schädigungen am proximalen Tubulus dar. Vorteilhaft scheint auch die Kombination von Biomarkern wie beispielsweise bei TIMP2/IGFB7 (eines cell cycle arrest Markers) zu sein, da die Detektionsrate des AKI im Vergleich zur Messung eines Einzel-

Tab. 1 Auswahl und Beschreibung einiger neuerer Biomarker

Biomarker	Mechanismus	Probe	funktioneller Marker	Strukturmarker		Limitationen
				Stress Marker	Damage Marker	
Cystatin C	Cysteinprotease Inhibitor (13 kDa), freie glomeruläre Filtration, vollständige tubuläre Reabsorption	Plasma	X			beeinflusst durch Hypoalbuminämie, Diabetes, Glucocorticoide
DKK3	Renal-tubuläres Glycoprotein (38 kDa), wird bei renalem Stress in den Urin sezerniert	Urin		X		erhöht bei chronischer Niereninsuffizienz
TIMP-2/ IGFB7	Metalloproteinase (21 kDa/29 kDa), tubulärer Zellzyklus Arrest Marker	Urin		X		erhöht bei Diabetes, Proteinurie verfälscht Ergebnis, point-of-care Test verfügbar (NephroCheck®)
KIM-1	Transmembran Glycoprotein aus Zellen des proximalen Tubulus	Urin			X	vulnerabel bei Diabetes, Hypertension, Proteinurie, inflammatorischen Prozessen
NGAL	Neutrophilengelatinase-assoziiertes Lipocalin (25 kDa), bindet Eisen-Siderophor-Komplexe und limitiert bakterielle Eisen-Aufnahme	Urin/ Plasma			X	Cut-off Werte unklar, sehr schnelle Erhöhung nach tubulärer Schädigung, point-of-care Test verfügbar (EDELVITAL™)
IL-18	proinflammatorisches Zytokin (18 kDa), Freisetzung in den Urin nach tubulärer Schädigung	Urin			X	Cut-off Werte unklar, erhöht bei inflammatorischen Prozessen

Biomarker	Mechanismus	Probe	funktioneller Marker	Strukturmarker		Limitationen
				Stress Marker	Damage Marker	
L-FABP	fatty acid binding Protein (14 kDa), Antioxidans, freie Filtration und Reabsorption im proximalen Tubulus	Urin/ Plasma			X	Serumwerte bei Leberinsuffizienz erhöht, vulnerable bei chronischer Niereninsuffizienz, Diabetes, ADPKD

markers erhöht ist (8). Eine Auswahl vielversprechender Biomarker ist in Tabelle 1 charakterisiert.

Bereits 2011 konnten Haase et al. (9) in einer multizentrischen Studie demonstrieren, dass bei Patienten mit kardiorenalem Syndrom ohne Nachweis erhöhter Serumkreatininwerte, mit zunehmender Höhe des gemessenen Biomarkers NGAL, eine signifikant höhere Initiierungsrate (2–3-fach) für Nierenersatzverfahren und eine erhöhte Krankenhausmortalität zu verzeichnen war.

Als ein klinisch bereits einsetzbares, bettseitig verfügbares *point-of-care* Testsystem steht der NephroCheck® zur Verfügung, welcher im Urin die Biomarker TIMP2 und IGFB7 mittels eines Floureszenz-Immunassays innerhalb von 20 Minuten detektiert. Insgesamt vier multizentrische Studien die in Europa und Nordamerika (10–12) durchgeführt wurden trugen zur primären Evidenz des Testsystems bei und konnten die Testsensitivität auf 89% beziffern, allerdings bei mäßiger Spezifität von ca. 50% (13).

Obwohl neuere Biomarker Vorteile hinsichtlich einer frühzeitigen Diagnosestellung eines AKI bzw. eines subklinischen AKI bieten, so ist die routinemäßige und flächendeckende Implementierung von Biomarkern im klinischen Alltag bisher ausgeblieben. Dies ist u.a. durch hohe Kosten, fehlende Vergütung, haufig fehlende Standardisierung der Tests, unterschiedliche Sensitivitäten/Spezifitäten eines jeden Biomarkes, limitierte Evidenzen und Unklarheiten bzgl. des Effekts von Komorbiditäten auf die Testergebnisse, begründet.

Funktionelle Tests

Neben den funktionellen Akkumulationsmarkern und den neuen Strukturbiomarkern wurde zwischenzeitlich das Konzept der „Renal Reserve“ entwickelt, welches die Fähigkeit der Nieren im AKI zur Regeneration indiziert und daher ein Kriterium für ein frühzeitig notwendiges Nierenersatzverfahren sein kann. Hierzu eignet sich sehr gut der Furosemid-Stresstest (FST), der 2013 von Chawla et al. erstmals beschrieben wurde. In einer prospektiven Kohortenstudie konnte gezeigt werden, dass ein standardisierter FST (einmalige Furosemid Gabe von 1,0 mg/kg oder 1,5 mg/kg Körpergewicht) das Auftreten einer AKI-Progression anhand der diuretischen *non-response* nach 2 Stunden zuverlässig vorhersagen konnte, wobei der optimale *cut-off* bei < 200 ml/2 h lag (14). Eine kürzlich publizierte Metaanalyse (11 Studien, n = 1.366) konnte den FST als prädiktiven AKI-Progressions-Marker bestätigen und ihm zudem einen Stellenwert als prädiktiven Marker für die Notwendigkeit der Einleitung eines Nierenersatzverfahrens zugestehen (15). Der FST stellt somit einen einfachen, kostengünstigen und flächendeckend verfügbaren funktionellen Test dar, der insbesondere in frühen AKI Stadien Hinweise über die tubuläre Reservefunktion geben kann und somit eine Einschätzung zur AKI-Progression erlaubt.

Bereits 2010 publizierten Goldstein et al. ein Konzept zur renalen Risikostratifizierung, das sog. „Renal Angina" Konzept, welches renale Risikofaktoren, den Anstieg des Serumkreatinins bzw. den Abfall der Kreatininclearance und das Vorliegen einer Volumenüberladung (*fluid overload* in % zum Ausgangsgewicht) in Zusammenhang brachte mit dem Ziel die Entwicklung eines AKI voraussagen zu können (16). Das Konzept wurde infolgedessen in pädiatrischen Intensivkollektiven validiert und mündete in der Entwicklung des „Renal Angina Index" (RAI). Der RAI schätzt anhand klinischer Kriterien (Bedarf an Beatmung, Vasopressoren und Aufnahme auf Intensivstation) das AKI-Risiko (als moderat, hoch, sehr hoch) ein und bemisst die Zeichen der renalen Schädigung mit einem Score von 1–40 Punkten. Ein *cut-off* von ≥ 8 Punkten ergibt einen positiven RAI, der mit der Entwicklung eines schweren AKI assoziiert ist (17). In Rahmen einer 2014 publizierten Studie an > 500 kritisch kranken Patienten wurde der RAI an Erwachsenen validiert und es konnte eine Sensitivität von 92% sowie ein hoher negativer prädiktiver Wert von 99% ermittelt werden (18). Trotz der vorliegenden Evidenz, die für den Einsatz des RAI im klinischen Alltag spricht, ist der Index bisher weitgehend unbekannt und findet nur selten routinemäßige Anwendung.

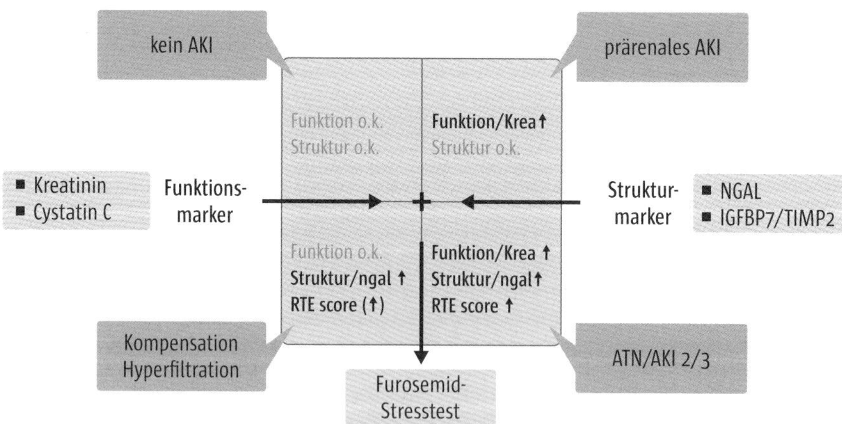

Abb. 1 Kombination von Funktions- und Strukturmarkern

2.2 Kombination von Funktionsmarkern und Strukturmarkern

Die frühzeitige Diagnose eines AKI bleibt in Zusammenschau der verfügbaren diagnostischen Optionen weiterhin durchaus herausfordernd. Die Kombination struktureller und funktioneller Marker bietet eine sehr gute Möglichkeit ein AKI möglichst frühzeitig zu diagnostizieren (s. Abb. 1).

- **Prärenales Nierenversagen**: Funktionelle glomeruläre Akkumulationsmarker wie Kreatinin können erhöht sein, strukturelle Marker sind gering erhöht.
- **Moderates intrarenales Nierenversagen** (z.B. septisch, toxisch, kardiogen): strukturelle Marker können erhöht sein; Bei Hyperfiltration oder anderen Kompensationsmechanismen sind die Funktionsmarker wenig erhöht. Furosemid-Stresstest positiv (Diurese > 200 ml/2 h).
- **Schweres intrarenales AKI, akute Tubulusnekrose**: Strukturelle tubuläre Marker (Urinsediment, neue Biomarker) sind erhöht, tubuläre Funktionsmarker (Cystatin C) sind erhöht, funktionelle Akkumulationsmarker sind je nach Schädigung erhöht. Furosemid-Stresstest negativ (Diurese < 200 ml/2 h). Nierenersatz häufig erforderlich.

Take home messages:

- *Aufgrund der hohen Mortalität beim kritisch kranken Patienten mit AKI kommt der Früherkennung des AKI besondere Bedeutung im Hinblick auf Präventions- und Therapiemaßnahmen zu.*
- *In der Labordiagnostik des AKI spielen Akkumulationsmarker (Kreatinin), funktionelle Marker (Kreatinin, Cystatin C), neuere strukturelle Biomarker (NGAL, KIM-1, TIMP2/IGFB7 etc.) und funktionelle Tests (FST, RAI) eine tragende Rolle.*
- *Obwohl vielversprechende neuere Biomarker, im Vergleich zur Messung des Kreatinins, als imperfektem jedoch etabliertem Goldstandard, im zeitlichen Kontext klare Vorteile bieten, haben diese sich bisher noch nicht in der breiten Routine durchsetzen können.*
- *Der Furosemid-Stresstest stellt einen einfachen, funktionellen Test dar, der Aufschluss über die tubuläre Reservekapazität geben und eine AKI-Progression anzeigen kann.*
- *Der RAI ist ein sensitives Tool, wobei ein RAI-Score ≥ 8 Punkten mit der Entwicklung eines AKI assoziiert ist.*
- *Die Kombination von funktionellen Markern und Strukturmarkern erhöht die diagnostische Sicherheit und bietet eine gute Möglichkeit ein AKI möglichst frühzeitig zu diagnostizieren.*

Literatur

1. Hoste EAJ, Kellum JA, Selby NM, Zarbock A, Palevsky PM, Bagshaw SM, Goldstein SL, Cerda J, Chawla LS (2018) Global epidemiology and outcomes of acute kidney injury. Nat Rev Nephrol 14(10):607–625
2. Khadzhynov D, Schmidt D, Hardt J, Rauch G, Gocke P, Eckardt KU, Schmidt-Ott KM (2019) The Incidence of Acute Kidney Injury and Associated Hospital Mortality. Dtsch Arztebl Int 116(22):397–404
3. Liu KD, Goldstein SL, Vijayan A, Parikh CR, Kashani K, Okusa MD, Agarwal A, Cerdá J, AKI!Now Initiative of the American Society of Nephrology (2020) AKI!Now Initiative: Recommendations for Awareness, Recognition, and Management of AKI. Clin J Am Soc Nephrol. 7;15(12):1838–1847. DOI: 10.2215/CJN.15611219. Epub 2020 Apr 21. PMID: 32317329; PMCID: PMC7769012
4. Fang F, Hu X, Dai X, Wang S, Bai Z, Chen J, Pan J, Li X, Wang J, Li Y (2018) Subclinical acute kidney injury is associated with adverse outcomes in critically ill neonates and children. Crit Care 22(1):256
5. Bagshaw SM, Haase M, Haase-Fielitz A, Bennett M, Devarajan P, Bellomo R (2012) A prospective evaluation of urine microscopy in septic and non-septic acute kidney injury. Nephrol Dial Transplant. 27(2):582–8. DOI: 10.1093/ndt/gfr331
6. Perazella MA, Coca SG, Hall IE, Iyanam U, Koraishy M, Parikh CR (2010) Urine microscopy is associated with severity and worsening of acute kidney injury in hospitalized patients. Clin J Am Soc Nephrol 5(3):402–408
7. Zou C, Wang C, Lu L (2022) Advances in the study of subclinical AKI biomarkers. Front Physiol 13:960059
8. Claure-Del Granado R, Macedo E, Chavez-Iniguez JS (2022) Biomarkers for Early Diagnosis of AKI: Could It Backfire? Kidney 360 3(10):1780–1784
9. Haase M, Devarajan P, Haase-Fielitz A, Bellomo R, Cruz DN, Wagener G, Krawczeski CD, Koyner JL, Murray P, Zappitelli M et al. (2011) The outcome of neutrophil gelatinase-associated lipocalin-positive subclinical acute kidney injury: a multicenter pooled analysis of prospective studies. J Am Coll Cardiol 57(17):1752–1761
10. Kashani K, Al-Khafaji A, Ardiles T, Artigas A, Bagshaw SM, Bell M, Bihorac A, Birkhahn R, Cely CM, Chawla LS et al. (2013) Discovery and validation of cell cycle arrest biomarkers in human acute kidney injury. Crit Care 17(1):R25
11. Hoste EA, McCullough PA, Kashani K, Chawla LS, Joannidis M, Shaw AD, Feldkamp T, Uettwiller-Geiger DL, McCarthy P, Shi J et al. (2014) Derivation and validation of cutoffs for clinical use of cell cycle arrest biomarkers. Nephrol Dial Transplant 29(11):2054–2061
12. Koyner JL, Shaw AD, Chawla LS, Hoste EA, Bihorac A, Kashani K, Haase M, Shi J, Kellum JA, Sapphire I (2015) Tissue Inhibitor Metalloproteinase-2 (TIMP-2), IGF-Binding Protein-7 (IGFBP7) Levels Are Associated with Adverse Long-Term Outcomes in Patients with AKI. J Am Soc Nephrol 26(7):1747–1754
13. Bihorac A, Chawla LS, Shaw AD, Al-Khafaji A, Davison DL, Demuth GE, Fitzgerald R, Gong MN, Graham DD, Gunnerson K et al. (2014) Validation of cell-cycle arrest biomarkers for acute kidney injury using clinical adjudication. Am J Respir Crit Care Med 189(8):932–939
14. Chawla LS, Davison DL, Brasha-Mitchell E, Koyner JL, Arthur JM, Shaw AD, Tumlin JA, Trevino SA, Kimmel PL, Seneff MG (2013) Development and standardization of a furosemide stress test to predict the severity of acute kidney injury. Crit Care 17(5):R207
15. Chen JJ, Chang CH, Huang YT, Kuo G (2020) Furosemide stress test as a predictive marker of acute kidney injury progression or renal replacement therapy: a systemic review and meta-analysis. Crit Care 24(1):202
16. Goldstein SL, Chawla LS (2010) Renal angina. Clin J Am Soc Nephrol 5(5):943–949
17. Basu RK, Zappitelli M, Brunner L, Wang Y, Wong HR, Chawla LS, Wheeler DS, Goldstein SL (2014) Derivation and validation of the renal angina index to improve the prediction of acute kidney injury in critically ill children. Kidney Int 85(3):659–667
18. Cruz DN, Ferrer-Nadal A, Piccinni P, Goldstein SL, Chawla LS, Alessandri E, Belluomo Anello C, Bohannon W, Bove T, Brienza N, Carlini M, Forfori F, Garzotto F, Gramaticopolo S, Iannuzzi M, Montini L, Pelaia P, Ronco C, NEFROINT Investigators (2014) Utilization of small changes in serum creatinine with clinical risk factors to assess the risk of AKI in critically Ill adults. Clin J Am Soc Nephrol. 9(4):663–72. DOI: 10.2215/CJN.05190513.

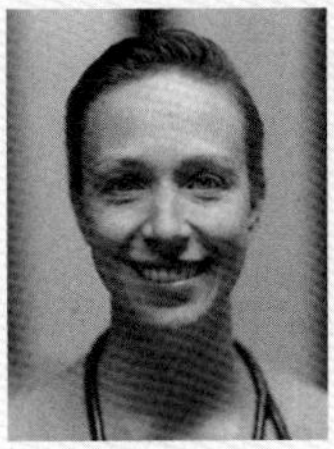

Dr. med. Larissa Herbst

Medizinstudium, Promotion und Facharztausbildung Innere Medizin an der Universität Erlangen. Facharztanerkennung Innere Medizin 2014 und Anerkennung der Zusatzbezeichnung „Internistische Intensivmedizin" 2016. Von 2008 bis 2016 Tätigkeit in der Medizinischen Klinik 4, Abteilung für Nephrologie. Von 2016 bis 2018 in oberärztlicher Funktion auf der internistischen Intensivstation des Waldkrankenhauses St. Marien in Erlangen. Seit 2018 Oberärztin der Nephrologischen Intensivstation der Medizinischen Klinik 4 am Universitätsklinikum Erlangen.

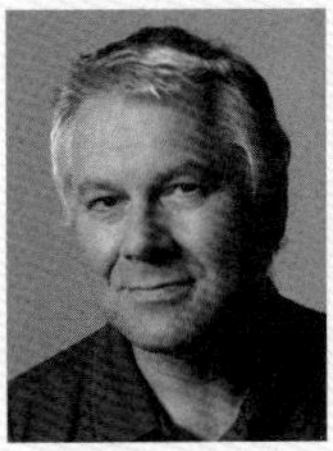

Prof. Dr. med. Carsten Willam

Nach dem Medizinstudium in Marburg und Berlin folgte die Promotion und Facharztausbildung zum Internisten an der Freien Universität Berlin. 2000 bis 2003 Forschungsstipendium an der Oxford University, UK. Es folgten die Zusatzbezeichnungen Rettungsmedizin, Nephrologie und Spezielle Internistische Intensivmedizin. Seit 2004 in der Abteilung für Nephrologie der Medizinischen Klinik 4 in Erlangen und Nürnberg. Habilitation 2004 über das Thema des zellulären Sauerstoffsensings. Aktuell Leitender Oberarzt der Abteilung für Nephrologie im Universitätsklinikum Erlangen und der Nephrologischen Intensivstation.

IV

Kardiologische Akut- und Intensivmedizin

1 Das akute Rechtsherzversagen – neue Therapieansätze

Theresa M. Mokry, Ralf M. Muellenbach und Philipp M. Lepper

Die Entwicklung eines akuten Rechtsherzversagens führt zu einer deutlichen Erhöhung der Morbidität und Mortalität. Während es sich bei Patienten nach herz- oder thoraxchirurgischem Eingriff um eine häufige schwerwiegende Komplikation handelt (1), erleiden auch bis zu 10% der Patienten mit nicht kardiochirurgischen Eingriffen (2) ein akutes postoperatives Rechtsherzversagen. Bei Patienten mit ARDS wird die Inzidenz des akuten Cor pulmonale (ACP) noch höher geschätzt (3; 4) und bei Patienten mit schwerem ARDS (5) mit bis zu 50% angegeben (6). Die Sterblichkeit erhöht sich bei Patienten nach Lungenembolie (LAE) auf 20% (7) und bei Patienten nach rechtsventrikulärem Myokardinfarkt mit kardiogenem Schock auf 50% (8). Klinisch wird zwischen einer rechtsventrikulären Dysfunktion ohne Auftreten von Symptomen (9) und einer rechtsventrikulären Insuffizienz mit Symptomen wie akuter oder zunehmender Dyspnoe, Hypotonie oder rechtsventrikulären Stauungszeichen wie beidseitigen Beinödemen oder Pleuraergüssen (7) unterschieden.

> Das **rechtsventrikuläre Versagen** wird allgemein als ein Zustand definiert, bei dem der rechte Ventrikel den systemischen Anforderungen an den Blutfluss ohne exzessiven Gebrauch des Frank-Starling Mechanismus nicht mehr gerecht wird (10). Die konsekutive und dilatationsbedingte akute Trikuspidalinsuffizienz entlastet zwar den rechten Ventrikel, verstärkt dabei allerdings auch das Rückwärtsversagen.

Im Rahmen des akuten Rechtsherzversagens kommt es unabhängig von der Grunderkrankung zu einer Kombination aus:

- Änderung der Vorlast/diastolischen Füllung: Rückwärtsversagen
- Reduktion der Inotropie: Vorwärtsversagen
- Erhöhung der Nachlast/Gefäßwiderstand

Ursächlich für die Entstehung eines Rechtsherzversagens sind u.a. die pulmonal-arterielle Hypertonie (PAH), eine koronare, rechtsventrikuläre Durchblutungsstörung und eine postoperative rechtsventrikuläre Dysfunktion meist im Rahmen kardiochirurgischer Eingriffe. Dabei kommt es zum atemabhängigen Abfall des Schlagvolumens und zu einer Rückwärtsstauung in die gastrointestinalen Organe mit Aszites, Cirrhose cardiaque und einem enteralen Proteinverlustsyndrom.

Das Auftreten eines ACP ist mit einer erhöhten Sepsisrate sowie mit einer weniger protektiven Beatmung assoziiert und stellt einen unabhängigen Risikofaktor für eine höhere 28-Tage-Sterblichkeit dar (4). Somit ist das Krankheitsbild für Intensivpatienten prognoserelevant. Grundsätzlich sollten jedoch alle Patienten auf der Intensivstation, die länger als 24 h beatmet sind, als Risikopatienten für die Entwicklung einer rechtsventrikulären Dysfunktion angesehen werden. Alle Patienten mit einem ARDS sollten zudem als Risikopatienten für die Entwicklung eines ACP gelten.

1.1 Pathophysiologie

Durch die Versorgung des Niederdrucksystems „Lungenkreislauf" hat der rechte Ventrikel (RV) eine dünnere Wanddicke (< 5 mm) und reagiert sensibel auf Druck- bzw. Nachlasterhöhungen. Volumenbelastungen, wie bspw. bei einem atrialen Septumdefekt (ASD) oder einer Trikuspidalinsuffizienz, können klinisch deutlich länger kompensiert werden. Der RV zeigt eine komplexere Geometrie als der linke Ventrikel, sodass er das Schlagvolumen sowohl durch eine longitudinale als auch durch radiale Verkürzung erzeugt.

Auf eine akute Veränderung wie beispielsweise eine Lungenarterienembolie reagiert der RV mit einer Dilatation, d.h. bei einem nicht vorbelasteten Herzen steigt der mittlere pulmonal-arterielle Druck (mPAP) in diesem Fall nicht über 40 mmHg, da zuvor die Dilatation eintritt. Bei einer dauerhaften Belastung kommt es dagegen zu einer kompensatorischen Myokardhypertrophie und der Ausbildung eines ACP und einer Trikuspidalinsuffizienz. Zu der akuten Druckbelastung kommt eine kompensatorische Volumenbelastung, sodass durch die Abnahme des rechtsventrikulären diastolischen Füllungsdrucks das Schlagvolumen abnimmt und es ein erhöhtes Risiko für die Ausbildung eines kardiogenen Schocks besteht.

1.2 Auslösende Faktoren

Grundsätzlich sind auslösende Faktoren entweder eine Erhöhung der Nachlast und damit eine Druckbelastung des rechten Ventrikels, eine Erhöhung der Vorlast und damit eine Volumenüberlastung oder eine Abnahme der rechts-

Tab. 1 Auslösende Faktoren

Ursache	Effekt
Myokardischämie septische Kardiomyopathie arrhythmogene Kardiomyopathie Myokarditis kardiochirurgische Komplikationen	Änderung der Inotropie → verminderte Kontraktilität → rechtsventrikuläre Dilatation → Vorwärtsversagen mit HZV-Abnahme
Hypovolämie Perikardtamponade Spannungspneumothorax abdominelles Kompartment mechanische Beatmung mit PEEP	Änderung der Vorlast → eingeschränkte Füllung des rechten Ventrikels
PAH Lungenerkrankungen wie ARDS, CTEPH, COPD mechanische Beatmung mit PEEP Linksherzinsuffizienz	Änderung der Nachlast → erhöhter Gefäßwiderstand durch Obstruktion, Remodeling, Vasokonstriktion durch Hypoxie/Hyperkapnie, Gefäßrarifizierung
Defekte der Trikuspidal- oder Pulmonalklappe Vorhof-Septum-Defekt (VSD) Ventrikel-Septum-Defekt	Druck- oder Volumenbelastung
Vorhofflimmern (VHF) AV-Block II–III°	

ventrikulären Kontraktilität (s. Tab. 1). Am häufigsten führen eine schlecht behandelte PAH oder eine koronare Ischämie zur Ausbildung eines akuten Rechtsherzversagens.

1.2.1 Pulmonal-arterielle Hypertonie

Einen der wichtigsten auslösenden Faktoren stellt die pulmonale Hypertonie dar. Diese ist durch einen mittels Pulmonaliskatheter gemessenen mPAP von > 20 mmHg (11) in Ruhe definiert und entsteht durch unterschiedliche Erkrankung der Lunge. Meist führen die pulmonalen Erkrankungen zu einem chronischen, lange kompensierten Rechtsherzversagen, können jedoch beispielsweise im Fall einer LAE zu einem akut lebensbedrohlichen RV führen.

Die auslösenden Ursachen einer PAH werden in fünf Gruppen eingeteilt (s. Tab. 2). Während es bei Krankheiten der Gruppe 1 zu histologischen Veränderungen wie Initima-Proliferation, Media-Hypertrophie und perivaskuläre Entzündungen der distalen A. pulmonalis kommt, ist bei Krankheiten der Gruppe 2 die Erhöhung des transpulmonalen Druckgradienten ausschlaggebend. Durch die Linksherzinsuffizienz kommt es postkapillär zur passiven Druckübertragung auf die A. pulmonalis. Der transpulmonale Gradient ist definiert als der Druck zwischen mPAP und pulmonal-arteriellem Verschluss-

Tab. 2 Auslösende Faktoren einer PAH

Gruppe	Faktoren
1	■ idiopathisch ■ hereditär ■ Intoxikation ■ Krankheits-assoziiert (u.a. HIV, kongenitale Herzerkrankungen, Bindegewebserkrankungen) ■ persistierend bei Neugeborenen
2	■ Folge einer Linksherzinsuffizienz
3	■ Folge einer Lungenkrankheit/Hypoxie ■ chronisch obstruktive Lungenerkrankung (COPD) ■ interstitielle Lungenerkrankung (ILD) ■ sonstige Lungenerkrankung (u.a. ARDS) ■ alveoläre Hypoventilation ■ Aufenthalt in großen Höhen ■ Schlafkrankheiten
4	■ Folge einer chronisch thromboembolischen pulmonale Hypertonie (CTEPH)
5	■ Folge unklarer oder multifaktorieller Auslöser

druck (Wedge Pressure) und beträgt < 12 mmHg. Liegt er > 12 mmHg handelt es sich um eine „PAH out of Proportion". Reversible Ursachen hängen mit einer reaktiven Vasokonstriktion zusammen, die durch Vasodilatation behoben werden kann, oder einer chronischen Vasokonstriktion durch strukturelle Gefäßveränderungen, die nicht mehr durch Vasodilatation behoben werden können. 5–10% aller COPD-Patienten aus Gruppe 3 entwickeln als Reaktion auf Hypoxie und Hyperkapnie oder durch Remodeling eine PAH mit chronischer Rechtsherzinsuffizienz. Bei Patienten der Gruppe 4 finden sich frische und bereits organisierte Embolien der A. pulmonalis.

1.2.2 Koronare Ischämie

Der RV wird durch die A. coronaria dextra während Systole und Diastole versorgt. Kommt es im Rahmen eines akuten ischämischen Verschlusses zu einer Durchblutungsstörung, können aufgrund der Lage des Sinus- und des AV-Knotens Arrhythmien wie VHF oder AV-Blöcke entstehen und zu einem Rechtsherzinfarkt führen.

Vor allem nach kardiochirurgischen Eingriffen kann durch Kardioplegielösung oder im Rahmen der Reperfusion eine Schädigung der rechten Koronararterie mit Ausbildung eines akuten Rechtsherzversagens und folgendem Multiorganversagens auftreten.

1.3 Klinik und Diagnostik

1.3.1 Symptome und körperliche Untersuchung

Die klinische Untersuchung symptomatischer Patienten sollte der Einschränkung der Differenzialdiagnosen und der Abschätzung deren Schweregrades dienen.

Die Akutsituation stellt der kardiogene Schock im Rahmen eines Vorwärtsversagens mit ggf. schon flachem und schnellem Puls sowie blassem und marmoriertem Hautkolorit sowie Somnolenz und Enzephalopathie dar. Akute oder progrediente Dyspnoe ist meist Ursache einer pulmonalen Manifestation oder eines verminderten Herzzeitvolumens. Stauungszeichen wie Pleura-/Perikardergüsse, Stauungsorgane mit Übelkeit und Erbrechen, Beinödeme, Anasarka deuten auf ein Rückwärtsversagen hin. Gestaute Halsvenen in 45°-Oberkörperhochlagerung zeigen sich bei manifester Rechtsherzinsuffizienz, während bei der latenten Form die Halsvenenstauung erst durch einen positiven hepatojugulären Reflux darstellbar sind.

1.3.2 EKG

Zur Erstdiagnostik eignet sich ein 12-Kanal-EKG, um eine Akutpathologie auszuschließen. Sollte der auslösende Faktor ein inferiorer Myokardinfarkt sein, zeigen sich regelhaft pathologische Veränderungen in den Ableitungen II, III und aVF. Bei einer Lungenembolie können ein Rechtslagetyp, ein neu aufgetretener Rechtsschenkelblock sowie ein SIQIII-Typ, T-Negativierungen über der Vorderwand oder Tachykardien wegweisend sein (12).

1.3.3 Laborparameter

Spezifische Biomarker für ein akutes Rechtsversagen sind derzeit nicht bekannt. Parameter wie pro-BNP oder Troponin-T haben jedoch eine hohe Sensitivität hinsichtlich einer akuten Herzinsuffizienz. Die Erhöhung von Kreatininkinase (CK, CK-MB) und Troponin-T ist im Vergleich zum linken Ventrikel aufgrund der Massenverteilung niedriger. Besteht der Verdacht auf eine LAE können zudem D-Dimere abgenommen werden. Ausschluss über das Ausmaß der Rechtsherzinsuffizienz gibt das B-Typ-natriuretische Peptid (pro-BNP). Jedoch ist es ein unspezifischer Parameter, der auch bei Niereninsuffizienz oder Sepsis erhöht sein kann.

1.3.4 Rechtsherzkatheter

Um eine definitive Aussage zum Ausmaß der Rechtsherzinsuffizienz treffen zu können, ist ein Pulmonalis- oder Rechtsherzkatheter notwendig. Dieser erlaubt neben der direkten pulmonal-arteriellen Druckmessung nach Einschwemmen in die Lungenstrombahn auch die Bestimmung zahlreicher weiterer gemessener und berechneter Parameter inklusive des klinisch bedeutsamen pulmonal-kapillären Verschlussdrucks. Normalerweise sollte der mPAP ≤ 20 mmHg betragen (13; 14).

1.3.5 Echokardiografie

Einen schnellen Überblick über eine vermutete Rechtsherzbelastung ergibt sich durch die Echokardiografie. Hier kann im subkostalen Schnitt oder im Vier-Kammer-Blick eine Dilatation des rechten Ventrikels visuell abgeschätzt und vermessen werden.

Visuell kann die Form des rechten Ventrikels beurteilt werden. Der rechte Ventrikel ist regelhaft um ein Drittel schmaler als der linke Ventrikel. Eine Vergrößerung zeigt sich im sogenannten D-Sign, bei dem sich der rechte Ventrikel in den linken vorwölbt und dieser in der kurzen Achse die Form eines D's annimmt. Da eine Größenzunahme vor allem apikal zu beobachten ist, wird der rechte Ventrikel pathologischerweise spitzenbildend. Zudem besteht die Möglichkeit, den Querdurchmesser zwischen den basalen und den apikalen Abschnitten zu berechnen. Dieser sollte normwertig zwischen 36–40 mm liegen.

In der M-Mode-Darstellung kann die sogenannte TAPSE (Tricuspid Annular Plane Systolic Excursion) bestimmt werden. Hierbei wird die freie laterale Wand beurteilt und die longitudinale Verkürzung des Trikuspidalanulus in der Systole gemessen. Eine TAPSE < 16 mm impliziert eine rechtsventrikuläre Dysfunktion (15). Auch die Messung der Flussgeschwindigkeit einer Regurgitation über der Trikuspidalklappe als Surrogat des rechtsventrikulären systolischen Drucks (RVSP) kann hinweisgebend für das Vorliegen einer pulmonalarteriellen Hypertonie sein. Das Verhältnis zwischen TAPSE und dem aus dem RVSP und der V. cava inferior abgeleiteten, pulmonal-arteriellen, systolischen Druck (PASP) (TAPSE/PASP) ist sogar prognoserelevant und fließt in die Risikostratifikation der ESC/ERS-Leitlinie zur Diagnostik und Therapie der Pulmonalen Hypertension mit ein. Zudem kann das Verhältnis von kurzer zu langer Achse des RVEDD (rechtsventrikulärer enddiastolischer Diameter) gemessen werden. Liegt es bei > 0.6 besteht ein Risiko für ein Rechtsherzversagen von etwa 50%. Die Echokardiografie kann vor allem im Verlauf auf Intensivstation wertvolle Hinweise auf das Vorliegen einer RV-Dysfunktion bzw. auf die Entwicklung eines ACP geben. Auch für die Steuerung der Therapie ist die Echokardiografie bedeutsam, da wie oben ausgeführt, je nach Genese der RV-Dysfunktion bzw. des ACP, konkurrierende Konzepte des Volumenmanagements existieren.

1.4 Therapiemöglichkeiten

Die Therapie ist in allen Fällen eine Behandlung der auslösenden Ursache, verbunden mit dem Ziel, den pulmonal-arteriellen Widerstand zu senken. Die Therapie des akuten Rechtsherzversagens richtet sich primär nach dem zugrunde liegenden Auslöser (13; 16).

1.4.1 Inotropie

Sowohl β-Rezeptor-Agonisten wie Noradrenalin, Adrenalin und Dobutamin als auch Phosphodiesterase-3-Hemmer wie Milrinon und Kalzium-Sensitizer wie Levosimendan führen zu einer Steigerung der Kontraktilität und damit zu einer Steigerung des Herzzeitvolumens (s. Tab. 3) (17).

Ein Risiko stellt zum einen der myokardiale Sauerstoffverbrauch dar, der im Rahmen einer Inotropiesteigerung erhöht ist, als auch die Neigung durch Tachykardien oder Arrhythmien im Rahmen der intrazellulären Kalziumerhöhung. Dabei erhöht Dobutamin den Sauerstoffverbrauch stärker als Milrinon und ist in höheren Dosierungen proarrhythmogen.

Da Dobutamin und Milrinon beide als positiven Nebeneffekt eine Vasodilatation zeigen, ist eine Kombination mit Noradrenalin notwendig, da dieses den peripheren Widerstand durch Vasokonstriktion erhöht.

Bei der Verwendung von Levosimendan, das zu einer Vasodilatation der Koronar- und Pulmonalarterien führt und im Rahmen dessen myokardprotektiv wirkt, ist auf eine Euvolämie des Patienten zu achten, damit es zu keinem destabilisierenden Abfall des systemischen Blutdrucks kommt.

1.4.2 Vorlast

Die Volumentherapie stellt sich erschwert dar und sollte immer im Zusammenhang mit Volumenreagibilitätsparametern wie ZVD-Messung, echokardiografischer Darstellung der V. cava inferior oder nach HZV-Messung durch PiCCO®- oder Pulmonalis-Katheter erfolgen. Bei reduzierter Vorlast kann eine

Tab. 3 Inotrope Medikamente

Medikament	Mechanismus	Dosierung
Noradrenalin	β1-Agonist	0,1–1,0 µg/kg/min
Adrenalin		1–10 µg/min
Dobutamin		2–5 µg/kg/min
Milrinon	PDE-3-Hemmer	1–20 µg/min
Levosimendan	Kalzium-Sensitizer, Kalzium-Kanalöffner	0,1–0,2 µg/kg/min

vorsichtige Volumengabe erwogen werden, bei einer deutlichen Rechtsherzbelastung wiederum ist Gabe von Diuretika obligat.

Ist die Vorlast der auslösende Faktor sollte eine Volumenoptimierung unter Beachtung des rechtsventrikulären Echokardiografie bzw. sonografischen Beurteilung der V. cava erfolgen. Der Wert des zentral-venösen Drucks (ZVD) wird in dieser Situation kontrovers diskutiert. Dabei kann sowohl eine Zufuhr mittels bedarfsadaptierter Volumensubstitution, als auch ein Entzug mittels Diuretika oder Hämodialyse zur Negativbilanzierung notwendig sein. Ziel ist ein ZVD von ≤ 12 mmHg. Die Therapie kann auch durch Pulskonturanalyse (z.B. mittels PiCCO®-System) gesteuert werden.

Bei einem schnellen ZVD-Anstieg um 3 mmHg nach Flüssigkeitsgabe oder bei Entwicklung einer Trikuspidalinsuffizienz als Folge der RV-Dilatation kann es zu einer deutlichen Abnahme der LV-Funktion kommen.

1.4.3 Nachlast

Die Nachlast lässt sich möglicherweise durch Anpassung der Atemunterstützung verbessern. Einer nichtinvasiven Beatmung ist hierbei Vorrang zu geben, sofern keine Kontraindikationen vorliegen, vor invasiven Verfahren, um hohe Beatmungsdrücke zu vermeiden. Bei jeder Beatmungsstrategie müssen jedoch, wenn möglich Hyperkapnie und Azidose vermieden werden, da sie zu einer pulmonalen Vasokonstriktion führen können. Auch eine unzureichende Oxygenierung kann durch die hypoxisch-pulmonale Vasokonstriktion zu einer Verschlechterung der kardialen Funktion führen. Bei Patienten mit ARDS spielt die Bauchlage eine entscheidende Rolle zur Optimierung des Ventilations-/Perfusionsverhältnisses und Reduktion der rechtsventrikulären Belastung (6; 18). Medikamentös kann eine rechtsventrikuläre Nachlastsenkung weitgehend analog zur ESC/ERS-Leitlinie zur Diagnostik und Therapie der Pulmonalen Hypertension erfolgen (19) (s. Tab. 4). Der pulmonal-arterielle Druck kann hierbei durch den Eingriff in drei Signalwege gesenkt werden:

1. Den Stickstoffmonoxid (NO)-Signalweg (z.B. durch PD-5 Hemmer wie Sildenafil oder Stimulatoren der löslichen Guanylatzyklase wie Riociguat),
2. den Prostazyklin-Signalweg (durch Prostazyklin-Analoga wie Iloprost/ i.v. Ilomedin® oder inhalativ Ventavis®) und
3. den Endothelin-Signalweg (durch Endothelin-Rezeptor-Antagonisten wie Macicentan/Opsumit®).

Basierend auf Registerdaten aus Frankreich sollte bei Hochrisikopatienten, die sich bspw. durch Zeichen des Rechtsherzversagens oder einen bereits moderaten Perikarderguss auszeichnen, eine initiale Triple-Therapie erwogen werden.

Tab. 4 Nachlastsenkende Medikamente

Medikament	Mechanismus	Dosierung
NO	Vasodilatation über cGMP	1–20 ppm
Iloprost	Prostazyklin-Analogon	p. inh. = 20 µg alle 2–4 h i.v. = 1 µg/h
Sildenafil	PDE-5-Hemmer	p.o. = 20 mg 1–1–1 i.v. = 10 mg 1–1–1
Bosentan u.a.	Endothelin-Rezeptor-Antagonist	p.o. 62,5 mg 1–0–1

Zudem besteht die Möglichkeit einer spezifischen Ursachentherapie. Im Rahmen einer Lungenarterienembolie besteht die Möglichkeit einer Lysetherapie mit rekombinantem gewebespezifische Plasminogenaktivator (rtPA, Actilyse®), die Thrombektomie (kathetergestützt oder chirurgisch) oder lokaler, ultraschallgestützter Thrombolyseversagen wie bspw. dem EKOS-System (20).

1.4.4 Mechanische Unterstützungssysteme

Sollte nach den oben genannten Maßnahmen keine Verbesserung des akuten Rechtsherzversagens zustande kommen, besteht die Möglichkeit von invasiven Verfahren wie der ECMO (extrakorporale Membranoxygenierung) oder eines RVAD (Right Ventricular Assist Device).

Die Anlage einer ECMO kann beispielsweise im Rahmen eines ARDS oder einer behandelbaren Herzinsuffizienz zur Überbrückung bis zu Erholung (Bridge to Recovery) oder bei schwerer pulmonaler Hypertonie bis zu einer Transplantation (Bridge to Transplantation) erfolgen. Hierbei gilt es klinisch zu entscheiden, ob eine veno-venöse ECMO zur Korrektur von Hypoxie, Hyperkapnie und Azidose ausreichend ist oder ob eine direkte Reduktion der Vorlast mittels veno-arterieller ECMO erforderlich ist.

Das grundsätzliche Prinzip der ECMO besteht in der Anlage von großlumigen Kanülen (23–29 Fr) in eine periphere Vene (primär V. femoralis, andere Zugänge wie V. subclavia oder V. jugularis interna sind beschrieben) oder Arterie (A. femoralis). Dabei wird Blut über eine Kanüle entzogen, extrakorporal durch eine Membran oxygeniert und decarboxyliert und dem Kreislauf über eine weitere Kanüle wieder zugeführt.

Die veno-venöse ECMO dient in erster Linie der Entlastung einer pulmonalen Dysfunktion und damit der Oxygenierung und Decarboxylierung. Venöses Blut aus der V. cava inferior wird entzogen und nach Anreicherung mit Sauerstoff sowie Entzug von Kohlenstoffdioxid dem Körper über die V. cava superior zurückgegeben. Da im Rahmen einer PAH oder eines ARDS mit hohen Beatmungsdrücken (21; 22) die Entstehung eines Cor pulmonale auftreten kann, entlastet die vv-ECMO sekundär durch Verminderung der Nachlast (Reduktion der Beatmungsdrücke) den rechten Ventrikel. Hat sich ein sekundäres Rechtsherzversagen entwickelt, kann eine vva-ECMO mit einer zusätzlichen rückführenden arteriellen Kanüle etabliert werden. Die Umstellung auf eine alleinige va-ECMO kann ein sog. Harlekin-Phänomen hervorrufen (ungenügende Oxygenierung der oberen Körperhälfte), bei dem zentrale Organe wie Herz oder ZNS durch schlecht oxygeniertes Blut versorgt werden (23). Aufgrund der ungleichmäßigen Verteilung der Lungenschädigung bei einem ARDS, sollte darauf geachtet werden, dass ein individuell adaptierter PEEP angestrebt wird. Da bei ultraprotektiver Beatmung mit < 6 ml/kg/IBW das Risiko einer erhöhten Atelektasenbildung v.a. in den basalen Abschnitten der Lunge sowie eine zunehmende interlobäre Flüssigkeitsbildung besteht, kann die gleichzeitige Reduktion von Tidalvolumen und PEEP eine Verschlechterung der Oxygenierung nach sich ziehen (24).

Die veno-arterielle ECMO, bei der ebenfalls die ziehende Kanüle venös, jedoch die rückführende Kanüle arteriell liegt, ist zur kardialen Unterstützung geeignet. Dabei kann eine periphere Kanülierung, beispielsweise über die V. femoralis in Kombination mit der A. femoralis oder eine zentrale Kanülierung über den rechten Vorhof und die Aorta ascendens erfolgen. Dabei entlastet die periphere va-ECMO das Herz im kardiogenen Schock oder bei fortgeschrittener Herzinsuffizienz kurzfristig. Sie bietet sich als langfristiger Ersatz für das rechte Herz nicht an, da die Nachlast für das linke Herz durch den unphysiologischen retrograden Fluss stark ansteigen kann. Perkutan kann auch – unter Durchleuchtung – eine ECMO-Kanüle in die Pulmonalarterie gelegt werden, um so den rechten Ventrikel direkt zu entlasten.

Eine weitere, aber bisher noch nicht in vielen Zentren etablierte Methode stellt die Unterstützung des rechten Ventrikels durch eine sogenannte RA-PA-Kanüle dar. Hierbei wird das Blut über eine Zentrifugalpumpe aus dem Vorhof angesaugt und aktiv über die Pulmonalklappe gepumpt. Bei Bedarf kann das Blut auch über einen Oxygenator geführt werden, sodass auch hier eine zusätzliche Oxygenierung und Decarboxylierung erzielt werden kann.

Take home messages:

Die Entwicklung eines akuten Rechtsherzversagens bei intensivpflichtigen Patienten hat eine hohe Letalität. Auf Grundlage einer Vielzahl an Auslösern, von denen PAH und koronare Ischämie die häufigsten sind, entwickelt sich das Rechtsherzversagen durch eine Kombination von veränderter Vorlast, reduzierter rechtsventrikulärer Kontraktilität und erhöhter Nachlast. Dadurch zeigt der Patient klinische Zeichen eines Vorwärts- und/oder Rückwärtsversagens, wobei die maximale Ausprägung der kardiogene Schock darstellt.

Während Laborparameter wie Troponin oder CK/CK-MB einen unspezifischen Hinweis geben, ist das EKG deutlich richtungsweisender und kann zur Diagnostik eines Myokardinfarkts oder einer LAE herangezogen werden. Genauer sind jedoch die bettseitige Echokardiografie oder eine Rechtsherzkatheteruntersuchung. Therapeutisch steht grundsätzlich die Behandlung der auslösenden Ursache im Vordergrund, jedoch ist es v.a. in der Akutsituation unerlässlich, die kardiale Funktion zu stabilisieren. Zur Steigerung der Inotropie stehen hierzu β_1-Agonisten wie Noradrenalin, Adrenalin oder Dobutamin, PDE-3-Hemmer wie Milrinon oder Kalziumsensitizer wie Levosimendan zur Verfügung. Eine Volumentherapie zur Vorlastregulierung sollte unter engmaschiger Kontrolle mittels PiCCO®-Katheter, Echokardiografie oder ZVD-Messung, um eine Drucküberlastung des rechten Ventrikels zu vermeiden. Zur Senkung der Nachlast stehen neben der Optimierung der Atemunterstützung (Ziel: P_aO_2/F_iO_2 > 150 mmHg, PCO_2 möglichst niedrig) und der medikamentösen Senkung des pulmonal-arteriellen Drucks im Falle der Behandlung einer LAE beispielsweise Lysetherapie oder EKOS™-Katheter zur Verfügung.

Sollten alle Therapieoptionen ausgeschöpft sein, besteht zur Überbrückung die Möglichkeit einer mechanischen Unterstützung durch die Anlage einer ECMO oder die Implantation eines RVAD. Alle Systeme dienen der Organentlastung und können daher nicht als langfristige oder Ursachen-behebende Therapie gesehen werden.

Grundsätzlich hat sich gezeigt, dass für die Behandlung eines akuten Rechtsversagens kein grundlegendes Behandlungsschema vorgegeben werden kann, sondern dass sich die Therapie an Klinik und auslösenden Faktoren ausrichten muss und damit für jeden Patienten ein individuelles Regime gefunden werden sollte.

Abkürzungen

- A.: Arterie
- ACP: akutes Cor pulmonale
- ARDS: acute respiratory distress syndrom
- ASD: atrialer Septumdefekt
- CK: Kreatininkinase
- COPD: chronisch-obstruktive Lungenerkrankung
- CTEPH: chronisch-thrombembolische pulomonale Hypertonie
- ECMO: extrakorporale Membranoxygenierung
- EKOS™: Acoustic Pulse Thrombolysis™
- FR: French (als Einheit der Außendurchmesser einer Kanüle)
- HZV: Herzzeitvolumen
- ILD: interstitielle Lungenerkrankung
- LAE: Lungenarterienembolie

- LV: linker Ventrikel
- mPAP: mittlerer pulmonal-arterieller Druck
- NO: Stickstoff
- PAH: pulmonal-arterielle Hypertonie
- PASP: pulmonal-arterieller systolischer Druck
- PDE: Phosphodiesterase
- PEEP: postendexspiratorischer Druck
- PiCCO®: Pulse Contour Cardiac Output®
- rTPA: rekombinanter gewebespezifischer Plasminogenaktivator
- RV: rechter Ventrikel
- RVAD: Right Ventricular Assist Device
- RVEDD: rechtsventrikulärer enddiastolischer Diameter
- RVSP: rechtsventrikulären systolischen Drucks
- TAPSE: Tricuspid Annular Plane Systolic Excursion
- V.: Vene
- VHF: Vorhofflimmern
- VSD: Vorhof-Septum-Defekt
- va-ECMO: veno-arterielle extrakorporale Membranoxygenierung
- vav-ECMO: veno-arterio-venöse extrakorporale Membranoxygenierung
- vv-ECMO: veno-venöse extrakorporale Membranoxygenierung
- ZVD: zentralvenöser Druck

Literatur

1. Wetsch WA et al. (2011) Cardiac insufficiency: acute right heart failure. Anasthesiol Intensivmed Notfallmed Schmerzther 46(11–12): 718–25
2. Schäfer B, Greim CA (2018) Acute perioperative right heart insufficiency: Diagnostics and treatment. Anaesthesist 67(1): 61–78
3. Mekontso Dessap A et al. (2016) Acute cor pulmonale during protective ventilation for acute respiratory distress syndrome: prevalence, predictors, and clinical impact. Intensive Care Med 42(5): 862–870
4. Boissier F et al. (2013) Prevalence and prognosis of cor pulmonale during protective ventilation for acute respiratory distress syndrome. Intensive Care Med 39(10): 1725–33
5. Ferguson ND et al (2012) The Berlin definition of ARDS: an expanded rationale, justification, and supplementary material. Intensive Care Med 38(10): 1573–82
6. Vieillard-Baron A et al. (2007) Prone positioning unloads the right ventricle in severe ARDS. Chest 132(5): 1440–6
7. Haddad F et al. (2008) Right ventricular function in cardiovascular disease, part II: pathophysiology, clinical importance, and management of right ventricular failure. Circulation 117(13): 1717–31
8. Tapson VF (2008) Acute pulmonary embolism. N Engl J Med 358(10): 1037–52
9. Vieillard-Baron A et al. (2001) Acute cor pulmonale in massive pulmonary embolism: incidence, echocardiographic pattern, clinical implications and recovery rate. Intensive Care Med 27(9): 1481–6
10. Vieillard-Baron A et al. (2018) Diagnostic workup, etiologies and management of acute right ventricle failure: A state-of-the-art paper. Intensive Care Med 44(6): 774–790
11. Apitz C et al. (2020) Neue hämodynamische Definition der pulmonalen Hypertonie. Monatsschrift Kinderheilkunde 168(3): 252–256

12. Konstantinides SV et al. (2019) 2019 ESC Guidelines for the diagnosis and management of acute pulmonary embolism developed in collaboration with the European Respiratory Society (ERS): The Task Force for the diagnosis and management of acute pulmonary embolism of the European Society of Cardiology (ESC). Eur Respir J 54(3)
13. Trof RJ et al. (2011) Cardiac filling volumes versus pressures for predicting fluid responsiveness after cardiovascular surgery: the role of systolic cardiac function. Crit Care 15(1): R73
14. Pilarczyk K, Renner J, Haake N (2019) Acute right heart failure on the intensive care unit: Pathophysiology, monitoring and management. Med Klin Intensivmed Notfmed 114(6): 567–588
15. Rudski LG et al. (2010) Guidelines for the echocardiographic assessment of the right heart in adults: a report from the American Society of Echocardiography endorsed by the European Association of Echocardiography, a registered branch of the European Society of Cardiology, and the Canadian Society of Echocardiography. J Am Soc Echocardiogr 23(7): 685–713; quiz 786–8
16. McDonagh TA et al. (2021) 2021 ESC Guidelines for the diagnosis and treatment of acute and chronic heart failure. Eur Heart J 42(36): 3599–3726
17. Ewert R, Opitz C (2004) Vasodilators in right heart failure – contra. Dtsch Med Wochenschr 129(48): 2615
18. Vieillard-Baron A et al. (2005) Prone position improves mechanics and alveolar ventilation in acute respiratory distress syndrome. Intensive Care Med 31(2): 220–6
19. Humbert M et al. (2022) 2022 ESC/ERS Guidelines for the diagnosis and treatment of pulmonary hypertension. Eur Heart J 43(38):3 618–3731
20. Khan K et al. (2019) The Role of EkoSonic Endovascular System or EKOS® in Pulmonary Embolism. Cureus 11(12): e6380
21. Vieillard-Baron A et al. (2016) Experts' opinion on management of hemodynamics in ARDS patients: focus on the effects of mechanical ventilation. Intensive Care Medicine 42(5): 739–749
22. Vogel DJ et al. (2021) Assessment of Right Ventricular Function With CT and Echocardiography in Patients With Severe Acute Respiratory Distress Syndrome on Extracorporeal Membrane Oxygenation. Critical Care Explorations 3(2): e0345
23. Bunge JJH et al. (2017) Right ventricular dysfunction during acute respiratory distress syndrome and venovenous extracorporeal membrane oxygenation. J Thorac Dis. 10(Suppl 5): S674–S682
24. Johannes A et al. (2014) Influence of apneic oxygenation and minimal tidal volumes on ventilator-associated lung injury. Minerva Anestesiol 80(5): 526–36

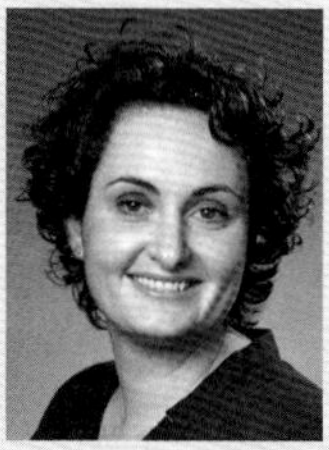

Theresa M. Mokry

Theresa M. Mokry studierte Humanmedizin in Düsseldorf und Bonn. Es folgte eine Facharztausbildung Anästhesiologie an den Kliniken Mechernich, Passau, Deggendorf und der Universitätsklinik des Saarlandes. Theresa M. Mokry absolvierte ihre intensivmedizinische Ausbildung in der internistischen Intensivmedizin an der Universitätsklinik des Saarlandes (Klinik für Innere Medizin V) und in der operativen Intensivmedizin an der Universitätsklinik Ulm (Klinik für Anästhesiologie). Sie promoviert an der Universitätsklinik des Saarlandes über ein Thema im Bereich Gerinnungsmanagement. Aktuell ist sie als freiberufliche Notärztin und internistische Intensivmedizinerin an der Uniklinik des Saarlandes bei Prof. Lepper tätig.

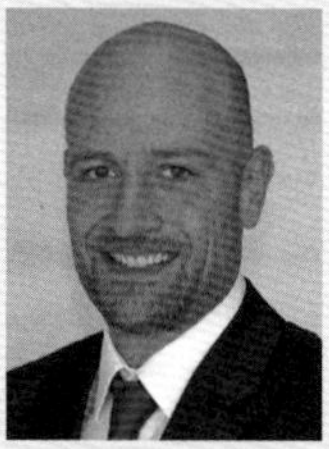

Prof. Dr. med. Ralf M. Muellenbach, MHBA

Ralf M. Muellenbach ist Direktor der Klinik für Anästhesiologie, Intensivmedizin, Notfallmedizin und Schmerztherapie im Klinikum Kassel. Er promovierte 2004 und habilitierte 2009. Von 2012 bis 2016 war er Leiter der anästhesiologischen Intensivstation des Universitätsklinikums Würzburg (2014–2016 als geschäftsführender Oberarzt). Er verfügt über langjährige Erfahrung im boden- und luftgebundenen Rettungsdienst sowie in der ECMO-/ECLS-Therapie.

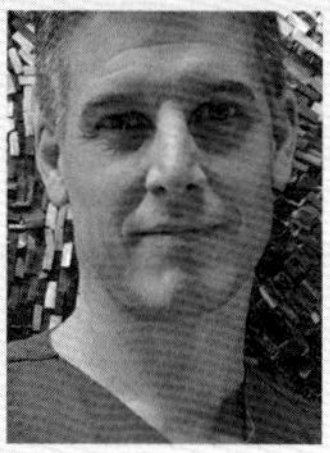

Prof. Dr. med. Philipp M. Lepper

Philipp M. Lepper ist Stellvertretender Direktor der Klinik für Innere Medizin V – Pneumologie, Allergologie und Internistische Intensivmedizin, Universitätsklinik des Saarlandes. Er promovierte 2004 und habilitierte 2013. Von 2012 bis heute ist er Leiter der pneumologischen Intensivstation des Universitätsklinikums des Saarlandes und hat langjährige Erfahrung in Intensiv- und Notfallmedizin sowie in der ECMO-/ECLS-Therapie.

2 Bradykarde Herzrhythmusstörungen auf der Intensivstation

Marc W. Merx, Arabel Zimmermann und Christoph Zengel

Definition: Laut Definition spricht man von einer Bradykardie bei Herzrhythmusstörungen mit Frequenzen < 60 Schläge/min (https://www.pschyrembel.de/Bradykardie), wobei eine klinische Symptomatik in der Regel erst bei Herzfrequenzen < 40 Schläge/min apparent wird (1).
Symptome: Typische Symptome sind Müdigkeit, Schwindel, Leistungsabfall bis hin zu manifester Herzinsuffizienz sowie Prä-/Synkopen einschließlich Adam-Stokes-Anfällen. Durch Kompensationsmechanismen wie die Erhöhung des Schlagvolumens können Bradykardien zunächst asymptomatisch bleiben. Bradykardien gehen mit einem reduzierten Herzzeitvolumen einher und können vor allem im Zusammenhang mit bestimmten Begleiterkrankungen zu klinischen Notfallsituationen führen, weshalb mitunter rasches Handeln erforderlich wird.
Begleiterkrankungen: Zu diesen Begleiterkrankungen zählen beispielsweise die chronische Herzinsuffizienz mit eingeschränkter systolischer LV-Funktion (HFrEF), Relaxationsstörungen des linken Ventrikels bei Hypertrophie oder fibrotischer Versteifung, Klappenvitien (z.B. Aortenklappenstenose, Mitralinsuffizienz, Trikuspidalinsuffizienz), angeborene Herzfehler, COPD, Anämie oder Sepsis (2). Je nach Art der Bradykardie (Sinusarrest, AV-Block II° Typ Mobitz 2, AV-Block III°) besteht die Gefahr des Übergangs in eine mögliche Asystolie, welche in einen Herz-Kreislauf-Stillstand mündet und Reanimationsmaßnahmen erfordert.
Ätiologie: Als ursächlich gilt eine gestörte Funktion des Sinusknotens, AV-Knotens oder His-Bündel- und Purkinje-Systems. Erscheinungsformen sind das Sick-Sinus-Syndrom, AV-Blockierungen oder die Bradyarrhythmie. In fast der Hälfte der Fälle liegt der Bradykardie eine reversible Ursache zugrunde (3).

2.1 Erscheinungsformen

Je nach Ort der Pathologie im Reizbildungs- und Reizleitungssystem werden folgende bradykarde Herzrhythmusstörungen unterschieden.

2.1.1 Sick-Sinus-Syndrom

Einer von 600 Menschen über 65 Jahre ist betroffen. Das Sick-Sinus-Syndrom ist für ca. 50% der Schrittmacherimplantationen in den USA verantwortlich (4). Das Sick-Sinus-Syndrom kann sich in unterschiedlichen Formen präsentieren. Hierzu zählen:

- **Sinusbradykardie:** Reizbildungsstörung, Herzfrequenz < 50–60 Schläge/min, im EKG regelmäßige P-Wellen vor jedem QRS-Komplex. Es besteht eine unzureichende chronotrope Kompetenz.
  - **SA-Block:** Störung der sinuatrialen Überleitung (s. Abb. 1)
  - **SA-Block I:** Leitungsverzögerung vom Sinusknoten auf den Vorhof, im (Oberflächen-)EKG nicht erkennbar
  - **SA-Block II/Typ 1:** zunächst zunehmende Leitungsverzögerung vom Sinusknoten auf den Vorhof mit schließlich Ausfall einer Überleitung, im EKG zunehmende Abnahme des P-P-Intervalls, bei Ausfall der Überleitung dann doppeltes oder mehrfach verlängertes P-P-Intervall (Wenckebach-Periodik)
  - **SA-Block II/Typ 2:** ähnlich dem AV-Block II° Typ Mobitz 2, im EKG 2:1, 3:1 oder 4:1-Überleitung
  - **SA-Block III:** totaler Ausfall der Überleitung vom Sinusknoten auf den Vorhof, im EKG fehlende P-Wellen, Asystolie
- **Sinusarrest:** Ausfall der Erregungsbildung im Sinusknoten, im EKG fehlende P-Wellen (idem zum SA-Block III).

2.1.2 AV-Blockierungen

AV-Blockierungen werden durch Erkrankungen des AV-Knotens oder His-Bündel-Systems mit Verzögerung oder Unterbrechung der Reizleitung von den Vorhöfen auf die Kammern hervorgerufen:

- **AV-Block I°:** verzögerte AV-Überleitung, im EKG PQ-Intervall > 200 ms
- **AV-Block II° Typ Mobitz 1 (Wenkebach):** zunehmende Leitungsverzögerung der AV-Überleitung bis eine Überleitung ausfällt, im EKG zunehmendes PQ-Intervall bis zum Ausfall eines QRS-Komplexes, Übergang in totalen AV-Block selten
- **AV-Block II° Typ Mobitz 2:** regelmäßiger Ausfall einer AV-Überleitung (2:1, 3:1, 4:1-Überleitung), im EKG regelmäßiger Ausfall eines QRS-Komplexes ohne vorherige Leitungsverzögerung, oft infranodal gelegen, Übergang in AV-Block III° häufig (s. Abb. 1)

- **AV-Block III°**: vorübergehende oder permanente Unterbrechung der AV-Überleitung, im EKG komplette P-Q-Dissoziation mit meist breiten QRS-Komplexen bei Kammerersatzrhythmus mit Frequenzen um 30/min (s. Abb. 1)

2.1.3 Bradyarrhythmie

Vorhofflimmern mit bradykarder Überleitung ist in Abbildung 1 dargestellt. Die Ursache einer Bradykardie bei Vorhofflimmern ist eine meist vorübergehende AV-Blockierung, welche jedoch nicht weiter differenziert werden kann. Im EKG ist ein bradykarder, unregelmäßiger Ventrikelrhythmus zu sehen.

Da vagale Einflüsse auf den AV-Knoten physiologisch sind, besteht bei Vorhofflimmern mit unregelmäßiger bradykarder Überleitung nur bei eindeutiger Assoziation mit einer Symptomatik eine Indikation zur Schrittmacherimplantation (5).

2.2 Diagnostik

Allgemeine diagnostische Maßnahmen umfassen eine ausführliche Anamnese (insbesondere Symptome, Vorerkrankungen, Medikamente, kardiovaskuläre Risikofaktoren, Familienanamnese), körperliche Untersuchung (kardiopulmonale Dekompensationszeichen, Herzgeräusche, Schockzeichen), Er-

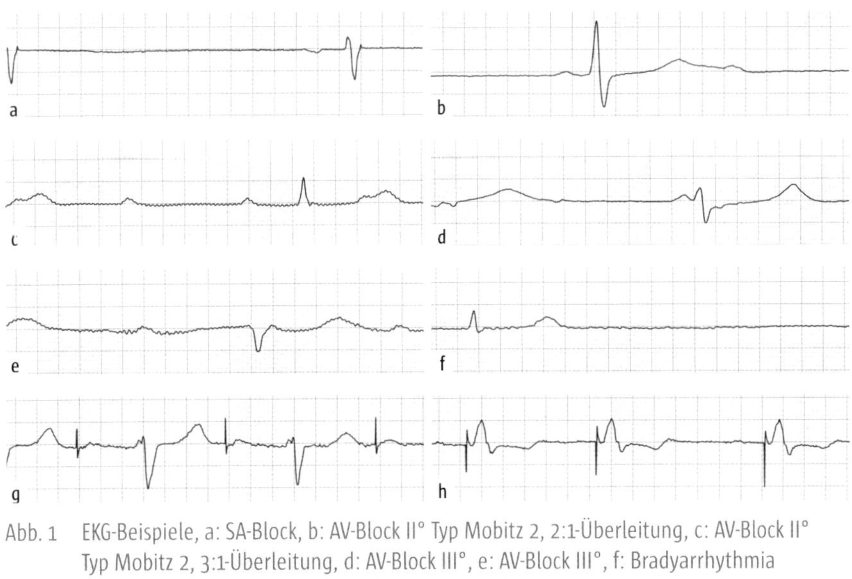

Abb. 1 EKG-Beispiele, a: SA-Block, b: AV-Block II° Typ Mobitz 2, 2:1-Überleitung, c: AV-Block II° Typ Mobitz 2, 3:1-Überleitung, d: AV-Block III°, e: AV-Block III°, f: Bradyarrhythmia absoluta, g: regelmäßige, atriale Schrittmacherstimulation, h: regelmäßige ventrikuläre Schrittmacherstimulation

fassung der Vitalparameter (Blutdruck, Herzfrequenz, Körpertemperatur), 12-Kanal-EKG, Laboranalyse (Elektrolyte, Blutgasanalyse inkl. Lactat, Nierenwerte, Infektwerte, kleines Blutbild, Gerinnung, TSH, NT-pro-BNP, Troponin, ggf. Borreliose-Titer, Digitalis-Spiegel, Amiodaron-Spiegel), TTE sowie Röntgen-Thorax. Hierdurch können potenziell reversible Ursachen erkannt und weitere therapeutische Maßnahmen eingeleitet werden (z.B. kaliumsenkende Therapie bei Hyperkaliämie, pausieren der bradykardisierenden Medikation, Therapie ischämischer Ursachen).

2.3 Monitoring

Zunächst sollten umgehend ein i.v.-Zugang etabliert und eine Sauerstoffgabe eingeleitet werden. Weiterhin ist ein kontinuierliches, nicht invasives Monitoring mit durchgehender EKG-Registrierung und nichtinvasiver Blutdruck-Messung empfohlen. Eine invasive RR-Messung ist bei hämodynamischer Instabilität dann auch mit kontinuierlicher SpO^2-Messung sowie Bilanzierung der Urinausscheidung indiziert. Treten Symptome wie Unruhe, Blässe, kalte Akren, Oligurie oder Anstieg des Serumlactats auf, ist von einer zunehmenden Organminderperfusion durch ein abnehmendes Herzzeitvolumen auszugehen und eine passagere, transvenöse Schrittmacherimplantation indiziert.

2.4 Ursachen

Man unterscheidet zwischen intrinsischen und extrinsischen Ursachen (s. Tab. 1 u. Tab. 2).

2.5 Therapie

Eine Bradykardie sollte in erster Linie ursächlich behandelt werden (s. Abb. 2). Beispielsweise werden hierzu bradykardisierende Medikamente pausiert, Elektrolyte ausgeglichen oder andere metabolische Störungen behandelt (s. Tab. 1 und Tab. 2).

In der Regel wird eine Bradykardie mit einer Herzfrequenz von über 40/min vorübergehend vom Patienten toleriert, zu bedenken ist jedoch, dass die hämodynamische Stabilität in der Situation der Bradykardie von Patient zu Patient verschieden ist, da diese u.a. auch von weiteren vorliegenden kardialen Begleiterkrankungen abhängig ist (z.B. höhergradige Aortenklappenstenose oder -insuffizienz; höhergradige Mitralklappeninsuffizienz, diastolische Dysfunktion).

Überbrückend kann je nach Symptomen und Kreislaufsituation des Patienten bis zum Wirkeintritt der ursächlichen Behandlung oder bis zur Implantation eines permanenten Herzschrittmachers eine medikamentöse frequenzstei-

Tab. 1 Intrinsische Ursachen (nach [5])

idiopathisch	höheres Lebensalter und altersbezogene degenerative Veränderungen des Reizbildungs-/Leitungssystems
genetische Veränderungen und angeborene Herzerkrankungen	angeborene AV-Blockierungen, kongenital korrigierte Transposition der großen Arterien, Long-QT-Syndrom
ischämisch	akuter Myokardinfarkt
Kardiomyopathien	■ infiltrativ: Amyloidose, Sarkoidose, Hämochromatose ■ kollagenös: Speicherkrankheiten, rheumatische Erkrankungen, Sklerodermie ■ entzündlich: Endokarditis, Myokarditis, Borreliose
stattgehabte Herzoperation	Bypass-/Herzklappenchirurgie, TAVI, Herztransplantation, Strahlentherapie

Tab. 2 Extrinsische Ursachen (nach [5])

Vagotonie	bei Sportlern, Karotissinussyndrom
Elektrolytstörungen	Hypo-/Hyperkaliämie (z.B. bei akutem Nierenversagen), Hyperkalzämie, Hypermagnesiämie
metabolisch	Hypothyreose, Anorexie, Hypothermie, Hypoxie, Azidose
neurologische Störungen	■ intrakranielle Druckerhöhung: z.B. bei Hirnblutungen, hypoxischem Hirnschaden ■ Tumoren ■ Temporallappenepilepsie ■ Obstruktives Schlafapnoesyndrom
medikamentös	■ Antiarrhythmika: ■ Klasse I: Natriumkanalblocker (Ajmalin, Procain) ■ Klasse II: Betarezeptorenblocker (negativ chronotrop und negativ dromotrop), z.B. selektiv Bisoprolol, Metoprolol, nicht selektiv Sotalol, Propranolol ■ Klasse III: Kaliumkanalblocker (Amiodaron, Dronedaron) ■ Klasse IV: Kalziumkanalblocker (Verapamil, Diltiazem, Sotalol) ■ Sonstige: Glykoside (Digoxin, Digitoxin), Ivabradin ■ Antihypertensiva: Moxonidin, Clonidin, Methyldopa ■ psychoaktive und neuroaktive Substanzen: Lithium, Phenytoin, trizyklische Antidepressiva, Carbamazepin ■ andere: Ticagrelor, Propofol, Muskelrelaxanzien, Protonenpumpeninhibitoren, Chemotherapeutika

gernde Therapie und auch passagere Schrittmachertherapie (extern oder intern) erforderlich sein.

Bei Bradykardie mit einer Herzfrequenz < 40/min mit Bewusstseinsstörungen bzw. rezidivierenden Synkopen, RR < 90 mmHg oder Zeichen der Herzinsuffizienz ist zunächst eine medikamentöse Therapie mit Atropin (0,5 mg i.v., ggf. Wiederholung bis max. 3 mg) empfohlen. Bei ausbleibender Wirkung ist eine Gabe von Adrenalin als Dauerinfusion in einer Dosierung von 2–10 µg/min zu erwägen. Sollte es zu keiner Frequenz- und Symptombesserung kommen, ist eine passagere Herzschrittmacherbehandlung indiziert. Diese kann als Sofortmaßnahme extern transkutan über Klebeelektroden unter ausreichender Sedierung des Patienten – überbrückend bis zum Einsetzen eines passageren transvenösen Schrittmachers – erfolgen.

Bei stabilen Patienten, bei denen jedoch ein hohes Asystolie-Risiko oder ein hohes Risiko für ventrikuläre Arrhythmien besteht, also bei einem hochgradigen AV-Block mit asystolen Pausen > 3 sek oder im Vorfeld dokumentierten langen Asystolien oder Ersatzrhythmus mit breitem QRS-Kompex ist die Anlage eines passageren transvenösen Schrittmachers empfohlen.

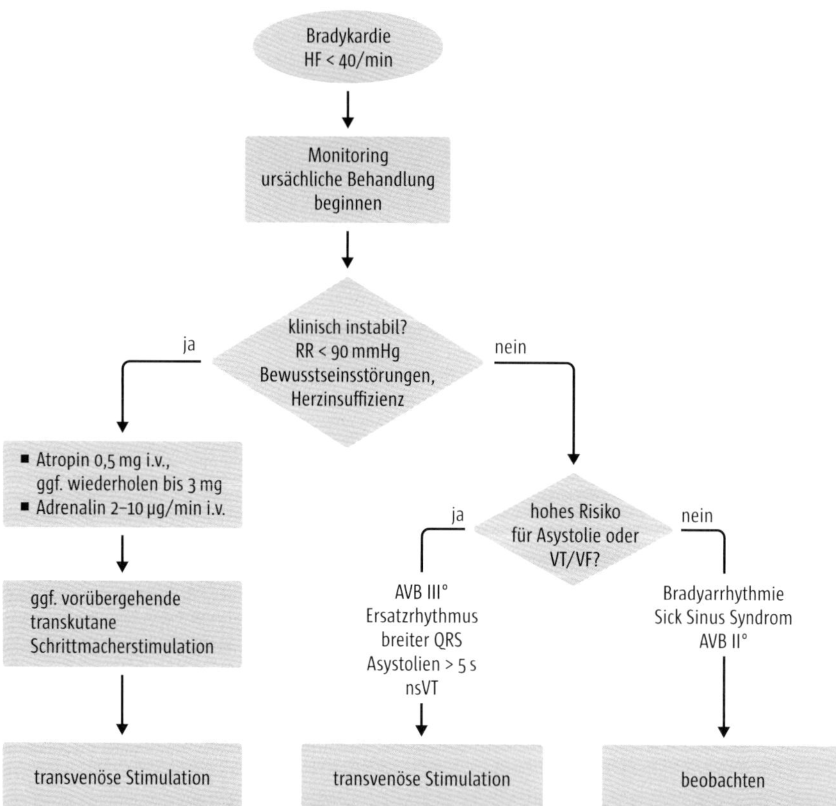

Abb. 2 Initiale Therapie bei Bradykardie (in Anlehnung an [1])

Die Indikation zur permanenten Schrittmachertherapie besteht bei fortgeschrittenem AV-Block (AV-Block II° Typ Mobitz 2 oder AV-Block III°) unabhängig von Symptomen, sofern keine reversible Ursache des AV-Blocks besteht. Ebenfalls ist bei Sick-Sinus-Syndrom und Bradyarrhythmie bei Vorhofflimmern ein permanenter Herzschrittmacher indiziert, wenn es zu extremen Bradykardien und/oder Pausen mit Symptomen kommt und ebenfalls keine weitere behandelbare Ursache vorliegt. Bei persistierendem hochgradigem AV-Block sollte eine zügige oder direkte Versorgung mit einem permanenten Herzschrittmacher erfolgen.

2.5.1 Medikamentöse Therapie

Neben Atropin und Adrenalin können weitere Substanzen zum Einsatz kommen (s. Tab. 3).

2.5.2 Passageres externes Pacing

Zur externen Schrittmacherstimulation werden zwei (Defibrillator-)Klebeelektroden in anterior-posteriorer Position geklebt. Zusätzlich muss bei den meisten Schrittmachern eine 3-Kanal-EKG-Ableitung angeschlossen werden. Die Stimulation sollte nur unter ausreichender Analgosedierung erfolgen (z.B. mit Propofol, ggf. Opiat). Die Stimulation erfolgt mit einer Frequenz von 60/min. Eine effektive Stimulation ist in der Regel erst ab einer Einstellung eines Stimulationsstroms von 100 mA zu erwarten, bei ineffektiver Stimulation ohne ventrikuläres Capture kann diese bis 200 mA erhöht werden.

2.5.3 Passagerer transvenöse Herzschrittmacher

Zur transvenösen Schrittmacherstimulation wird über eine venöse Schleuse in der V. jugularis oder V. femoralis eine Schrittmacherelektrode optimalerweise unter Röntgendurchleuchtung oder gesteuert durch eine gleichzeitige transthorakale Echokardiografie in den rechten Ventrikel vorgebracht (falls keine Bildgebung verfügbar, kann auf Einschwemmelektroden mit spitzennahem Ballon zurückgegriffen werden). Die Stimulation erfolgt mit einer Frequenz 60/min. Stimulationsspannung und Wahrnehmungsschwelle sind am Schrittmacheraggregat einstellbar. Als relevante Komplikation kann es bei der Anlage oder längerem Liegen der Elektrode zu einer Perforation des rechten Ventrikels kommen.

Tab. 3 Übersicht der möglichen Medikamente (nach [6]; [7]; [8])

Wirkstoff	Effekt	Dosierung	Sonstiges
Atropin	Kompetitiver Antagonist an muskarinischen Acetylcholin-Rezeptoren (Parasympatholytikum)	0,5 mg i.v. → 1 mg i.v. → 1,5 mg i.v. (alle 3 Minuten, max. 3 mg) (gemäß ERC 2021; AHA 2020 empfiehlt initial 1 mg mit zwei Repetitionen bis 3 mg)	**CAVE**: paradoxe Reaktionen bei Atropin-Gabe von < 0,5 mg!
Adrenalin (Epinephrin)	Stimulation von α-, β1- und β2-Rezeptoren, mit überwiegender Stimulation der α- und β1-Rezeptoren bei hoher Dosis **α-Rezeptoren:** Vasokonstriktion (Engstellen peripherer Gefäße) und Schleimhautabschwellung → Erhöhung des peripheren Widerstands → Blutdruckanstieg → Reduzierung der Ödembildung **β1-Rezeptoren:** Steigerung der HF (positiv chronotrop und dromotrop) und der Kontraktilität (positiv inotrop) → Steigerung des Herzzeitvolumens → Blutdruckanstieg **β2-Rezeptoren:** Erschlaffung der glatten Muskulatur im ganzen Körper → Erweiterung der Bronchien → Stabilisierung der Mastzellen (Anaphylaxie) → Vasodilatation der peripheren Gefäße und damit Blutdruckabfall	2–10 µg/min i.v. in einer Infusion, hierfür z.B. 1 Ampulle (1 ml = 1 mg) Epinephrin + 100 ml NaCl 0,9% = 10 µg/ml Infusionsgeschwindigkeit nach Wirkung	als Überbrückung bei fehlender Wirksamkeit von Atropin

Wirkstoff	Effekt	Dosierung	Sonstiges
Alupent (Orciprenalin)	Stimulation von β1- und β2-Rezeptoren und damit positiv inotrop, positiv chronotrop und positiv dromotrop ■ Bronchodilatation ■ Vasodilatation ■ Zunahme des HZV	■ 1 Amp. = 5 mg/10 ml ■ Perfusor: 5 mg/50 ml ■ Gabe von 6–17 ml/h (entsprechend 0,15–0,4 µg/kg KG/min)	Wirkungseintritt < 1 min Wirkdauer 2–5 min ■ Off-label-Use, da nur noch für die Therapie des akuten Asthmaanfalls zugelassen
Dobutamin	■ Stimulation von Dopamin- und β2-Rezeptoren, schwach auf β1-Rezeptoren ■ positiv inotrop ■ positiv chronotrop ■ Vasodilatation ■ Zunahme des HZV ■ Abnahme des peripheren Widerstands	■ Perfusor: 250 mg/50 ml, Gabe von 2–10 ml/h ■ (entsprechend 2,5–10 µg/kg KG/min)	Toleranzentwicklung bei Anwendung > 72 h

Theophyllin	■ Phosphodiesterase (PDE)-Hemmer: Bronchospasmolyse
	■ unspezifischer Adenosinrezeptorantagonist:
	  ■ positiv inotrop
	  ■ positiv chronotrop
	  ■ Bronchodilatation
		■ 1 Amp. = 200 mg/5 ml
		■ 0,5–1 Amp. langsam i.v. (entsprechend 4–6 mg/kg KG)
		■ Infusomat: 200 mg Theophyllin in 500 ml Ringer Lactat, Gabe von 25–50 Tr./min nach Wirkung
			Off-label-Use

2.6 Schrittmacher-/Sondenfehlfunktion

Im Falle einer Bradykardie bei bereits implantiertem Herzschrittmacher liegt in der Regel eine Schrittmacher- oder Sondenfehlfunktion vor, die im Ausbleiben einer effektiven Stimulation zum Ausdruck kommt.

Das Ausbleiben der Schrittmacherstimulation kann hierbei mehrere Ursachen haben: Zum einen kann sie durch eine unzureichend/ineffektiv ausgeführte Stimulation begründet sein (sog. Exitblock) oder zum anderen auch Folge einer Schrittmacherinhibition bei Fehlwahrnehmung (sog. Oversensing) sein. Im Falle eines Exitblocks ist als Ursache neben einer ungeeigneten Schrittmacherprogrammierung/-einstellung ein Sondenbruch oder eine Sondendislokation zu denken. Zu einer Sondendislokation kann es in der Regel kürzere Zeit nach Implantation (Tage bis Wochen) kommen, ein Sondenbruch im Sinne einer chronischen Materialermüdung wäre erst längere Zeit nach Implantation zu erwarten (Jahre). Oversensing kann neben einer ungeeigneten Schrittmacherprogrammierung/-einstellung durch drohenden Sondenbruch mit auftretenden Störsignalen im EGM des Schrittmachers begründet sein. Darüber hinaus führt eine komplette Batterieerschöpfung des Schrittmachers letztlich auch zum Funktionsverlust.

Durch die Abfrage des Schrittmachers mittels des dazugehörigen Programmiergerätes können o.g. Probleme einfach und schnell diagnostiziert und ggf. – je nach Ursache – durch Umprogrammierung behoben werden. Bei Funktionsverlust einer Elektrode muss diese ggf. operativ ersetzt werden, bei Batterieerschöpfung ist ein operativer Aggregatwechsel erforderlich.

Ist eine sofortige Aggregatabfrage nicht möglich, so kann unter Umständen eine vorübergehende Magnetauflage bei Schrittmacherfehlfunktion hilfreich sein.

Sollte z.B. der Verdacht auf eine Oversensing bedingte Fehlfunktion des Schrittmachers bestehen, kann diese durch Magnetauflage überbrückend behoben werden, da der Schrittmacher unter Magnetauflage in einen sogenannten asynchronen Modus schaltet (z.B. Voo oder Doo), was bedeutet, dass er nicht mehr durch (Fehl-)Wahrnehmungen inhibiert wird. Es erfolgt dann eine starrfrequente Stimulation des Herzens ohne Berücksichtigung eines eventuellen Eigenrhythmus mit der sogenannten Magnetfrequenz.

Cave: Im Falle eines implantierten Defibrillators bewirkt die Magnetauflage keine Modusumschaltung, sondern eine Deaktivierung der Tachy-Therapien, sodass in dem hier beschriebenen Szenario diese Maßnahme nicht hilfreich ist.

Ferner kann durch Magnetauflage auf den Schrittmacher die Magnetfrequenz des Schrittmachers festgestellt werden, welche Auskunft über den Batteriezustand des Aggregates gibt. Unter Magnet schaltet der Schrittmacher auf eine starre Frequenz der Stimulation. Die Magnetfrequenz des Schrittmachers ist neben dem Batteriezustand auch vom Aggregathersteller abhängig (s. Tab. 4).

Tab. 4 Schrittmachermagnetfrequenzen verschiedener Schrittmacherhersteller und ihre Änderung bei ERI

Hersteller	Magnetfrequenz
Abbott/ St. Jude Medical	98,5–100/min; abfallend bis 85/min bei ERI
Biotronik	90/min; 80/min bei ERI
Boston	100/min; in mehreren Stufen abfallend bis 85/min bei ERI (90/min; 85/min)
Medtronic	85/min; 65/min bei ERI
Sorin	96/min; abfallend bis 80/min bei ERI

Wenn das reguläre Batteriewechselintervall erreicht ist (sog. Elective Repacement Interval [ERI]) zeigt der Schrittmacher dies durch die Absenkung der Magnetfrequenz an.
Im Falle eines Exitblocks ist normalerweise kein positiver Effekt durch Magnetauflage auf den Schrittmacher zu erwarten.

Take home messages:

In der Regel wird eine Bradykardie erst bei Herzfrequenzen unter 40/min klinisch relevant. Die akuten Auswirkungen der Bradykardie hängen dabei immer von Begleiterkrankungen ab. Die ursächliche Behandlung steht (wenn möglich) im Vordergrund. Hierbei sind – neben metabolischen Entgleisungen – eingenommene Vormedikamente mit bradykardisierender Wirkung als hauptsächliche reversible Ursachen zu nennen. In einer akuten Notfallsituation mit instabilem Patienten kann vor Anlage eines passageren Schrittmachers überbrückend medikamentös behandelt werden. Wenn nicht sofort eine passagere transvenöse Stimulation möglich ist, kann unter Sedierung vorübergehend transkutan stimuliert werden. Für die Entscheidung, ob eine passagere Schrittmacherstimulation erforderlich ist, sollte neben der aktuellen klinischen Situation auch das Asystolierisiko berücksichtigt werden. Dies hängt von der genauen Art der vorliegenden Rhythmusstörung ab, weshalb die genaue Diagnose und Benennung der Rhythmusstörung bedeutsam ist.

Literatur

1. Deutsche Gesellschaft für Kardiologie – Herz- und Kreislaufforschung e.V. (2021) DGK Pocket-Leitlinien Kardiopulmonale Reanimation. URL: 15_2021_pocket_leitlinien_kardiopulmonale_reanimation.pdf (dgk.org) (abgerufen am 06.07.2023)
2. Deutsche Gesellschaft für Pädiatrische Kardiologie und angeborene Herzfehler (Hrsg.) (2019) Bradykarde Herzrhythmusstörungen im Kindes- und Jugendalter sowie bei jungen Erwachsenen mit einem angeborenen Herzfehler (EMAH). URL: 023-023l_S2k_Bradykarde-Herzrhythmusstoerungen-Kinder-Jugendliche_junge_Erwachsenen-EMAH_2019-10.pdf (awmf.org) (abgerufen am 06.07.2023)
3. Hasan F, Bogossian H, Lemke B (2020) Akute Bradykardien. Herzschr Elektrophys 31:3–9. DOI: 10.1007/s00399-020-00665-z
4. Mangrum JM, DiMarco JP (2000) The evaluation and management of bradycardia. N Engl J Med 342(10):703–9. DOI: 10.1056/NEJM200003093421006
5. Glikson M, Nielsen JC, Kronborg MB, Michowitz Y, Auricchio A, Barbash IM, Barrabés JA, Boriani G, Braunschweig F, Brignole M, Burri H, Coats AJS, Deharo JC, Delgado V, Diller GP, Israel CW, Keren A, Knops RE, Kotecha D, Leclercq C, Merkely B, Starck C, Thylén I, Tolosana JM, ESC Scientific Document Group (2021) 2021 ESC Guidelines on cardiac pacing and cardiac resynchronization therapy. Eur Heart J 42(35):3427-3520. DOI: 10.1093/eurheartj/ehab364
6. Burri H, Dayal N (2018) Acute management of bradycardia in the emergency setting Médecine Cardiovasculaire 21(4):98–104
7. Rettungsdient Factsheets (2022) Lebensbedrohliche Bradykardie. URL: https://rd-factsheets.de/fs/bradykardie/ (abgerufen am 06.07.2023)

8. Rettungsdient Factsheets (2022) Epinephrin. URL: https://rd-factsheets.de/fs/epinephrin-2/ (abgerufen am 06.07.2023)

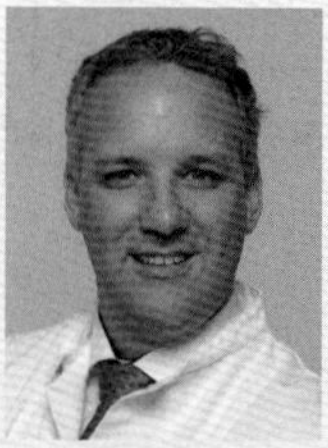

Prof. Dr. med. Marc W. Merx

Studium der Humanmedizin an der RWTH Aachen und an der Stanford University, Palo Alto. Ausbildung zum Facharzt für Innere Medizin und Kardiologie sowie Zusatzweiterbildung Internistische Intensivmedizin am Universitätsklinikum Aachen. 2005 Habilitation an der RWTH Aachen. 2010 Ruf an die Heinrich-Heine-Universität Düsseldorf als W2-Professor für Innere Medizin mit Schwerpunkt kardiovaskuläre Intervention und Intensivmedizin. Seit 2014 Chefarzt der Klinik für Herz- und Gefäßkrankheiten und Intensivmedizin am KRH Klinikum Robert Koch Gehrden.

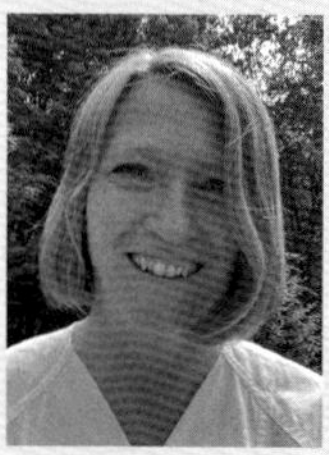

Dr. med. Arabel Zimmermann

Studium der Humanmedizin in Gießen, Berlin und Caracas, Venezuela. Ausbildung zur Fachärztin für Innere Medizin und Kardiologie sowie Zusatzweiterbildung Internistische Intensivmedizin an der Medizinischen Hochschule Hannover 2009–2018, dann Oberärztin im Klinikum Diakovere Henriettenstift Hannover 2018–2019, ab 2020 zunächst fellowship zur Interventionellen Kardiologin am KRH Klinikum Robert Koch Gehrden, seit 2022 dort als Oberärztin tätig.

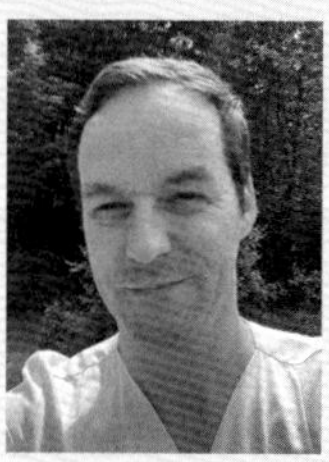

Dr. med. Christoph Zengel

Studium der Humanmedizin an der Medizinischen Hochschule Hannover, im Anschluss ab 2005 Ausbildung zum Internisten und Kardiologen zunächst im KRH Klinikum Siloah Hannover und anschließend im St. Bernward Krankenhaus in Hildesheim. Von 2013 bis 2021 Oberarzt und im Verlauf Leiter des Herzkatheterlabors im Klinikum Schaumburg. Seit 2021 Oberarzt für den Bereich aktive Rhythmusimplantate/Devicetherapie im KRH Klinikum Robert Koch in Gehrden.

3 Tachykarde Herzrhythmusstörungen auf der Intensivstation

Karl Mischke

3.1 Zur Diagnose in 5 Sekunden

Auf der Intensivstation ist häufig eine schnelle Diagnosestellung und sofortige Therapieeinleitung erforderlich. Folgendes Schema soll dabei helfen, eine schnelle Diagnosestellung zu erleichtern (s. Abb. 1).

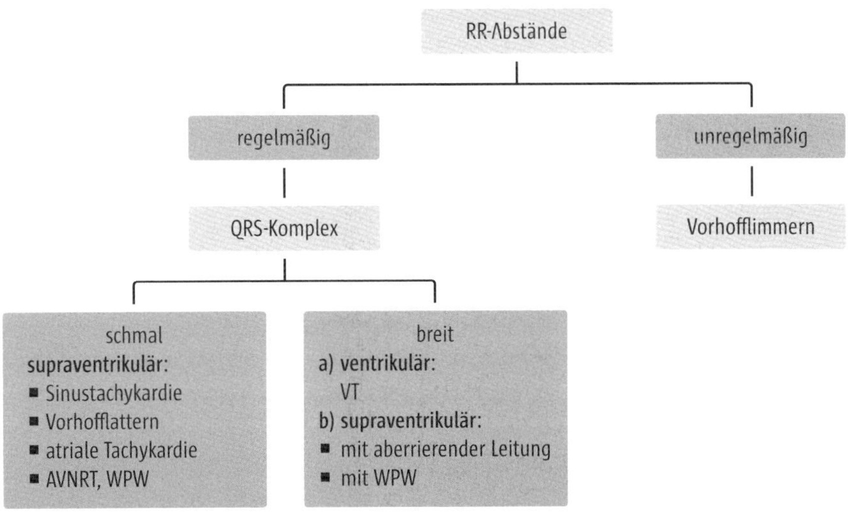

Abb. 1 Diagnosestellung bei Tachykardie

Tab. 1 Kriterien zur Differenzialdiagnostik bei regelmäßiger Breitkomplextachykardie

Kriterium	Hinweis
AV-Dissoziation	ventrikuläre Tachykardie
Fusionsschlag, Capture Beat	ventrikuläre Tachykardie
initiale R-Zacke in aVR	Hinweis auf ventrikuläre Tachykardie
positive oder negative Konkordanz in den Brustwandableitungen	Hinweis auf ventrikuläre Tachykardie (insbes. bei negativer Konkordanz)
Breite des QRS-Komplexes	sehr breiter QRS-Komplex als Hinweis auf ventrikuläre Tachykardie
klinische Wahrscheinlichkeit	meist ventrikuläre Tachykardie auf der Intensivstation

Unter einer Breitkomplextachykardie versteht man eine Tachykardie mit einer QRS-Breite ab 120 ms. Während bei unregelmäßigen Tachykardien zumeist Vorhofflimmern und bei regelmäßiger Schmalkomplextachykardie eine supraventrikuläre Tachykardie vorliegt, stellt die regelmäßige Breitkomplextachykardie schon mal eine Herausforderung dar. Differenzialdiagnostisch können hier folgende Kriterien zur Differenzierung zwischen supraventrikulärer und ventrikulärer Tachykardie verwendet werden (s. Tab. 1).

Die meisten dieser Kriterien lassen sich schnell und einfach überprüfen und erlauben so eine rasche Diagnosestellung. Bei regelmäßiger Breitkomplextachykardie auf der Intensivstation handelt es sich aufgrund des Patientengutes meist um eine ventrikuläre Tachykardie. Erwähnt sei noch, dass die aufgeführten Kriterien kein Ersatz für eine weiterführende EKG-Diagnostik darstellen.

Erscheint eine supraventrikuläre Tachykardie bei regelmäßiger, hämodynamisch tolerierter Breitkomplextachykardie wahrscheinlich, kann hier Adenosin zur Behandlung und Differenzierung zwischen supraventrikulärer und ventrikulärer Tachykardie eingesetzt werden. Hier ist zu beachten, dass Adenosin auch idiopathische ventrikuläre Tachykardien terminieren kann und eine Terminierung somit nicht eine supraventrikuläre Tachykardie beweist.

3.2 Sinustachykardie

Bei Patienten mit Sinustachykardie auf der Intensivstation sollten primär häufige Ursachen einer Sinustachykardie erkannt und behandelt werden (s. Tab. 2).

Tab. 2 Häufige Ursachen für Sinustachykardien auf der Intensivstation

Ursache für Sinustachykardie	Hinweise
Schock	Blutdruck? Hb?
Infektion	Infektwerte? Fieber?
Hypoxie	SpO_2?
Schmerz, Angst, Stress	numerische Ratingskala, visuelle Analogskala
Iatrogen	Katecholamintherapie?
Lungenembolie	Rechtsherzbelastungszeichen?

3.3 Vorhofflimmern und Vorhofflattern

Vorhofflimmern und Vorhofflattern sind die häufigsten tachykarden Rhythmusstörungen. Die Diagnose von Vorhofflimmern ist häufig einfach zu stellen, insbesondere aufgrund der Unregelmäßigkeit der Tachykardie (s. Abb. 2).

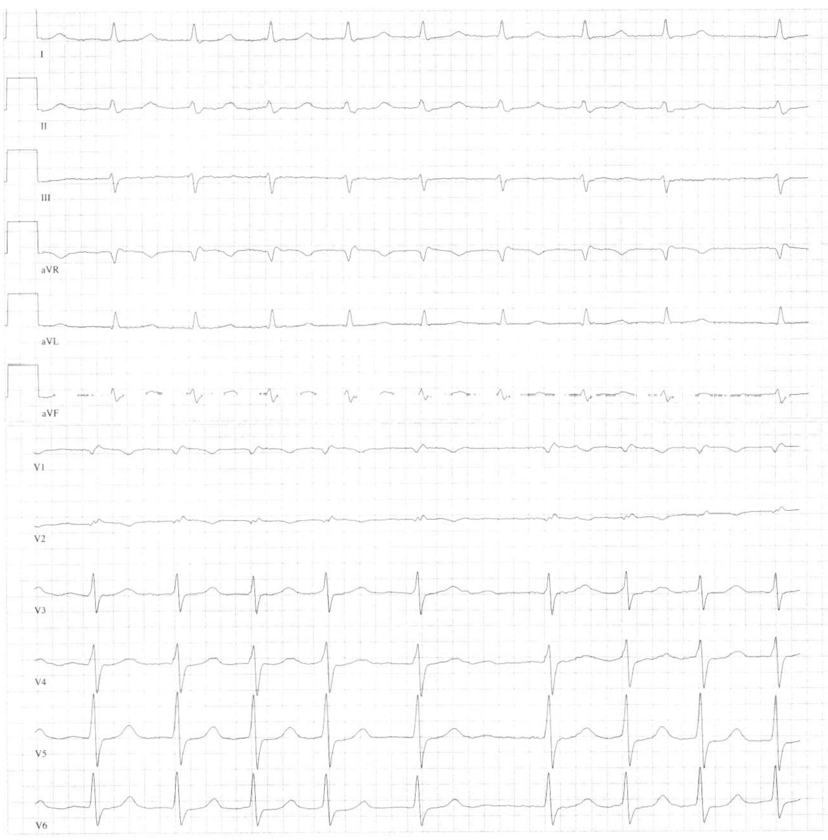

Abb. 2 Vorhofflimmern mit tachykarder Überleitung

Bei Vorhofflattern (s. Abb. 3) kann es sein, dass Flatterwellen nicht gut zu erkennen sind. Hier kann ein Adenosintest helfen, die Flatterwellen zu demaskieren. Hierbei werden etwa 9–12 mg Adenosin als Bolus injiziert. Wenn es zu einer sofortigen Terminierung der Tachykardie durch Adenosin kommt, handelt es sich häufig um eine AV-Knoten-Reentry-Tachykardie, AV-Reentry-Tachykardie oder ektope atriale Tachykardie.

Folgende in Tabelle 3 aufgeführten Fragen stellen sich bei der Behandlung von Vorhofflimmern und Vorhofflattern.
Eine Bildung intrakardialer Thromben innerhalb von < 24–48 h bei Vorhofflimmern und Vorhofflattern ist unwahrscheinlich. Auf der anderen Seite können intrakardiale Thromben auch bei Patienten mit vorbestehendem paroxysmalem Vorhofflimmern vorliegen, die sich initial mit Sinusrhythmus präsentieren und im Verlauf Vorhofflimmern entwickeln. Aufgrund von Risikoarmut, schneller Durchführbarkeit und Verfügbarkeit wird die Indikation zur transösophagealen Echokardiografie zum Thrombenausschluss vor Kardioversion in Deutschland großzügig gestellt. Bei hämodynamischer Relevanz

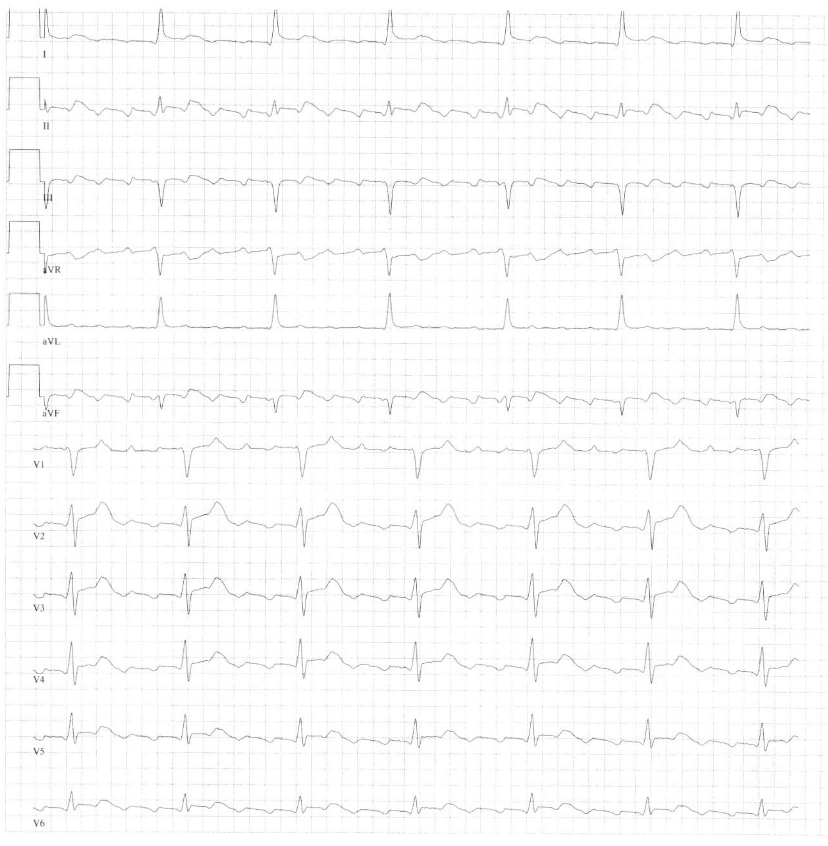

Abb. 3 Typisches counter-clockwise Vorhofflattern

Tab. 3 Fragestellungen bei Vorhofflimmern und Vorhofflattern

Fragestellung	weitere Hinweise
Antikoagulation	CHA_2DS_2-Vasc-Score
Frequenzkontrolle	prinzipiell immer bei Tachykardie
Rhythmuskontrolle	großzügige Indikationsstellung

Tab. 4 Entscheidungskriterien Rhythmus- vs. Frequenzkontrolle bei Vorhofflimmern

Einflussfaktoren Rhythmus- vs. Frequenzkontrolle	weitere Hinweise
reversible Ursachen für Vorhofflimmern?	z.B. Infektion, akuter Myokardinfarkt
hämodynamische Relevanz?	frühzeitige Rhythmuskontrolle bei hämodynamischer Instabilität
Effektivität einer Frequenzkontrolle?	frühzeitige Rhythmuskontrolle bei unzureichender Frequenzkontrolle
Erfolgswahrscheinlichkeit einer Rhythmuskontrolle?	frühzeitige Rhythmuskontrolle bei hoher Erfolgswahrscheinlichkeit

sollte bei neu aufgetretenem Vorhofflimmern großzügig eine frühzeitige Kardioversion erfolgen. Vorteile einer elektrischen Kardioversion sind eine hohe Erfolgsrate und die sofortige Beurteilbarkeit, ob die Kardioversion erfolgreich war.

Ein medikamentöser Kardioversionsversuch stellt gleichzeitig auch eine gewisse kurzfristige Rezidivprophylaxe dar.

Zur Frequenzkontrolle eignen sich folgende Medikamentengruppen: Betablocker, Ca-Antagonisten, Herzglykoside, bei fehlendem Ansprechen auch Amiodaron, was typischerweise aber primär zur Rhythmuskontrolle eingesetzt wird.

Zur Rhythmuskontrolle kommt auf der Intensivstation aufgrund der Anforderungen an Effektivität und Patientengut zumeist Amiodaron in Betracht. Ein häufiges Dosierungsschema sind eine Kurzinfusion mit 150–300 mg, gefolgt von einer kontinuierlichen Therapie mittels Perfusor mit 1.200 mg/d.

Die Entscheidung, ob eine Rhythmus- oder Frequenzkontrolle erfolgen soll, ist individuell zu treffen. Berücksichtigt werden sollten die in Tabelle 4 genannten Aspekte.

3.4 Ventrikuläre Tachykardien und Kammerflimmern

3.4.1 Reanimation

Im Rahmen der kardiopulmonalen Reanimation mit Herzdruckmassage bei Kammerflimmern oder ventrikulärer Tachykardie erfolgt zunächst ein Defibrillationsversuch mit sofortiger Wiederaufnahme der Herzdruckmassage. Wenn nach der dritten Schockabgabe weiterhin Kammerflimmern bzw. eine ventrikuläre Tachykardie vorliegt, wird die Gabe von 300 mg Amiodaron als Bolus i.v. empfohlen (1). Nach erfolgloser fünfter Schockabgabe sollten erneut 150 mg Amiodaron verabreicht werden (1).

3.4.2 Ventrikuläre Tachykardie

Therapie der Wahl bei anhaltender ventrikulärer Tachykardie (s. Abb. 4) ist die elektrische Kardioversion. Dies gilt nicht nur bei hämodynamischer Relevanz, sondern auch bei hämodynamisch tolerierten ventrikulären Tachykardien (2).

Bei der akuten medikamentösen Therapie einer anhaltenden ventrikulären Tachykardie bei Patienten mit nachgewiesener oder vermuteter struktureller Herzerkrankung wird in Deutschland sehr häufig Amiodaron eingesetzt. Die aktuellen ESC Leitlinien haben die Empfehlung zum Einsatz von Amiodaron

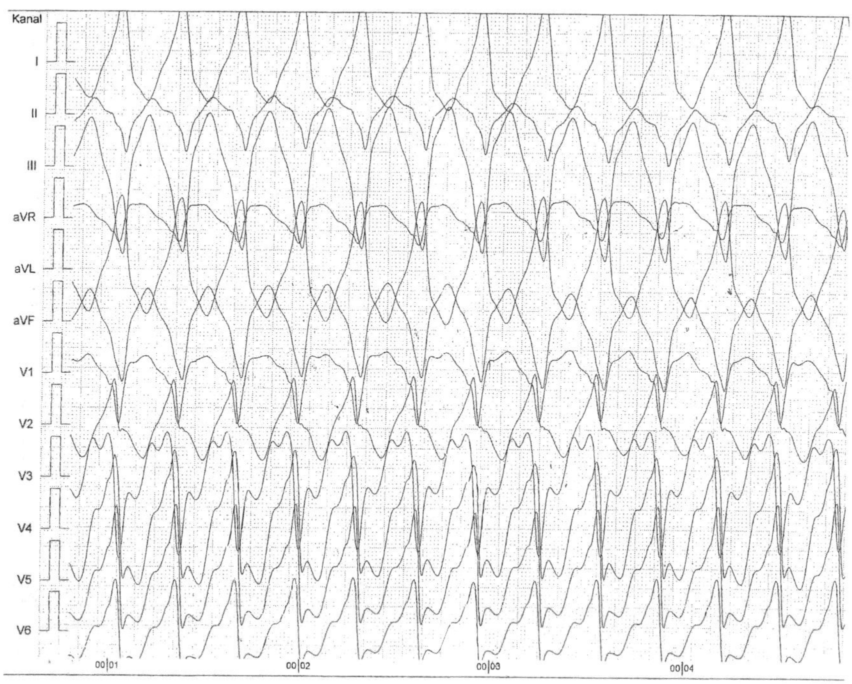

Abb. 4 Ventrikuläre Tachykardie

herabgestuft aufgrund von kardialen Nebenwirkungen wie Hypotonie und Herzinsuffizienz sowie eingeschränkter Effektivität. Empfohlen wir nun primär das Klasse 1a Antiarrhythmikum Procainamid, was in Deutschland jedoch nicht verfügbar ist (2).

Als Alternative zu Procainamid würde sich in Deutschland ggf. Ajmalin anbieten (3). Hier gibt es einen niedrigen Empfehlungsgrad (Klasse IIb) zum Einsatz von Ajmalin zur Akutbehandlung einer hämodynamisch tolerierten monomorphen ventrikulären Tachykardie bei nur geringem Verdacht auf eine strukturelle Herzerkrankung. Ajmalin muss aufgrund der negativ inotropen Wirkung langsam injiziert werden (Dosierung: 1 mg/kg, 10 mg/min) (3). Bei bekannter Ausflusstrakttachykardie können Betablocker eingesetzt werden (Klasse I-Indikation) und bei bekannter faszikulärer Tachykardie Ca-Antagonisten (Klasse I-Indikation) (2).

Treten ventrikuläre Tachykardien im Rahmen eines akuten Koronarsyndroms auf, ist eine schnelle und effektive Rekanalisation anzustreben. Medikamentös werden in erster Linie Betablocker eingesetzt sowie Kalium und Magnesium, bei wiederholter ventrikulärer Tachykardie Amiodaron (2).

Zur Therapie der anhaltenden monomorphen ventrikulären Tachykardie kann unabhängig von der hämodynamischen Relevanz eine elektrische Kardioversion durchgeführt werden. Bei hohem Risiko für eine Kurznarkose wird bei hämodynamisch tolerierter Tachykardie das in Deutschland nicht verfügbare Procainamid dem Amiodaron vorgezogen. Eine Alternative stellt hier ggf. Ajmalin dar (3).

Elektrischer Sturm und unaufhörliche ventrikuläre Tachykardie

Unter einem elektrischen Sturm versteht man das mindestens 3-malige Auftreten einer ventrikulären Tachyarrhythmie innerhalb von 24 h mit Notwendigkeit einer Intervention, wobei die Episoden einen zeitlichen Mindestabstand von 5 Minuten aufweisen (2). Von einer unaufhörlichen ventrikulären Tachykardie spricht man, wenn über Stunden eine ventrikuläre Tachykardie trotz wiederholter Interventionen sofort wieder auftritt (2).

Die aktuellen Leitlinien der Europäischen Gesellschaft für Kardiologie geben praxisrelevante Anleitungen für verschiedene Szenarien bei ventrikulären Tachyarrhythmien wieder, wie etwa zum Vorgehen bei Patienten mit überlebtem plötzlichem Herztod oder bei Erstmanifestation einer anhaltenden ventrikulären Tachykardie (2). Abbildung 5 zeigt ein Therapieschema zum Ablauf bei elektrischem Sturm.

Die Therapie des elektrischen Sturms setzt sich aus mehreren Bausteinen zusammen. Eine frühzeitige Sedierung z.B. mit Midazolam senkt den Sympathikotonus und verschafft den Patienten Erleichterung.

Intensivstation
- 12-Kanal-EKG (STEMI?)
- Labor
- Echo
- Abfrage ICD, ggf. Programmierung „aus"/Magnet bereithalten; Defibrillator bereithalten/Patches aufkleben
- Koronarangiografie? (insbes. bei polymorpher VT/VF)

Therapie Phase 1
- Midazolam 5 mg; ggf. wiederholen
- Betablockade (Propranolol oder Metoprolol 5 mg i.v.; ggf. wiederholen)
- Herzinsuffizienztherapie optimieren/kardiale Rekompensation

Therapie Phase 2: Antiarrhythmische Medikation
- Amiodaron (bei oraler Behandlung mit < 300 mg/d) 300 mg i.v.
- Ajmalin (falls vorher keine orale Behandlung mit Amiodaron) 50 mg i.v. - alternativ: Amiodaron (s.o.)
- Mexiletin (bei oraler Behandlung mit Amiodaron > 300 mg/d) 3 × 200 mg p.o.

Therapie Phase 3
- tiefe Sedierung (Propofol, ggf. ITN)
- ggf. hämodynamische Unterstützung (Impella, ECMO, TandemHeart)

Therapie Phase 4
- VT-Ablation

Therapie Phase 5
- Ganglion stellatum-Blockade

Abb. 5 Therapieschema bei elektrischem Sturm (mit freundlicher Genehmigung von Prof. T. Deneke)

Die ESC-Leitlinien empfehlen einen Algorithmus zur weiteren Therapie anhand der Morphologie der ventrikulären Tachykardie (2).

Polymorphe ventrikuläre Tachykardie

Bei polymorpher ventrikulärer Tachykardie ist insbesondere die Möglichkeit einer akuten Ischämie in Betracht zu ziehen mit Indikation zur Koronarangiografie. Bei Torsades-de-pointes Tachykardie ist eine intravenöse Gabe von Magnesium und Kalium sinnvoll. Bei Patienten mit erworbenem Long-QT-Syndrom und rezidivierender Torsade-de-pointes Tachykardie trotz Gabe von Magnesium und Kalium sollte die Herzfrequenz angehoben werden durch Isoproterenolgabe oder temporäre Schrittmacherstimulation. Bei primär elektrischer Erkrankung kommen bei Brugada-Brugada-Syndrom, früher Reporalisationserkrankung und idiopathischem Kammerflimmern Isoproterenol, Chinidin und eine Katheterablation in Betracht. Bei angeborenem Long-QT-Syndrom und katechomaninerger polymorpher ventrikulärer Tachykardie (CPVT) sind insbesondere der Einsatz von Betablocker, temporäre Schrittmacherstimulation und Gabe von Magnesium und Kalium sinnvolle Therapiemöglichkeiten (2).

Monomorphe ventrikuläre Tachykardie

Neben einer frühzeitigen Sedierung (auch zur Senkung des Sympathikotonus) bei monomorpher ventrikulärer Tachykardie mit elektrischem Sturm oder unaufhörlicher ventrikulärer Tachykardie bei struktureller Herzerkrankung sollte eine Betablockertherapie insbesondere etwa mit Propranolol in Kombination mit Amiodaron erfolgen.

Bei Patienten mit medikamentös-therapierefraktärem elektrischen Sturm oder unaufhörlicher ventrikulärer Tachykardie sollte eine Katheterablation erfolgen. Eine weitere Option – etwa bei fehlender Verfügbarkeit einer Katheterablation oder erfolgloser Katheterablation – stellt eine autonome Modulation mit Ganglion stellatum-Blockade dar (2).

Take home messages:

- *Bei unregelmäßiger Breitkomlextachykardie liegt zumeist Vorhofflimmern vor, bei regelmäßiger Breitkomplextachykardie handelt es sich in den meisten Fällen um eine ventrikuläre Tachykardie.*
- *Bei anhaltender ventrikulärer Tachykardie sollte meist eine frühe elektrische Kardioversion angestrebt werden.*
- *Bei elektrischem Sturm sollte meist eine Gabe von Midazolam und Betablocker frühzeitig erfolgen.*
- *Zudem sollte eine akute Myokardischämie als Ursache ausgeschlossen (bzw. behandelt) werden.*

Literatur

1. Soar J, Böttiger BW, Carli P, Couper K, Deakin CD, Djärv T, Lott C, Olasveengen T, Paal P, Pellis T, Perkins GD, Sandroni C, Nolan JP. European Resuscitation Council Guidelines 2021: Adult advanced life support. Resuscitation. 2021 Apr;161:115–151. doi: 10.1016/j.resuscitation.2021.02.010. Epub 2021 Mar 24. Erratum in: Resuscitation. 2021 Oct;167:105–106. PMID: 33773825.
2. Zeppenfeld K, Tfelt-Hansen J, de Riva M, Winkel BG, Behr ER, Blom NA, Charron P, Corrado D, Dagres N, de Chillou C, Eckardt L, Friede T, Haugaa KH, Hocini M, Lambiase PD, Marijon E, Merino JL, Peichl P, Priori SG, Reichlin T, Schulz-Menger J, Sticherling C, Tzeis S, Verstrael A, Volterrani M; ESC Scientific Document Group. 2022 ESC Guidelines for the management of patients with ventricular arrhythmias and the prevention of sudden cardiac death. Eur Heart J. 2022 Oct 21;43(40):3997–4126. doi: 10.1093/eurheartj/ehac262. PMID: 36017572.
3. Eckardt L, Könemann H, Bosch R, Deneke T, Falk V, Perings C, Schulz-Menger J, Meyer C. Kommentar zu den Leitlinien 2022 der ESC zu ventrikulären Arrhythmien und Prävention des plötzlichen Herztodes. Kardiologie 17, 27–38 (2023). https://doi.org/10.1007/s12181-022-00589-7

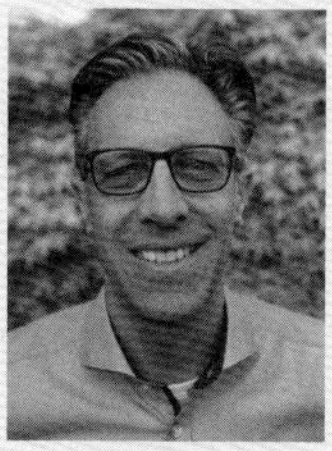

Prof. Dr. med. Karl Mischke

Nach Medizinstudium (Stipendiat der Deutschen Studienstiftung) und Facharztweiterbildung für Innere Medizin sowie Kardiologie in Aachen Erwerb der Zusatzbezeichnung Intensivmedizin. Wissenschaftlicher Schwerpunkt Rhythmologie mit Dissertation zu ventrikulären Tachykardien und Habilitation zu Vorhofflimmern (Universitätsklinikum Aachen). 2013–2017 Leitender Oberarzt und Leiter der Elektrophysiologie am Universitätsklinikum Aachen. Seit 2017 Chefarzt der Medizinischen Klinik 1 des Leopoldina-Krankenhauses Schweinfurt.

4 Revaskularisation bei Patienten mit akutem Koronarsyndrom – wann und wie?

Matthias Janusch, Priyanka Böttger, Henning Lemm und Michael Buerke

Ein beachtlicher Teil der Patienten mit akutem Koronarsyndrom (ACS) leidet an einer Mehrgefäßerkrankung (MVD). Trotz vieler klinischer Studien in diesem Bereich ist die optimale Strategie zum Vorgehen einer kompletten Koronarrevaskularisation noch nicht endgültig geklärt. Diese Übersicht fasst die wichtigsten Erkenntnisse zur vollständigen Revaskularisation (CR) bei ACS-Patienten mit Mehrgefäßerkrankung zusammen. Dabei wird auf Patienten mit STEMI, NSE-ACS und kardiogenem Schock eingegangen. Es werden auf das Vorgehen bei Zielläsion sowie bedeutsame Nichtzielläsionen eingegangen. Es werden diagnostische Methoden zur Beurteilung der Plaques vorgestellt.

4.1 Einführung

Viele Patienten mit akuten Koronarsyndromen (ACS) haben Läsionen/Stenosen durch die koronare Herzkrankheit (KHK) nicht an nur an einem Gefäß. In ca. 50% der Fälle zeigt sich eine Mehrgefäßerkrankung (MVD) (1; 2). Eine komplette Revaskularisation (CR) führt zu einer geringeren Ergebnisrate (MACE: Tod, Myokardinfarkt, Revaskularisation), was hauptsächlich auf eine Verringerung nachfolgender Interventionen zurückzuführen ist. Aktuelle Studien belegen den Nutzen einer perkutanen Koronarintervention (PCI) von Non-culprit-Läsion (NCL) (3). Der optimale Zeitpunkt für die Behandlung der NCLs und die Bestimmung/Beurteilung der behandelbaren Läsionen ist noch nicht endgültig geklärt.

Beim ACS soll durch eine komplette Revaskularisation die Behandlung ischämiebedingter oder -gefährdeter Läsionen erfolgen. Welche Plaques zur Ruptur und Koronarthrombosen neigen, ist noch nicht vollständig geklärt. Die Zuverlässigkeit der physiologischen Beurteilung (FFR/iFR-Messung) von NCLs in der akuten Phase des ACS muss noch endgültig definiert werden. Es gibt jedoch Daten, die die Sicherheit einer verzögerten PCI bei Patienten mit ACS auf der Grundlage von Druckmessungen gezeigt haben. Wenn ein chronischer Totalverschluss (CTO) in den anderen Gefäßen vorliegt, kann sich dies auf die Prognose der ACS-Patienten auswirken. Das standardisierte Vorgehen für diese ACS-Patienten mit CTO wird gerade definiert (5). Bei Patienten mit kardiogenem Schock (CS) und MVD (ca. 80%) sollten nur die Revaskularisation der Zielläsion (Culprit Lesion) interveniert werden. Die anderen Gefäße sollten im Verlauf angegangen werden, da es akut über das Kontrastmittel getriggerte Nierenversagen zu einer gesteigerten Mortalität kommt (6).

4.2 Mehrgefäßerkrankung bei Patienten mit ACS mit ST-Hebung

Das Hauptziel der PCI bei Patienten mit ST-Hebungs-Myokardinfarkt (STEMI) ist die Wiederherstellung des epikardialen Flusses im Infarktgefäß und eine ausreichende Myokardperfusion (7). Die Behandlung der CL bei STEMI-Patienten ist etabliert und durch Daten gesichert. Der optimale Zeitpunkt der NCL-Revaskularisation (Revaskularisierung überall) kann aufgrund aktueller Daten akut oder zeitnah (innerhalb der nächsten vier Wochen) erfolgen (7).

PRAMI-Studie: In der PRAMI-Studie führte die angiografiegesteuerte CR zu einer Reduzierung des zusammengesetzten primären Endpunkts um 65% im Vergleich zur reinen Revaskularisation während des Indexverfahrens (3).

CuLPRIT-Studie: In der CuLPRIT-Studie wurden STEMI-Patienten mit MVD randomisiert einer Behandlung der Target-Läsion oder der Angiografie gesteuerten kompletten Revaskularisation. Eine CR, die entweder zum Zeitpunkt des Indexverfahrens (64%) oder vor der Entlassung aus dem Krankenhaus (36%) erfolgte, führte zu einer Reduzierung des primären kombinierten Endpunkts aus Gesamtmortalität, wiederkehrendem Myokardinfarkt (MI) und Herzversagen um 55% und ischämiebedingte Revaskularisation nach zwölf Monaten Nachbeobachtung.

PRIMULTI- und COMPARE-ACUTE-Studie: In zwei Studien wurde ein physiologischer Ansatz durch Bestimmung der fraktionellen Flussreserve (FFR) gesteuerter CR-Ansatz im Vergleich zur Behandlung nur der Target-Läsion untersucht (PRIMULTI- und COMPARE-ACUTE-Studie). In beiden Studien wurde festgestellt, dass die CR mit FFR einen signifikanten Vorteil hat. Dies resultiert überwiegend durch die verminderte Notwendigkeit der wiederholten Revaskularisation (4).

COMPLETE-Studie: Die COMPLETE-Studie ist bei weitem die größte und einzige fundierte Studie, die sich mit harten Endpunkten befasst. Mehr als 4.000 Patienten wurden randomisiert. Angiografiegesteuerte CR (mit FFR bei 50–69% Stenose) reduzierte nachweislich das kombinierte Ergebnis aus kardiovaskulärem Tod und Myokardinfarkt nach einer mittleren Nachbeobachtungszeit von 36 Monaten (7,8% in der FFR-CR-Gruppe gegenüber 10,5% in der Target-Revaskularisation-Gruppe).

Aktuelle Metaanalyse: Der Nutzen der kompletten Revaskularisation im Hinblick auf die kardiovaskuläre Mortalität wurde in einer aktuellen Metaanalyse (zehn RCTs und 7.030 Patienten) bestätigt. Es wurde eine verringerte Rate an kardiovaskulären Todesfällen und Myokardinfarkten festgestellt, unabhängig davon, ob eine sofortige oder eine stufenweise CR durchgeführt wurde. Die Ergebnisse waren konsistent, unabhängig davon, ob ein FFR-gesteuerter oder ein angiografiegesteuerter Ansatz durchgeführt wurde (8). Tabelle 1 gibt eine Übersicht über den Revaskularisierungszeitpunkt.

4.3 Mehrgefäßerkrankung bei Patienten mit ACS ohne ST-Hebung (NSTE-ACS)

Früher wurden NSTEMI-Patienten konservativ mit antithrombotischer und antianginöser Therapie behandelt. Ein Teil der Patienten wurde als Patienten mit instabiler Angina pectoris eingeordnet. Durch (hoch-)sensitives Troponin und andere Biomarker konnte die Pathophysiologie genauer bestimmt werden. Es zeigt sich, dass eine frühinvasive Strategie für NSTEMI-Patienten einen Vorteil hatte. Als Vergleichsgruppe dienten verzögerte Revaskularisation oder konservative Strategie.

Tab. 1 Akutes Koronarsyndrom: Strategien zur Revaskularisation bei Patienten mit ACS und MVD

Diagnose	NSTE-ACS	STEMI	ACS + kardiogener Schock
PCI-Zeitpunkt, Zielläsion (CL)	sofort	sofort	sofort
Nichtzielläsion (NCL)	sofort oder verzögert, FFR gestützt	sofort oder verzögert, FFR gestützt	nicht durchführen bei Culprid HS/LAD oder Syntax Score > 22
CABG	subakut oder Hybrid	akut bei ausgewählten Fällen oder Hybrid	akut bei ausgewählten Fällen oder Hybrid

PCI-Zeitpunkt ist relativ: sofort – imidiate, verzögert – im stationären Aufenthalt bis vier Wochen.
Hybrid: PCI und CABG

NSTEMI-Patienten sind im Vergleich zu STEMI-Patienten älter, haben häufiger einen Diabetes mellitus, leiden an einer diffuseren Koronarerkrankung und hatten häufige vorherige Interventionen (9). Infolgedessen erfolgte in frühen Studien die Revaskularisation jeder behandelbaren Läsion in die CR.

FRISC-II-Studie: In der FRISC-II-Studie wurden ACS-Patienten mit PCI und Bypass-OP (CABG) innerhalb von zehn Tagen nach dem Indexereignis behandelt (10). Diese Studie zeigt für die PCI mit geplanter CR einen signifikanten Unterschied in der 12-Monats-Mortalität (2,2% vs. 3,9%). CABG wurde für Patienten mit linker Hauptstenose (LMS) und/oder Dreifachgefäßerkrankung empfohlen. Andere Studien zu diesem Thema und gepoolten Daten bestätigten den Nutzen einer frühinvasiven Strategie bei wiederholten Myokardinfarkten und einem Trend zu geringerer Mortalität (11).

Propensity-matched-Daten: Die Daten aus einem britischen Register zeigten bei NSTEMI-Patienten eine geringere Gesamtmortalität bei vollständiger Revaskularisation im Vergleich zu unvollständiger Revaskularisation (12). Der Zeitpunkt des Eingriffs sollte innerhalb der ersten Woche erfolgen. In aktuellen NSTEMI-Studien zeigt sich, dass die CABG-Raten aufgrund einer besseren Stent-Technologie, einer abgestuften PCI und der größeren CTO-Erfahrung zurückgehen (ca. 7–12%). So hat sich in den letzten Jahren die CR-Rate durch PCI bei Patienten mit NSTEMI und MVD deutlich erhöht und führte so auch zu einer verbesserten Überlebensrate (9). In den verschiedenen Zentren lag je nach Erfahrung die Rate für die CR bei 38–79% (13).

4.4 Revaskularisation bei Patienten mit ACS und kardiogenem Schock

Bei ACS-Patienten kommt es bei ca. 5–10% der Patienten zu einem kardiogenen Schock (CS). Bei ACS-Patienten mit CS ist die Mortalität in den letzten drei Jahrzehnten ziemlich konstant geblieben und liegt bei fast 50% innerhalb des ersten Monats. Die Sterblichkeit bei CS-Patienten mit mechanischen Komplikationen liegt bei ca. 80–90% (14; 15). Bei Angiografie dieser Hochrisikopopulation zeigt sich bei über 75% eine MVD und/oder eine Beteiligung des linken Hauptstammes (LM) (7).

SHOCK-Studie: In den letzten Jahren war die komplette Revaskularisation Ziel bei der Behandlung von Schockpatienten. In der SHOCK-Studie zeigt sich ein Vorteil der Revaskularisation (PCI/CABG) im Vergleich zur konservativen Behandlung (15). Diese Strategie hat ein hohes Risiko für PCI-Versagen als auch renale Komplikationen.

CULPRIT-SHOCK-Studie: In der Studie erfolgte der Vergleich der kompletten Revaskularisation mit PCI der Culprit-Läsion. Es kam zu signifikant weniger Todesfällen und einer geringeren Rate an Nierenersatztherapie, wenn nur die Culprit-Läsion behandelt wird (16). Bei einer sofortigen Mehrgefäß-PCI ist die Eingriffszeit länger. Es kommt zu mehr Komplikationen (Schlaganfall) und es wird deutlich mehr Kontrastmittel appliziert. CS-Patienten mit einem höheren SYNTAX-Score und schlechterer LV-Funktion benötigten häufiger mechanischer Unterstützung, hatten längeren Eingriffszeiten und eine geringere Erfolgsquote. Patienten mit einer Hauptstammläsion oder Stenose in proximalen Vorderwandarterie (LAD) erhielten häufiger eine Mehrgefäß-PCI, was zu einem Anstieg der 1-Jahres-Mortalität führt (17; 18).

4.5 Beurteilung der Non-Cuprit-Läsionen

4.5.1 STEMI-Patienten

Der optimale Zeitpunkt und die bevorzugte Modalität zur Beurteilung der NCLs bei STEMI-Patienten ist eine Herausforderung. Bisher wurde der Schweregrad der angiografisch bedingten Durchmesserstenose herangezogen, um die NCLs zu bestimmen, die eine weitere Intervention erfordern. Beim akuten STEMI kann eine koronare Vasokonstriktion aufgrund einer alpha-adrenergen Stimulation zu einer angiografischen Überschätzung des NCL-Stenosegrades um etwa 10% und zu einer unnötigen Überbehandlung führen (19).

Die FFR-Messung von NCLs wurde in Studien umfassend und sicher untersucht. Der Einsatz von FFR zur kompletten Revaskularisation beim STEMI führt zu geringerer akut und wiederholter Revaskularisation im Vergleich zur angiografiegesteuerter Revaskularisation (4). Akut kann es zu einer verminderten Empfindlichkeit der purinergen Adenosinrezeptoren kommen, was zu einem verminderten hyperämischen Fluss der NCLs führt. Daraus folgt eine Unterschätzung der FFR-Messung. (20)

REDUCE-MVI-Studie: So zeigt sich in der REDUCE-MVI-Studie ein durchschnittlicher Rückgang der FFR-Werte um 0,03 zwischen dem Indexverfahren und der einmonatigen Nachbeobachtung. Im Gegensatz dazu kommt es bei der iFR-Messung durch einen erhöhten Ruhefluss bei NCLs zu einer Überschätzung der Läsionssignifikanz. Die iSTEMI-Teilstudie zeigt sich eine Überschätzung von 0,03 bei den iFR-Werten zwischen dem Indexverfahren der PCI bzw. iFR-Messung nach 16 Tagen (21). Tabelle 2 gibt einen Übersicht über die Arten der Beurteilung der Zielläsion.

4.5.2 NSTEMI-Patienten

Die Bewertung der Nicht-Culprit-Läsion (NCL) ist beim NSTEMI anspruchsvoll. Mindestens zwei der angiografischen Kriterien (intraluminaler Füllungsdefekt, Plaqueulzeration, Plaqueunregelmäßigkeit, Dissektion oder beeinträchtigter Fluss) können bei ca. 40% der NSTEMI-Patienten mit MVD gefunden werden (22). In klinischen Studien konnte bisher keine Überlegenheit der FFR-

Tab. 2 Übersicht zur Beurteilung der Non Culprit-Läsion

Methode	Daten
Angiografie oder QCA	Beurteilung von NCL während der Indexangiografie, Überschätzung des NCL-Stenosegrades
FFR: fraktionelle Flussreserve	umfangreiche Ergebnisse aus RCTs, Unterschätzung der NCL-Stenose im Akutbereich
iFR: instantaneous wave-free ratio	eine Hyperämie ist nicht erforderlich, begrenzte Ergebnisse aus RCTs bei ACS-Patienten, Überschätzung der NCL-Stenose im Akutbereich
IVUS: intravaskuläre Bildgebung	Informationen zur Plaquemorphologie und Hochrisiko-Plaque-Merkmale, keine Daten aus RCTs unterstützen eine präventive PCI für nicht obstruktive, vulnerable Plaques

gesteuerten Revaskularisation im Hinblick auf die klinischen Ergebnisse gezeigt werden (FAMOUS-NSTEMI-Studie, ACS-Untergruppe der FAME-Studie).

DEFINE-FLAIR u. iFR SWEDEHEART: Für die physiologische Beurteilung ohne Hyperämie bei ACS-Patienten liegen nur begrenzte Daten vor. Die DEFINE-FLAIR und iFR SWEDEHEART zeigen die Sicherheit gestaffelter Revaskularisation für iFR als auch für FFR. Das hämodynamische Paradigma, das auf physiologischen Indizes basiert, liefert möglicherweise nicht alle Informationen, die für eine sichere Revaskularisation von NCL erforderlich sind. Weitere Informationen über die Gefäßmorphologie lassen sich mit dem intravaskulären Ultraschall erheben (23; 24).

4.5.3 Patienten mit chronischen Totalverschlüssen (CTO)

Das Vorliegen eines gleichzeitigen chronischen Totalverschlusses (CTO) bei NCLs im Rahmen eines ACS kommt häufig vor und ist ein wesentlicher Faktor für die Prognose der Patienten. Ein CTO findet sich bei etwa jedem zehnten STEMI-Patienten (25), NSTEMI-Patienten haben eine vergleichbare Rate (26). Bei CS-Patienten mit ACS kommt eine CTO-Läsion häufiger vor und liegt bei jedem vierten bis fünften Patienten vor. Die Sterblichkeitsrate bei ACS-Patienten mit gleichzeitiger CTO ist nach drei bis fünf Jahren fast doppelt so hoch im Vergleich zu ACS-Patienten ohne gleichzeitige CTO (27).

Daten zur Revaskularisation einer CTO bei ACS-Patienten sind äußerst begrenzt, da die überwiegende Mehrheit der RCTs, die Culprit-PCI im Vergleich zu einer Mehrgefäß-PCI untersuchten und Patienten mit begleitender CTO häufig ausschloss. Die Behandlung einer CTO als NCLs in der COMPLETE-Studie ist schwierig, da es sich um eine nicht repräsentative Untergruppe von nur 2% der Studienpopulation handelt.

EXPLORE-Studie: Obwohl die EXPLORE-Studie nicht darauf ausgelegt war, Unterschiede in den Ereignisraten zu erkennen, ist sie die einzige RCT, die den Nutzen einer frühen PCI einer CTO bei ACS-Patienten evaluierte (28). Es zeigte sich eine Besserung der LV-Funktion und des LV-enddiastolischen Volumens im Kardio-MRT nach vier Monaten im frühen CTO-PCI-Arm im Vergleich zum konservativen Behandlungsarm. Die besten Ergebnisse für die Revaskularisationsstrategie zeigten sich bei Patienten mit einem CTO in der LAD. Der Nutzen in Bezug auf Lebensqualität in Form einer geringeren Anginarate ließ in den darauffolgenden Jahren nach.

4.5.4 Hauptstammstenose (LMS)

Eine Hauptstammstenose als NCL bei Patienten mit ACS ist eher selten (1,3-6,4%) (29). Diese Patienten waren in RCTs zur Revaskularisation bei ACs nur minimal vertreten, sodass keine randomisierten Daten vorliegen. Sofern keine kritische Haupstammstenose vorliegt und keine Hinweise für eine instabile Plaque (thrombotische Läsionen, Ulzerationen oder Plaqueruptur) vorliegen, bei NCL-LMS bei ACS-Patienten nach der Primärversorgung ein verzögerter Revaskularisationsansatz der HS-Stenose empfohlen.

4.6 Leitlinien und Ausblick

Die europäische Leitlinie empfiehlt mit einer IIA-Empfehlung die routinemäßigen Revaskularisation der NC-Läsionen vor der Entlassung aus dem Krankenhaus. Diese ESC-Leitlinie wurde jedoch vor der COMPLETE-Studie publiziert, die den Nutzen der PCI der Culprit-Läsion und den der NC-Läsion während des Indexaufenthalts oder nach der Entlassung gezeigt hat (7) (s. Tab. 3).

Ob der sofortige CR-Ansatz der schrittweise CR (innerhalb von sechs Wochen nach dem Eingriff) nicht unterlegen ist, wird in der BIOVASC-Studie untersucht. In der MULTISTARS-AMI-Studie wird das Indexverfahren CR mit der stufenweisen Revaskularisation von NCLs innerhalb von 19–45 Tagen verglichen.

FLOWER-MI-Studie: Die klinische Relevanz der FFR-gesteuerten NCL-Revaskularisation wurde kürzlich in der FLOWER-MI-Studie bei STEMI-Patienten nach erfolgreicher primärer PCI untersucht. Dabei wurde FFR-gesteuerte oder angiografiegesteuerte CR während des Indexverfahrens oder vor der Entlassung verglichen. Es zeigte sich kein Unterschied zwischen FFR-gesteuerter und angiografiegesteuerter vollständiger Revaskularisation (30).

Die kompletter Revaskularisation bei NSTEMI-Patienten wurde bisher nur in einer Studie untersucht. Nach initialer CR kam es zu weniger Ereignissen als nach stufenweiser Mehrgefäß-PCI (Reduktion wiederholter Revaskularisation) (31). Diese Daten unterstützen die CR wie bei der ESC-Leitlinie (Klasse IIa/Evidenzgrad C) (32). Die Revaskularisation von NCLs sollte während des Indexver-

Tab. 3 Revaskularisationsstrategie bei NSTEMI/STEMI mit MVD

KHK	Jahr	Empfehlung
STEMI: Multivessel PCI vor KH-Entlassung	2017	IIa B
Myokardiale Revaskularisation: Multivessel PCI/CABG nach klinischem Status, Komorbidität und Erkrankungsschwere	2018	I B
NSTEMI: Multivessel PCI/CABG nach klinischem Status, Komorbidität und Erkrankungsschwere	2020	I B
CR bei Patienten mit MVD und ohne CS	2020	IIa C

fahrens in Betracht gezogen werden (Klasse IIb, B) (s. Tab. 3). Eine individuelle Beurteilung oder Entscheidung der PCI der NCL sollte nach prozedurtechnischen Aspekten, der Erfahrung des Untersuchers und den Merkmalen des Patienten erfolgen.

4.7 Zusammenfassung

Alle ACS-Patienten, mit Ausnahme von kardiogenen Schockpatienten sollten eine komplette Revaskularisation erhalten. Dies bedeutet Intervention (PCI) der Target-Läsion sowie Nicht-Cluprit-Läsionen, wenn die Koronaranatomie es erlaubt, während des Indexverfahrens, vor der Entlassung oder zumindest innerhalb des ersten Monats. In der täglichen Praxis erfolgt ein individualisiertes Vorgehen bei den Interventionen je nach Patientencharakteristika, den anatomischen Befunden und interventionellen Erfahrung.

Bei einigen ACS-Patienten sollte eine Bypass-OP durchgeführt werden oder ein medikamentöser Behandlungsansatz als alternative Therapiestrategie gewählt werden. Komplexe Fälle sollten immer im Herzteam gemeinsam beurteilt und besprochen werden.

Take home messages:

- *Der Nutzen der kompletten Revaskularisation (als erstes Target-Läsion) wurde in RCTs und Metaanalysen bei STEMI-Patienten mit Mehrgefäßerkrankung gezeigt und war unabhängig von der Art der Auswahl und dem Zeitpunkt (sofort oder in den nächsten 4 Wochen) der Behandlung der anderen Läsionen.*
- *Die komplette Revaskularisation bei NSTEMI-Patienten mit einer Mehrgefäßerkrankung führt zu einer verringerten Mortalität, Reduktion von Myokardinfarkten und wiederholter Revaskularisation.*
- *Sofortige Mehrgefäß-PCI bei akutem kardiogenem Schock geht mit höherer Sterblichkeits- und Nierenversagen einher im Vergleich zur PCI der Target-Läsion.*

- *Bei CS-Patienten sind komplexe KHK, Läsion im Hauptstamm oder in der proximalen LAD mit schlechterem Outcome verbunden, wenn eine Mehrgefäß-PCI durchgeführt wird.*
- *Vorübergehende physiologische Veränderungen im akuten Umfeld können sich auf die Beurteilung des NCL-Schweregrades im akuten STEMI-Umfeld auswirken, wobei der Schweregrad durch FFR möglicherweise unterschätzt bzw. bei iFR überschätzt wird. Dies sollte bei der Ermittlung von Grenzwerten für die Signifikanz berücksichtigt werden.*
- *Die Revaskularisation eines chronischen Verschlusses (CTO) wird bei Patienten mit ACS in der akuten Phase nicht zu empfehlen. Eine CTO-PCI kann in einigen Fällen aufgrund der Symptome, der Ischämie und der Vitalität des Myokards und unter optimaler medizinischer Therapie in Betracht gezogen werden.*
- *Die Entscheidung zur PCI des Hauptstamms als Non-Culprit-Läsion ist eine individuelle Entscheidung. Sie sollte unter Berücksichtigung des klinischen Umfelds, der Morphologie und Komplexität der Läsion sowie der Erfahrung des Interventionalisten und ggf. nach Diskussion im Herzteam erfolgen.*

Literatur

1. Hassanin A, Brener SJ, Lansky AJ, Xu K, Stone GW (2015) Prognostic impact of multivessel versus culprit vessel only percutaneous intervention for patients with multivessel coronary artery disease presenting with acute coronary syndrome. EuroIntervention 11:293–300
2. Hirsch A, Verouden NJ, Koch KT, Baan J Jr, Henriques JP, Piek JJ, Rohling WJ, van der Schaaf RJ, Tijssen JG, Vis MM, de Winter RJ (2009) Comparison of long-term mortality after percutaneous coronary intervention in patients treated for acute ST-elevation myocardial infarction versus those with unstable and stable angina pectoris. Am J Cardiol 104:333–7
3. Wald DS, Morris JK, Wald NJ, Chase AJ, Edwards RJ, Hughes LO, Berry C, Oldroyd KG; PRAMI Investigators (2013) Randomized trial of preventive angioplasty in myocardial infarction. N Engl J Med 369:1115–23
4. Engstrom T, Kelbaek H, Helqvist S, Hofsten DE, Klovgaard L, Holmvang L, Jørgensen E, Pedersen F, Saunamäki K, Clemmensen P, De Backer O, Ravkilde J, Tilsted HH, Villadsen AB, Aarøe J, Jensen SE, Raungaard B, Køber L; DANAMI-3 – PRIMULTI Investigators (2015) Complete revascularisation versus treatment of the culprit lesion only in patients with ST-segment elevation myocardial infarction and multivessel disease (DANAMI-3-PRIMULTI): an open-label, randomised controlled trial. Lancet 386:665–71
5. Hoebers LP, Vis MM, Claessen BE, van der Schaaf RJ, Kikkert WJ, Baan J Jr, de Winter RJ, Piek JJ, Tijssen JG, Dangas GD, Henriques JP (2013) The impact of multivessel disease with and without a co-existing chronic total occlusion on short- and long-term mortality in ST-elevation myocardial infarction patients with and without cardiogenic shock. Eur J Heart Fail 15:425–32
6. Thiele H, Desch S, Piek JJ, Stepinska J, Oldroyd K, Serpytis P, Montalescot G, Noc M, Huber K, Fuernau G, de Waha S, Meyer-Saraei R, Schneider S, Windecker S, Savonitto S, Briggs A, Torremante P, Vrints C, Schuler G, Ceglarek U, Thiery J, Zeymer U; CULPRIT-SHOCK Investigators (2016) Multivessel versus culprit lesion only percutaneous revascularization plus potential staged revascularization in patients with acute myocardial infarction complicated by cardiogenic shock: Design and rationale of CULPRIT-SHOCK trial. Am Heart J 172:160–9
7. Neumann FJ, Sousa-Uva M, Ahlsson A, Alfonso F, Banning AP, Benedetto U, Byrne RA, Collet JP, Falk V, Head SJ, Jüni P, Kastrati A, Koller A, Kristensen SD, Niebauer J, Richter DJ, Seferovic PM, Sibbing D, Stefanini GG,

Windecker S, Yadav R, Zembala MO; ESC Scientific Document Group (2019) 2018 ESC/EACTS Guidelines on myocardial revascularization. Eur Heart J 40:87–165

8. Bainey KR, Engstrøm T, Smits PC, Gershlick AH, James SK, Storey RF, Wood DA, Mehran R, Cairns JA, Mehta SR (2020) Complete vs Culprit-Lesion-Only Revascularization for ST-Segment Elevation Myocardial Infarction: A Systematic Review and Meta-analysis. JAMA Cardiol 5:881–8
9. Fox KA, Anderson FA Jr, Dabbous OH, Steg PG, López-Sendón J, Van de Werf F, Budaj A, Gurfinkel EP, Goodman SG, Brieger D; GRACE investigators (2007) Intervention in acute coronary syndromes: do patients undergo intervention on the basis of their risk characteristics? The Global Registry of Acute Coronary Events (GRACE). Heart 93:177–82
10. Wallentin L, Lagerqvist B, Husted S, Kontny F, Ståhle E, Swahn E (2000) Outcome at 1 year after an invasive compared with a non-invasive strategy in unstable coronary-artery disease: the FRISC II invasive randomised trial. FRISC II Investigators. Fast Revascularisation during Instability in Coronary artery disease. Lancet 356:9–16
11. Fox KA, Clayton TC, Damman P, Pocock SJ, de Winter RJ, Tijssen JG, Lagerqvist B, Wallentin L; FIR Collaboration (2010) Long-term outcome of a routine versus selective invasive strategy in patients with non-ST-segment elevation acute coronary syndrome a meta-analysis of individual patient data. J Am Coll Cardiol 55: 2435–45
12. Bavry AA, Kumbhani DJ, Rassi AN, Bhatt DL, Askari AT (2006) Benefit of early invasive therapy in acute coronary syndromes: a meta-analysis of contemporary randomized clinical trials. J Am Coll Cardiol 48:1319–25
13. Rathod KS, Koganti S, Jain AK, Astroulakis Z, Lim P, Rakhit R, Kalra SS, Dalby MC, O'Mahony C, Malik IS, Knight CJ, Mathur A, Redwood S, Sirker A, MacCarthy PA, Smith EJ, Wragg A, Jones DA (2018) Complete Versus Culprit-Only Lesion Intervention in Patients With Acute Coronary Syndromes. J Am Coll Cardiol 72: 1989–99
14. Figueras J, Alcalde O, Barrabés JA, Serra V, Alguersuari J, Cortadellas J, Lidón RM (2008) Changes in hospital mortality rates in 425 patients with acute ST-elevation myocardial infarction and cardiac rupture over a 30-year period. Circulation 118: 2783–9
15. Hochman JS, Sleeper LA, Webb JG, Sanborn TA, White HD, Talley JD, Buller CE, Jacobs AK, Slater JN, Col J, McKinlay SM, LeJemtel TH (1999) Early revascularization in acute myocardial infarction complicated by cardiogenic shock. SHOCK Investigators. Should We Emergently Revascularize Occluded Coronaries for Cardiogenic Shock. N Engl J Med 341:625–34
16. Thiele H, Akin I, Sandri M, Fuernau G, de Waha S, Meyer-Saraei R, Nordbeck P, Geisler T, Landmesser U, Skurk C, Fach A, Lapp H, Piek JJ, Noc M, Goslar T, Felix SB, Maier LS, Stepinska J, Oldroyd K, Serpytis P, Montalescot G, Barthelemy O, Huber K, Windecker S, Savonitto S, Torremante P, Vrints C, Schneider S, Desch S, Zeymer U; CULPRIT-SHOCK Investigators (2017) PCI Strategies in Patients with Acute Myocardial Infarction and Cardiogenic Shock. N Engl J Med 377:2419–32
17. Thiele H, Akin I, Sandri M, de Waha-Thiele S, Meyer-Saraei R, Fuernau G, Eitel I, Nordbeck P, Geisler T, Landmesser U, Skurk C, Fach A, Jobs A, Lapp H, Piek JJ, Noc M, Goslar T, Felix SB, Maier LS, Stepinska J, Oldroyd K, Serpytis P, Montalescot G, Barthelemy O, Huber K, Windecker S, Hunziker L, Savonitto S, Torremante P, Vrints C, Schneider S, Zeymer U, Desch S; CULPRIT-SHOCK Investigators (2018) One-Year Outcomes after PCI Strategies in Cardiogenic Shock. N Engl J Med 379:1699–710
18. Farhan S, Vogel B, Montalescot G, Barthelemy O, Zeymer U, Desch S, de Waha- Thiele S, Maier LS, Sandri M, Akin I, Fuernau G, Ouarrak T, Hauguel-Moreau M, Schneider S, Thiele H, Huber K (2020) Association of Culprit Lesion Location With Outcomes of Culprit-Lesion-Only vs Immediate Multivessel Percutaneous Coronary Intervention in Cardiogenic Shock: A Post Hoc Analysis of a Randomized Clinical Trial. JAMA Cardiol 5:1329–37
19. Hanratty CG, Koyama Y, Rasmussen HH, Nelson GIC, Hansen PS, Ward MR (2002) Exaggeration of nonculprit stenosis severity during acute myocardial infarction: implications for immediate multivessel revascularization. J Am Coll Cardiol 40:911–6
20. van Herck PL, Carlier SG, Claeys MJ, Haine SE, Gorissen P, Miljoen H, Bosmans JM, Vrints CJ (2007) Coronary microvascular dysfunction after myocardial infarction: increased coronary zero flow pressure both in the infarcted and in the remote myocardium is mainly related to left ventricular filling pressure. Heart 93: 1231–7

21. van der Hoeven NW, Janssens GN, de Waard GA, Everaars H, Broyd CJ, Beijnink CWH, van de Ven PM, Nijveldt R, Cook CM, Petraco R, Ten Cate T, von Birgelen C, Escaned J, Davies JE, van Leeuwen MAH, van Royen N (2019) Temporal Changes in Coronary Hyperemic and Resting Hemodynamic Indices in Nonculprid Vessels of Patients With ST-Segment Elevation Myocardial Infarction. JAMA Cardiol 4:736–44
22. Vergallo R, Ren X, Yonetsu T, Kato K, Uemura S, Yu B, Jia H, Abtahian F, Aguirre AD, Tian J, Hu S, Soeda T, Lee H, McNulty I, Park SJ, Jang Y, Prasad A, Lee S, Zhang S, Porto I, Biasucci LM, Crea F, Jang IK (2014) Pancoronary plaque vulnerability in patients with acute coronary syndrome and ruptured culprit plaque: a 3-vessel optical coherence tomography study. Am Heart J 167:59–67
23. Stone GW, Maehara A, Lansky AJ, de Bruyne B, Cristea E, Mintz GS, Mehran R, McPherson J, Farhat N, Marso SP, Parise H, Templin B, White R, Zhang Z, Serruys PW; PROSPECT Investigators (2011) A prospective natural-history study of coronary atherosclerosis. N Engl J Med 364:226–35
24. Prati F, Romagnoli E, Gatto L, La Manna A, Burzotta F, Ozaki Y, Marco V, Boi A, Fineschi M, Fabbiocchi F, Taglieri N, Niccoli G, Trani C, Versaci F, Calligaris G, Ruscica G, Di Giorgio A, Vergallo R, Albertucci M, Biondi-Zoccai G, Tamburino C, Crea F, Alfonso F, Arbustini E (2020) Relationship between coronary plaque morphology of the left anterior descending artery and 12 months clinical outcome: the CLIMA study. Eur Heart J 41:383–91
25. Hoebers LP, Claessen BE, Dangas GD, Råmunddal T, Mehran R, Henriques JP (2014) Contemporary overview and clinical perspectives of chronic total occlusions. Nat Rev Cardiol 11:458–69
26. Thiele H, Desch S (2018) CULPRIT-SHOCK (Culprit Lesion Only PCI Versus Multivessel Percutaneous Coronary Intervention in Cardiogenic Shock): Implications on Guideline Recommendations. Circulation 137:1314–16
27. Tajstra M, Gasior M, Gierlotka M, Pres D, Hawranek M, Trzeciak P, Lekston A, Polonski L, Zembala M (2012) Comparison of five-year outcomes of patients with and without chronic total occlusion of noninfarct coronary artery after primary coronary intervention for ST-segment elevation acute myocardial infarction. Am J Cardiol 109:208–13
28. Henriques JP, Hoebers LP, Råmunddal T, Laanmets P, Eriksen E, Bax M, Ioanes D, Suttorp MJ, Strauss BH, Barbato E, Nijveldt R, van Rossum AC, Marques KM, Elias J, van Dongen IM, Claessen BE, Tijssen JG, van der Schaaf RJ; EXPLORE Trial Investigators (2016) Percutaneous Intervention for Concurrent Chronic Total Occlusions in Patients With STEMI: The EXPLORE Trial. J Am Coll Cardiol 68:1622–32
29. Seo SM, Kim TH, Kim CJ, Hwang BH, Kang MK, Koh YS, Min J, Chang K, Kim PJ, Park HJ, Chung WS, Jeong MH, Kim YJ, Park SJ, Seung KB; Korean Acute Myocardial Infarction Registry Investigators (2012) Prognostic impact of significant non-infarct-related left main coronary artery disease in patients with acute myocardial infarction who receive a culprit-lesion percutaneous coronary intervention. Coron Artery Dis 23:307–14
30. Puymirat E, Cayla G, Simon T, Steg PG, Montalescot G, Durand-Zaleski I, le Bras A, Gallet R, Khalife K, Morelle JF, Motreff P, Lemesle G, Dillinger JG, Lhermusier T, Silvain J, Roule V, Labèque JN, Rangé G, Ducrocq G, Cottin Y, Blanchard D, Charles Nelson A, De Bruyne B, Chatellier G, Danchin N; FLOWER-MI Study Investigators (2021) Multivessel PCI Guided by FFR or Angiography for Myocardial Infarction. N Engl J Med 385(4):297–308
31. Sardella G, Lucisano L, Garbo R, Pennacchi M, Cavallo E, Stio RE, Calcagno S, Ugo F, Boccuzzi G, Fedele F, Mancone M (2016) Single-Staged Compared With Multi- Staged PCI in Multivessel NSTEMI Patients: The SMILE Trial. J Am Coll Cardiol 67:264–72
32. Collet JP, Thiele H, Barbato E, Barthélémy O, Bauersachs J, Bhatt DL, Dendale P, Dorobantu M, Edvardsen T, Folliguet T, Gale CP, Gilard M, Jobs A, Jüni P, Lambrinou E, Lewis BS, Mehilli J, Meliga E, Merkely B, Mueller C, Roffi M, Rutten FH, Sibbing D, Siontis GCM; ESC Scientific Document Group (2021) 2020 ESC Guidelines for the management of acute coronary syndromes in patients presenting without persistent ST-segment elevation. Eur Heart J 42:1289–367

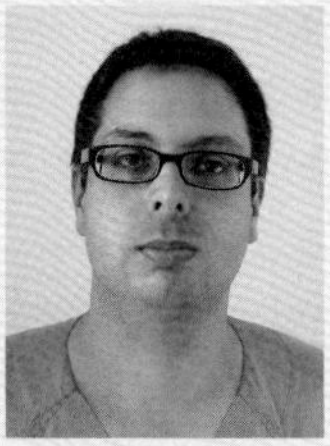

Dr. med. Matthias Janusch

Nach dem Medizinstudium folgte eine Ausbildung zum Internisten und Kardiologen an der Martin-Luther-Universität Halle-Wittenberg. Seit 2011 Oberarzt an der Medizinischen Klinik II, Kardiologie, Angiologie und Internistische Intensivmedizin am St. Marien-Krankenhaus in Siegen. Verantwortlich für die Bereiche Intensivmedizin, Notfallmedizin und invasive Kardiologie. Durchführung von Studien zum kardiogenen Schock. Verfasser einer Reihe von Originalarbeiten und Buchartikeln. Forschungsschwerpunkte: kardiogener Schock, ADHF, akutes Links- und Rechtsherzversagen sowie MODS.

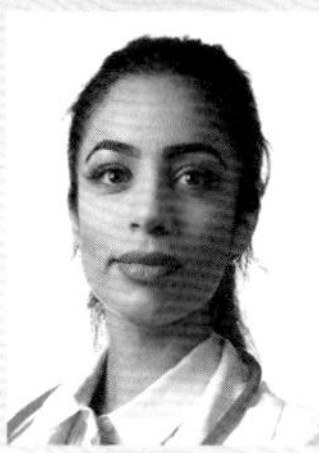

Priyanka Böttger

Duales Studium der Wirtschaftsinformatik Frankfurt School of Finance and Management und Deutsche Bank. Medizinstudium Harvard Medical School Boston, USA und Justus-Liebig-Universität Gießen. Nach dem Medizinstudium derzeit Ausbildung zum Internisten, Kardiologen und Intensivmediziner in der Medizinischen Klinik II, Kardiologie, Angiologie und Internistische Intensivmedizin, St. Marien-Krankenhaus in Siegen. Verantwortlich für kardiovaskuläre Prävention, Nutrition, Herz und Hirn. Verfasser einer Reihe von Originalarbeiten und Buchartikeln. Forschungsschwerpunkt: Sepsis, antiinflammatorische Strategien, ADHF, Vorhofflimmern, ESUS.

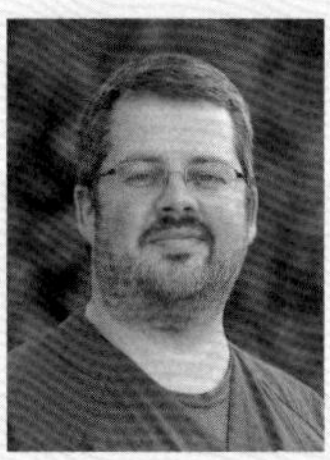

Dr. med. Henning Lemm

Nach dem Medizinstudium Ausbildung zum Internisten und Kardiologen an der Martin-Luther-Universität Halle-Wittenberg. Seit 2013 Oberarzt an der Medizinischen Klinik II, Kardiologie, Angiologie und Internistische Intensivmedizin am St. Marien-Krankenhaus in Siegen. Verantwortlich für die Bereiche Intensivmedizin, Notfallmedizin und invasive Kardiologie. Durchführung von Studien zum kardiogenen Schock. Verfasser einer Reihe von Originalarbeiten und Buchartikeln. Forschungsschwerpunkte: Sepsis, kardiogener Schock, ADHF, akutes Links- und Rechtsherzversagen sowie MODS.

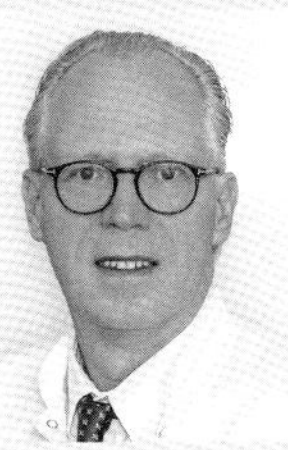

Prof. Dr. med. Michael Buerke

Nach dem Medizinstudium an der Justus-Liebig-Universität in Gießen Facharztausbildung an der Johannes-Gutenberg-Universität Mainz zum Internisten und Kardiologen folgten Forschungsaufenthalte in Philadelphia und Salt Lake City. 2002 Wechsel als Leitender Oberarzt an die Universitätsklinik und Poliklinik III der Martin-Luther-Universität Halle-Wittenberg (Prof. Dr. med. K. Werdan). Verfasser von über 300 Originalarbeiten, Übersichten und Buchartikeln.

Aktiv im Kompetenzteam zur Erstellung der Leitlinie zum kardiogenen Schock und Venöse Thromboembolie und Lungenembolie. Präsident der Deutschen Gesellschaft für Internistische Intensiv- und Notfallmedizin (2010–2012). Seit 2008 Herausgeber der Zeitschrift Medizinische Klinik – Intensivmedizin und Notfallmedizin. Schatzmeister und Vorstandsmitglied der ALKK. Seit 2011 Chefarzt in der Medizinischen Klinik II, Kardiologie, Angiologie und Internistische Intensivmedizin am St. Marien-Krankenhaus in Siegen. Tagungspräsident der 50. Jahrestagung der DGIIN (2018).

Forschungsschwerpunkte: Herzinsuffizienz, kardiogener Schock, ADHF, Inflammation durch Ischämie und Reperfusion, Mikrozirkulation, Zell-Zell-Interaktion, antithrombotische Therapien, ACS, inflammatorische Kaskaden, antiinflammatorische Effekte, Prävention kardiovaskulärer Erkrankungen.

5 Medikamentöse Therapie bei akutem Koronarsyndrom und kardiogenem Schock

Sebastian Reith, Christopher Bach und Ying Zhang

5.1 Definition Akutes Koronarsyndrom (ACS)

Das akute Koronarsyndrom (ACS) subsumiert die klinischen Entitäten instabile Angina pectoris, das akute Koronarsyndrom ohne persistierende ST-Elevation (NSTE-ACS) und den ST-Hebungsinfarkt (STEMI) und repräsentiert eine Patientenkohorte mit einer erhöhten Morbidität und Mortalität, vor allem durch kardiale Arrhythmien und akute bzw. chronische Herzinsuffizienz. Bislang gibt es getrennte Leitlinien der Europäischen Gesellschaft für Kardiologie (ESC) zum Management des NSTEMI, zuletzt 2020 publiziert (1), und für den STEMI, zuletzt 2017 publiziert (2). In der zweiten Hälfte des Jahres 2023 werden erstmals gemeinsame Leitlinien zur Diagnose und Therapie des ACS erwartet.

5.1.1 Medikamentöse antithrombotische Therapie des ACS

Bei der antithrombotischen Therapie des ACS von NSTE-ACS-Patienten ohne Indikation für eine dauerhafte orale Antikoagulation gilt die duale Antiplättchen-Therapie (DAPT) bestehend aus einer dualen Plättchen-hemmenden Medikation mit niedrig dosierten Acetylsalicylsäure und einem P_2Y_{12}-Inhibitor über einen Zeitraum von 12 Monaten als therapeutischer Standard (1).

Ticagrelor und Prasugrel zeigen dabei im Vergleich zu Clopidogrel eine Mortalitätssenkung bzw. eine Reduktion des kombinierten Endpunktes aus kardiovaskulärer Mortalität, nicht-tödlichen Infarkt und Schlaganfall. Clopidogrel ist in der therapeutischen Wertigkeit beim ACS abgeschwächt und letztlich nur in Fällen einer fehlenden Verfügbarkeit von Ticagrelor oder Prasugrel noch gerechtfertigt. Neu in den aktuellen 2020er ESC-Leitlinien ist eine präferenzielle Empfehlung von Prasugrel gegenüber Ticagrelor bei Patienten mit NSTE-ACS, die eine PCI erhalten.

Dagegen werden bei der ACS-Patientenpopulation mit STEMI in den Leitlinien weiter Prasugrel und Ticagrelor empfohlen werden (1, 2).

Ein *Preloading* mit einem P_2Y_{12}-Rezeptorantagonisten ist in den aktuellen Leitlinien nicht regelhaft vorgesehen (1, 2).

Ein zunehmend relevanteres Thema ist die Dauer der antithrombozytären Therapie. Diese kann in Abhängigkeit vom individuellen ischämischen oder Blutungsrisiko variieren. Dabei gibt es eine Reihe von intrinsischen und extrinsischen Einflussfaktoren, die die Auswahl und jeweilige Dauer der antithrombozytären Therapie beeinflussen. Typische Faktoren, die ein potenziell erhöhtes ischämisches Risiko definieren, sind patientenspezifische Charakteristika wie Alter und Geschlecht, klinische Charakteristika (chronisches Koronarsyndrom vs. ACS), Komorbiditäten wie beispielsweise eine chronische Nierenerkrankung, Diabetes mellitus oder eine Herzinsuffizienz und andererseits prozedurale Aspekte (u.a. lange Stentstrecke, komplexe Mehrgefäßintervention, PCI an Hauptstamm oder Bifurkationen). Bei Patienten mit einem hohen ischämischen und keinem relevant erhöhten Risiko für schwere oder lebensbedrohliche Blutungen kann eine Verlängerung der DAPT über die ersten 12 Monate hinaus oder eine Kombination von Rivaroxaban und Aspirin im Anschluss einer 12 Monate erfolgten DAPT-Therapie erwogen werden (Empfehlung Klasse IIa A) (1).

Andererseits kann bei erhöhtem zugrundeliegenden Blutungsrisiko auch eine Verkürzung der DAPT erfolgen. Ko-Medikationen, z.B. durch eine begleitende orale Antikoagulation bzw. medikamentöse Interaktionen, ebenso wie der interventionelle Zugangsweg (radial vs. femoral), können Ursachen eines erhöhten Blutungsrisikos dar.

Die TWILIGHT-Studie (3) konnte bei Hochrisikopatienten mit ACS eine signifikante Reduktion der Blutungskomplikationen ohne erhöhte kardiovaskuläre Ereignisrate bei Patienten mit DAPT über lediglich 3 Monate und nachfolgender Ticagrelor-Monotherapie im Vergleich zu einer 12-monatigen DAPT-Therapie nachweisen. In einer großen Meta-Analyse bei Patienten mit ACS und stattgehabter Koronarintervention konnten diese Ergebnisse im Wesentlichen bestätigt werden. In 6 Studien bei einem Patientenkollektiv mit ACS und einer DAPT-Therapie für lediglich 1–3 Monate nach erfolgter Koronarintervention war diese DAPT-Deeskalationstherapie assoziiert mit einer jeweils reduzierten Mortalität und Blutungsrate ohne Unterschiede in der MACE-Rate (4).

In der MASTER-DAPT-Studie (5) konnte darüber hinaus bei Patienten mit ACS und hohem Blutungsrisiko gezeigt werden, dass eine nur 4-wöchige DAPT-Therapie, nach Koronarintervention und Implantation eines Ultimaster-Stents, verbunden ist, mit einer signifikanten Reduktion von Blutungskomplikationen ohne erhöhte MACE-Rate. Allerdings ist die Besonderheit des Ultimaster-Stents die ausschließlich abluminale Beschichtung des Stents mit einem biodegradierbaren Polymer. Entsprechend sind die Daten der MASTER-DAPT-Studie nicht maßgeblich und nicht grundsätzlich übertragbar auf andere Stenttypen. Mit Ausblick auf die 2023er-Leitlinien zum Management des ACS kann die Erwartung geäußert werden, dass diese eine zunehmend auf den individuellen Patienten und den individuellen Koronarstatus zugeschnittene DAPT-Therapie und vor allem eine variablere DAPT-Therapiedauer vorgeben könnten.

Bei Patienten mit gleichzeitiger Indikation für eine dauerhafte orale Antikoagulation, insbesondere Patienten mit ACS und Vorhofflimmern konnte in Studien gezeigt werden, dass eine DAT im Vergleich zur Triple-Antiplättchen-Therapie (TAPT) Vorteile im Sinne einer signifikanten Blutungsreduktion hat. Dagegen war das Risiko für ischämische, kardiovaskuläre Ereignisse nicht signifikant erhöht. Dies betrifft vor allem das Auftreten von Stentthrombosen. Vor dem Hintergrund, dass in den genannten Studien die Zeit zwischen PCI und Randomisierung bei 3–14 Tagen lag, hat die aktuelle Leitlinie 2020 die Empfehlung ausgesprochen, die TAPT nur innerhalb der ersten Woche nach PCI durchzuführen (Klasse-I-A-Empfehlung) (1, 2). Der pragmatische und klinisch gelebte Ansatz ist die Gabe einer TAPT für den Zeitraum des stationären Aufenthaltes und bei Entlassung auf eine DAPT, in der Regel unter Weglassen des ASS, umzustellen (1, 2).

5.1.2 Medikamentöse lipidsenkende Therapie beim ACS

Nach einem ACS bleibt das Risiko von zukünftigen kardiovaskulären Ereignissen trotz erfolgter Akut-Reperfusion der koronaren Zielläsion kurz- und mittelfristig erhöht. Hohe LDL-Cholesterinwerte erhöhen dieses Risiko. Bislang galten insbesondere die Statine als die Therapie der Wahl, um dieses Risiko in der Sekundärprävention zu minimieren. Die aktuellen ESC/EAS Leitlinien empfehlen entsprechend eine aggressive und zeitnah zum Indexereignis begonnene lipidsenkende Therapie, idealerweise innerhalb der ersten 1–4 Tage nach Hospitalisation mit einer hoch-intensiven Statintherapie (6).

Die Wirkweise der Proprotein-Convertase-Subtilisin/Kexin Typ 9 (PCSK9)-Inhibitoren Evolocumab und Alirocumab ist eine Suppresion zirkulierenden PCSK9 innerhalb von einem Tag nach initialer Injektion, und somit ein wahrscheinlich noch rascherer Therapieeffekt verglichen mit der hoch dosierten Statintherapie.

Pathophysiologisch unterstützen drei wesentliche Aspekte das Konzept einer sehr frühen und aggressiven lipidsenkenden Therapie bei ACS mittels PCSK9-Inhibitoren (7):

1. Beim ACS finden sich erhöhte zirkulierende PCSK9-Werte.
2. PCSK9 korreliert mit der intra-Plaque-Inflammation und der Makrophagen-Aktivierung innerhalb der fibrösen Kappe der Plaque sowie der endothelialen Dysfunktion.
3. PCSK9-Konzentrationen korrelieren mit der Inflammation während er akuten Phase des ACS (6, 7).

Aus klinischer Sicht konnten kürzlich verschiedene Studien nachweisen, dass eine rasche Therapieinitiierung mit PCSK9-Inhibitoren zu einer signifikanten Reduktion von kardiovaskulären Ereignissen bei Post-ACS Patienten führen kann.

In der EVACS-Studie (Evolocumab in Acute Coronary Syndrome) wurden Patienten mit ACS ohne ST-Strecken-Elevation eingeschlossen und entweder mit Evolocumab oder Placebo zusätzlich zur Statintherapie innerhalb von 24 Stunden nach dem ACS-Indexereignis behandelt. Nach 1 Monat wurde in der Evolocumab-Gruppe > 90% aller Patienten ein LDL-Cholesterinwert von 55 mg/dl erreicht, wohingegen in der Gruppe mit einer ausschließlichen Statintherapie dieser Effekt nur bei 11% erreicht wurde (8). In der kürzlich publizierten EPIC-STEMI-Studie führte die Gabe von Alirocumab zum Indexzeitpunkt des ST-Hebungsinfarktes sowie nach 2 und 4 Wochen im Vergleich zu einer „Sham“-Kontrollgruppe zu einer signifikanten Reduktion der LDL-Cholesterinwerte nach 6 Wochen ohne Auftreten von Nebenwirkungen (9).

Die aktuelle Datenlage postuliert eindrucksvoll den Benefit einer frühzeitigen PSCK9-Inhibitortherapiesowohl in Bezug auf die Lipidparametersenkung als auch auf eine Plaquestabilisierung und ggf. auch auf eine Reduktion von kurzfristigen oder längerfristigen kardiovaskulären Ereignissen. Es bedarf aber zukünftig weiterer großer randomisierter Studien, um die wissenschaftliche Evidenz einer frühzeitigen PCSK9-Inhibitortherapie beim ACS in Bezug auf deren antiinflammatorische Effekte und der Reduktion von kardiovaskulären Ereignissen zu untermauern.

5.2 Definition und Epidemiologie des kardiogenen Schocks

Der kardiogene Schock (KS) wird charakterisiert durch eine kritische Verminderung der kardialen Pumpleistung mit konsekutiver Hypoperfusion und inadäquater Sauerstoffversorgung nachgeschalteter Organe. Der infarkt-bedingte kardiogene Schock mit akuter linksventrikulärer Dysfunktion ist dabei ätiologisch die häufigste Form des KS. Aktuell tritt ein KS in ca. 8% aller Myokardinfarkte auf. Trotz einer konsequenten Revaskularisationstherapie und den innovativen Optimierungen in Bezug auf mechanische Unterstützungssystemen (10, 11) bleibt der KS die führende Ursache der intrahospitalen Mortalität von Patienten mit akutem Myokardinfarkt, mit einer Sterblichkeitsrate von weiterhin 40–50% (10). Allerdings sind die Literaturangaben zur Mortalität des KS in verschiedenen Studien auch variabel, bedingt auch durch eine in der jeweiligen Studie durchaus differierende Definition des KS. Nach den Definitionen der ESC basiert die Diagnose eines KS auf klinischen und hämodynamischen Kriterien, wie eine anhaltende Hypotonie < 90 mmHg, einem Cardiac index ≤ 2.2 L/min/m² und einem erhöhten pulmonal-kapillären Verschlussdruck (PCWP) ≥ 15 mmHg (10, 11).

5.2.1 Klassifikation des kardiogenen Schocks

Zuletzt wurde von der Society of Cardiovascular Angiography and Interventions (SCAI) eine neue Definition und Klassifikation des KS vorgestellt (12). Dabei werden 5 Stadien des KS unterschieden:

Stadium A: Patienten mit Risiko einen kardiogenen Schock zu entwickeln ohne aktuelle klinische oder hämodynamische Kompromittierung.

Stadium B: Patienten mit relativer Tachkardie/Hypotonie ohne Zeichen einer Gewebshypoperfusion

Stadium C: Der klassische KS mit Hypotonie/Tachykardie und Gewebshypoperfusion

Stadium D: Patienten, die auf initiale hämodynamische Stabilisierungsmaßnahmen nicht reagieren und eine weitere hämodynamische Unterstützung z.B. durch mechanische Unterstützungssysteme benötigen.

Stadium E: Definiert durch einen zirkulatorischen Kollaps, oftmals mit refraktärem kardialen Arrest oder der Notwendigkeit multipler Akutinterventionen inklusive der Anlage einer VA-ECMO-Therapie.

Mithilfe der SCAI-Klassifikation konnte gezeigt werden, dass eine robuste Mortalitätsrisikostratifizierung helfen kann, frühzeitig die Patienten zu identifizieren, die unmittelbar eine erweiterte mechanische Kreislaufunterstützung benötigen (12).

5.2.2 Medikamentöse Therapie des kardiogenen Schocks

Volumengabe, Diuretika, Vasopressoren und Inotropika sind essenziell für die initiale hämodynamische Stabilisierung des KS und zur Verbesserung des kardialen Outputs im KS. Die wissenschaftliche Evidenz in Bezug auf die prognostische Evidenz dieser Maßnahmen ist allerdings sehr begrenzt. Als *„first-line“*-Therapie des KS gilt eine ausreichende und an hämodynamischen Parametern orientierte Volumengabe, aktuell in den europäischen Leitlinien die einzige Therapieempfehlung der Klasse Ia (13). Mit der Klasse IIa empfehlen die ESC-Leitlinien Vasopressoren zur Steigerung des Blutdrucks und der Organperfusion und mit einer IIb-Empfehlung wiederum Inotropika zur Verbesserung des kardialen Outputs und der peripheren Perfusion (13). In einer randomisierten Studie mit einem Vergleich der Vasokonstriktoren Noradrenalin und Dopamin beim KS zeigte sich nach 30 Tagen eine erhöhte Mortalität und mehr rhythmogene Ereignisse in der Dopamingruppe, sodass Dopamin beim KS keine Rolle mehr spielt (13).

Noradrenalin und Adrenalin zeigen ähnliche Effekte auf den Blutdruck, Adrenalin führt aber zu einer vergleichsweise überproportionalen Steigerung der Herzfrequenz und des myokardialen Sauerstoffverbrauches, sodass die Leitlinien eine Präferenz für Noradrenalin bei der Gabe von Vasopressoren aussprechen (13).

Die am häufigsten verwendeten Inotropika sind Dobutamin und Levosimendan. Levosimendan ist ein Inotropikum, das als Ca-Sensitizer zu einer Verbesserung der myokardialen Kontraktilität führt. Gleichzeitig wird durch eine ATP-abhängige Öffnung von Kalium-Kanälen in der glatten Muskulatur eine systemische und koronare Vasodilatation erreicht (14). Wenngleich Levosimendan als inotrope Substanz bei akuter Herzinsuffizienz vielfach untersucht wurde, ist die wissenschaftliche Evidenz zum Einsatz beim infarkt-bedingten KS weiterhin sehr limitiert.

Phosphodiesterase (PDE) III-Inhibitoren bewirken eine Erhöhung intrazellulärer Spiegel von zyklischem AMP und fungieren so einerseits als Inotropika, andererseits als periphere und pulmonale Vasodilatatoren. PDE-III-Inhibitoren sind vor allem bei vorbestehender chronischer β-Blockertherapie wirksam. Insbesondere aufgrund der Daten der OPTIME-CHF-Studie werden sie beim infarkt-bedingten KS aufgrund ihres potenziell proarrhythmischen Effektes nicht empfohlen (15).

Neben den aus dem Jahr 2016 stammenden europäischen Leitlinien zur akuten und chronischen Herzinsuffizienz (13) gibt die deutsch-österreichische S3-Leitlinie zum infarkt-bedingten kardiogenen Schock, zuletzt aktualisiert im Jahr 2020, einen umfassenden Überblick über Diagnose, Monitoring und Therapie des KS (11). Eine Vielzahl der Empfehlungen dieser Leitlinie zur pharmakologischen Therapie des infarkt-bedingten KS ist dabei aber aufgrund fehlender randomisierter Studien vor allem eine Expertenempfehlung. Entsprechend soll bei Persistenz der Schocksymptomatik nach erfolgreicher Revaskularisation ein erweitertes hämodynamisches Monitoring etabliert und die kreislaufunterstützende Pharmakotherapie entsprechend der klinischen Evaluation und den erhobenen hämodynamischen Parametern reevaluiert und angepasst werden. Als zu präferierendes Inotropikum wird Dobutamin empfohlen, Levosimendan kann bei nicht ausreichendem hämodynamischen Ansprechen auf Katecholamine versucht werden. Insbesondere im therapierefraktären KS sollte initial Levosimendan gegenüber Phosphodiesterase (PDE)-III-Inhibitoren bevorzugt werden.

Als Vasopressor der Wahl gilt Noradrenalin, da es im Vergleich zu Dopamin prognostische und im Vergleich zu Adrenalin klinische Vorteile besitzt. Adrenalin kann zum Einsatz kommen, wenn unter Dobutamin und Noradrenalin keine ausreichende hämodynamische Stabilisierung erzielt werden kann. Dopamin hingegen wird auch in den deutsch-österreichischen Leitlinien von 2020 zur Therapie des KS nicht empfohlen, wohingegen Diuretika symptomatisch bei Zeichen der Flüssigkeitsüberladung eingesetzt werden sollten (11).

Take home messages:

- *Die Dauer der antithrombozytären Therapie bei ACS muss in Abhängigkeit vom Ischämie- und Blutungsrisiko zunehmend individualisiert werden.*
- *Eine frühzeitige und aggressive lipidsenkende Therapie beim ACS erscheint sinnvoll.*
- *Beim kardiogenen Schock sollte die neue SCAI-Klassifikation und eine konsequente Umsetzung der aktuellen Leitlinien Anwendung finden, um die weiter hohe Sterblichkeit zu reduzieren.*

Literatur

1. Collet J-P, Thiele H, Barbato E et al. (2021) ESC guidelines for the management of acute coronary syndromes in patients presenting without persistent ST-segment elevation: the task force for the management of acute coronary syndromes in patients presenting without persistent ST-segment elevation of the European Society of Cardiology (ESC). Eur Heart J. Apr 7;42(14):1289–1367
2. Ibanez B, James S, Agewall S et al. (2018) 2017 ESC Guidelines for the management of acute myocardial infarction in patients presenting with ST-segment elevation: The Task Force for the management of acute myocardial infarction in patients presenting with ST-segment elevation of the European Society of Cardiology (ESC) Eur Heart J, Jan 7;39(2):119–177
3. Mehran R, Baber U, Sharma S et al. (2019) Ticagrelor with or without Aspirin in High-Risk Patients after PCI. N Engl J Med, Nov 21;381(21):2032–2042
4. Palmerini T, Bruno AG, Gasparini M et al. (2022) Reduced Mortality With Antiplatelet Therapy Deescalation After Percutaneous Coronary Intervention in Acute Coronary Syndromes: A Meta-Analysis. Circ Cardiovasc Interv; Nov;15(11):906–914
5. Smits PC, Frigoli E, Vranckx P et al. (2022) Abbreviated Antiplatelet Therapy After Coronary Stenting in Patients With Myocardial Infarction at High Bleeding Risk. J Am Coll Cardiol; Sep 27;80(13):1220–1237
6. Mach F, Baigent C, Catapano AL et al. (2020) 2019 ESC/EAS guidelines for the management of dyslipidaemias: lipid modification to reduce cardiovascular risk. Eur Heart J. 41(1):111–88
7. Chen H, Chen X. (2023) PCSK9 inhibitors for acute coronary syndrome: the era of early implementation Front Cardiovasc Med May 2;10:1138787
8. Leucker TM, Blaha MJ, Jones SR et al. (2020) Effect of evolocumab on atherogenic lipoproteins during the peri- and early postinfarction period: a placebo-controlled, randomized trial. Circulation, 142(4):419–21
9. Mehta SR, Pare G, Lonn EM et al. (2022) Effects of routine early treatment with PCSK9 inhibitors in patients undergoing primary percutaneous coronary intervention for ST-segment elevation myocardial infarction: a randomised, double-blind, sham-controlled trial. EuroIntervention; 18(11): e888–e96
10. Thiele H, Ohman EM, de Waha-Thiele S et al. (2019) Management of cardiogenic shock complicating myocardial infarction: An update 2019. Eur. Heart J., 40, 2671–2683
11. Werdan K, Buerke M, Geppert A et al. (2021) Infarction-Related Cardiogenic Shock- Diagnosis, Monitoring and Therapy–A German-Austrian S3 Guideline
12. Dtsch Arztebl Int. Feb 12;118(6):88–95

13. Baran, DA, Grines CL, Bailey S et al. (2019) SCAI clinical expert consensus statement on the classification of cardiogenic shock: This document was endorsed by the American College of Cardiology (ACC), the American Heart Association (AHA), the Society of Critical Care Medicine (SCCM), and the Society of Thoracic Surgeons (STS) in April 2019. Catheter. Cardiovasc. Interv., 94, 29–37
14. Ponikowski, P.; Voors, A.A.; Anker, S.D et al. (2016) ESC Guidelines for the diagnosis and treatment of acute and chronic heart failure: The Task Force for the diagnosis and treatment of acute and chronic heart failure of the European Society of Cardiology (ESC). Developed with the special contribution of the Heart Failure Association (HFA) of the ESC. Eur. J. Heart-Fail., 18, 891–975
15. De Luca, L.; Colucci, W.S et al. (2006). Evidence-based use of levosimendan in different clinical settings. Eur. Heart J., 27, 1908–1920
16. Felker, G.M.; Benza, R.L.; Chandler, AB et al. (2003) OPTIME-CHF Investigators. Heart failure etiology and response to milrinone in decompensated heart failure: Results from the OPTIME-CHF study. J. Am. Coll. Cardiol., 41, 997–1003

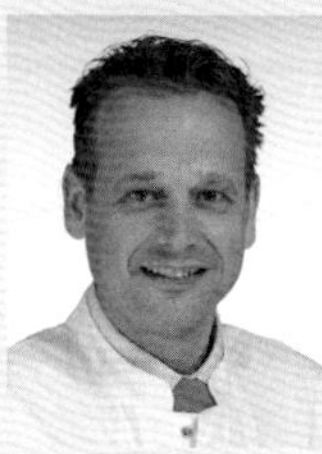

Prof. Dr. med. Sebastian Reith

Studium der Humanmedizin in Bonn und Aachen. Ausbildung zum Facharzt für Innere Medizin, Kardiologie, Internistische Intensivmedizin und Notfallmedizin am Universitätsklinikum der RWTH Aachen, Universitätsklinikum der Martin-Luther-Universität Halle/Saale, Klinikum Krefeld und St. Antonius Hospital Eschweiler, seit 2005 als Oberarzt. 2015 Habilitation, 2020 apl.-Prof., ab 2013 Geschäftsführender und Leitender Oberarzt der Medizinischen Klinik I des Universitätsklinikums der RWTH Aachen. Seit 2019 Chefarzt der Klinik für Kardiologie, Angiologie und Elektrophysiologie am St. Franziskus Hospital Münster.

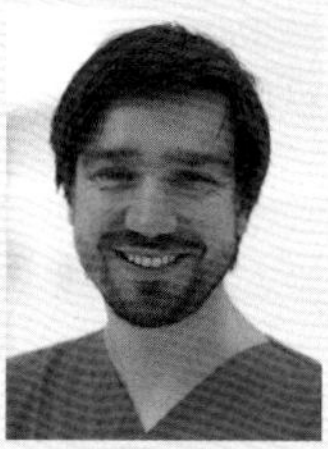

Dr. med. Christopher Bach

Studium der Humanmedizin in Göttingen. Ausbildung zum Facharzt für Innere Medizin, Kardiologie und Notfallmedizin von 2012–2020 am Humboldt Klinikum in Berlin. Seit 2020 Oberarzt der Klinik für Kardiologie, Angiologie und Elektrophysiologie am St. Franziskus Hospital Münster.

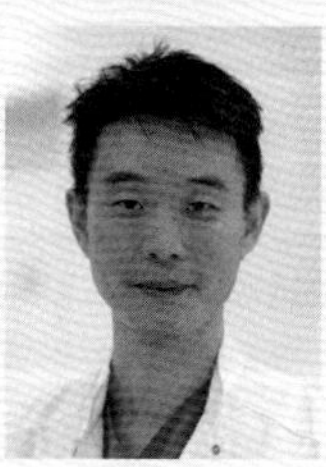

Dr. rer. medic. Ying Zhang

Studium der Humanmedizin in Shanghai, China. Ausbildung zum Facharzt für Innere Medizin, Kardiologie am Universitätsklinikum der Martin-Luther-Universität Halle/Saale und am Universitätsklinikum der RWTH Aachen. Seit 2021 Oberarzt der Klinik für Kardiologie, Angiologie und Elektrophysiologie am St. Franziskus Hospital Münster.

6 Präoperative psychologische Interventionen – Stabilisierung des intensivmedizinischen Verlaufs am Beispiel der Herzchirurgie

Katharina Tigges-Limmer

Herzchirurgische Eingriffe lösen vor, während und kurz nach dem Eingriff bei Patienten psychischen Stress aus, der unter Umständen zu einer besonderen psychischen Belastung führen kann. Psychische und psychosoziale Faktoren (niedriger sozialer Status, akuter oder chronischer Stress, geringer sozialer Unterstützung, Depression oder Angst) sind mit einem erhöhten kardiovaskulären Erkrankungsrisiko und mit einem ungünstigeren weiteren Verlauf verbunden. Aufgrund der vorhandenen Evidenz sowie der gesellschaftlichen Relevanz sind die Faktoren nicht nur stärker in das Bewusstsein von Patienten, Behandlern und Kostenträgern gerückt, sondern haben zunehmend auch Berücksichtigung in Leitlinien und Positionspapieren nationaler Fachgesellschaften gefunden (1; 2). Psychosoziale Belastungen im Rahmen einer Herzoperation werden im Positionspapier zur Bedeutung von psychosozialen Faktoren in der Kardiologie erwähnt:

> *„Sowohl Patienten mit der Indikation zu einer Herzoperation als auch Erwachsene mit angeborenen Herzfehlern sollen von einem interdisziplinären Team betreut werden, in dem die Möglichkeit besteht, auf psychosoziale Aspekte einzugehen und neben allgemeiner psychosozialer Unterstützung z.B. dysfunktionale Erwartungen zu korrigieren. Eine psychosoziale Evaluation und ggf. Mitbehandlung aller Patienten vor und ggf. nach Herztransplantation muss laut Transplantationsgesetz erfolgen."* (2)

Während der ICU-Behandlung (in der Regel nach, manchmal auch vor einer Herzoperation) können neben der akutsomatischen Stabilisierung akutpsychologische Interventionen je nach Fall und Zeitressourcen zum Einsatz kommen. Über die Phase der akuten somatischen Stabilisierung hinaus können auch schon im Hintergrund vorhandene psychische Probleme wie Anpassungsstörungen, Suchtproblematiken, Depressionen sowie ein konfliktreiches psychosoziales Umfeld potenzielle Störfaktoren für die psychische und somatische Stabilisierung sein.

Psychische und psychosoziale Belastungen in der Herzchirurgie sowie ihre klinischen Auswirkungen und Vorbeugung in der Praxis kommen zunehmend in den Blickwinkel der Forschung. Erhöhte komorbide psychische Symptome in Verbindung mit Herzerkrankungen sind dokumentiert (3). In der Herzchirurgie sind bei Herztransplantation und VAD-Implantation psychologische Komorbiditäten häufig im Fokus, da diese Patientengruppen oft über lange Zeit stationär behandelt werden und die psychische Last bei ihnen sehr hoch ist. Alle konventionellen Herzoperationen können ebenso Anlass akuter psychischer Symptome sein. Der Zusammenhang zwischen einer präoperativen Depression oder Ängstlichkeit und erhöhtem postoperativen Morbiditäts- und Letalitätsrisiko bei Bypass-Operationen ist dargestellt (4). Eine komorbide Depression erscheint als signifikanter Prädiktor der Gesamtletalität u.a. nach Herztransplantation (5).

Inwieweit präoperative Interventionen negative Auswirkungen vorbeugen und den tatsächlichen ICU-Verlauf beeinflussen, wird unten beleuchtet. Dieser Beitrag berichtet dazu auch von psychologischen Interventionen zur Kompensation und Reduktion des Belastungserlebens in der herzchirurgischen Praxis. Die nächsten Abschnitte geben einen kurzen Überblick über empirische Studien zur Wirksamkeit akutpsychologischer Interventionen in der Herzchirurgie sowie eine Beschreibung häufiger akutpsychologischen Interventionen und Kommunikationen wieder. Beschrieben werden Interventionen aus der Praxis der psychologischen Unterstützung in der Klinik für Thorax- und Kardiovaskularchirurgie im Herz- und Diabeteszentrum NRW.

6.1 Akutpsychiatrische Interventionen aus der Herzchirurgie

Bei herzchirurgischen Eingriffen durchlaufen Patienten durch drei idealtypische Phasen mit jeweils unterschiedlichen Risiken für die psychische Gesundheit (6):

1. Anamnese und Assessment
2. intensivmedizinische Versorgung um den Eingriff selbst
3. Zeit nach Entlassung aus der ICU

Mehrere Akutinterventionen sind empirisch untersucht worden: psychoedukative Interventionen insb. präoperative kognitive Verhaltenstherapie, patientengeleitete Tätigkeiten wie achtsame Atmung und Entspannung sowie körperliche Mobilität, psychosoziale Unterstützung und hypnotische Suggestionen. In einer aktuellen Übersicht von Metaanalysen zur Wirksamkeit akutpsychiatrischer Interventionen in der Herzchirurgie wurden Effekte auf unterschiedliche Outcomes berichtet (3). Die Autoren fassen zusammen, dass psychotherapeutische Interventionen bei Patienten in der Herzchirurgie Angst und Depression, psychischen Disstress, den Gebrauch von Analgetika sowie die Zeit bis zur Extubation wirksam reduzieren können (mit einem niedrigen bis moderaten Grad der Evidenzqualität).

6.1.1 Vorbereitungsphase

Einige dieser psychologischen Interventionen eignen sich insbesondere für die Vorbereitungsphase:

- **Psychologische Diagnostik:** Die psychologische Diagnostik dient dazu, mögliche psychische Erkrankungen und Störungen zu erkennen und ihre Gefahr für den Erfolg des herzchirurgischen Eingriffs und die Notwendigkeit einer psychotherapeutischen Intervention einzuschätzen.
- **Vorbereitende, verhaltensorientierte Psychoedukation:** Sie informiert Patienten über ihre Erkrankung, den geplanten Eingriff und mögliche psychische Reaktionen. Sie können auch Verhaltensempfehlungen beinhalten. Eine Metaanalyse stellt eine Reduktion der präoperativen Angst in Verbindung mit vorbereitenden edukativen Interventionen fest (7).
- **Kognitive Verhaltenstherapie:** Interventionen der kognitiven Verhaltenstherapie fokussieren vor allem auf die Restrukturierung von dysfunktionalen Kognitionen bezogen auf die Komplikationsrate. Studien zeigen, dass eine Fokussierung auf eine positive Genesungserwartung einen positiven Effekt auf die somatische Genesung haben können (8; 9).

6.1.2 Phase der Intensivversorgung

Weitere Interventionen können in der zweiten Phase der Intensivversorgung – unmittelbar vor, während und unmittelbar nach einem stabilisierend bzw. chirurgischen Eingriff – wirken:

- **Supportive Interventionen:** Sie werden vorwiegend bei akutem psychischem Notfall (Dekompensationen) angewendet.
- **Entspannungsverfahren:** Auf die somatische Situation angepasste Entspannungsverfahren (autogenes Training, progressive Muskelrelaxation) können unter Umständen vor dem Eingriff gelernt und geübt werden, um in der unmittelbaren perioperativen, auch intensivmedizinischen Zeit von den Patienten selbst angewendet werden.
- **Nichtpharmakologische Interventionen zur Vorbeugung des post-operativen Delirs:** Sie fokussieren auf Orientierungshilfen, Psychoedukation, kognitiv stimulierende Aktivitäten, frühe Mobilisierung und Einbindung der Angehörigen (in Bezug auf Wirksamkeit s. [10]).
- **Kommunikationstechniken:** Unter dem Begriff „Kommunikationstechniken" sind sowohl spezifische Maßnahmen als auch allgemeine Techniken gemeint. Bei der Kommunikation vor einem Eingriff gilt es zunächst, auf einen guten Rapport- oder Allianzaufbau zu achten (Arbeitsbündnis Patient/Behandler), in einem zweiten Schritt dann erst auf eine empathische, kongruente und ermutigende Informationsvermittlung zu fokussieren. Durch Verbalisieren emotionaler Erlebnisinhalte (VEE) wird die oft in der akuten somatischen Medizin vernachlässigte Emotionalität

des Patienten nicht nur in den Mittelpunkt gestellt, sondern auch zur Verarbeitung angeregt. Ein von Patientenseite als kompetent und empathisch eingeschätzte präoperative therapeutische Allianz zum Psychologen wird eine positive Erwartungshaltung bezogen auf die weitere psychologische Mitversorgung auch auf der Intensivstation nach sich ziehen (11).

6.2 Fokus: Hypnotherapeutische Interventionen in der Herzchirurgie

Medizinische Hypnose beziehungsweise Hypnotherapie wird wirkungsvoll und in der letzten Zeit vermehrt in der Chirurgie eingesetzt. Es stehen mehrere Interventionen zur Verfügung für tiefere Entspannung, Erhöhung des Sicherheitsgefühls, Schmerzbewältigung, Körperbildwahrnehmung nach einem körperverändernden Eingriff sowie Schutz vor negativen Suggestionen aus der herzchirurgischen Krankenhausumgebung. Die medizinische Hypnose umfasst zahlreiche Techniken, die an die individuellen Bedürfnisse und die Krankenhaussituation angepasst werden können, um somatische, psychische und psychosomatische Störungen zu behandeln. Diese kommen in allen Phasen der intensiven Versorgung vor (12). Praktisch alle Techniken verwenden Suggestionen zur positiven Beeinflussung von Emotionen, Kognitionen und Verhaltensweisen mit oder ohne Herbeiführung eines Trancezustands zur Verstärkung ihrer Wirkung (in Bezug auf Wirksamkeit s. [13–15]).

Techniken, die in unserer Klinik häufig zum Einsatz kommen, sind im Folgenden beschrieben:

- **Seeding (Sähen)** bedeutet das Aussenden positiver Botschaften an das Unbewussten des Patienten mit der Möglichkeit, dass diese Botschaften „Wurzeln schlagen" und Emotionen, Kognitionen und Verhalten des Patienten beeinflussen.
- **Pacing und Leading** sind allgemeine Techniken, mit denen der Therapeut eine vertrauensvolle Beziehung zum Patienten aufbaut und ihn methodisch in einen mentalen Zustand für therapeutische Interaktion führt. Dabei geht er (Pacing) zunächst mit der meist negativen Emotionalität des Patienten mit, um dann in einem zweiten Schritt ihn in eine positivere Emotion zu führen (Leading).
- **Imagination** hilft Patienten in Trance, alle ihre Sinne zu nutzen, um lebendige Vorstellungen von mentalen Bildern, Emotionen, zukünftigen Zuständen oder anderen Verhaltensweisen zu entwickeln.
- **Anchoring** funktioniert, indem eine zentrale Botschaft oder Anregung an ein Objekt oder Ereignis gebunden wird, um als Gedächtnisstütze zu dienen.
- **Durch ideomotorische Signalgebung** kommuniziert eine Person in Trance ohne Sprache direkt über automatische Muskelbewegungen. Insbesondere Patienten auf der Intensivstation können so lernen, durch ideomotorische Signale mit ihren Pflegekräfte und Ärzte nonverbal zu kommunizieren.

- **Utilization** ist die Nutzung von Umgebungsreizen, Objekten, inneren Reizen, Symptomen, Charaktereigenschaften usw., um therapeutisch nützliche Ressourcen zu aktivieren.
- **Fokussierung:** Utilization wird mit Fokussierung kombiniert. Dadurch lädt der Therapeut den Patienten ein, seine Aufmerksamkeit auf etwas zu konzentrieren, um dessen Bedeutung zu nutzen.

Take home messages:

Einzelne psychotherapeutische Interventionen zur Reduktion von psychischen Symptomen vor, während und kurz nach der intensiven Versorgung sind nach aktueller Evidenzlage aus der Herzchirurgie für einige Outcomes wirksam. Für Patienten im intensivmedizinischen Setting sollte unbedingt für den Fall des Eintretens komorbider akuten psychischen Störungen psychotherapeutische Unterstützung bereitgehalten werden. In der medizinischen Hypnose sind vielfältige psychologischen Interventionen möglich, die in der intensiven Versorgung anwendbar sind und z.T. in der Wirksamkeit geprüft sind.

Literatur

1. Bundesärztekammer (BÄK), Kassenärztliche Bundesvereinigung (KBV), Arbeitsgemeinschaft der Wissenschaftlichen Medizinischen Fachgesellschaften (AWMF) (2019) Nationale Versorgungsleitlinie Chronische Herzinsuffizienz – Langfassung. 3. Auflage. Version 3
2. Albus C, Waller C, Fritzsche K, Gunold H, Haass M, Hamann B, Kindermann I, Kollner V, Leithauser B, Marx N, Meesmann M, Michal M, Ronel J, Scherer M, Schrader V, Schwaab B, Weber C, Herrmann-Lingen C (2019) Significance of psychosocial factors in cardiology, update 2018: Position paper of the German Cardiac Society. Clin Res Cardiol 108, 1175–1196
3. Tigges-Limmer K., Sitzer M, Gummert J (2021) Psychologische Akutinterventionen in der Herzchirurgie. Möglichkeiten und klinischer Nutzen. Dtsch Arztebl 118, 339–345
4. Correll CU, Solmi M, Veronese N, Bortolato B, Rosson S, Santonastaso P, Thapa-Chhetri N, Fornaro M, Gallicchio D, Collantoni E, Pigato G, Favaro A, Monaco F, Kohler C, Vancampfort D, Ward PB, Gaughran F, Carvalho AF, Stubbs B (2017) Prevalence, incidence and mortality from cardiovascular disease in patients with pooled and specific severe mental illness: a large-scale meta-analysis of 3,211,768 patients and 113,383,368 controls. World Psychiatry 16, 163–80
5. Dew MA, Rosenberger EM, Myaskovsky L, DiMartini AF, DeVito Dabbs AJ, Posluszny DM, Steel J, Switzer GE, Shellmer DA, Greenhouse JB (2015) Depression and anxiety as risk factors for morbidity and mortality after organ transplantation: a systematic review and meta-analysis. Transplantation 100, 988–1003
6. Tigges-Limmer K, Brocks Y, Winkler Y, Stock Gissendanner S, Morshuis M, Gummert JF (2018) Mental health interventions during ventricular assist device therapy: a scoping review. Interact Cardiovasc Thorac Surg 27, 958–964
7. Ramesh C, Nayak B, Pai V, Patil N, George A, George L, Devi E (2017) Effect of Preoperative Education on Postoperative Outcomes Among Patients Undergoing Cardiac Surgery: A Systematic Review and Meta-Analysis. J Perianesth Nurs, 32, 518–529
8. Rief W, Shedden-Mora M, Laferton J, Auer C, Petrie K, Salzmann S, Schedlowski M, Moosdorf R (2017) Preoperative optimization of patient expectations improves long-term outcome in heart surgery patients: results of the randomized controlled PSY-HEART trial. BMC Med 15, 4

9. Salzmann S, Salzmann-Djufri M, Wilhelm M, Euteneuer F (2020) Psychological Preparation for Cardiac Surgery. Curr Cardiol Rep 22, 172
10. Lee J, Jung J, Noh J, Yoo S, Hong Y (2013) Perioperative psycho-educational intervention can reduce postoperative delirium in patients after cardiac surgery: a pilot study. Int J Psychiatry Med 45, 143–58
11. Rosendahl J, Tigges-Limmer K, Gummert J, Dziewas R, Albes J, Trauss, B (2013) Bypass surgery with psychological and spiritual support (the BY.PASS Study): results of a pragmatic trial based on patients' preference. Psychother Psychosom 82, 35–44
12. Tigges-Limmer K, Brocks Y, Winkler Y, Neufeld M, Gummert J (2018) Hypnotherapeutische Prophylaxe und Behandlung von psychischen Traumatisierungen in der Herzchirurgie. Hypnose-ZHH 13, 89–117
13. Holler M, Koranyi S, Strauss B, Rosendahl J (2021) Efficacy of Hypnosis in Adults Undergoing Surgical Procedures: A meta-analytic update. Clin Psychol Rev 85, 102001
14. Kekecs Z, Nagy T, Varga K (2014) The effectiveness of suggestive techniques in reducing postoperative side effects: a meta-analysis of randomized controlled trials. Anesth Analg, 119, 1407–1419
15. Tefikow S, Barth J, Maichrowitz S, Beelmann A, Strauss B, Rosendahl J (2013) Efficacy of hypnosis in adults undergoing surgery or medical procedures: a meta-analysis of randomized controlled trials. Clin Psychol Rev 33, 623–636

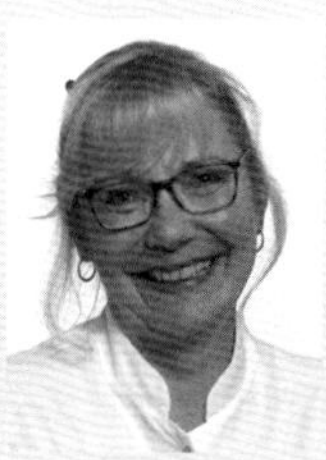

Dr. phil. Katharina Tigges-Limmer

Katharina Tigges-Limmer ist approbierte Psychologische Psychotherapeutin und leitet seit 2009 die medizinpsychologische Abteilung der Klinik für Thorax- und Kardiovaskularchirurgie im HDZ-NRW. Ihre Schwerpunkte liegen in der psychologischen Evaluation, psychosozialen Nachsorge und Entwicklung von psychotherapeutischen Interventionen in der Herzchirurgie. Sie promovierte zum Thema „Wirksamkeit psychologischer Interventionen auf die Genesung herzchirurgischer Patienten".

V

Lungenversagen, Beatmung und extrakorporaler Lungenersatz

1 Wenn vv-ECMO beim ARDS nicht mehr ausreicht – Eskalationsmöglichkeiten

Fabio Ius und Maximilian Franz

1.1 Alternative Therapien für vv-ECMO refraktäres ARDS

In den letzten beiden Jahrzehnten hat sich die veno-venöse extrakorporale Membranoxygenierung (vv-ECMO) als lebensrettende Therapie für Patient:innen im therapierefraktären Acute Respiratory Distress Syndrome (ARDS) etabliert (1; 2).

Die vv-ECMO übernimmt die Gasaustauschfunktion der Patient:innen, was eine lungenschonendere mechanische Beatmung ermöglicht, wodurch beatmungsassoziierte Lungenverletzungen reduziert werden und die Lunge eine längere Regenerationszeit erhält.

Die vv-ECMO hat sich auch als eine wichtige lebensrettende Maßnahme in der COVID-19-Pandemie erwiesen. Sechs bis zehn Prozent aller COVID-19-Patient:innen litten an einem schweren ARDS. Von diesen Patient:innen starben 20 bis 40 Prozent im Krankenhaus (2). Im Vergleich zu einem durch andere Virusinfektionen verursachten ARDS, beeinflusst das COVID-19-assoziierte ARDS mehrere Organsysteme und benötigt eine längere vv-ECMO-Therapie (3; 4). Manche Patient:innen haben sich von der COVID-19-Infektion jedoch überhaupt nicht erholt und waren dauerhaft von der ECMO abhängig. In den meisten Fällen zeigten die Lungen Zeichen irreversibler Schäden in der Computertomografie (CT).

Deshalb waren Intensivmediziner:innen während der COVID-19-Pandemie häufig mit der Frage konfrontiert, wie Patient:innen mit derartigen radiologischen Befunden therapiert werden sollen. Ohne eines zuverlässigen Lungenersatzverfahrens, äquivalent zu Herzunterstützungssystemen (5), bekamen die meisten Patient:innen lediglich eine palliative Therapie oder im besten Fall einen Wechsel auf eine veno-arterielle ECMO (va-ECMO), falls ein pulmonaler Hypertonus oder eine Rechtsherzinsuffizienz diagnostiziert wurden. In wenigen Fällen wurde eine bilaterale Lungentransplantation als Therapiemöglichkeit berücksichtigt.

1.2 Lungentransplantation für ARDS (frühe Erfahrungen)

Die Lungentransplantation ist die Gold-Standard-Therapie für die meisten chronischen Lungenerkrankungen im Endstadium. Allerdings, aus den folgenden Gründen wurde die Lungentransplantation vor der COVID-19-Pandemie nicht für akute Lungenerkrankungen im Endstadium, wie z.B. dem ARDS, durchgeführt:

1. Zunächst fehlten Kriterien, die eine irreversible Lungenerkrankung im Endstadium definieren. Des Weiteren gab es keine Zeitangabe, die eine Irreversibilität definierte. Einige Patient:innen, die längerfristig mit einer vv-ECMO therapiert wurden, bekamen ihre Lungenfunktion wieder zurück (3; 4).
2. Zweitens wurden Patient:innen vor dem Auftreten des ARDS nicht für eine Lungentransplantation evaluiert, waren maschinell beatmet und dementsprechend nicht aufklärungsfähig.
3. Als dritter Punkt bleibt zu erwähnen, dass es keine Langzeitdaten bezüglich des Überlebens nach der Transplantation gibt. Deshalb ist der positive Effekt einer Lungentransplantation bei Patient:innen mit ARDS noch nicht nachgewiesen. Als allgemeine Regel muss berücksichtigt werden, dass eine Transplantation nur indiziert ist, wenn Patient:innen zum Zeitpunkt der Evaluation durch die Transplantation einen Überlebensvorteil hätten.

Die COVID-19-Pandemie hatte für die Lungentransplantation einen ähnlichen Stellenwert wie die H1N1-Pandemie für die vv-ECMO. Die Erfahrung mit der Lungentransplantation für ARDS-Patient:innen wurde retrospektiv evaluiert.

Überblick Studien

- Im Jahr 2018 berichteten *Chang et al.* von einem 78%igen 3-Jahres-Überleben bei neun Patient:innen, die aufgrund ihres ARDS lungentransplantiert wurden (davon waren 78% der Patient:innen präoperativ an der ECMO und 100% an der mechanischen Beatmung). In dieser Fallserie wurde die Entscheidung zur Lungentransplantation getroffen, nachdem die Patient:innen im Median für 16 Tage beatmet wurden (IQR 3–35 Tage) mit oder ohne ECMO-Unterstützung (6).

- In einer auf den Daten des *United Network for Organ Sharing (UNOS)* basierten Studie zeigten *Harano et al.*, dass zwischen 2005 und 2018 nur 39 Patient:innen (0,5%; 71,8% präoperativ an der ECMO und 46,2% präoperativ an der mechanischen Beatmung) wegen eines ARDS transplantiert wurden, deren 3-Jahres-Überleben (69,2%) ähnlich zu dem 3-Jahres-Überleben von Patient:innen, die aufgrund einer restriktiven Lungenerkrankung transplantiert wurden, war (7).
- In einer von 2011 bis 2019 durchgeführten multizentrischen europäischen Studie zeigten *Gottlieb et al.*, dass bei 31 Patient:innen eine Lungentransplantation bei ARDS durchgeführt wurde (0,25%; davon 90% präoperativ an ECMO und mechanischer Beatmung), deren Überlebensrate sich in den letzten Jahren (2015 bis 2019) verbessert hat (8).
- Letztlich konnten *Frick et al.* in einer Studie aus drei europäischen Zentren zeigen, dass zwischen 1998 und 2020 13 Patient;innen (85% mit präoperativer ECMO und 100% mit präoperativer mechanischer Beatmung) wegen eines auf einer viralen Infektion basierenden ARDS transplantiert wurden. Vor der Transplantation war die Zeit an der mechanischen Beatmung 43 Tage (IQR 34–56.6 Tage) und die mediane Zeit an der ECMO 35 Tage (IQR 16–42.5 Tage). Die Ein- und Fünf-Jahresüberlebensraten waren 71.6% bzw. 54.2% (9).

Es ist wichtig zu erwähnen, dass diese Ergebnisse auf einem hochselektiven Auswahlprozess der Transplantationskandidaten basierten. Daher muss bei der Transplantation von Patient:innen mit ARDS der Fokus auf der Patientenselektion liegen.

1.3 Kriterien für eine Lungentransplantation bei Patient:innen mit Post-COVID-ARDS

Basierend auf diesen Ergebnissen und den ersten Erfahrungen mit Lungentransplantationen für Patient:innen mit Post-COVID-ARDS wurden Kriterien für Lungentransplantationen nach ARDS assoziiert mit irreversiblen Lungenschäden verfasst. Folgende „Regeln“ wurden aufgestellt (1; 10):

1. Ein Alter von 65 Jahre sollte nicht überschritten werden, da die Ergebnisse einer ECMO-Therapie als „Bridge to Transplantation (BTT)“ in dieser Altersgruppe bekanntermaßen schlecht sind.
2. Patient:innen sollten nur ein dysfunktionales Organsystem haben. Bei gleichzeitig durchzuführender Hämodialyse kann eine Lungentransplantation jedoch auch noch erfolgreich durchgeführt werden. Eine gleichzeitig bestehende Leber- oder Linksherzinsuffizienz darf

als Kontraindikation angesehen werden. Eine Rechtsherzinsuffizienz basierend auf einer pulmonalen Hypertonie sollte jedoch nicht als Kontraindikation betrachtet werden. In diesem Falle soll ein Wechsel der vv-ECMO auf ein va- oder vav-ECMO System durchgeführt werden.

3. Die Lunge braucht ausreichend Zeit, um sich vom ARDS zu erholen. Deshalb sollte erst vier bis sechs Wochen nach Beginn des ARDS über eine Transplantation nachgedacht werden.
4. Die irreversiblen Lungenschäden müssen auch radiologisch nachweisbar sein wie z.B. ein „Honeycombing"-Muster, zystische Veränderungen, retikuläre Transparenzminderungen, Traktionsbronchiektasen, Betroffenheit von > 80% der Lunge, ein Größenverhältnis des rechten Vorhofs bezogen auf den linken Vorhof von > 1. Die Präsenz einer sekundären pulmonalen Hypertonie kann ebenfalls als Zeichen einer Irreversibilität des Lungenschadens angesehen werden.
5. Patient:innen sollten für die Diskussion bezüglich einer Lungentransplantation wach sein. Die Vorteile der „Wach"-ECMO für die Überbrückung zur Transplantation („Bridge to Transplantation") sind bekannt. Bei manchen Patient:innen ist jedoch keine Spontanatmung möglich. In diesen Fällen können die nächsten Angehörigen über eine mögliche Transplantation entscheiden.
6. Patient:innen sollten während der Wartezeit an einer Rehabilitation teilnehmen können.
7. Patient:innen sollten alle übrigen Kriterien für eine Lungentransplantation erfüllen, wie z.B. ein adäquater Body-Mass-Index (BMI) oder die Abwesenheit anderer Pathologien wie eine schwergradige koronare Herzerkrankung.
8. Eine negative SARS-CoV-2-Virologie sollte vorliegen.
9. Eine Lungentransplantation wegen ARDS sollte lediglich in erfahrenen Zentren durchgeführt werden.
10. Das durchführende Transplantationszentrum sollte ein breites Spenderangebot besitzen und eine geringe Mortalität auf der Warteliste vorweisen.
11. Eine multidisziplinäre Transplantationskonferenz sollte diese Kriterien und die Indikation für eine Transplantation evaluieren und prüfen.

Diese Kriterien gelten für Patient:innen mit einem akuten Lungenschaden. Sobald der/die Patient:in nach dem ARDS aus dem Krankenhaus entlassen wurde, gelten wieder die allgemeinen Kriterien für eine Lungentransplantation.

1.4 Internationale Erfahrungen über die Lungentransplantation nach COVID-19-assoziiertem ARDS

In den letzten drei Jahren wurden verschiedene Fallberichte über Lungentransplantationen bei hochselektionierten Patient:innen mit ARDS veröffentlicht (10; 11; 12; 13; 14; 15).

Fallberichte

- In 2021 veröffentlichten *Bharat et al.* die ersten multizentrischen Erfahrungen über zwölf Lungentransplantationen bei Patient:innen mit ARDS. Alle Patient:innen waren vor der Transplantation an der mechanischen Beatmung (mediane Beatmungszeit 70 Tage; IQR: 49–80 Tage) und elf Patient:innen waren an der ECMO (mediane Zeit 55 Tage; IQR 44–79 Tage). Nach einer Wartezeit von sechs Tagen wurden die Patient:innen über eine Clamshell-Inzision und einem Wechsel von der vv-ECMO auf die va-ECMO transplantiert. Die Transplantationen waren komplex, weil die Lunge mit der Thoraxwand stark verwachsen war. Alle transplantierten Lungen zeigten eine massive Vernarbung. Nach der Transplantation war die mediane Zeit an der mechanischen Beatmung 16 (4–21) Tage, die mediane Zeit auf der Intensivstation 20 (13–24) Tage und die mediane Krankenhausaufenthaltsdauer 37 (27–42) Tage. Die Überlebensrate nach 30 Tagen war 100% (10).
- In einer auf den Daten des UNOS basierten Studie zeigten *Roach et al.*, dass zwischen August 2020 und September 2021 214 (7%) aller Transplantationen aufgrund einer respiratorischen Insuffizienz nach COVID-19 durchgeführt wurden (65% aufgrund von ARDS, 35% aufgrund einer Post-COVID-19-Lungenfibrose). Die Mortalität nach 30 Tagen lag bei 2.2% und das Überleben nach drei Monaten lag bei 95.6% (11).
- In 19 (18%) von 106 Patient:innen, die zwischen Januar 2020 und Mai 2021 für eine Lungentransplantation vorgestellt wurden, berichteten *Lang et al.* von einer medianen (IQR) Zeit an der ECMO als BTT von 41 (2–66) Tagen. Alle Patient:innen unterzogen sich einer bilateralen Lungentransplantation mit va-ECMO. Die mediane Zeit an der mechanischen Beatmung lag bei 24 (4–82) Tagen, die mediane Zeit auf der Intensivstation bei 36 (12–98) Tagen und die mediane Krankenhausaufenthaltsdauer lag bei 64 (47–450) Tagen. Die Überlebensrate nach 30 Tagen lag bei 100% (12).
- Eine auf ein *Propensity Score Matching basierte Analyse* von elf Patient:innen, die aufgrund von COVID-19 transplantiert wurden, und 163 Patient:innen, die eine andere Transplantationsindikation hatten, zeigte vergleichbare Ergebnisse zwischen den Gruppen hinsichtlich intrathorakaler Verwachsungen, Dauer der mechanischen Ventilation nach der Transplantation, Rate der primären Transplantatdysfunktion Grad 3 72 Stunden nach der Transplantation sowie Notwendigkeit verzögerter Thoraxwandverschlüsse nach der Transplantation. Patient:innen die aufgrund eines Post-COVID-19-ARDS

transplantiert wurden, zeigten jedoch eine signifikant längere postoperative intrahospitale Verweildauer (48 vs. 23,5 Tage), eine höhere Inzidenz einer akuten Abstoßung ≥ A2 (40% vs. 0%) und häufiger spenderspezifische Antikörper mit einer mittleren Fluoreszenzintensität von > 2.000 (70% vs. 0%). Die 1-Jahres-Überlebensraten waren wiederum gleich (13).

- Eine andere Analyse der *UNOS-Daten* basierend auf *Propensity Score Matching* zeigte, dass sich die 6-Monats-Überlebensrate zwischen Patient:innen, die aufgrund von COVID-19 transplantiert wurden (n = 227) und Patient:innen, die eine andere Transplantationsindikation hatten (n = 454), nicht unterschied (94,4% vs. 88,1%; p = 0.26) (14).
- Letztlich bleibt noch zu erwähnen, dass Patient:innen, die aufgrund eines COVID-19-ARDS transplantiert wurden (n = 188) und Patient:innen, die aufgrund einer COVID bedingten Lungenfibrose transplantiert wurden (n = 117), ein ähnliches 1-Jahres-Überleben hatten (87,3% vs. 86,7%), wie *Bermudez et al.* zeigten. Das 1-Jahres-Überleben unterschied sich auch nicht, als Patient:innen mit einer präoperativen ECMO-Unterstützung mit Patient:innen ohne ECMO-Unterstützung verglichen wurden (84,8% vs. 90,9%; p = 0.2). Des Weiteren zeigte sich auch ein vergleichbares 1-Jahres-Überleben bei Empfänger:innen, die die ECMO aufgrund eines COVID-19-assoziierten Lungenversagens benötigten, und Empfänger:innen, die die ECMO aufgrund einer nicht COVID-19-assoziierten restriktiven Lungenerkrankung benötigten (84,8% vs. 78,0%, p = 0.1) (15).

1.5 Lungentransplantation für Post-COVID-19-ARDS – Erfahrungen aus Hannover

Während der COVID-19-Pandemie wurden Patient:innen aus ganz Deutschland in unser Zentrum für eine Lungentransplantation überwiesen. Die Entscheidung mit der Transplantationsevaluation fortzufahren, basierte auf den oben genannten Kriterien. Falls der/die Patient:in für die Transplantation vorläufig akzeptiert wurde, wurden die nötigen Untersuchungen, sofern möglich, und die Evaluation im Zuweiserkrankenhaus durchgeführt. Falls der/die Patient:in für die Transplantation endgültig akzeptiert wurde, fiel die Entscheidung über eine Listung in der multidisziplinären Transplantationskonferenz.

Die meisten der zugewiesenen Patient:innen hatten präoperativ Unterstützung durch ECMO (84%) und mechanischer Ventilation (93%). Von den 724 Patient:innen, die uns zugewiesen wurden, wurden lediglich 77 (10,6%) für eine Evaluation akzeptiert. Unter diesen Patient:innen wurden nur neun endgültig für eine Transplantation gelistet. Der häufigste Grund, warum man von einer Listung absah, war die Präsenz von Komorbiditäten und ein pathologischer neurologischer Status der Patient:innen. Ein Patient verstarb auf der Warteliste aufgrund einer Sepsis.

So wurden zwischen Januar 2021 und Dezember 2022 acht (4%) von 200 Patient:innen aufgrund eines COVID-19-bedingten ARDS transplantiert. Die Tabelle 1 zeigt die prä-, intra- und postoperativen Daten der Patient:innen, die aufgrund von COVID-19-bedingten ARDS transplantiert wurden und vergleicht diese mit Patient:innen die eine andere Transplantationsindikation hatten. Sämtliche COVID-19-Patient:innen benötigten vor der Transplantation eine ECMO und mechanische Beatmung. Die längste Zeit, mit der ein/eine Patient:in vor der Transplantation mit einer vv-ECMO unterstützt wurde, lag bei 219 Tage. Bei allen Patient:innen wurde eine bilaterale Lungentransplantation durchgeführt. Die vv-ECMO wurde bei sieben Patient:innen intraoperativ auf eine va-ECMO gewechselt. COVID-19-Patient:innen benötigten mehr Bluttransfusionen. Die intraoperativ etablierte ECMO wurde bei zwei Patient:innen für den postoperativen Zeitraum verlängert. Nach der Transplantation zeigte sich kein Unterschied hinsichtlich einer primären Transplantatdysfunktion. Gemäß den Erwartungen war die Zeit an der mechanischen Beat-

Tab. 1 Prä-, intra- und postoperative Daten von Patient:innen, die aufgrund eines COVID-19-assoziierten ARDS lungentransplantiert wurden im Vergleich zu Patient:innen mit einer anderen Transplantationsindikation

Variable	Post-COVID-19 (n = 8)	Andere Indikationen (n = 152)	p-Wert
präoperative Daten			
Geschlecht (weiblich)	4 (50,0%)	62 (40,8%)	0,434
Alter (Jahre)	49 (40–57)	58 (51–62)	0,066
LAS Score (%)	82,32 (70,29–93,06)	35,82 (31,96–43,48)	< 0,001
Wartezeit (Tage)	6 (2–31)	23 (8–102)	0,024
mechanische Beatmung	8 (100)	5 (3,3)	< 0,001
ECMO als BTT	8 (100)	10 (6.6)	< 0,001
Zeit an der ECMO (Tage)	75 (39–153)	10 (7–22)	< 0,001
Spenderdaten			
Eurotransplant Score	9 (7–11)	8 (7–9)	0,425
intraoperative Daten			
Clamshell Zugang	5 (62,5)	28 (18,4)	0,010
Doppellungentransplantation	8 (100)	151 (99.3)	0,950
ECMO	8 (100)	72 (47,4)	0,003
Ischämiezeit (Minuten)			
▪ erste Lunge	450 (357–594)	352 (294–439)	0,031
▪ zweite Lunge	554 (464–726)	477 (426–562)	0,081

Variable	Post-COVID-19 (n = 8)	Andere Indikationen (n = 152)	p-Wert
postoperativ-verlängerte ECMO	**2 (25)**	**24 (15,8)**	**0,384**
Erythrozytenkonzentrate	10 (5–13)	1 (0–4)	< 0,001
Gefrierplasma	18 (8–2)	6 (4–8)	0,003
Thrombozyten	2 (2–2)	1 (0–2)	0,041
postoperative Daten			
primäre Transplantatdysfunktion Grade 3 nach 72 Stunden	1 (12,5)	6 (4,0)	0,308
neu etablierte Hämodialyse	2 (25)	12 (7,9)	0,148
Rethorakotomie aufgrund einer Blutung	1 (12,5)	19 (12,6)	0,735
Steroidtherapie bei V.a. Abstoßung	2 (25)	30 (19,9)	0,504
Zeit an der mechanischen Beatmung (Tage)	8,4 (0,7–30,2)	0,5 (0,3–0,8)	0,005
Zeit auf der Intensivstation (Tage)	23 (16–80)	2 (1–6)	< 0,001
Krankenhausaufenthaltsdauer (Tage)	96 (75–126)	29 (23–43)	< 0,001
intrahospitale Sterblichkeit	0	5 (3,3)	0,771
Überleben (%, 95%CI)			
1 Jahr	100	91 (87–95)	
2 Jahre	100	83 (75–91)	
			0,297

BTT: Bridge to Transplantation (Überbrückungszeit bis zur Transplantation); CI: confidence interval (Konfidenzintervall); LAS: lung allocation score (Lungenallokationsscore).
Values are reported as N (%) oder Median (IQR).

mung auf der Intensivstation und die gesamte Krankenhausaufenthaltsdauer bei Patient:innen, die aufgrund von COVID-19 transplantiert wurden, länger. Auf der Intensivstation war ein ausgedehntes Rehabilitationsprogramm notwendig, um diese Patient:innen letztlich auf die Normalstation verlegen zu können. Kein/keine COVID-19-Patient:in verstarb im Krankenhaus. Nach einem medianen Follow-up von 17 (11–23) Monaten überlebten alle transplantierten COVID-19-Patient:innen und es zeigte sich kein Unterschied im Überleben zwischen den beiden Gruppen (p = 0.297, s. Tab. 1).

Take home messages:

Die Lungentransplantation kann als eine effektive Therapie für hochselektionierte Patient:innen an der vv-ECMO herangezogen werden, sofern die beschriebenen Kriterien erfüllt sind. Ein multidisziplinärer Ansatz ist von enormer Bedeutung, um optimale Ergebnisse nach der Transplantation zu gewährleisten.

Liste der Abkürzungen

- ARDS: Acute Respiratory Distress Syndrome
- BTT: Bridge to Transplantation
- COVID-19: Coronavirus disease 2019
- ECMO: Extrakorporale Membranoxygenierung
- ICU: Intensive Care Unit
- IQR: Interquartile Range (= Interquartilsabstand)
- MFI: Mittlere Fluoreszenzintensität
- Sars-CoV-2: Severe Acute Respiratory Syndrome Coronavirus Type 2
- UNOS: United Network for Organ Sharing

Literatur

1. Alessandri F, Di Nardo M, Ramanathan K, Brodie D, MacLaren G (2023) Extracorporeal membrane oxygenation for COVID-19-related acute respiratory distress syndrome: a narrative review. J Intensive Care 11(1), 5
2. Avella D, Neumann H, Bharat A (2023) Lung Transplantation for Coronavirus Disease-2019 Patients and Coronavirus Disease-2019 in Lung Transplant Recipients. Clin Chest Med 44, 191–199
3. Lepper PM, Barrett NA, Swol J, Lorusso R, Di Nardo M, Belliato M, Bělohlávek J, Broman LM (2020) Perception of prolonged extracorporeal membrane oxygenation in Europe: an EuroELSO survey. Perfusion 35, 81–85
4. Bojic A, Schellongowski P, Robak O, Hermann A, Buchtele N, Nagler B, Lamm W, Staudinger T (2021) Long-term Respiratory Extracorporeal Membrane Oxygenation and Prognosis: A Retrospective Analysis. ASAIO J 67, 345–352
5. Naito N, Shigemura N (2023) Artificial Lungs for Lung Failure in the Era of COVID-19 Pandemic: Contemporary Review. Transplantation 107, 1278–1285
6. Chang Y, Lee SO, Shim TS, Choi SH, Kim HR, Kim YH, Kim DK, Do KH, Choi IC, Hong SB, Park SI (2018) Lung Transplantation as a Therapeutic Option in Acute Respiratory Distress Syndrome. Transplantation 102, 829–837
7. Harano T, Ryan JP, Chan EG, Noda K, Morrell MR, Luketich JD, Sanchez PG (2021) Lung transplantation for the treatment of irreversible acute respiratory distress syndrome. Clin Transplant 35, e14182
8. Gottlieb J, Lepper PM, Berastegui C, Montull B, Wald A, Parmar J, Magnusson JM, Schönrath F, Laisaar T, Michel S, Larsson H, Vos R, Haneya A, Sandhaus T, Verschuuren E, le Pavec J, Tikkanen J, Hoetzenecker K (2022) Lung transplantation for acute respiratory distress syndrome: a retrospective European cohort study. Eur Respir J 59, 2102078
9. Frick AE, Gan CT, Vos R, Schwarz S, Kraft F, Kifjak D, Neyrinck AP, Van Raemdonck DE, Klepetko W, Jaksch P, Verschuuren EAM, Hoetzenecker K (2022) Lung transplantation for acute respiratory distress syndrome: A multicenter experience. Am J Transplant 22, 144–153

10. Bharat A, Machuca TN, Querrey M, Kurihara C, Garza-Castillon R Jr, Kim S, Manerikar A, Pelaez A, Pipkin M, Shahmohammadi A, Rackauskas M, Kg SR, Balakrishnan KR, Jindal A, Schaheen L, Hashimi S, Buddhdev B, Arjuna A, Rosso L, Palleschi A, Lang C, Jaksch P, Budinger GRS, Nosotti M, Hoetzenecker K (2021) Early outcomes after lung transplantation for severe COVID-19: a series of the first consecutive cases from four countries. Lancet Respir Med 9, 487–497
11. Roach A, Chikwe J, Catarino P, Rampolla R, Noble PW, Megna D, Chen Q, Emerson D, Egorova N, Keshavjee S, Kirklin JK (2022) Lung Transplantation for Covid-19-Related Respiratory Failure in the United States. N Engl J Med 386, 1187–1188
12. Lang C, Ritschl V, Augustin F, Lang G, Moser B, Taghavi S, Murakoezy G, Lambers C, Flick H, Koestenberger M, Brooks R, Muhr T, Knotzer J, Mydza D, Kaufmann M, Staudinger T, Zauner C, Krenn C, Schaden E, Bacher A, Rössler B, Faybik P, Tschernko E, Anwar M, Markstaller K, Höfer D, Stamm T, Jaksch P, Hoetzenecker K (2022) Clinical relevance of lung transplantation for COVID-19 ARDS: a nationwide study. Eur Respir J 60(3) Epub ahead of print
13. Razia D, Olson MT, Grief K, Walia R, Bremner RM, Smith MA, Tokman S (2023) Hospitalized patients with irreversible lung injury from COVID-19 have higher morbidity but similar 1-year survival after lung transplant compared to hospitalized patients transplanted for restrictive lung disease. J Heart Lung Transplant 42, 255–263
14. Freischlag K, Lynch TJ, Ievlev V, Gries C, Keech JC, Arshava EV, Pena T, Klesney-Tait JA, Parekh KR (2022) A Matched Survival Analysis of Lung Transplant Recipients With Coronavirus Disease 2019-Related Respiratory Failure. Ann Thorac Surg S0003-4975(22), 01314-5. Epub ahead of print
15. Bermudez C, Bermudez F, Courtwright A, Richards T, Diamond J, Cevasco M, Blumberg E, Christie J, Usman A, Crespo MM (2023). Lung transplantation for COVID-2019 respiratory failure in the United States: Outcomes 1-year posttransplant and the impact of preoperative extracorporeal membrane oxygenation support. J Thorac Cardiovasc Surg S0022-5223(23), 00340-9. Epub ahead of print

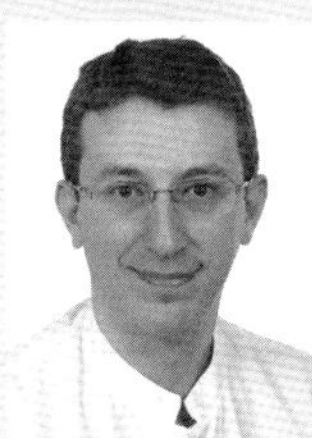

PD Dr. med. Fabio Ius

Fabio Ius studierte Medizin an der Universität von Udine (Italien) und promovierte und habilitierte an der Medizinischen Hochschule Hannover (MHH). Seit 2011 ist er an der Klinik für Herz-, Thorax-, Transplantations- und Gefäßchirurgie der Medizinischen Hochschule Hannover tätig und seit 2020 Oberarzt und Bereichsleiter für Herz- und Lungentransplantation.

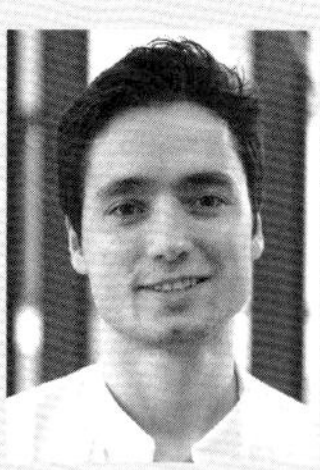

Dr. med. Maximilian Franz

Maximilian Franz studierte Medizin und promovierte an der Ruprecht-Karls-Universität Heidelberg. Seit 2019 ist er Assistenzarzt an der Klinik für Herz-, Thorax-, Transplantations- und Gefäßchirurgie der Medizinischen Hochschule Hannover.

2 Beatmung an veno-venöser ECMO – „von 0 bis Weaning“

Sebastian Mang, Philipp M. Lepper und Ralf M. Muellenbach

2.1 Akutphase – die ersten sieben Tage nach ECMO-Kanülierung

Es ist bislang unklar, ob für Patienten im schweren ARDS mit veno-venöser extrakorporaler Membranoxygenierung (vvECMO) eine ideale Beatmungsstrategie existiert. Da der individuelle Verlauf eines akuten Lungenversagens hoch variabel ist und das Outcome wesentlich vom Auftreten weiterer Organkomplikationen bestimmt wird, liegt eine inhärente Schwierigkeit darin, die Mortalität von ARDS-Patienten mit vvECMO kausal auf eine bestimmte Beatmungsstrategie vor oder während der ECMO-Unterstützung zurückzuführen. Dies sei beispielhaft an der Beobachtung gezeigt, dass höhere Plateaudrücke während vvECMO-Kanülierung mit einem schlechteren Überleben korrelieren (1). Hierbei ist unklar, ob der Überlebensnachteil Folge der nichtprotektiven Beatmung ist oder diese Beatmung Ausdruck der Tatsache, dass die betroffenen Patienten eine höhere Erkrankungsschwere aufwiesen. Dennoch dürfte ein Großteil des vvECMO-assoziierten Überlebensvorteils im ARDS auf die ermöglichte Deeskalation der Beatmungsintensität zurückzuführen sein (2; 3). Eine Reduktion der Beatmungsinvasivität, oder moderner der „mechanical power“, durch eine Reduktion der Beatmungsdrücke und -Frequenzen an vvECMO erscheint aus diesem Grund sinnvoll.

2.1.1 „Ultraprotektive" Beatmung an vVECMO

Die Leitlinien der Extracorporeal Life Support Organization (ELSO) empfehlen in der Frühphase des ARDS eine „niedrige" Beatmungsfrequenz (4–15/min), eine Deeskalation des Plateaudrucks auf unter 25 mbar sowie eine verlängerte Inspirationszeit (4). Ein Airtrapping sollte jedoch aus Sicht der Autoren vermieden werden. In der Praxis wird der PEEP üblicherweise auf Werte zwischen 10–14 mbar eingestellt. Dementsprechend beträgt der übliche inspiratorische Druckdifferenz, das Δp, an vvECMO 10–14 mbar (5). Die ELSO empfiehlt einen PEEP zwischen 5 und 15 mbar. Da die mechanische Leistung der invasiven Beatmung exponentiell mit dem Tidalvolumen, jedoch nur linear mit dem PEEP ansteigt, hat die Deeskalation des Tidalvolumens (4–6 ml/kg IBW), bzw. des Δp, Priorität vor einer Reduktion von PEEP und Beatmungsfrequenz (6). Diese Kombination aus Beatmungseinstellungen wird in der Literatur in nicht wohldefinierter Weise häufig mit dem Begriff der „ultraprotektiven Beatmung" bezeichnet, um sie von der allgemein akzeptierten, auf 6 ml/kg idealisiertem Körpergewicht basierenden, protektiven Beatmung im ARDS abzugrenzen.

2.1.2 Die Rolle des PEEPs

Die Anlage einer Ösophagusdrucksonde zum Monitoring des transpulmonalen Drucks kann bei der Titration des PEEPs hilfreich sein. Ein Einfluss auf das Outcome konnte jedoch bisher nicht nachgewiesen werden. Der PEEP sollte sich neben der Konstitution des Patienten und des Airway Opening Pressures auch an der Hämodynamik orientieren, um eine ausreichende Vorlast des rechten Ventrikels zu gewährleisten. In einer multinationalen retrospektiven ARDS-Studie aus dem Jahr 2015 war ein höherer PEEP von 13–14 mbar verglichen mit einem PEEP von 10–12 mbar in den ersten drei Tagen nach vvECMO-Anlage mit einem besseren Outcome assoziiert (7).

2.1.3 Airway pressure release ventilation

Manche Autoren propagieren an vvECMO die Anwendung von Airway Pressure Release Ventilation (APRV), ein eindeutiger Vorteil konnte hierfür bisher nicht gezeigt werden (8; 9). Der häufig angeführte Vorteil, bei konstanten Druckniveaus rasch eine Verbesserung der Compliance des respiratorischen Systems wahrzunehmen, erscheint nicht spezifisch für den APRV-Modus. Sehr wahrscheinlich irrelevant ist der Unterschied zwischen druck- oder volumenkontrollierter Beatmung, da nur die jeweils resultierende „mechanical power" entscheidet, die auf Lunge und Thoraxwand wirkt.

2.1.4 Inspiratorische Sauerstofffraktion an vvECMO

Ein häufig übersehener Teil der Beatmungsdeeskalation an vvECMO betrifft die inspiratorische Sauerstofffraktion (FiO_2). Eine Reduktion von 100% erscheint allein schon zur Prophylaxe von Resorptionsatelektasen sinnvoll (10). Die ELSO-Leitlinien empfehlen eine deutliche Senkung der FiO_2 auf Werte im Bereich von 30%. In der Praxis wird häufig eine Einstellung von 40–50% per Default gewählt, korrespondierend zur Einstellung des PEEPs anhand der ARDS-Network-Tabelle (11). Einige Arbeiten deuten darauf hin, dass es vorteilhaft sein könnte, die FiO_2 anhand des extrakorporalen Sauerstoffangebots zu titrieren, um starke Differenzen im Sauerstoffpartialdruck des zentralvenösen und pulmonalarteriellen Blutes zu vermeiden. Auf diese Weise soll Resorptionsatelektasen vorgebeugt werden (12). Das durch die niedrigere Sauerstoffkonzentration im Atemgas auftretende Oxygenierungsdefizit wird nivelliert, da auch der funktionelle Rechts-Links-Shunt dank erhaltener pulmonaler Vasokonstriktion sinkt. Es sei daran erinnert, dass im Rahmen der ersten kontrolliert-randomisierten Studie zu vaECMO im ARDS 1979 ein wesentliches Behandlungsziel die Vermeidung einer hohen inspiratorischen Sauerstoffkonzentration war (13). Eine schädliche Rolle reaktiver Sauerstoffspezies im ARDS, deren Bildung unter hohen Sauerstoffkonzentrationen begünstigt wird, ist hochwahrscheinlich (14). Es existieren aktuell keine Studiendaten zur Rolle der inspiratorischen Sauerstofffraktion an vvECMO.

2.1.5 Individuelle Beatmungstitration an vvECMO

Beatmungsfrequenz und -drücke auf die oben dargelegte Weise zu deeskalieren, leistet in aller Regel einer weiteren Derekrutierung belüfteter Lungenareale Vorschub. Das messbare exspiratorische Tidalvolumen nimmt häufig auf Volumina unter 100 ml ab. In manchen Fällen verbleibt in der exsudativen Phase des ARDS eine reine Totraumventilation mit Pendelluft. In einer Arbeit von Rozencwajg et al. aus 2019 zeigte sich kein Unterschied in der Ausschüttung von für beatmungsassoziiertes Biotrauma suggestiven Markern wie sRAGE, Interleukin-6 oder MCP-1 je nachdem, ob an vvECMO mit hohem PEEP und niedrigem Driving pressure (Plateaudruck 24 mbar, PEEP 20 mbar), niedrigem PEEP und niedrigem Driving pressure (Plateaudruck 17 mbar, PEEP 5 mbar) oder niedrigem PEEP und hohem Driving pressure (Plateaudruck 24 mbar, PEEP 5 mbar) beatmet wurde (15).

All diesen Varianten gemeinsam war jedoch ein signifikanter Abfall der o.g. Biomarker verglichen mit der Beatmungsintensität vor vvECMO-Kanülierung (Plateaudruck 24 mbar, PEEP 12 mbar). Einschränkend muss hier erwähnt werden, dass die beschriebenen Beatmungseinstellungen jeweils nur für zwölf Stunden eingehalten wurden und sich mögliche Folgen einer bestimmten Beatmungsstrategie an vvECMO erst später manifestieren könnten. Die im Einleitungsteil bereits erwähnte Arbeit von Schmidt et al. 2018 konnte zeigen, dass, sofern die Beatmungsdrücke nach ECMO-Anlage reduziert werden, die konkrete Beatmungseinstellung an vvECMO nicht mehr mit dem sechsmonatigen Überleben korreliert (1). Eine prolongierte Reduktion der Tidalvolumina < 3–4 ml/kg IBW sollte jedoch aufgrund der Gefahr einer weiteren pulmonalen Derekruktierung der Lungen unbedingt vermieden werden.

2.1.6 Pragmatische Empfehlungen

Es entspricht der Erfahrung der Autoren, dass die Aufrechterhaltung einer – wenn auch geringen – Restventilation, zum Beispiel durch die Applikation eines Δp von ca. 10 bis maximal 15 mbar, praktische Vorteile bietet, da so eine Oxygenierungsreserve über die Nativlunge bestehen bleibt. Dies erleichtert, kritische Hypoxämien zu überbrücken, sollten z.B. ECMO oder Oxygenator bei Patienten mit vollständiger ECMO-Abhängigkeit gewechselt werden müssen. Gleichzeitig ermöglicht eine residuelle Oxygenierung über die Nativlunge, die notwendigen ECMO-Flüsse unter dem physikalisch möglichen Limit zu halten – ein Umstand, der im distributiven Schock oder im Volumenmangelschock vorteilhaft sein kann, um Ansaug- und Flussprobleme zu umgehen. Nicht empirisch bewiesen, jedoch physiologisch naheliegend, ist, dass eine Beatmungstitration nach erhaltener FRC statt nach idealisiertem Körpergewicht Vorteile bietet. Je kleiner die belüftbare Restlunge von ARDS-Patienten wird, desto eher führt eine unkritische Fortführung der invasiven Beatmung zu Overstrain und weiterer VILI (16). Das Tidalvolumen sollte dabei so gewählt werden, dass ein Strain, also ein Verhältnis von Tidalvolumen zu FRC, von > 0,5 vermieden wird (17). Einige Arbeitsgruppen propagieren daher die regelmäßige Messung der FRC, beispielsweise mittels automatisierter CT-basierter Analyseverfahren oder durch Heliumauswaschmethoden, die bettseitig durchgeführt werden können. Im ARDS korreliert die Größe der „Baby lung“ nicht mehr mit Körperlänge und Körpergewicht des Patienten (18).

2.1.7 Ultraprotektive Beatmung und Extrakorporale CO_2-Elimination

Nimmt man an, dass die empfehlungsgemäße Deeskalation der Beatmungsintensität an vvECMO zur Lungenprotektion ausreicht, stellt sich die Frage, weshalb die meisten Studien zu extrakorporaler CO_2-Entfernung ($ECCO_2R$) negativ ausfallen (19; 20). Theoretisch müsste eine ultraprotektive Beatmungsstrategie mit Tidalvolumina von ≤ 4 ml/kg IBW, die durch die extrakorporale Decarboxylierung erkauft wird, dann einen Überlebensvorteil bieten. Zum geringeren Teil dürfte diese überraschende Nichtüberlegenheit auf einem Übermaß an Blutungskomplikationen in der Interventionsgruppe zurückzuführen sein, so zum Beispiel im REST-Trial (20). Viele Studien zu $ECCO_2R$ kranken jedoch daran, dass die als protektiv definierten Beatmungsziele verfehlt und auch Patienten mit $ECCO_2R$ teilweise nicht so protektiv beatmet werden konnten wie ursprünglich geplant. Vor diesem Hintergrund zeigt sich, dass, wenn die Notwendigkeit einer Antikoagulation bei kritisch kranken Patienten in Kauf genommen wird, vvECMO im Gegensatz zu $ECCO_2R$ die Rückfallebene einer extrakorporalen Oxygenierung bietet und hierdurch zuverlässiger eine konsequente Deeskalation der Beatmungsintensität erlaubt.

2.1.8 Bauchlagerungstherapie an vvECMO

Im ARDS (ohne vvECMO) konnte die PROSEVA-Studie einen Überlebensvorteil für eine frühe Bauchlagerungstherapie (BL) über 16 h nachweisen (21). Diese Ergebnisse konnten mittlerweile auch für ARDS-Patienten an vvECMO reproduziert werden (22). Neben einer messbaren Verbesserung von statischer Lun-

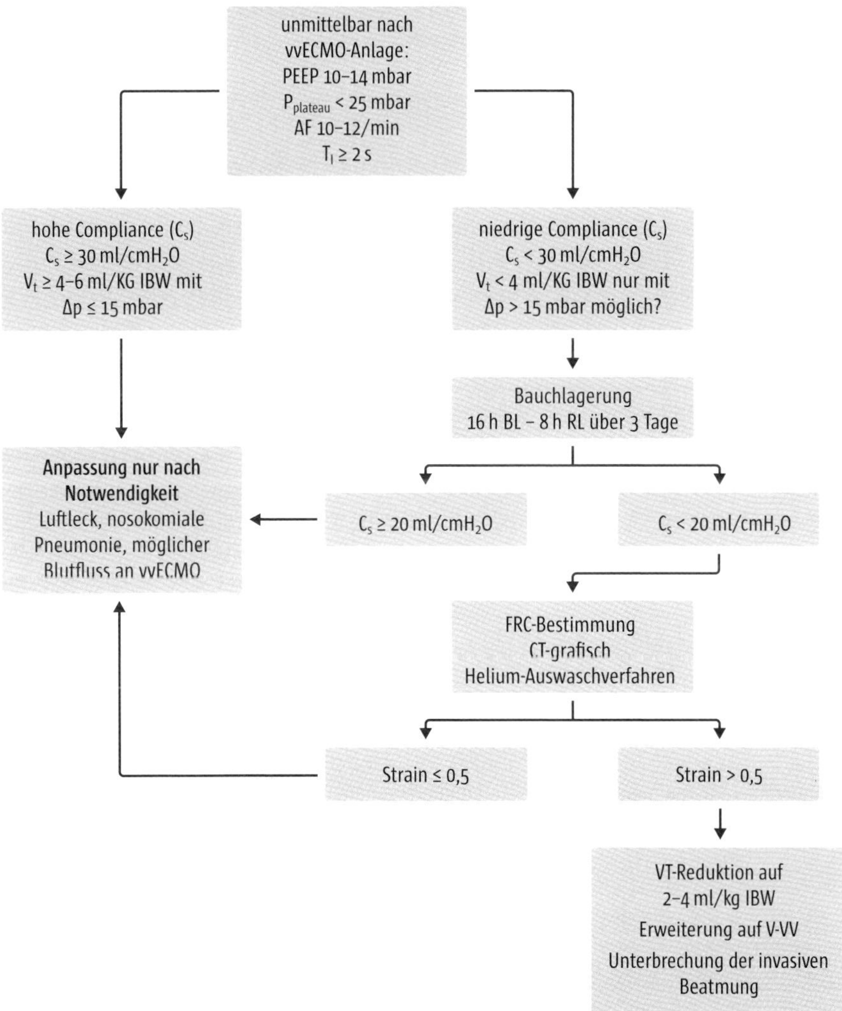

Abb. 1 Möglicher Algorithmus zur Optimierung der invasiven Beatmung an vvECMO

gencompliance, Oxygenierung über die Nativlunge und, in manchen Fällen, auch der Decarboxylierung, könnte die Bauchlagerungstherapie über Unloading-Effekte des rechten Ventrikels auch für die Entwicklung eines akuten Cor pulmonale protektiv wirken (23). Obwohl der Vorteil von BL im ARDS gut etabliert ist, erhalten im Durchschnitt nur ca. 35% aller ARDS-Patienten an ECMO eine Bauchlagerung, wahrscheinlich, weil nach Anlage einer vvECMO die unmittelbare Gefahr eines hypoxischen Versagens abgewendet wird und die BL vielfach nur als reine Rescue-Maßnahme angesehen wird. Abbildung 1 zeigt einen Algorithmus zur Beatmung an ECMO.

2.2 Erholungsphase

2.2.1 Spontanatmung und Patient Self-inflicted Lung Injury

Zur Prophylaxe einer Zwerchfellatrophie sollte, wann immer möglich, die Spontanatmung von ARDS-Patienten erhalten werden (24). Ab welchem Lungenvolumen eine Reduktion der Analgosedierung zum Zweck der augmentierten Spontanatmung begonnen werden sollte, ist unklar. Die damit verbundene Gefahr hoher transpulmonaler Drücke durch starke Atemanstrengungen mit stark negativem intrapleuralen Druck kann zu „Patient Self-inflicted Lung injury“ (pSILI) führen (25). Aus ähnlichem Grund prädizieren hohe Tidalvolumina unter nichtinvasiver Maskenbeatmung NIV-Versagen und Intubation (26). Der Einsatz einer Ösophagusdrucksonde hilft dabei, hohe Schwingungen des intrapleuralen Drucks zu detektieren, und so potenziell schädliche transpulmonale Drücke zu verhindern. Als guter Surrogatparameter für die eigene Atemanstrengung des Patienten hat sich der Atemwegsokklusionsdruck oder „P0.1“ erwiesen (27). Der P0.1 wird mittlerweile von allen auf Intensivstation gängigen Beatmungsgeräten angezeigt. Gerade bei Patienten im Sedierungsfenster oder -Auslass kann es von Vorteil sein, weitere unangenehme invasive Messkatheter im Bereich von Pharynx und oberen Atemwegen einzusparen.

2.2.2 Tracheotomie an vvECMO

Eine Tracheotomie mit der Absicht, Patienten an vvECMO wach werden zu lassen, bietet langfristig Vorteile und kann auch an vvECMO sicher durchgeführt werden (28). Kommt es in der Aufwachphase zu starker Atemanstrengung, kann versucht werden, den Atemantrieb über eine Erhöhung des Spülgasflusses zu kontrollieren. Insbesondere bei ARDS-Patienten, anders als im Bridge-to-Transplant-Setting, wurde berichtet, dass sich starke Spontanatemanstrengungen schlecht mit Spülgasfluss kontrollieren lassen (29). In diesem Fall sollte über eine erneute Vertiefung der Analgosedierung nachgedacht werden, um das Risiko einer pSILI zu minimieren.

2.2.3 Beatmungs- und ECMO-Weaning

Die Erholungsphase des ARDS ist gekennzeichnet von einer Zunahme der statischen Lungencompliance bis hin zu fast-normalen Tidalvolumina unter protektiver Beatmung an vvECMO. ECMO- und Spülgasflüsse lassen sich dann häufig auf Werte zwischen einem und drei Liter pro Minute deeskalieren, ohne dass Abzüge in systemarterieller Oxygenierung und Decarboxylierung in Kauf genommen werden müssen. Im weitaus häufigeren Maß wird, der Reihenfolge der Organersatzsysteme folgend, zunächst mit dem ECMO-Weaning und danach mit dem Beatmungsweaning begonnen. Es sei an dieser Stelle erwähnt, dass prinzipiell auch ein umgekehrtes Vorgehen erwogen werden könnte, um die Abhängigkeit von invasiver Beatmung so früh wie möglich zu beenden („Wach-ECMO“). Dieses Vorgehen kann nicht für die Allgemeinheit aller ARDS-Patienten empfohlen werden, bietet jedoch im Einzelfall Vorteile, insbesondere im Bridge-to-Transplant-Setting, bei dem es von herausragender Bedeutung ist, Wachheit, Bewegungs- und Kommunikationsfähig zu erhalten. Bridging von terminalen Lungenerkrankung bis zu einer möglichen Lungentransplantation über mehrere Monate sind beschrieben und an Transplantationszentren keine Seltenheit.

2.3 Lungenphysiologische Betrachtungen

Welcher Oxygenierungsbeitrag im ARDS extrakorporal erbracht werden kann, hängt neben Herzzeitvolumen und Rezirkulationsgrad wesentlich vom Diameter der ziehenden ECMO-Kanüle ab (30). Werden ziehende Kanülen von mindestens 23 French und moderne kommerziell erhältliche Oxygenatoren verwendet, ermöglicht veno-venöse ECMO aufgrund der möglichen extrakorporalen Blutflüsse einen subtotalen bis totalen Lungenersatz. Unter der vereinfachenden Annahme, dass die native ARDS-Lunge des Patienten keinen Beitrag zur Decarboxylierung leistet, reichen unter Ruhebedingungen, abhängig von der pulmonalen Shuntfraktion, bereits fünf Liter Spülgasfluss pro Minute aus, um die komplette CO_2-Produktion des Körpers zu kompensieren (31). Bei hohen ECMO-Blutflüssen ist üblicherweise ein Sauerstoffangebot von 450 ml/min möglich, das ohne weitere Aufstockung durch die Nativlunge zu einer systemarteriellen Sauerstoffsättigung von mindestens 80–85% führt (32). Bedenkt man, dass der übliche Sauerstoffbedarf in Ruhe 250 ml/min beträgt, wäre also eine noch weitergehende Deeskalation der invasiven Beatmung an ECMO möglich, als es den ELSO-Leitlinien entspricht. In guter Konsequenz erwähnen die ELSO-Guidelines im Falle eines Luftlecks an vvECMO die Option, die invasive Beatmung für Stunden oder sogar Tage zu unterbrechen. Das Ausmaß, in dem die Beatmungsinvasivität an vvECMO reduziert werden kann, reicht theoretisch über apnoeische Oxygenierung bis zum vollständigen Abbruch der invasiven Beatmung. Es stellt sich also die Frage, ob der Preis einer weiteren Derekrutierung belüftbarer Lungenareale an vvECMO im ARDS zur

Limitierung der mechanical power in Kauf genommen werden sollte. In einer experimentellen Arbeit an Schweinen aus 2019 führte apnoeische Oxygenierung im Gegensatz zu konventioneller oder protektiver Beatmung zur geringsten histopathologischen Lungenschädigung, Matrixmetalloproteinasenaktivität und Myofibroblastenmarkern (33). Interessanterweise führten apnoeische Oxygenierung und minimale Ventilation mit 3 ml/kg IBW an Schweinen mit ARDS und arteriovenöser extrakorporaler CO_2-Entfernung zwar zu weniger Überblähung apikaler Lungenarealen, dafür zu stärkerer entzündlicher Exsudation in den abhängigen, basalen Arealen (34). Am Beispiel von COPD-Patienten mit endoskopischer Lungenvolumenreduktion lässt sich ablesen, dass chronische Atelektasen einzelner Lungenlappen zu keinem dauerhaften Verlust dieser Areale führen und diese nach Entfernung von Ventilen wieder normal ventilierbar werden können. Hierzu ist als Einschränkung zu sagen, dass in den betroffenen Lungenarealen kein hyperinflammatorisches Milieu wie beim ARDS herrscht. Randomisiert-kontrollierte Studien sollten untersuchen, ob eine extreme Deeskalation der invasiven Beatmung an vvECMO bis hin zur apnoeischen Oxygenierung oder zur kompletten Derekrutierung der Nativlunge Vorteile bieten, da hierdurch VILI und pSILI weitgehend vermieden werden sollten.

Take home messages:

- *In der Frühphase des ARDS an vvECMO sollte der Plateaudruck unter 25 mbar betragen und das Δp so gewählt werden, dass ein Tidalvolumen von ca. 4 ml/kg idealisiertem Körpergewicht oder darunter erreicht wird.*
- *Die Beatmungsfrequenz sollte 5–15/min betragen, die FiO_2 soll auf Werte zwischen 0.3 und 0.5 reduziert und dem Sauerstoffangebot an vvECMO angeglichen werden.*
- *Der PEEP soll individuell anhand von Airway opening Pressure, Konstitution des Patienten und FiO_2 gewählt werden, Zielbereich ist 5–15 mbar. Die Anlage einer Ösophagusdrucksonde kann bei der Wahl des korrekten PEEPs hilfreich sein. Es gibt schwache Hinweise darauf, dass ein höherer PEEP (> 12 mbar) an vvECMO günstiger sein könnte.*
- *An vvECMO besteht die Option einer deutlich weitergehenden Beatmungsdeeskalation bis hin zum Lung rest (= komplette Derekrutierung der Nativlunge) oder zur apnoeischen Oxygenierung. Ob diese Verfahren gegenüber der aktuell praktizierten „ultraprotektiven" Beatmung hinsichtlich Protektion und ARDS-Sterblichkeit überlegen sind, sollte in RCTs überprüft werden.*
- *Für keine definitive Beatmungseinstellung an vvECMO ist ein eindeutiger Überlebensvorteil bewiesen, sodass sich die Beatmung am individuellen Patienten und nach pragmatischen Aspekten (Bewahrung von Restoxygenierung über die Nativlunge) orientieren sollte, sofern*

die gängigen Obergrenzen für Tidalvolumen und Plateaudruck eingehalten werden.

Abkürzungen

- APRV: Airway Pressure Release Ventilation
- ARDS: Acute Respiratory Distress Syndrome
- BL: Bauchlagerung
- CO_2: Kohlenstoffdioxid
- COPD: Chronisch-obstruktive Lungenerkrankung
- ECMO: Extrakorporale Membranoxygenierung
- $ECCO_2R$: Extrakorporale Kohlenstoffdioxid-Entfernung
- ELSO: Extracorporeal Life Support Organization
- FiO_2: Inspiratorische Sauerstofffraktion
- FRC: Funktionelle Residualkapazität
- IBW: Idealisiertes Körpergewicht
- MCP-1: Monocyte Chemoattractant Protein-1
- kg: Kilogramm
- ml: Milliliter
- PEEP: Positive end-exspiratorischer Druck
- pSILI: Patient Self-inflicted Lung injury
- RCT: Randomisiert-kontrollierte Studie
- sRAGE: soluble receptor for advanced glycation end-products
- vv: veno-venös
- VILI: Ventilator-associated lung injury

Literatur

1. Schmidt M, Pham Tài, Arcadipane A et al. (2019) Mechanical Ventilation Management during Extracorporeal Membrane Oxygenation for Acute Respiratory Distress Syndrome. An International Multicenter Prospective Cohort. Am J Respir Crit Care Med 200(8):1002–1012
2. Amato MBP, Meade MO, Slutsky AS et al. (2015) Driving pressure and survival in the acute respiratory distress syndrome. N Engl J Med 372(8):747–55
3. Chiu L-C, Lin S-W, Chuang L-P et al. (2021) Mechanical power during extracorporeal membrane oxygenation and hospital mortality in patients with acute respiratory distress syndrome. Crit Care 25(1):13
4. Tonna JE, Abrams D, Brodie D et al. (2021) Management of Adult Patients Supported with Venovenous Extracorporeal Membrane Oxygenation (VV ECMO): Guideline from the Extracorporeal Life Support Organization (ELSO). ASAIO J 67(6): 601–610
5. PeeK GJ, Mugford M, Tiruvoipati R et al. (2009) Efficacy and economic assessment of conventional ventilatory support versus extracorporeal membrane oxygenation for severe adult respiratory failure (CESAR): a multicentre randomised controlled trial. Lancet 374(9698):1351–63
6. Gattinoni L, Tonetti T, Cressoni M et al. (2016) Ventilator-related causes of lung injury: the mechanical power. Intensive Care Med 42(10):1567–1575
7. Schmidt M, Stewart C, Bailey M et al. (2015) Mechanical ventilation management during extracorporeal membrane oxygenation for acute respiratory distress syndrome: a retrospective international multicenter study. Crit Care Med 43(3):654–64

8. Ibarra-Estrada MA, Salas-García Y, Mireles-Carbodevila E et al. (2022) Use of Airway Pressure Release Ventilation in Patients With Acute Respiratory Failure Due to COVID-19: Results of a Single-Center Randomized Controlled Trial. Crit Care Med 50(4):586–594
9. Mireles-Cabodevila E and Kacmarek RM (2016) Should Airway Pressure Release Ventilation Be the Primary Mode in ARDS? Respir Care 61(6):761–73
10. Aboab J, Jonson B, Kouatchet A et al. (2006) Effect of inspired oxygen fraction on alveolar derecruitment in acute respiratory distress syndrome. Intensive Care Med 32(12):1979–86
11. Brower RG, Lanken PN, MacIntyre N et al. (2004) Higher versus lower positive end-expiratory pressures in patients with the acute respiratory distress syndrome. N Engl J Med 351(4):327–36
12. Kolobow T, Gattinoni L, Tomlinson T et al. (1978) An alternative to breathing. J Thorac Cardiovasc Surg 75:261–266
13. Zapol WM, Snider MT, Hill JD et al. (1979) Extracorporeal membrane oxygenation in severe acute respiratory failure. A randomized prospective study. JAMA 242:2193–2196
14. Fink MP (2002) Role of reactive oxygen and nitrogen species in acute respiratory distress syndrome. Curr Opin Crit Care 8(1):6–11
15. Rozencwajg S, Guihot A, Franchineau G et al. (2019) Ultra-Protective Ventilation Reduces Biotrauma in Patients on Venovenous Extracorporeal Membrane Oxygenation for Severe Acute Respiratory Distress Syndrome. Crit Care Med 47(11):1505–1512
16. Terragni PP, Rosboch G, Tealdi A (2007) Tidal hyperinflation during low tidal volume ventilation in acute respiratory distress syndrome. Am J Respir Crit Care Med 175(2):160–6
17. Chiumello D, Carlesso E, Cadringher P et al. (2008) Lung stress and strain during mechanical ventilation for acute respiratory distress syndrome. Am J Respir Crit Care Med 178(4):346–55
18. Gattinoni L and Pesenti A (2005) The concept of “baby lung”. Intensive Care Med 31(6):776–84
19. Bein T, Weber-Carstens S, Goldmann A et al. (2013) Lower tidal volume strategy (≈3 ml/kg) combined with extracorporeal CO_2 removal versus ‘conventional’ protective ventilation (6 ml/kg) in severe ARDS: the prospective randomized Xtravent-study. Intensive Care Med 39(5):847–56
20. McNamee JJ, Gillies MA, Barrett NA et al. (2021) Effect of Lower Tidal Volume Ventilation Facilitated by Extracorporeal Carbon Dioxide Removal vs Standard Care Ventilation on 90-Day Mortality in Patients With Acute Hypoxemic Respiratory Failure: The REST Randomized Clinical Trial. JAMA 326(11):1013–1023
21. Guérin C, Reignier J, Richard J-C et al. (2013) Prone positioning in severe acute respiratory distress syndrome. N Engl J Med 368(23):2159–68
22. Papazian L, Schmidt M, Hajage D (2022) Intensive Care Med 48(3):270–280
23. Zochios V, Parhar K, Vieillard-Baron A (2018) Protecting the Right Ventricle in ARDS: The Role of Prone Ventilation. J Cardiothorac Vasc Anesth 32(5):2248–2251
24. Levine S, Ngyuen T, Taylor N et al. (2008) Rapid disuse atrophy of diaphragm fibers in mechanically ventilated humans. N Engl J Med 358(13):1327–35
25. Mauri T, Langer T, Zanella A et al. (2016) Extremely high transpulmonary pressure in a spontaneously breathing patient with early severe ARDS on ECMO. Intensive Care Med 42(12):2101–2103
26. Carteaux G, Millán-Guillarte T, De Prost N et al. (2016) Failure of Noninvasive Ventilation for De Novo Acute Hypoxemic Respiratory Failure: Role of Tidal Volume. Crit Care Med 44(2):282–90
27. Telias I, Junhasavasdikul D, Rittayamai N et al. (2020) Am J Respir Crit Care Med 201(9):1086–1098
28. Kruit N, Valchanov K, Blaudszun G et al. (2018) Bleeding Complications Associated With Percutaneous Tracheostomy Insertion in Patients Supported With Venovenous Extracorporeal Membrane Oxygen Support: A 10-Year Institutional Experience. J Cardiothorac Vasc Anesth 32(3):1162–1166
29. Crotti S, Bottino N, Ruggeri GM et al. (2017) Spontaneous Breathing during Extracorporeal Membrane Oxygenation in Acute Respiratory Failure. Anesthesiology 126, 678–687
30. Banfi C, Pozzi M, Siegenthaler N et al. (2016) Veno-venous extracorporeal membrane oxygenation: cannulation techniques. J Thorac Dis 8(12): 3762–3773
31. Joyce CJ, Shekar K, Cook DA (2018) A mathematical model of CO_2, O_2 and N_2 exchange during venovenous extracorporeal membrane oxygenation. Intensive Care Medicine Experimental 6:25

32. Gattinoni L, Tonetti T, Quintel M (2017) How best to set the ventilator on extracorporeal membrane lung oxygenation. Curr Opin Crit Care 23(1):66–72
33. Araos J, Alegria L, Garcia P et al. (2019) Near-Apneic Ventilation Decreases Lung Injury and Fibroproliferation in an Acute Respiratory Distress Syndrome Model with Extracorporeal Membrane Oxygenation. Am J Respir Crit Care Med 199(5):603–612
34. Johannes A, Kredel M, Zollhoefer B et al. (2014) Influence of apneic oxygenation and minimal tidal volumes on ventilator-associated lung injury. Minerva Anestesiol 80(5):526–3

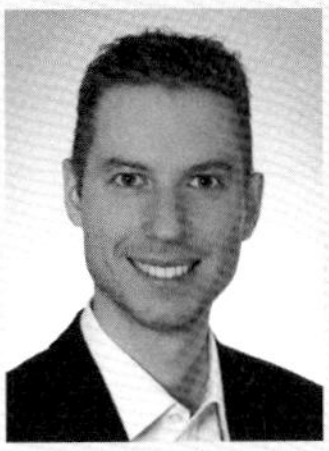

Dr. med. Sebastian Mang

Sebastian Mang studierte Humanmedizin am Universitätsklinikum des Saarlandes. Er promovierte dort 2017. Die Anerkennung als Facharzt für Innere Medizin folgte 2022. Aktuell befindet er sich in der Weiterbildung für Internistische Intensivmedizin am ECLS-Zentrum Saar der Universitätsklinik des Saarlandes (Klinik für Innere Medizin V). Sein wissenschaftlicher Schwerpunkt liegt auf den Gebieten „ARDS“, „vvECMO“ und „Lungentransplantation“. Er verfügt über mehrjährige Erfahrung in invasiver Beatmung und ECMO-/ECLS-Therapie.

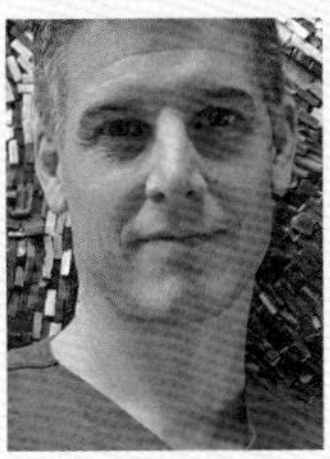

Prof. Dr. med. Philipp M. Lepper

Philipp M. Lepper ist Stellvertretender Direktor der Klinik für Innere Medizin V – Pneumologie, Allergologie und Internistische Intensivmedizin, Universitätsklinik des Saarlandes. Er promovierte 2004 und habilitierte 2013. Von 2012 bis heute ist er Leiter der pneumologischen Intensivstation des Universitätsklinikums des Saarlandes und hat langjährige Erfahrung in Intensiv- und Notfallmedizin sowie in der ECMO-/ECLS-Therapie.

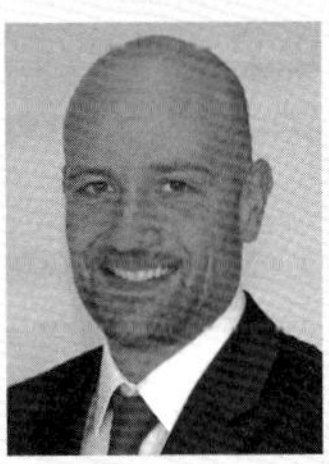

Prof. Dr. med. Ralf M. Muellenbach, MHBA

Ralf M. Muellenbach ist Direktor der Klinik für Anästhesiologie, Intensivmedizin, Notfallmedizin und Schmerztherapie, Klinikum Kassel. Er promovierte 2004 und habilitierte 2009. Von 2012 bis 2016 war er Leiter der anästhesiologischen Intensivstation des Universitätsklinikums Würzburg (2014–2016 als geschäftsführender Oberarzt). Er verfügt über langjährige Erfahrung im boden- und luftgebundenen Rettungsdienst sowie in der ECMO-/ECLS-Therapie.

3 Der rechte Ventrikel unter ECMO-Therapie: Diagnostik und Therapie

Kevin Pilarczyk

3.1 Der RV bei Patienten mit ARDS

Im Rahmen eines ARDS entwickeln je nach Definition bis zu 70% der Patienten eine akute Rechtsherzdysfunktion (1). Während der linke Ventrikel muskelstark und kreisrund ist, ist der halbmondförmige rechte Ventrikel deutlich muskelschwächer mit hoher Compliance und geringer kontraktiler Reserve (2). Da der Widerstand im Lungenkreislauf sehr niedrig ist und im Gegensatz zum Systemkreislauf keinen wesentlichen Schwankungen unterliegt, kann der rechte Ventrikel eine akute Steigerung der Nachlast wegen seiner dünnen Wand nur sehr eingeschränkt tolerieren, sodass der nicht chronisch-adaptierte rechte Ventrikel nur maximale Drücke von systolisch 45–50 mmHg aufbringen kann. Ein weiterer Druckanstieg führt zu einem progredienten Rechtsherzversagen. Im Rahmen eines ARDS kommt es zu einem signifikanten Anstieg der rechtventrikulären Nachlast. Die Gründe dafür sind multifaktoriell (1; 2): Zum einen resultiert aus dem Funktionsverlust der alveolokapillaren Barriere im Rahmen eines inflammatorischen Prozesses ein nichthydrostatisches Lungenödem, das zusammen mit einer Inaktivierung von Surfactant zu einem vermehrten Alveolarkollaps führt und damit die Ausbildung atelektatischer Lungenareale begünstigt. Zudem kommt es zu einer lokalen Aktivierung der Gerinnungskaskade in der pulmonalen Strombahn, die lokale Mikro- und Makrothrombosen zur Folge hat. Im Rahmen der hypoxämiebedingten

pulmonalen Vasokonstriktion (Euler-Liljestrand-Mechanismus) steigt der PA-Blutdruck weiter an.
Insbesondere bei Patienten mit vorbestehenden, chronischen Lungenerkrankungen tritt ein akut-auf-chronisches Rechtsherzversagen im Sinne einer akuten Exazerbation einer chronischen PH auf. Die PH betrifft wahrscheinlich etwa 1% der globalen Bevölkerung mit einer Prävalenz von etwa 10% bei über 65-Jährigen. Zwar sind die Linksherzinsuffizienz und chronische Lungenerkrankungen die häufigsten Grunderkrankungen der PH, doch weisen auch Patienten mit chronischer Niereninsuffizienz, HIV oder Kollagenerkrankungen regelhaft erhöhte PA-Drücke auf.

3.2 Effekte der vv-ECMO auf den RV

Besteht im schweren Lungenversagen eine therapierefraktäre Hypoxämie oder Hyperkapnie mit Acidose, kann die Implantation einer vv-ECMO erwogen werden (3). Die vv-ECMO drainiert venöses Blut, übernimmt den Gasaustausch und pumpt das oxygenierte und decarboxylierte Blut zurück in den venösen Kreislauf. Das heißt, dass die vv-ECMO eine reine Oxygenierungs- und Decarboxylierungsunterstützung ist. Ein Einfluss auf die Hämodynamik ist nicht primäres Wirkungsziel. Jedoch bestehen auch bei der reinen vv-ECMO wichtige Wechselwirkungen mit der Herz-Kreislauf-Funktion, insbesondere auf die rechtsventrikuläre Nachlast bei ARDS-Patienten (4). Wie oben beschrieben, gehen eine durch die vv-ECMO schlagartig verbesserte Oxygenierung und Decarboxylierung mit Abnahmen der pulmonalen Vasokonstriktion und der rechtsventrikulären Nachlast sowie einer Verbesserung des pulmonalen Blutflusses einher. Die vv-ECMO stellt somit eine Therapiemaßnahme des akuten Cor pulmonale bzw. eines sekundären Rechtsherzversagens dar. Zudem resultiert aus der verbesserten Oxygenierung ein gesteigertes Sauerstoffangebot für den RV und der abnehmende RV-Druck ermöglicht eine Steigerung der Koronarperfusion.

3.3 Diagnose und Monitoring

Die Echokardiografie stellt die Methode der Wahl beim hämodynamisch instabilen Patienten als Screening bzw. Diagnosetool zur Identifikation von Patienten mit RV-Dysfunktion bzw. PHT dar (2). Zudem erlaubt es die Beurteilung von möglichen Ursachen (LAE, regionale WBS als Hinweis auf RV-Infarkt) und dient der Verlaufskontrolle unter Therapie. Die echokardiografische Beurteilung des RV ist komplex, kann aber in der fokussierten Anwendung auf folgende Fragestellungen reduziert werden:

- Dimensionen des RV? RV-/LV-Ratio: normal < 0.6:1, mäßig vergrößert < 1:1, massiv vergrößert > 1:1

- Rechtsventrikuläre Wanddicke? Rechtsventrikuläre Hypertrophie mit Zunahme der enddiastolischen Wandstärke des rechten Ventrikels > 5–6 mm als Ausdruck einer chronischen rechtsventrikulären systolischen Druckerhöhung
- Systolische rechtsventrikuläre Pumpfunktion? „Tricuspid annular plane systolic excursion" (TAPSE) > 18 mm
- Stellung des interventrikulären Septums? D-Sign als Ausdruck einer signifikanten Rechtsherzbelastung
- Rechtsventrikuläre Nachlast? Abschätzen des systolischen PAP über Messung der systolischen Maximalgeschwindigkeit über einer Trikuspidalklappeninsuffizienz, Berechnung des RA-RV-Druckgradienten mittels modifizierter Bernoulli-Gleichung

Nur der Pulmonalarterienkatheter (Swan-Ganz-Katheter, Rechtsherzkatheter) erlaubt die exakte invasive und kontinuierliche Messung der RV-Nachlast (Beurteilung der pulmonalarteriellen Drücke in Relation zum Wedgedruck und HZV) und der Vorlast sowie die Bestimmung des Herzminutenvolumens und der gemischtvenösen Sättigung (SvO_2) als dessen Surrogatparameter, sodass der Einsatz des PAK in Kombination mit der intermittierenden Echokardiografie für das hämodynamische Monitoring und die Therapiekontrolle im Rahmen des Rechtsherzversagens unverzichtbar ist (2).

In der klinischen Routine wird meist der pulmonalarterielle Mitteldruck (MPAP) bzw. der pulmonalvaskuläre Widerstand (pulmonary vascular resistance = PVR) als Maß für die RV-Nachlast ermittelt. Wie im großen Kreislauf (MAP = HZV × VR) wird jedoch auch im kleinen Kreislauf der Blutdruck (mPAP) durch die Determinanten Widerstand (PVR) und Blutfluß (HZV) generiert. Daher können im Rahmen eines RV-Versagens die gemessenen pulmonalarteriellen Drücke relativ niedrig sein, obwohl der pulmonalvaskuläre Widerstand hoch ist und ein Anstieg des PAP sowohl durch eine verbesserte RV-Funktion mit gestiegenem HZV (sogar bei fallendem PVR) als auch durch einen Anstieg des PVR bedingt sein kann. Im Gegensatz dazu spiegelt der PVR klinisch meist ausreichend genau die RV-Nachlast wider. Somit ist es zur Beurteilung des Therapieerfolges essenziell, einen Abfall des PAP nicht isoliert zu betrachten, sondern die pulmonalen Druckverhältnisse immer im Kontext des Herzminutenvolumens sowie der pulmonalen Widerstände zu interpretieren.

Allerdings kann das HZV unter den Bedingungen der VV-ECMO mit einem PAC nicht ausreichend valide erfasst werden (5). Aufgrund der Drainage des Indikators insbesondere bei hohen Blutfußraten wird das „echte" HZV mit der Thermodilution im Mittel im mehr als 1 l/min überschätzt. Im Vergleich dazu kann das SV/HZV präzise mit der echokardiografischen Bestimmung der LVOT VTI im 5-Kammer-Blick evaluiert werden. Eine häufig bei RV-Dysfunktion bestehende Trikuspidalinsuffizienz schränkt die Aussagekraft der Thermodilution weiter ein. Einzelne Studien legen nahe, dass bei niedrigen Blutflüssen > 1.5 l/min das HZV ausreichend erfasst werden kann.

3.4 Therapie

Die Grundzüge der Therapie des akuten Rechtsherzversagens umfassen (2; 6; 7):

- kausale Therapie der Grunderkrankung (Lyse bei LAE, PCI bei Infarkt etc.)
- Allgemeinmaßnahmen (Beatmungstherapie, Rhythmuskontrolle, ...)
- Gewährleistung einer adäquaten Vorlast (Vorlastoptimierung)
- Senkung eines erhöhten pulmonalvaskulären Widerstandes (Behandlung einer pulmonalen Hypertonie)
- Gewährleistung eines adäquaten koronaren Perfusionsdruckes (Gabe von Vasoppressoren)
- Steigerung der myokardialen Kontraktilität (Inotropikagabe)

3.5 Vorlastoptimierung

Die Frank-Starling-Kurve der RV zeichnet sich aufgrund der hohen Compliance durch eine flache Steigung aus (geringe Vorlast-Abhängigkeit). Während im Rahmen eines RV-Infarkts mit konsekutivem Pumpversagen häufig eine Volumenreagibilität besteht, ist bei Patienten mit RV-Nachlasterhöhung von einer liberalen bzw. unkritischen Volumentherapie abzuraten, da eine RV-Überdehnung droht. Daher sollte aufgrund der Gefahr der Volumenüberladung eine Volumentherapie nur unter engmaschigem hämodynamischem Monitoring mit Abschätzung der Volumenreagibilität erfolgen, auch wenn dies -insbesondere bei hochgradiger TI und PH- eine Herausforderung sein kann. Dabei können vor allem die Atemvariabilität der VCI in der Echokardiografie, die Schlagvolumenvarianz in der Pulskonturanalyse oder ein Passive-Leg-Raising-Manöver helfen, Volumenresponder zu identifizieren. Bei Volumenüberladung sollte versucht werden, den RV rasch durch Gabe von Schleifendiuretika und ggfs. Nitraten zu entlasten. Bei fehlendem Ansprechen auf Diuretika sollte eine frühzeitige Nierenersatztherapie zur Bilanzierung erwogen werden.

3.6 Steigerung der Kontraktilität

Zur Verbesserung der Kontraktilität können im Rahmen des RV-Versagens Dobutamin, Phosphodiesterase-Inhibtoren, Levosimendan sowie Adrenalin eingesetzt werden.

Dobutamin steigert als synthetisches Katecholamin (α_1-, β_1- und β_2-Agonist) den Sauerstoffverbrauch des Myokards, sodass unter Dobutamintherapie eine

Verschlechterung des Verhältnisses von Sauerstoffangebot und -bedarf resultieren kann. Zudem kann eine katecholamin-induzierte Tachykardie die myokardiale Belastung steigern, die koronare Perfusion reduzieren und die diastolische Funktion sowie Ventrikelfüllung behindern.

Adrenalin sollte aufgrund der ausgeprägten Nebenwirkungen (HRST, massive Vasokonstriktion mit Abnahme der Nieren- und Darmdurchblutung) nur als Ultima ratio, niedrigdosiert und kurzfristig appliziert werden.

Levosimendan ist ein sogenannter Kalzium-Sensitizer: Es kommt nicht zu einer Zunahme der intrazellulären Calciumkonzentration und somit nicht zu einer Zunahme des myokardialen Sauerstoffverbrauchs. Phosphodiesterase-Typ-III-Inhibitoren wie Milrinon sind sog. Inodilatatoren, die zu einer positiven Inotropie mit direkter venöser und arterieller Dilatation (Abnahme der Füllungsdrücke, des PVR und SVR) führen. Da Phosphodiesterase-Typ-III-Inhibitoren sowie Levosimendan im Gegensatz zu Katecholaminen die diastolische Relaxation des Herzens (pos. Lusitropie) verbessern, nicht den myokardialen Sauerstoffverbrauch erhöhen und in kleineren Studien im RV-Versagen dem Dobutamin überlegen sind, sollten bei manifestem RV-Versagen auf dem Boden einer gesteigerten RV-Nachlast aufgrund pathophysiologischer Vorteile sowie zunehmenden Daten aus kleineren Studien primär Phosphodiesterase-III-Hemmer bzw. Levosimendan als Inotropika eingesetzt werden (8).

3.7 Vasopressorgabe

Die Koronarperfusion des rechten Ventrikels findet im Gegensatz zum linken Ventrikel nicht nur diastolisch, sondern auch systolisch statt, da der systolische Perfusionsdruck in den Koronarien unter physiologischen Bedingungen deutlich höher als der systolische intrakavitäre Druck in der rechten Kammer ist. Kommt es jedoch unter einem erhöhten pulmonalarteriellen Druck zu einem Anstieg der Druckverhältnisse im rechten Ventrikel, so ist insbesondere im Rahmen einer Hypotension die Koronarperfusion systolisch deutlich reduziert und es droht eine rechtsventrikuläre Ischämie, sodass bei Hypotonie der Systemdruck durch Vasopressorgabe über den systolischen Pulmonaldruck angehoben werden muss. Prinzipiell stehen dazu im klinischen Alltag Noradrenalin, ADH-Analoga (Vasopressin) und als Ultima ratio Methylenblau zur Verfügung.

Da Noradrenalin prinzipiell auch zu einer Vasokonstriktion der Lungengefäße mit einer Erhöhung der RV-Nachlast führt, stellen ADH-Analoga aufgrund des NO-vermittelten Abfall des pulmonalvaskulären Widerstandes in niedriger Dosierung (0,01–0,04 U/min) eine Alternative bzw. Ergänzung zur Noradrenalin-Monotherapie dar (9).

3.8 Senkung der RV-Nachlast

Grundpfeiler der hämodynamischen Therapie des akuten RV-Versagens bei erhöhter rechtsventrikulärer Nachlast (z.B. dekompensierte PH) ist die Senkung des pulmonalvaskulären Widerstandes mit einer konsekutiven Steigerung des Schlagvolumens durch die Gabe von (pulmonalselektiven) Vasodilatanzien. Grundsätzlich stehen dabei die intravenöse Applikation von Prostazyklin oder der stabilen Derivate Iloprost und Treprostinil sowie die inhalative Gabe von pulmonalselektiven Vasodilatanzien zur Verfügung. In der klinischen Routine kommen im Bereich der inhalativen Terapie v.a. Stickstoffmonoxid (NO) und Iloprost zur Anwendung.

Die früher häufig durchgeführte intravenöse Gabe von Prostacyclin oder der stabilen Derivate Iloprost und Treprostinil sollte aufgrund der systemischen Hypotension und der damit verbundenen Abnahme der Koronarversorgung nicht mehr durchgeführt werden.

Die Applikation von NO bedarf in der Regel der kontrollierten maschinellen Beatmung sowie des Einsatzes von speziellen Verneblern. Es werden höhere Dosierungen als bei der ARDS-Therapie eingesetzt (bis zu 60 ppm). Iloprost (Ventavis) ist ein Carbacyclin-Derivat des Prostacyclins (PGI2) und vermittelt sowohl eine Relaxation der glatten Gefäßmuskulatur als auch eine potente Hemmung der Thrombozytenaggregation. Bei pulmonal-inhalativer Gabe ist die systemisch-vasodilatierende Komponente zu vernachlässigen. Der pulmonal-vasodilatatierende Effekt von Iloprost ist vergleichbar zu der Wirkung von NO ist. Die Substanz wird 6- bis 9-mal täglich in einer Konzentration von 2,5–10 µg pro Inhalation mit speziellen Verneblersystemen verabreicht. Aufgrund der längeren Halbwertszeit werden keine Reboundphänomene nach Absetzen beobachtet und die Inhalationstherapie kann am spontan atmenden Patienten nach Extubation fortgeführt werden. Zudem kann der PDE-5-Inhibitor Sildenafil (3-mal täglich 10 mg [i.v.] oder 20 mg [p.o.]) zur pulmonalen Vasodilatation eingesetzt werden.

3.9 Optimierung der Beatmung

Die mechanische Beatmung mit positivem Druck wirkt auf beide Ventrikel vorlastsenkend und auf den linken Ventrikel auch nachlastsenkend. Die Nachlast des rechten Ventrikels wird in Abhängigkeit von den pulmonalen Bedingungen unterschiedlich beeinflusst: Führt die Beatmung mit PEEP über die Eröffnung von Atelektasen zu einer Verminderung der hypoxischen pulmonale Vasokonstriktion zu einer Erhöhung des arteriellen Sauerstoffpartialdrucks, sinkt die rechtsventrikuläre Nachlast. Resultiert jedoch aus der Beatmung eine pulmonale Hyperinflation, so verursacht diese eine Widerstandserhöhung.

Darüber hinaus sind bei beatmeten Patienten hohe Beatmungsdrücke, ein Auto-PEEP, Hyperkapnie sowie Azidose zu vermeiden. Auch wenn inzwischen gut belegt ist, dass eine liberale Sauerstoffgabe bei kritisch kranken Patienten und insbesondere bei Patienten mit Myokardinfarkt schädlich ist, sollte bei rechtsventrikulärer Dekompensation großzügig Sauerstoff appliziert werden, da Sauerstoff die hypoxische pulmonale Vasokonstriktion mindert und daher den PA-Druck senkt und das HZV steigert. Oxygenierungsstörungen sollten vorzugsweise über eine Steigerung der inspiratorischen Sauerstofffraktion (FiO_2) statt über eine Steigerung des positiven endexpiratorischen Drucks (PEEP), eine Hyperkapnie und respiratorische Azidose vorzugsweise über eine Steigerung der Atemfrequenz statt über eine Steigerung des maximalen Beatmungsdrucks behandelt werden. Um eine pulmonalvaskuläre Vasodilatation zu bewirken, kann eine kontrollierte milde Hyperventilation (Ziel $paCO_2$ 30–35 mmHg) und milde Alkalisierung ($pH > 7{,}45$) erwogen werden.

3.10 Eskalation der mechanischen Kreislaufunterstützung

Sind alle konservativen Möglichkeiten ausgeschöpft, sollte das Herz durch die Insertion einer zusätzlichen arteriellen ECMO-Kanüle entlastet werden (10). Der reine Wechsel zur va-ECMO kann jedoch zum Nord-Süd-Syndrom, auch Harlekin-Syndrom genannt, führen: Das oxygenierte Blut wird über die Femoralarterie zurückgeführt und erreicht hauptsächlich die untere Extremität; die lebenswichtigen Organe (Herz, Gehirn) werden weiterhin mit schlecht oxygeniertem Blut aus der Pulmonalvee perfundiert. Es zeigte sich, dass bei Anwendung der vv-ECMO im Fall des Acute Respiratory Distress Syndrome (ARDS) mit anhaltendem kardiogenem Schock bzw. Rechtsherzversagen die venoarteriovenöse Konfiguration (vav-ECMO) von Vorteil ist: Das venöse Blut wird der V. cava inferior entnommen, oxygeniertes Blut wird sowohl über die Femoralarterie als auch über die V. cava superior zurückgeführt. Somit erreicht gut oxygeniertes Blut auch im akuten Lungenversagen den linken Ventrikel. Die Risiken von va- und vav-ECMO sind vergleichbar, da das größte Risiko durch die arterielle Kanüle verursacht wird.

Literatur

1. Repessé X, Vieillard-Baron A (2017) Right heart function during acute respiratory distress syndrome. Ann Transl Med 5(14): 295
2. Pilarczyk K, Renner J, Haake N (2019) Akutes Rechtsherzversagen auf der Intensivstation: Pathophysiologie, Monitoring, Therapie [Acute right heart failure on the intensive care unit: Pathophysiology, monitoring and management]. Med Klin Intensivmed Notfmed 114(6): 567–588
3. Pilarczyk K, Trummer G, Jakob HG et al. (2013) Extrakorporale Herz- und Lungenersatzverfahren. Z Herz-Thorax- Gefäßchir 27: 37–48
4. Haas A, Busjahn C, Crede D et al. (2022) Extrakorporale Membranoxygenierung und Hämodynamik. Anaesthesiologie 71: 967–982
5. Russ M, Steiner E, Boemke W, Busch T, Melzer-Gartzke C, Taher M, Badulak J, Weber-Carstens S, Swenson ER, Francis RCE, Pickerodt PA (2022) Extracorporeal Membrane Oxygenation Blood Flow and Blood Recirculation Compromise Thermodilution-Based Measurements of Cardiac Output. ASAIO J 68(5): 721–729

6. Ventetuolo CE, Klinger JR (2014) Managementofacute rightventricularfailurein theintensivecareunit. Ann AmThoracSoc 11(5): 811–822
7. Ganeriwal S, Alves Dos Anjos G, Schleicher M, Hockstein MA, Tonelli AR, Duggal A, Siuba MT (2023) Right ventricle-specific therapies in acute respiratory distress syndrome: a scoping review. Crit Care 27(1): 104
8. Hu Y, Wei Z, Zhang C et al. (2021) The effect of levosimendan on right ventricular function in patients with heart dysfunction: a systematic review and meta-analysis. Sci Rep 11: 24097
9. Currigan DA, Hughes RJ, Wright CE, Angus JA, Soeding PF (2014) Vasoconstrictor responses to vasopressor agents in human pulmonary and radial arteries: an in vitro study. Anesthesiology 121(5): 930–936
10. Grant C Jr, Richards JB, Frakes M, Cohen J, Wilcox SR (2021) ECMO and Right Ventricular Failure: Review of the Literature. J Intensive Care Med 36(3): 352–360

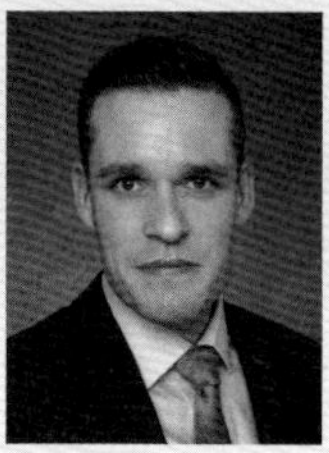

Dr. med. habil. Kevin Pilarczyk, MHBA

Studium der Humanmedizin in Gießen, Essen und Houston (USA). 2006–2007 Forschungsaufenthalt an der Mayo Clinic Rochester, USA. Ausbildung zum Herzchirurgen, Intensiv- und Notfallmediziner am Westdeutschen Herz- und Gefäßzentrum, Universitätsklinik Essen. 2015–2022 geschäftsführender Oberarzt der Klinik für Intensivmedizin, imland Klinik Rendsburg. Seit Januar 2023 Chefarzt der Klinik für Intensiv- und Notfallmedizin am Klinikum Hochsauerland. Aktuell Sprecher der Sektion Hämodynamik der DIVI. Zusatzstudium „Master of Health Business Administration“. Habilitation 2023 UKSH. Arbeitsschwerpunkte: kardiovaskuläre Intensiv- und Notfallmedizin, extrakorporale Herz- und Lungenunterstützungssysteme.

4 Stellenwert alternativer Beatmungsformen bei schweren Lungenfunktionsstörungen

Falk Fichtner

Dieses Kapitel diskutiert den aktuellen Wissensstand zu drei Fragestellungen des klinischen Einsatzes einzelner Beatmungsverfahren bei akuten schweren Lungenfunktionsstörungen. Nicht in die Betrachtung einbezogen bleiben Fragestellungen zur Anwendung der verschiedenen Beatmungsformen zur Beatmungsentwöhnung nach Abklingen der akuten Phase der jeweiligen schweren Lungenfunktionsstörung.

4.1 Welche Beatmungsverfahren werden bei schwerer akuter hypoxämischer respiratorischer Insuffizienz empfohlen?

Der Diskurs zur Frage, welche Beatmungsverfahren bei schwerer hypoxämischer akuter respiratorischer Insuffizienz für den Patienten einen zusätzlichen therapeutischen Nutzen bezogen auf patientenrelevante Outcome-Parameter (z.B. Überleben, Dauer der Beatmung, Vermeidung von Hypoxämie und beatmungsinduziertem Lungenschaden) bieten, war in den vergangenen zehn Jahren auf ganz unterschiedliche Therapiekonzepte fokussiert: den Einsatz der die Spontanatmung unterstützenden Beatmungsverfahren sowie der *Hochfrequenz-Oszillationsbeatmung* (High Frequency Oscillation Ventilation, HFOV). Innerhalb der Gruppe der Spontanatmung unterstützenden Beatmungsverfahren wurden bei Patienten mit akuter hypoxämischer respiratorischer Insuffizienz vor allem Effekte der initialen, mit der Intubation beginnenden Anwendung atemminutenvolumenunterstützender Verfahren (z.B. APRV, BI-

PAP) untersucht, während die Studien zu adaptiven Beatmungsverfahren (s.u.) auch die Entwöhnungsphase *nach* Abklingen der schweren Gasaustauschstörung bzw. auch das hyperkapnische Versagen erfassten. Die Anwendung der HFOV erfolgte immer als Therapieverfahren bei schwerer akuter respiratorischer Insuffizienz mit drohender oder bereits manifester Hypoxämie.

4.1.1 Spontanatmung unterstützende Beatmungsverfahren

Die Spontanatmung unterstützende Beatmungsverfahren sind im klinischen Alltag der Behandlung von Patienten mit akutem respiratorischem Versagen weit verbreitet. In der bisher größten weltweiten Observationsstudie zur Beatmungstherapie von ARDS-Patienten wurden bei über 50% der Patienten bereits in den ersten 48 h eine zumindest anteilige Spontanatmungsaktivität registriert (1).

In der Diskussion zur *Nutzen-Risiko-Bilanz von Spontanatmung in der frühen Phase des ARDS* steht in einer pathophysiologisch orientierten Betrachtung den Vorteilen (erhaltene Zwerchfellaktivität, homogenere Ventilationsverteilung, geringere Beatmungsdrucke, niedrigere Sedierungstiefe etc.) das Risiko eines Lungenschadens durch forcierte Spontanatmung und zunehmende transpulmonale Druckgradienten gegenüber (2). Die Qualität der Evidenz für eine Abwägung von Nutzen und Risiko bleibt bisher gering (v.a. kleinere klinische Studien zu APRV) und folglich resultieren systematische Übersichtsarbeiten mit widersprüchlichen Ergebnissen: Während in Studien an non-COVID-ARDS Patienten positive Effekte von *APRV* im akuten hypoxämischen respiratorischen Versagen auf patientenrelevante Outcome-Parameter wie Sterblichkeit und Beatmungsdauer (3) nachweisbar waren, konnten diese Vorteile in der Analyse der vorliegenden Studien bei Patienten mit COVID-19 ARDS nicht nachgewiesen werden (4). Die einzige existierende RCT mit pädiatrischen Patientenkollektiv ergab aufgrund methodischer Einschränkungen (ungleiche Erkrankungsschwere bei Therapiebeginn, APRV mit langer Inspirationszeit, ohne PEEP und ohne Monitoring der Spontanatemaktivität) schwer zu bewertende Hinweise auf ein erhöhtes Risiko (Sterblichkeitserhöhung!) durch APRV (5).

Während für die Anwendung *adaptiver Verfahren* (s.u.) bei schwerer akuter respiratorischer Insuffizienz einzelne Studien die grundsätzliche Anwendbarkeit belegen (6; 7) bzw. Hinweise für Vorteile in Bezug auf die Beatmungsdauer liefern (8), existieren für die im Alltag häufig angewendete druckunterstützte Beatmung im Vergleich zu kontrollierter Beatmung für diese Anwendungssituation anhaltend keine prospektiven Studiendaten. Hochwertige klinische Daten zur Frage der Spontanatmung in der Frühphase des ARDS lassen sich jedoch als indirekte Evidenz aus Studien zum *Einsatz neuromuskulärer Blockade (NMB)* einbeziehen. Während in der ersten multizentrischen Studie (9) noch ein Vorteil durch die Anwendung von NMB (Verminderung Sterblichkeit, Verkürzung Beatmungsdauer) nachgewiesen wurde, zeigten sich in dem unter der Anwendung heute empfohlener Sedierungsstrategien durchgeführten ROSE-Trial (10) keine relevanten Vorteile durch die Anwendung von NMB.

Zusammenfassung

Das in der klinischen Versorgung von Patienten mit schwerer hypoxämischer respiratorischer Insuffizienz bereits häufig eingesetzte Konzept der Ermöglichung von Spontanatmung unter Verwendung Spontanatmung-unterstützender Beatmungsverfahren ist bisher vor allem durch indirekte Evidenz (fehlende Wirksamkeit von NMB, positive Effekte niedriger Sedierungstiefe etc.) und einzelne Studienergebnisse v.a. zu atemminutenvolumen-unterstützenden Verfahren gestützt. Eine individuelle Beobachtung bzw. Vermeidung potenziell schädigender forcierter Spontanatmung bzw. resultierender nicht-protektiver Tidalvolumina ist daher obligatorisch bei der therapeutischen Anwendung.

4.1.2 Hochfrequenz-Oszillationsbeatmung

Bei der Hochfrequenzbeatmung wird invasiv dauerhaft ein erhöhter Atemwegsdruck appliziert, welcher zusätzlich aktive Oszillationen (sinus- o. rechteckartige Druckschwankungen) in supraphysiologischen Atemfrequenzen (300–900/min) aufweist.
Nach zunächst positiven Ergebnissen aus Pilotstudien belegten 2013 zwei RCTs und die nachfolgenden Metaanalysen (11) die *fehlende Wirksamkeit einer HFOV-Anwendung* bei ARDS-Patienten und geben zudem Hinweise auf mögliche *zusätzliche Risiken*. Lediglich in der nachträglichen Subgruppenanalyse von Patienten mit schwerster Oxygenierungsstörung ($PaO_2/FiO_2 < 64$ mmHg) ergeben sich Hinweise auf mögliche positive Effekte (Reduktion der Sterblichkeit) (12). Seitdem wurden keine weiteren relevanten Studiendaten zur Anwendung von HFOV bei erwachsenen Patienten mit akuter hypoxämischer respiratorischer Insuffizienz veröffentlicht. Für die Beurteilung der Wirksamkeit von HFOV bei Kindern mit schwerem hypoxämisch respiratorischen Versagen werden die Daten des bisher einzigen groß angelegten RCT (PROSPECT Trial) in den nächsten Jahren erwartet.

Zusammenfassung

Aktuell sprechen sich internationale Leitlinien auf Grundlage dieser Daten konsistent Empfehlungen gegen die Anwendung von HFOV bei schwerer akuter hypoxämischer respiratorischer Insuffizienz aus (13).

4.2 Wann ist der Einsatz adaptiver Beatmungsverfahren bei akuter respiratorischer Insuffizienz gerechtfertigt?

Neben der Subgruppe der hypoxämischen respiratorischen Insuffizienz wird nachfolgend auch die Anwendung der adaptiven Beatmungsverfahren bei akutem hyperkapnischen Versagen betrachtet.

Bei der akuten, insbesondere auch bei der führend hyperkapnischen respiratorischen Insuffizienz, ist die nichtinvasive Beatmung zur Vermeidung einer Intubation die zentrale initiale Therapiestrategie. Aufgrund der noch fehlenden sicheren Nachweise für klinisch relevante Effekte auf patientenrelevante Outcome-Parameter konnte zum Einsatz adaptiver Verfahren *bei nichtinvasiver Beatmung* in der Leitlinie jedoch *keine gezielte Empfehlung* formuliert werden (14).

Für bzw. gegen den Einsatz adaptiver Verfahren in der invasiven Beatmung bei akuter respiratorischer Insuffizienz gab es bisher aufgrund fehlender Studiendaten keine (Patientengruppe: ARDS-Patienten) bzw. nur schwache Empfehlungen (Patientengruppe: hyperkapnische Patienten mit problematischer Interaktion zw. Patient – Beatmungsgerät [Dyssynchronie]) (15).

Nur wenige prospektive klinische Studien höherer Qualität wurden zu dieser Fragestellung seitdem veröffentlicht. So konnte für die Anwendung von *NAVA* im Vergleich zur Kontrollgruppe (verschiedene Verfahren, A/C, PSV, PRVC etc.) bei akuter respiratorischer Insuffizienz *eine Reduktion der Beatmungsdauer, jedoch keine Sterblichkeitsreduktion* nachgewiesen werden (8). Dagegen waren bei der Anwendung von PAV+ im Vergleich zu A/C bei Patienten mit ARDS keine positiven Effekte auf Beatmungsdauer bzw. Sterblichkeit nachweisbar waren (16). Darüber hinaus wurden in einer Reihe prospektiver Pilotstudien zu unterschiedlichen adaptiven Beatmungsverfahren gezeigt, dass die geforderte Einhaltung protektiver Tidalvolumina möglich ist (6; 7; 17).

Zusammenfassung

Ein allgemein formulierbarer Nutzen für Patienten mit akuter respiratorischer Insuffizienz durch eine routinemäßige Anwendung adaptiver Beatmungsverfahren ist bisher anhaltend nicht belegt. Für einzelne Verfahren (z.B. NAVA) oder spezifische Behandlungssituationen (z.B. hyperkapnisches Versagen mit Dyssynchronie) erscheint aufgrund der verbesserten Datenlage zur Wirksamkeit und Sicherheit eine Anwendung der Verfahren begründbar.

4.3 Welche Evidenz gibt es für den Einsatz seitengetrennter Beatmung?

Bei der seitengetrennten Beatmung (Independent Lung Ventilation, ILV) werden 2 gekoppelte, meist in Inspiration/Exspirationsphasen synchronisierte

Beatmungsgeräte eingesetzt, um im Falle sich stark unterscheidender Schädigungsgrade zwischen rechter und linker Lunge jeweils seitenangepasst Beatmungseinstellungen zu realisieren. So sollen kritische Phänomene wie Überblähung und zyklische Derekrutierung vermindert werden (18). Bisher ist jedoch für die ILV im Zusammenhang mit akuter Lungenschädigung lediglich deren grundsätzliche Anwendbarkeit in einer Vielzahl von Fallberichten belegt (s. z.B. [19]). Darin beschriebene typische Anwendungssituationen sind unilaterale Lungenschädigungen durch Pneumonie, Thoraxtrauma und bronchopleurale Fisteln, bei denen sich trotz protektiver Beatmungseinstellungen progrediente schwere Gasaustauschstörungen entwickelten.

Zusammenfassung

Systematische prospektive Untersuchungen zur Wirksamkeit und Sicherheit der Anwendung von ILV stehen anhaltend aus. Die Anwendung der ILV sollte daher möglichst nur in kontrollierten Studien bzw. in einer strengen individuellen Abwägung von möglichem Nutzen (z.B. Vermeidung invasiverer Verfahren wie vvECMO) und Schaden (z.B. Risiko der Hypoxie während der Umintubation, bronchiale Schleimhautschädigung durch längere Doppellumenintubation) für einzelne Patienten erfolgen.

Literatur

1. van Haren F, Pham T, Brochard L, Bellani G, Laffey J, Dres M, Fan E, Goligher EC, Heunks L, Lynch J, Wrigge H, McAuley D, Large observational study to UNderstand the Global impact of Severe Acute respiratory FailurE (LUNG SAFE) Investigators (2019) Spontaneous Breathing in Early Acute Respiratory Distress Syndrome: Insights From the Large Observational Study to UNderstand the Global Impact of Severe Acute Respiratory FailurE Study. Crit Care Med 47(2):229–238. DOI: 10.1097/CCM.0000000000003519
2. Yoshida T, Amato MBP, Kavanagh BP, Fujino Y (2019) Impact of spontaneous breathing during mechanical ventilation in acute respiratory distress syndrome. Curr Opin Crit Care 25(2):192–198. DOI: 10.1097/MCC.0000000000000597
3. Carsetti A, Damiani E, Domizi R, Scorcella C, Pantanetti S, Falcetta S, Donati A, Adrario E (2019) Airway pressure release ventilation during acute hypoxemic respiratory failure: a systematic review and meta-analysis of randomized controlled trials. Ann Intensive Care 9(1):44. DOI: 10.1186/s13613-019-0518-7
4. Roshdy A, Elsayed AS, Saleh AS (2023) Airway Pressure Release Ventilation for Acute Respiratory Failure Due to Coronavirus Disease 2019: A Systematic Review and Meta-Analysis. J Intensive Care Med 38(2):160–168. DOI: 10.1177/08850666221109779
5. Lalgudi Ganesan S, Jayashree M, Chandra Singhi S, Bansal A (2018) Airway Pressure Release Ventilation in Pediatric Acute Respiratory Distress Syndrome. A Randomized Controlled Trial. Am J Respir Crit Care Med 198(9):1199–1207. DOI: 10.1164/rccm.201705-0989OC
6. Baedorf Kassis EN, Bastos AB, Schaefer MS, Capers K, Hoenig B, Banner-Goodspeed V, Talmor D (2022) Adaptive Support Ventilation and Lung-Protective Ventilation in ARDS. Respir Care 67(12):1542–1550. DOI: 10.4187/respcare.10159
7. Becher T, Adelmeier A, Frerichs I, Weiler N, Schädler D (2019) Adaptive mechanical ventilation with automated minimization of mechanical power-a pilot randomized cross-over study. Crit Care 23(1):338. DOI: 10.1186/s13054-019-2610-7
8. Kacmarek RM, Villar J, Parrilla D, Alba F, Solano R, Liu S, Montiel R, Rico-Feijoo J, Vidal A, Ferrando C, Murcia I, Corpas R, González-Higueras E, Sun Q, Pinedo CE, Pestaña D, Martínez D, Aldecoa C, Añón JM, Soro

M, González-Martín JM, Fernández C, Fernández RL, NAVa In Acute respiraTORy failure (NAVIATOR) Network (2020) Neurally adjusted ventilatory assist in acute respiratory failure: a randomized controlled trial. Intensive Care Med 46(12):2327–2337. DOI: 10.1007/s00134-020-06181-5

9. Papazian L, Forel JM, Gacouin A, Penot-Ragon C, Perrin G, Loundou A, Jaber S, Arnal JM, Perez D, Seghboyan JM, Constantin JM, Courant P, Lefrant JY, Guérin C, Prat G, Morange S, Roch A, ACURASYS Study Investigators (2010) Neuromuscular blockers in early acute respiratory distress syndrome. N Engl J Med 363(12):1107–16. DOI: 10.1056/NEJMoa1005372
10. National Heart, Lung, and Blood Institute PETAL Clinical Trials Network, Moss M, Huang DT, Brower RG, Ferguson ND, Ginde AA, Gong MN, Grissom CK, Gundel S, Hayden D, Hite RD, Hou PC, Hough CL, Iwashyna TJ, Khan A, Liu KD, Talmor D, Thompson BT, Ulysse CA, Yealy DM, Angus DC (2019) Early Neuromuscular Blockade in the Acute Respiratory Distress Syndrome. N Engl J Med 380(21):1997–2008. DOI: 10.1056/NEJMoa1901686
11. Goligher EC, Munshi L, Adhikari NKJ, Meade MO, Hodgson CL, Wunsch H, Uleryk E, Gajic O, Amato MPB, Ferguson ND, Rubenfeld GD, Fan E (2017) High-Frequency Oscillation for Adult Patients with Acute Respiratory Distress Syndrome. A Systematic Review and Meta-Analysis. Ann Am Thorac Soc 14(Supplement_4):S289–S296. DOI: 10.1513/AnnalsATS.201704-341OT
12. Meade MO, Young D, Hanna S, Zhou Q, Bachman TE, Bollen C, Slutsky AS, Lamb SE, Adhikari NKJ, Mentzelopoulos SD, Cook DJ, Sud S, Brower RG, Thompson BT, Shah S, Stenzler A, Guyatt G, Ferguson ND (2017) Severity of Hypoxemia and Effect of High-Frequency Oscillatory Ventilation in Acute Respiratory Distress Syndrome. Am J Respir Crit Care Med 196(6):727–733. DOI: 10.1164/rccm.201609-1938OC
13. Tasaka S, Ohshimo S, Takeuchi M, Yasuda H, Ichikado K, Tsushima K, Egi M, Hashimoto S, Shime N, Saito O, Matsumoto S, Nango E, Okada Y, Hayashi K, Sakuraya M, Nakajima M, Okamori S, Miura S, Fukuda T, Ishihara T, Kamo T, Yatabe T, Norisue Y, Aoki Y, Iizuka Y, Kondo Y, Narita C, Kawakami D, Okano H, Takeshita J, Anan K, Okazaki SR, Taito S, Hayashi T, Mayumi T, Terayama T, Kubota Y, Abe Y, Iwasaki Y, Kishihara Y, Kataoka J, Nishimura T, Yonekura H, Ando K, Yoshida T, Masuyama T, Sanui M, ARDS Clinical Practice Guideline 2021 committee from the Japanese Society of Intensive Care Medicine, the Japanese Respiratory Society, and the Japanese Society of Respiratory Care Medicine (2022) ARDS Clinical Practice Guideline 2021. J Intensive Care 10(1):32. DOI: 10.1186/s40560-022-00615-6
14. Deutsche Gesellschaft für Pneumologie und Beatmungsmedizin (Hrsg.) (2023) S2k-Leitlinie Nichtinvasive Beatmung als Therapie der akuten respiratorischen Insuffizienz (AWMF Reg. Nr. 020-004)
15. Fichtner F, Moerer O, Weber-Carstens S, Nothacker M, Kaisers U, Laudi S, Guideline group (2019) Clinical Guideline for Treating Acute Respiratory Insufficiency with Invasive Ventilation and Extracorporeal Membrane Oxygenation: Evidence-Based Recommendations for Choosing Modes and Setting Parameters of Mechanical Ventilation. Respiration 98(4):357–372. DOI: 10.1159/000502157
16. Delgado M, Subirá C, Hermosa C, Gordo F, Riera J, Fernández R (2019) Proportional assist ventilation feasibility in the early stage of respiratory failure: a prospective randomized multicenter trial. Minerva Anestesiol 85(8):862–870. DOI: 10.23736/S0375-9393.19.12618-1
17. Diniz-Silva F, Moriya HT, Alencar AM, Amato MBP, Carvalho CRR, Ferreira JC (2020) Neurally adjusted ventilatory assist vs. pressure support to deliver protective mechanical ventilation in patients with acute respiratory distress syndrome: a randomized crossover trial. Ann Intensive Care 10(1):18. DOI: 10.1186/s13613-020-0638-0
18. Berg S, Bittner EA, Berra L, Kacmarek RM, Sonny A (2019) Independent lung ventilation: Implementation strategies and review of literature. World J Crit Care Med 8(4):49–58. DOI: 10.5492/wjccm.v8.i4.49
19. Cheatham ML, Promes JT (2006) Independent lung ventilation in the management of traumatic bronchopleural fistula. Am Surg 72(6):530–3

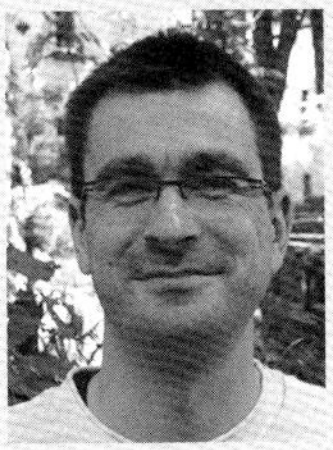

Dr. med. Falk Fichtner

Nach seinem Medizinstudium an der TU Dresden und der Universität Leipzig machte Falk Fichtner seine Facharztausbildung an der Klinik und Poliklinik für Anästhesiologie und Intensivtherapie am Universitätsklinikum Leipzig. Er erhielt die Anerkennung als Facharzt Anästhesiologie und absolvierte eine Zusatzweiterbildung Notfallmedizin und Intensivmedizin. Seit 2013 ist Falk Fichtner Mitglied des ARDS/ECMO-Teams und Oberarzt der Interdisziplinären Operativen Intensivstation. Er koordiniert das S3-Leitlinienprojekt „Invasive Beatmung und Einsatz extrakorporaler Verfahren bei akuter respiratorischer Insuffizienz“ (AWMF-Reg. Nr. 001/21). Von 2020 bis 2022 war er in der Projektkoordination und als Autor an der Erstellung von Metaanalysen zur medikamentösen Therapie von COVID-19 für die S3-Leitlinie „Stationäre Therapie von COVID-19 Patienten“ aktiv. Seit 2021 ist Falk Fichtner Mitglied der Cochrane Collaboration. Seine Forschungsschwerpunkte sind die systematische Erfassung der Versorgungsqualität invasiv beatmeter Patienten sowie die Analyse der Translation von Erkenntnissen aus der Evidenzanalyse in den klinischen Behandlungsalltag und zu Fragen der invasiven Beatmung und extrakorporalen Gasaustauschverfahren.

VI

Hämostaseologie

1 Hämostaseologie und Gerinnungsstörungen – Therapie mit Antifibrinolytika

Christian von Heymann

Die Gabe von Antifibrinolytika hat in der Behandlung von Gerinnungsstörungen (z.B. Hämophiliebehandlung, nach herzchirurgischen Operationen mit extrakorporaler Zirkulation) aus prophylaktischer und therapeutischer Indikation (Reduktion von Blutverlust und Transfusionsbedarf) eine lange Tradition. Zudem hat in den letzten 10–15 Jahren die Behandlung mit Antifibrinolytika in der perioperativen Medizin – weit über den Bereich der Herzchirurgie hinaus – eine große Bedeutung zur Einsparung von perioperativen Blutverlusten und Erythrozytenkonzentrattransfusionen erlangt. Nach dem (vorübergehenden) Zulassungsentzug für Aprotinin im Jahr 2007, ist für die perioperative Phase vor allem das Lysinanalogon Tranexamsäure (TXa) in den Vordergrund der klinischen Anwendung getreten und zum unverzichtbaren Teil klinischer Patient Blood Management-Programme geworden.
Mittlerweile empfehlen nationale und internationale Leitlinien und Konsensusstatements den prophylaktischen oder therapeutischen Einsatz von Tranexamsäure vor und während operativer Eingriffe mit einer teils sehr hohen Empfehlungsstärke (1–3), auch wenn der kausale Effekt des Fibrinolysehemmers auf die spezifische Pathophysiologie der perioperativen Koagulopathie (z.B. bei durch Uterusatonie verursachte peripartale Blutung) nicht vollständig geklärt ist.
Der Gegenstand dieses Beitrags ist die Diskussion aktueller Studienergebnisse zur Effektivität von Tranexamsäure in den Indikationsgebieten der Trauma-induzierten Blutung, der intrakraniellen und peripartalen Blutungen sowie die Bewertung möglicher Nebenwirkungen, die die Sicherheit der Therapie für die Patientinnen und Patienten beeinflussen können. Einleitend werden das Wirkprinzip der Fibrinolysehemmung durch Tranexamsäure sowie Daten zur Pharmakologie und Nebenwirkungen der Substanz beschrieben.

1.1 Antifibrinolytische Wirkung und Pharmakologie von Tranexamsäure

Tranexamsäure gehört neben Epsilon-Aminocapronsäure zur Gruppe der Lysinanaloga, die an Lysinbindungsstelle von Plasminogen (Tranexamsäure-Plasminogen-Komplex) binden und so die Bindung der Lysinbindungsstelle des Fibrins an den Plasminogen-Plasminogen-Aktivator-Komplex, der das enzymatisch aktive Plasmin darstellt, blockieren (4) und somit die Spaltung von Fibrin in Fibrinspaltprodukte, z.B. D-Dimere, verhindern.

Nach intravenöser Injektion bindet Tranexamsäure überwiegend an Plasminogen, z.B. in der Gelenkflüssigkeit und Synovialmembran. Tranexamsäure passiert die Plazenta (5) und ist auch im Liquor und der Muttermilch nachweisbar. Die Halbwertszeit im Plasma beträgt ca. 2 Stunden (6). Da Tranexamsäure fast ausschließlich renal eliminiert wird, kumuliert die Substanz bei Niereninsuffizienz, sodass eine Dosisanpassung empfohlen wird. Potenzielle, meist selten auftretende Nebenwirkungen sind Sehstörungen (auch des Farbsehens), Krampfanfälle, die vor allem in der Herzchirurgie beschrieben sind, sowie allergische, gastrointestinale und Kreislaufnebenwirkungen. Tranexamsäure ist sowohl oral als auch intravenös verfügbar, die Dosierungsempfehlungen rangieren je nach Indikation zwischen 0,5 bis 1 g intravenös 2–3 × täglich und 3 × 500 mg oral in der Erwachsenenmedizin; bei Kindern > 1 Lebensjahr soll eine tägliche Dosis von 20 mg/kg/d nicht überschritten werden (5).

1.2 Tranexamsäure in der Trauma-induzierten Koagulopathie (TIK)

Das aktuelle Verständnis der TIK geht weit über die Determinanten Verlust und Verdünnung von Gerinnungsfaktoren (Verlust-/Verdünnungskoagulopathie), Hypothermie und Azidose, sog. „tödliche Trias“, hinaus. Vor allem beim schweren Trauma mit Blutung scheinen Hypoperfusion/Schock und Gewebetrauma die entscheidenden Promoter der TIK zu sein, von denen vor allem Hypoperfusion und Schock für die Aktivierung von Endothel und aktiviertem Protein C (aPC) verantwortlich zu sein scheinen. Aktiviertes Protein C seinerseits stimuliert die Aktvierung der Fibrinolyse (7, 8) und hemmt die aktivierten Gerinnungsfaktoren V und VIII und somit die Thrombin- und Gerinnselbildung. Vor allem die Entwicklung einer frühen und fulminanten Hyperfibrinolyse ist mit einer erhöhten Mortalität nach Trauma assoziiert (9). Demzufolge ist die antifibrinolytische Therapie der TIC mit Tranexamsäure in den Vordergrund getreten, die beginnend mit der sog. CRASH 2-Studie eine Senkung der Mortalität für Patient:innen im Schock (BDsyst ≤ 75 mmHg) (signifikanter Effekt) und für die frühe, innerhalb von 3 Stunden nach Trauma erfolgte Gabe zeigte (nicht signifikant) (10). Eine große Anzahl von zum Teil prospektiv-randomisierten Nachfolgestudien hat diesen Effekt unter anderem auch bei Traumapatient:innen im Schock (11) bestätigt, sodass die aktuelle deutsche S3-Polytrauma-Leitlinie (ebenso die europäische Trauma-Leitlinie)

für die prähospitale Phase die schnelle Therapie (vorzugsweise ≤ 1 h) mit Tranexamsäure für den im Blutungsschock befindlichen Traumapatienten mit nachgewiesener Hyperfibrinolyse (Dosis: 1 g über 10 Min. i.v. zügig und 1 g i.v. über 8 h nach Eintreffen im Krankenhaus) mit einer der wenigen Klasse A-Empfehlungen und des Polytraumapatienten mit manifestem oder drohendem Blutungsschock mit einer Klasse B-Empfehlung bewertet (12, 13). Ebenso betont die Leitlinie jedoch auch, dass ohne Nachweis einer Hyperfibrinolyse (ca. 20% der Polytraumapatient:innen weisen eine Hyperfibrinolyse auf) die Gabe von Tranexamsäure die Prognose verschlechtert und ein Behandlungsbeginn > 3 h nach Trauma nicht empfohlen wird. Für Patient:innen mit leichtem Schädel-Hirn-Trauma (SHT, GCS 9–15) zeigte sich eine signifikant reduzierte Mortalität, wenn die Patient:innen mit Tranexamsäure (o.g. Dosierungsschema) und frühzeitig (< 3 h nach Trauma) behandelt worden waren, während Patient:innen mit einem schweren SHT auch durch eine frühe Therapie nicht profitierten (14).
Zusammenfassend ist demnach die Gabe von Tranexamsäure vor allem bei den Polytraumapatient:innen indiziert, die einen hämorhagischen Schock (mit oder ohne Nachweis einer Hyperfibrinolyse) aufweisen und/oder bei leichtem SHT mit einem GCS von 9–15. Für beide Patient:innengruppen ist die frühzeitige, innerhalb von 3 h erfolgende Gabe mit einer signifikant niedrigeren Sterblichkeit verbunden. Mehr als 3 h nach Trauma, bei Patient:innen ohne Schock und Nachweis einer Hyperfibrinolyse oder bei einem schweren SHT (GCS 3–8) ist die Gabe aufgrund eines fehlenden Effekts nicht indiziert.

1.3 Tranexamsäure zur Behandlung intrakranieller Blutungen

Während die frühe Gabe von Tranexamsäure beim leichten SHT (GCS 9–15) die Mortalität signifikant senkte (CRASH 3), ist dieser ein Benefit dieser Behandlung bei Patient:innen mit spontanen intrakraniellen Blutungen noch nicht eindeutig belegt. Die TICH 2-Studie analysierte 2.307 Patient:innen mit einem leichten SHT (medianer GCS 13 vs. 14 und einem medianen NIHSS von 13 vs. 13), die zu Tranexamsäure versus Placebo randomisiert worden waren, und beschrieb für den primären Endpunkt „funktioneller Status nach 90 Tagen" (gemessen am Unterschied der modified Rankin-Scale) keinen Unterschied zwischen den Gruppen (aOR 0.88, 95%CI: 0.76–1.03, p = 0.11) (15). Auch wenn die Mortalität nach 7 Tagen einen signifikanten Vorteil für die Tranexamsäure-Gruppe zeigte (9% vs. 11%, bOR 0.73, 95% CI: 0,53–0,99, p = 0,04) war dieser Effekt nach 90 Tagen nicht mehr nachweisbar (22% vs. 21%, HR 0.92, 95%CI: 0.77–1,10, p = 0.37). Allerdings zeigte die Tranexamsäure einen kleinen, wenn auch klinisch eher nicht relevanten Vorteil beim Hämatomprogress innerhalb von 24 Stunden nach Aufnahme (im Mittel 3,72 ml vs. 4,90 ml, p = 0,04) und insgesamt eine niedrigere Rate von Patient:innen mit einer Hämatomexpansion (25% vs. 29%, p = 0,03).

Die Metaanalyse von Hu et al. untersuchte 14 prospektiv-randomisierte Studien zum Einsatz von Tranexamsäure bei intracerebralen Blutungen und beschrieb keinen Effekt auf die 90- (odds ratio [OR] 0.99; 95% CI 0.84–1.18; p = 0.95), 180-Tage-Mortalität (OR 1.01; 95% CI 0.51–2.01; p = 0.98) oder die Sterblichkeit nach unterschiedlichen Beobachtungsintervallen überhaupt (OR 0.82; 95% CI 0.62–1.08; p = 0.15). Diese Ergebnisse wurden in einer angeschlossenen Sensitivitätsanalyse von Studien, die während oder nach dem Jahr 2000 publiziert worden waren, bestätigt (16). Ferner wurde jedoch eine signifikant geringere Hämatomexpansion (OR 0.54; 95% CI 0.37–0.80; p = 0.002) und eine geringere Änderung des Hämatomvolumens im Vergleich zum Ausgangsbefund (mittlere Differenz [MD] – 1.98; 95% CI – 3.00 to – 0.97; p = 0.0001) beschrieben, die jedoch nicht mit einer Verbesserung von schlechten funktionellen Outcomes (OR 0.95; 95% CI 0.79–1.14; p = 0.55) in der Tranexamsäuregruppe verbunden war. Die Rate der untersuchten Sicherheitsendpunkte ischämischer Schlaganfall, tiefe Beinvenenthrombose und Lungenembolie waren zwischen den Gruppen nicht unterschiedlich, jedoch war die Rate kombinierter ischämischer Endpunkte in der Tranexamsäuregruppe signifikant erhöht (OR 1.47; 95% CI 1.07–2.01; p = 0.02). Diesem letztendlich unklaren Nutzen-Risiko-Verhältnis für Tranexamsäure in der Behandlung intrazerebraler Blutung entsprechend, bewertet die aktuelle Leitlinie der deutschen Gesellschaft für Neurologie zur „Behandlung von spontanen intrazerebralen Blutungen“ (17) die Gabe von Tranexamsäure zurückhaltend und offen:

> *„Bei Patienten mit akuter spontaner intrazerebraler Blutung kann die Gabe von Tranexamsäure (1 g Bolus intravenös [iv], 1 g iv Infusion über 8 Stunden) erwogen werden.“*

Sicher ist dieser limitierte Outcome-Effekt der antifibrinolytischen Therapie mit Tranexamsäure bei der intrazerebralen Blutung, anders als beim blutenden Polytrauma, vor allem durch die zerebrale Primärschädigung zu erklären, deren Prognose durch eine antifibrinolytische Therapie nur unzureichend verbessert werden kann.

1.4 Tranexamsäure zur Therapie der postpartalen Blutung (PPH)

Postpartale Blutungen sind in der Geburtshilfe nicht selten. Vor allem Patientinnen mit schweren postpartalen Blutungen und hohen Volumenumsätzen bedürfen regelhaft einer intensivmedizinischen Überwachung und Therapie.

Abhängig von Definition und Schwere der Blutung treten diese aktuellen irischen Daten zufolge in bis 8% (für PPH größer 500 bzw. 1.000 ml Blutverlust) bzw. bei 3,7 auf 1.000 Entbindungen für eine schwere PPH mit > 2.500 ml Blutverlust oder Transfusion > 5 EKs oder einer dokumentierten Behandlung einer Gerinnungsstörung auf (18). Die Hauptursache der PPH ist weiterhin die Uterusatonie (ca. 70–80%) gefolgt von Störungen der Plazentalösung und Verletzungen des Geburtskanals (10–20%) (1, 18). Eine primäre Koagulopathie als

Ursache der PPH ist selten, unbehandelt oder zu spät therapiert kann eine schwere PPH jedoch zu einer Verlust- und/oder Verbrauchskoagulopathie führen. Vor allem bei einer Plazentalösung und einer Fruchtwasserembolie (19) kann es zum Auftreten einer hyperfibrinolytisch geprägten, disseminiert intravasalen Gerinnung (DIC) kommen, die die Indikation für die Therapie mit Antifibrinolytika begründet. Aus diesem Grunde wurde die Gabe von Tranexamsäure bereits in den Vorgängerversionen der aktuellen AWMF-PPH-Leitlinie empfohlen (20). Auch wenn die Plazentalösung eine seltenere Ursache der PPH darstellt und der Nachweis einer Hyperfibrinolyse als Ursache der PPH ebenfalls selten ist (21), empfehlen internationale Leitlinien die Gabe von Tranexamsäure zur Therapie der PPH, auch wenn das Ausmaß der Hyperfibrinolyse unbekannt ist (1, 2). In den letzten Jahren sind verschiedene große prospektiv-randomisierte Studien publiziert worden, die die prophylaktische und therapeutische Gabe von Tranexamsäure (gegen Placebo) bei postpartalen Blutungen nach Spontangeburt und Sectio caesarea untersuchten, deren Ergebnisse und klinische Relevanz im Folgenden dargestellt und diskutiert werden:

Die 2017 publizierte prospektiv-randomisierte WOMAN-Studie analysierte 20.021 Patientinnen und zeigte eine signifikante Reduktion der blutungsassoziierten Mortalität (primärer revidierter Endpunkt) (1,5% vs. 1,9%, P = 0,045), wenn die Patientinnen mit Tranexamsäure (vs. Placebo) behandelt worden waren (22). Besonders profitierten Patientinnen, die Tranexamsäure innerhalb von 1–3 h nach Blutungsbeginn (1,5% vs. 2,5%, RR 0,41–0,88) erhalten hatten und die eine Uterusatonie als Blutungsursache aufwiesen (1,2% vs. 1,6%, RR 0,74–0,99). Thromboembolische Komplikationen waren nicht unterschiedlich zwischen den Gruppen, die Transfusion von Erythrozytenkonzentraten ist nicht berichtet worden.

Sentilhes et al. randomisierten 4.079 Frauen nach Spontanentbindung zur Therapie mit Tranexamsäure gegen Placebo und beobachteten eine geringere PPH-Rate, die durch einen volumetrisch gemessenen, postpartalen Blutverlust > 500 ml definiert war (8,1% vs. 9,8%, relatives Risiko, 0.83; 95% CI, 0.68–1.01; P = 0.07), eine geringere, klinisch relevante PPH-Rate (7,8% vs. 10,4%; relatives Risiko, 0.74; 95% CI, 0.61–0.91; adjustiert P = 0.04) und einen niedrigeren zusätzlichen Verbrauch an Uterotonika (7,2% vs. 9,7%; relatives Risiko 0.75; 95% CI, 0.61–0.92; adjustiert P = 0.04). Der geschätzte gesamte Blutverlust (220,3 ± 280,4 ml vs. 236,9 ± 291,6 ml), die Rate an schweren postpartalen Blutungen (2,4% vs. 3,0%), an zusätzlichen interventionellen oder chirurgischen blutstillenden Maßnahmen (0,2% vs. 0,3%), an transfundierter Patientinnen (0,9% vs. 0,9%) und an Patientinnen mit thromboembolischer Komplikationen (0,1 vs. 0,2%) war nicht unterschiedlich zwischen den Gruppen (23). Dieselbe Arbeitsgruppe untersuchte den Effekt einer prophylaktischen Gabe von Tranexamsäure gegen Placebo an 4.551 Frauen nach Sectio caesarea und beschrieb eine signifikant niedrigere Rate an postpartalen Blutungen (> 1.000 ml) oder Transfusion von 2 Erythrozytenkonzentraten (26,7% vs. 31,6%, adjustiertes Risiko Verhältnis, 0.84; 95% CI, 0.75–0.94; P = 0.003)

(TRAAP 2-Studie, 24). Der berechnete geschätzte Blutverlust (680 ± 748 ml vs. 787 ± 750 ml), die Rate an Untersucher-definierten postpartalen Blutungen (13,6% vs. 14,8%), an zusätzlichen Gaben von Uterotonika (5,9% vs. 7,2%) sowie an transfundierten Patientinnen (1,9% vs. 1,8%) oder thromboembolischer Komplikationen (0,4 vs. 0,1%) waren ebenfalls nicht unterschiedlich zwischen den Gruppen.

Die kürzlich erschienene Studie von Pacheco et al. untersuchte den Effekt einer prophylaktischen Dosis von Tranexamsäure (vs. Placebo) auf den gemeinsamen Endpunkt von Tod und Inzidenz von Bluttransfusionen innerhalb von 7 Tagen nach Sectio caesarea bzw. bis zur Krankenhausentlassung und beschrieben keinen signifikanten Vorteil für die Studiengruppe (3,6% vs. 4,3%, adjustiertes relatives Risiko 0.89, 95%CI 0,74–1,07, P = 0,19) (25). Der intraoperative Blutverlust > 1.000 ml (7,3% vs. 8,0%, relatives Risiko 0,91; 95%CI 0,79–1,05), die Rate an thromboembolischen Komplikationen (0,2% vs. 0,3%, relatives Risiko 0,61; 95%CI 0,25–1,46, P = 0,26) und die Rate der zusätzlichen chirurgischen oder radiologischen Interventionen (4,2% vs. 4,2%, relatives Risiko 1,00; 95%CI 0,84–1,19) waren nicht unterschiedlich zwischen den Gruppen.

Zusammenfassend zeigen die genannten Ergebnisse, dass die prophylaktische Gabe von Tranexamsäure heterogene Ergebnisse hinsichtlich des Effektes auf den primären Endpunkt der Studien bei postpartalen Blutungen hatte (22–25). Die Gabe von Tranexamsäure, üblicherweise in einer Dosis von 1 g langsam intravenös, senkte signifikant die blutungsassoziierte Mortalität in der WOMAN-Studie (22) und der Rate an Patientinnen mit einem postpartalen Blutverlust > 1.000 ml nach Sectio caesarea in der TRAAP2-Studie (24). Darüber hinaus wird der postpartale Blutverlust durch Tranexamsäure eher gering und klinisch nicht relevant reduziert (bis max. 110 ml), welches möglicherweise erklärt, warum kein Effekt auf den Transfusionsbedarf oder weiteren interventionellen oder chirurgischen hämostatischen Maßnahmen gemessen werden konnte.

Take home messages:

Die klinische Wirksamkeit der antifibrinolytischen Therapie mit Tranexamsäure bei Patient:innen mit Gerinnungsstörungen ist unterschiedlich, jedoch weitestgehend als sicher zu betrachten (26). Die heterogene klinische Wirksamkeit hängt unter anderem von der spezifischen Pathophysiologie der Blutungen, der Intention der Therapie (Prophylaxe oder Therapie von Blutungen), der Studiendesigns und der gewählten Endpunkte der Studien ab. Zukünftige Studien sollten untersuchen, welche Patient:innen mit welchen Gerinnungsstörungen besonders von einer antifibrinolytischen Therapie profitieren und zu welchem Zeitpunkt und in welcher Dosis die Therapie mit Tranexamsäure effektiv und sicher ist.

Literatur

1. AWMF (2022) S2k-Leitlinie Peripartale Blutungen, Diagnostik und Therapie. AWMF-Registernummer 015-063. URL: http://www.awmf.org/leitlinien/detail/ll/015-063.html (abgerufen am 14.08.2023)
2. Kietaibl S, Ahmed A, Afshari A et al. (2023) Management of Severe Peri-Operative Bleeding: Guidelines from the European Society of Anaesthesiology and Intensive Care: Second Update 2022. European Journal of Anaesthesiology 40 (4):226–304
3. Perka C, von Heymann C, Lier H, Kaufner L, Treskatsch S (2023) The Perioperative Application of Tranexamic Acid. Z Orthop Unfall (Online ahead of print). DOI: 10.1055/a-2055-8178
4. van Aelbrouck C, Englberger L, Faraoni D (2012) Review of the fibrinolytic system: Comparison of different antifibrinolytics used during cardiopulmonary bypass. Recent Pat Cardiovasc Drug Discov 7 (3):175–179
5. Dr. Friedrich Eberth Arzneimittel GmbH (2022) Fachinformation Tranexamsäure. Stand: Mai 2022. URL: https://www.eberth-arzneimittel.com/fileadmin/user_upload/produkte/tranexamsaeure/fi/FI_Tranexamsaeure_Eberth.pdf (abgerufen am 14.08.2023)
6. Eriksson O, Kjellman H, Pilbrant Å, Schannong M (1974) Pharmacokinetics of tranexamic acid after intravenous administration to normal volunteers. Eur J Clin Pharmacol 7 (5):375–380
7. Raza I, Davenport R, Rourke C et al. (2013) The incidence and magnitude of fibrinolytic activation in trauma patients. J Thromb Haemost 11:307e314
8. Chapman MP, Moore EE, Moore HB et al. (2016) Overwhelming tPA release, not PAI-1 degradation, is responsible for hyperfibrinolysis in severely injured trauma patients. J Trauma Acute Care Surg 80:16e23
9. Schöchl H, Frietsch T, Pavelka M, Jámbor C (2009) Hyperfibrinolysis after major trauma: Differential diagnosis of lysis patterns and prognostic value of thrombelastometry. J Trauma Injury Infection and Critical Care 67 (1):125–131
10. CRASH-2 Trial Collaborators, Shakur H, Roberts I et al. (2010) Effects of tranexamic acid on death, vascular occlusive events, and blood transfusion in trauma patients with significant haemorrhage (CRASH-2): a randomised, placebo- controlled trial. Lancet 376:23e32
11. Guyette FX, Brown JB, Zenati MS et al. (2020) Tranexamic Acid During Prehospital Transport in Patients at Risk for Hemorrhage After Injury: A Double-blind, Placebo-Controlled, Randomized Clinical Trial. JAMA Surgery 5:05
12. Deutsche Gesellschaft für Unfallchirurgie e.V. (2022) S3-Leitlinie Polytrauma/Schwerverletzten-Behandlung. AWMF Registernummer 187-023. Version 4.0. URL: https://www.awmf.org/leitlinien/detail/ll/187-023.html (abgerufen am 14.08.2023)
13. Rossaint R, Afshari A, Bouillon B et al. (2023) The European guideline on management of major bleeding and coagulopathy following trauma: sixth edition. Crit Care 27 (1):80
14. CRASH-3 trial collaborators (2019) Effects of tranexamic acid on death, disability, vascular occlusive events and other morbidities in patients with acute traumatic brain injury (CRASH-3): A randomised, placebo-controlled trial. Lancet 394 (10210):1713–1723.
15. Sprigg N, Flaherty K, Appleton JP et al. (2018) Tranexamic acid for hyperacute primary IntraCerebral Haemorrhage (TICH-2): an international randomised, placebo-controlled, phase 3 superiority trial. Lancet 391 (10135):2107–2115
16. Hu W, Xin Y, Chen X, Song Z, He Z, Zhao Y (2019) Tranexamic Acid in Cerebral Hemorrhage: A Meta-Analysis and Systematic Review. CNS Drugs 33 (4):327–336
17. Steiner T, Unterberg A (2021) Behandlung von spontanen intrazerebralen Blutungen Entwicklungsstufe: S2k Leitlinien für Diagnostik und Therapie in der Neurologie. In: Deutsche Gesellschaft für Neurologie (Hrsg.) Leitlinien für Diagnostik und Therapie in der Neurologie 1–53. URL: https://register.awmf.org/assets/guidelines/030-002l_S2k_Behandlung-von-spontanen-intrazerebralen-Blutungen_2022-03.pdf (abgerufen am 16. August 2023)
18. Greene RA, McKernan J, Manning E et al. (2021) Major obstetric haemorrhage: Incidence, management and quality of care in Irish maternity units. Eur J Obstet Gynecol Reprod Biol 257:114–20
19. Kainer F, Hasbargen U (2008) Emergencies associated with pregnancy and delivery: peripartum hemorrhage. Dtsch Arztebl Int 105 (37):629–38

20. AWMF (2022) Peripartale Blutungen, Diagnostik und Therapie AWMF-Registernummer 015/063. URL: http://www.awmf.org/uploads/tx_szleitlinien/015-063l_ S1_Peripartale_Blutungen 2008.pdf (abgerufen am 14.08.2023)
21. Tahitu M, Ramler PI, Gillissen A et al. (2022) Clinical value of early assessment of hyperfibrinolysis by rotational thromboelastometry during postpartum hemorrhage for the prediction of severity of bleeding: A multicenter prospective cohort study in the Netherlands. Acta Obstet Gynecol Scand 101 (1):145–152
22. Shakur H, Roberts I, Fawole B et al. (2017) Effect of early tranexamic acid administration on mortality, hysterectomy, and other morbidities in women with post-partum haemorrhage (WOMAN): an international, randomised, double-blind, placebo-controlled trial. Lancet 389 (10084):2105–2116
23. Sentilhes L, Winer N, Azria E et al. (2018) Tranexamic Acid for the Prevention of Blood Loss after Vaginal Delivery. N Engl J Med 379 (8):731–742
24. Sentilhes L, Sénat MV, Le Lous M et al. (2021) Tranexamic Acid for the Prevention of Blood Loss after Cesarean Delivery. N Engl J Med 384 (17):1623–1634
25. Pacheco L, Clifton R, Saade G et al. (2023) Tranexamic Acid to Prevent Obstetrical Hemorrhage after Cesarean Delivery. NEJM.; (388):1365–1375
26. Patel PA, Wyrobek JA, Butwick AJ et al. (2022) Update on Applications and Limitations of Perioperative Tranexamic Acid. Anesth Analg 135 (3):460–473

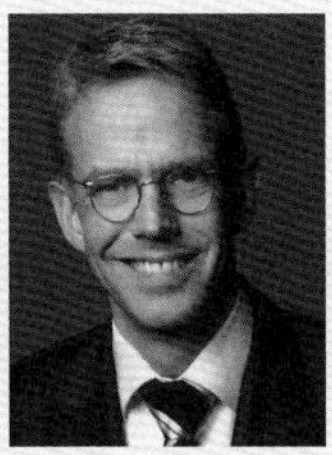

Prof. Dr. med. Christian von Heymann, DEAA

Christian von Heymann ist berufener Professor für Anästhesiologie und Intensivmedizin an der Charité – Universitätsmedizin Berlin, Medizinische Fakultät der Humboldt-Universität zu Berlin, und arbeitet als Chefarzt der Klinik für Anästhesie, Intensivmedizin, Notfallmedizin und Schmerztherapie am Vivantes Klinikum im Friedrichshain, Akademisches Lehrkrankenhaus der Charité – Universitätsmedizin, Berlin.

Er ist Facharzt für Anästhesiologie und besitzt die Zusatzbezeichnungen Spezielle anästhesiologische Intensivmedizin, Notfallmedizin sowie Hämostaseologie und Ärztliches Qualitätsmanagement. Die Forschungsschwerpunkte von Dr. von Heymann sind die perioperative Hämostaseologie und Hämotherapie, die Diagnostik und Behandlung der perioperativen Anämie sowie der Gerinnungsstörungen im Operationssaal, Kreißsaal und auf der Intensivstation.

Christian von Heymann ist Mitglied des wissenschaftlichen Beirats der Bundesärztekammer, des Redaktionskomitees der Richt- und Leitlinie Hämotherapie der BÄK sowie im Auftrag der DGAI des Arbeitskreises Blut des Robert Koch-Instituts.

EXKURS: Symptome oder Laborwerte: Welche Transfusionstrigger erscheinen gerechtfertigt?

Jens Meier

Seit der Entdeckung der Blutgruppen durch Karl Landsteiner um 1900 wird die Transfusion von Fremdblut weltweit millionenfach zur Therapie von akuten und chronischen Anämien eingesetzt. Allerdings war für viele Jahre nicht eindeutig geklärt, ab welcher Hämoglobinkonzentration (Hb) eine Transfusion von Fremdblut tatsächlich notwendig ist. Die erste Arbeit zu dieser Thematik wurde von R.C. Adams im Jahre 1942 publiziert. In seiner Übersichtsarbeit beschreibt er, dass ein Hb von 8–10 g/dl vor einer Operation mit einer zu einer Transfusion von allogenem Fremdblut führen sollte (1). Dieser Grenzwert fand von diesem Zeitpunkt an Einzug in die medizinische Literatur und wurde die Basis für die sogenannte „10/30-Regel", ohne dass für einen langen Zeitraum der wissenschaftliche Hintergrund für diese Regel hinterfragt wurde. Dies kann als Ursprung der Hb-basierten Transfusionstrigger gesehen werden. Im Jahre 1998 gelang Hébert et. al der Nachweis, dass eine Transfusion bei einem Hb unter 9–10 g/dl nicht notwendig war, sondern auch Hb-Werte von 7 g/dl toleriert werden können (2). Spätestens zu diesem Zeitpunkt waren Hb-basierte Transfusionstrigger der de-facto Standard der klinischen Medizin.

Physiologische Überlegungen zeigen aber, dass ein Hb von 7 g/dl weit davon entfernt ist, das Sauerstoffangebot an die Gewebe kritisch einzuschränken. Zahlreiche tierexperimentelle Studien, als auch Untersuchungen am Menschen konnten zweifelsfrei nachweisen, dass auch Hb-Werte von 3–4 g/dl problemlos überlebt werden können (3). Aus diesem Grund stellt sich die Frage, ob unsere im klinischen Alltag verwendeten Hb-basierten Transfusionstrigger nicht einen zu großen Sicherheitsbereich umfassen, und daher oft zu einer verfrühten Transfusion von Fremdblut führen.

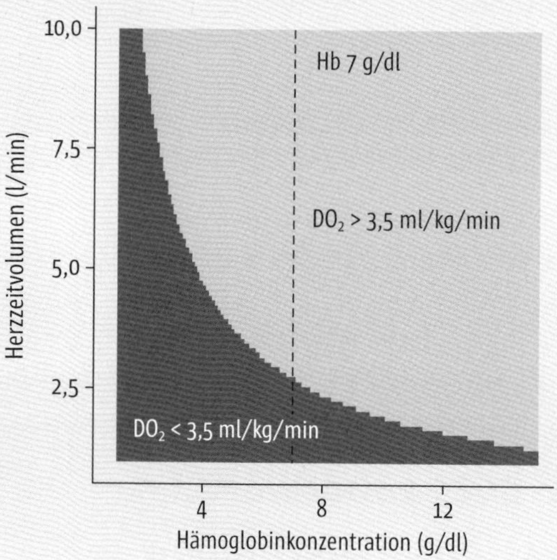

Abb. 1 Heatmap für das Sauerstoffangebot in Abhängigkeit vom Hb und dem HZV. Dunkelgraue Werte zeigen ein Sauerstoffangebot von unter 3,5 ml/kg/min an, hellgraue Werte von über 3,5 ml/kg/min.

Grenzen der Anämietoleranz – Hb-basierte Transfusionstrigger

Unter Ruhebedingungen verbraucht der menschliche Organismus ca. 3,5 ml/kg/min Sauerstoff. Gelingt es dem Herz-/Kreislaufsystem diese Menge kontinuierlich zur Verfügung zu stellen, so kommt es theoretisch unter Ruhebedingungen zu keiner kritischen Funktionseinschränkung einzelner Organe. Unter normalen Bedingungen wird allerdings mehr Sauerstoff transportiert, als tatsächlich benötigt wird. So werden z.B. bei einem Hb von 13 g/dl und einem Herzzeitvolumen von ca. 5 l/min 12.6 ml/kg/min Sauerstoff zur Verfügung gestellt, also mehr als das Dreifache des Sauerstoffbedarfes. Ab einem Hb von ca. 3 g/dl fällt das Sauerstoffangebot bei gleichem HZV unter 3,5 ml/kg/min und es kommt obligatorisch zu einer Gewebehypoxie. Allerdings könnte theoretisch ein Anstieg des HZV auf nahezu 7 l/min wieder zu einer ausreichenden Sauerstoffversorgung führen. In der Tat sind vor allem akute Anämien mit einem reflektorischen Anstieg des Herzzeitvolumens vergesellschaftet, der vor allem durch eine Verminderung der Viskosität des Blutes vermittelt wird (4). Abbildung 1 zeigt für verschiedene Kombinationen von Hb und HZV-Werten, ob ein Sauerstoffangebot von über 3,5 ml/kg/min erreicht werden kann.

Abbildung 1 demonstriert aber auch, dass bei typischen Hb-basierten Transfusionstriggern von ca. 7 g/dl eine kritische Sauerstoffversorgung erst bei sehr niedrigen HZV-Werten (HZV ~3 l/min) erreicht wird. Typischerweise wird bei Einhaltung der gültigen Therapieempfehlungen also sehr häufig transfundiert, obwohl die Gewebeoxygenierung nicht kritisch eingeschränkt ist. Obwohl eine Vielzahl von Fallberichten existiert, die bei Mitgliedern der Glaubensgruppe der Zeugen Jehovas auch Hb Werte von 5 g/dl und niedriger ohne negative Konsequenzen für das Outcome beschreiben (5), geben nahezu alle relevanten Richtlinien zur Transfusion einen Hb von 7 g/dl, oder höher, als klinischen Transfusionstrigger an (6–8). Der Grund hierfür ist also nicht in der kritischen Einschränkung des Sauerstofftransportes zu sehen, sondern ergibt sich aus der Tatsache, dass praktisch alle Studien zu klinischen Transfusionstriggern ein restriktives (Transfusionstrigger 7–8 g/dl) mit einem liberalen Transfusionsregime (Hb 9–10 g/dl) vergleichen. Hierbei zeigt sich, dass für die unterschiedlichsten Pathologien und Patientengruppen das restriktive Transfusionsregime einem liberalen Transfusionsregime als ebenbürtig angesehen werden kann (9). Hieraus ergibt sich aber, dass selbst ein restriktives Transfusionsregime aus physiologischen Überlegungen evtl. noch immer zu „liberal" sein kann, und wenigstens bei einigen Patientenpopulationen noch niedrigere Hb-Werte sicher toleriert werden können.

Tab. 1 Übersicht über die wichtigsten, klinisch bedeutsamen physiologischen Transfusionstrigger

Transfusionstrigger	Vorteile	Nachteile
EKG	leicht anwendbar und nahezu überall verfügbar	▪ sehr geringe Sensitivität, wenig untersucht im Setting der akuten Anämie ▪ ST-segment Veränderungen sind späte Indikatoren für das Auftreten einer akuten myokardialen Ischämie
SvO_2, ScO_2	weit verbreitet um eine adäquate Gewebeoxygenierung bei unterschiedlichsten Pathologien zu überprüfen	▪ Sowohl ein Abfall der SvO2, als auch der ScO2 können sowohl ein Indikator für eine akute Gewebehypoxie als auch Ausdruck der Kompensation einer akuten Anämie sein. ▪ Beide Parameter werden neben dem Hb auch noch vom Herzzeitvolumen, der Sauerstoffsättigung sowie dem Sauerstoffverbrauch der Gewebe beeinflusst.
arterielle Laktatkonzentration	guter Indikator für eine Gewebehypoxie	▪ weder sensitiv noch spezifisch für eine Gewebehypoxie ▪ Sollte eine akute Anämie der Grund für einen Anstieg der Laktatkonzentration sein, so findet dieser Anstieg erst verzögert statt.
NIRS	ermöglicht theoretisch eine organspezifische Bestimmung einer Gewebehypoxie	nicht ausreichend validiert für die anämieinduzierte Gewebehypoxie

Grenzen der Anämietoleranz – Physiologische Transfusionstrigger

Theoretisch sollten physiologische Transfusionstrigger dazu in der Lage sein eine anämieinduzierte Gewebehypoxie sicher anzuzeigen. In den letzten Jahren sind für diesen Zweck eine Vielzahl von unterschiedlichen Parametern und Messmethoden vorgeschlagen worden (10). Eine Übersicht hierzu gibt Tabelle 1.

Ihnen allen ist gemein, dass sie dazu dienen sollen, eine anämieinduzierte Gewebehypoxie sowohl sensitiv, als auch spezifisch zu detektieren. Während einige dieser physiologischen Transfusionstrigger auf eine Sauerstoffunterversorgung des gesamten Organismus zielen, bewerten andere gezielt die Versorgung einzelner Gewebe oder Organe. Allerdings kann die Anämietoleranz des gesamten Organismus nicht mit der Anämietoleranz einzelner Organe gleichgesetzt werden.

Das Elektrokardiogramm (EKG) als Transfusionstrigger

Eine schwere Anämie kann zu Veränderungen des EKG führen, die durch eine Erythrozytentransfusion rückgängig gemacht werden können (11). Pappachan und Kollegen konnten zeigen, dass Veränderungen im ST-Segment gut mit dem Ausmaß der akuten Anämie korrelieren (12). Trotz der einfachen Anwendbarkeit hat bisher keine große klinische Studie die Sicherheit der Verwendung von EKG-Veränderungen als Transfusionstrigger untersucht. Insbesondere ist noch nicht vollständig geklärt, ob das Auftreten signifikanter EKG-Veränderungen in manchen klinischen Situationen nicht ein Indikator für eine irreversible Myokardschädigung ist. Aus diesen Gründen kann das EKG (noch) nicht zur Bestimmung der individuellen Transfusionsschwelle empfohlen werden.

SvO_2 und ScO_2 als Transfusionstrigger

In einer Studie konnte an kardiochirurgischen Patienten gezeigt werden, dass die Verwendung der ScO_2 zu einer Reduktion des Transfusionsbedarfes führt (13).

Eine Veränderung der ScO_2 ist jedoch ein normaler, physiologischer Kompensationsmechanismus im Zuge einer Reduktion des Sauerstoffangebotes, weshalb ein Rückgang der ScO_2 nicht unbedingt auf eine Gefährdung der Geweheoxygenierung hinweist. Die ScO_2 hat außerdem den Nachteil, dass sie nur die Sauerstoffbilanz der oberen Körperhälfte widerspiegelt.

Arterielles Laktat als Transfusionstrigger

Sinkt der Hb-Wert so weit ab, dass der Sauerstoffbedarf der Gewebe nicht mehr gedeckt werden kann, so kommt es zu einer Gewebehypoxie, die theoretisch zu einem Anstieg der Laktatkonzentration führen sollte. Überraschenderweise hat keine Studie dieses Konzept bei mäßig blutenden Patienten überprüft. Lediglich bei Patienten mit Trauma-assoziierten Blutungen oder Sepsis mit begleitender Anämie wurde die Laktatkonzentration als Transfusionstrigger untersucht (10). Der Anstieg des Laktatspiegels ist ein später Indikator für eine anämieinduzierte Gewebehypoxie, der erst verzögert ab einem Hb-Wert < 5 g/dL auftritt (14). Darüber hinaus gibt es eine Reihe anderer Gründe für einen möglichen Anstieg der arteriellen Laktatkonzentration, sodass auch dieser Parameter nicht spezifisch ist, was die Interpretation deutlich erschwert (10).

Nahinfrarotspektroskopie (NIRS) als Transfusionstrigger

NIRS ist eine Methode, die eine nicht-invasive Messung der summativen Sauerstoffsättigung an der Körperoberfläche liegender Gewebe ermöglicht. Da sich ihr Anwendungsbereich in den letzten Jahren erheblich erweitert hat, ist es nicht verwunderlich, dass sie auch als physiologischer Transfusionstrigger empfohlen wird. Bis heute ist allerdings nicht geklärt an welchem Ort die NIRS Messung erfolgen sollte, und welcher NIRS Abfall ein sinnvoller Transfusionstrigger sein könnte (15).

Hb-basierte vs. Physiologische Transfusionstrigger

Beide Konzepte zur Bestimmung des optimalen Zeitpunktes zur Transfusion haben immanente Schwächen: Hb-basierte Transfusionstrigger sind zwar erwiesenermaßen sicher, führen aber aufgrund der oben genannten Gründe zu einer verfrühten Transfusion. Physiologische Transfusionstrigger haben zwar theoretisch das Potenzial die Anämietoleranz des Organismus vollständig auszuschöpfen, Ihre Effektivität und ihre Sicherheit haben aber bisher noch nicht nachgewiesen können. Obwohl das Konzept der „Transfusionstrigger“ vielfach diskutiert wird, und ihre Bedeutung für den klinischen Alltag nicht unterschätzt werden darf, gibt es zu dieser Thematik überraschenderweise noch erheblichen Diskussionsbedarf.

Take home messages:

Obwohl vielfach propagiert können physiologische Transfusionstrigger die in sie gesetzten Erwartungen nicht vollständig erfüllen. So sind wir weiterhin auf den Surrogatparameter „Hämoglobinkonzentration“ für die Indikation zur Transfusion angewiesen. Physiologische Transfusionstrigger können hier aber eine sinnvolle Ergänzung darstellen.

Literatur

1. Adams RC, Lundy JS (1942) Anesthesia in Cases of Poor Surgical Risk. Anesthesiology. 1; 3 (5), 603–7
2. Hébert PC, Martin C, Yetisir E (1999) A Multicenter, Randomized, Controlled Clinical Trial of Transfusion Requirements in Critical Care. N Engl J Med 9
3. Habler O, Meier J, Pape A, Kertscho H, Zwissler B (2006) Tolerance to perioperative anemia. Mechanisms, influencing factors and limits. Anaesthesist 55 (11), 1142–56
4. Habler OP, Messmer KFW (1997) The physiology of oxygen transport. Transfus Sci 18 (3), 425–35
5. Shander A, Javidroozi M, Naqvi S, Aregbeyen O, Çaylan M, Demir S et al. (2014) An update on mortality and morbidity in patients with very low postoperative hemoglobin levels who decline blood transfusion (CME): Severe Anemia without Blood Transfusion. Transfusion (Paris) 54 (10 pt2), 2688–95
6. Kietaibl S, Ahmed A, Afshari A, Albaladejo P, Aldecoa C, Barauskas G et al. (2023) Management of severe peri-operative bleeding: Guidelines from the European Society of Anaesthesiology and Intensive Care: Second update 2022. Eur J Anaesthesiol. 40 (4), 226–304
7. Vlaar AP, Oczkowski S, de Bruin S, Wijnberge M, Antonelli M, Aubron C et al. (2020) Transfusion strategies in non-bleeding critically ill adults: a clinical practice guideline from the European Society of Intensive Care Medicine. Intensive Care Med. 46 (4), 673–96
8. Rossaint R, Afshari A, Bouillon B, Cerny V, Cimpoesu D, Curry N et al. (2023) The European guideline on management of major bleeding and coagulopathy following trauma: sixth edition. Crit Care. 1; 27 (1), 80
9. Carson JL, Stanworth SJ, Roubinian N, Fergusson DA, Triulzi D, Doree C et al. (2016) Transfusion thresholds and other strategies for guiding allogeneic red blood cell transfusion. Cochrane Injuries Group, editor. Cochrane Database Syst Rev. DOI: http://doi.wiley.com/10.1002/14651858.CD002042.pub4
10. Tomic Mahecic T, Dünser M, Meier J (2020) RBC Transfusion Triggers: Is There Anything New? Transfus Med Hemotherapy 47 (5), 361–9
11. Szekely P (1940) Electrocardiographic findings in anaemia. Heart 1; 2 (1), 1–8
12. Pappachan LG, Williams A, Sebastian T, Korula G, Singh G (2019) Changes in central venous oxygen saturation, lactates, and ST segment changes in a V lead ECG with changes in hemoglobin in neurosurgical patients undergoing craniotomy and tumor excision: A prospective observational study. J Anaesthesiol Clin Pharmacol 35 (1), 7
13. Zeroual N, Blin C, Saour M, David H, Aouinti S, Picot MC et al. (2021) Restrictive Transfusion Strategy after Cardiac Surgery. Anesthesiology 1; 134 (3), 370–80
14. Weiskopf RB, Viele MK, Feiner J, Kelley S, Lieberman J, Noorani M et al. (1998) Human Cardiovascular and Metabolic Response to Acute, Severe Isovolemic Anemia. JAMA 279 (3), 217–21
15. Serraino GF, Murphy GJ (2017) Effects of cerebral near-infrared spectroscopy on the outcome of patients undergoing cardiac surgery: a systematic review of randomised trials. BMJ Open. 7 (9), e016613

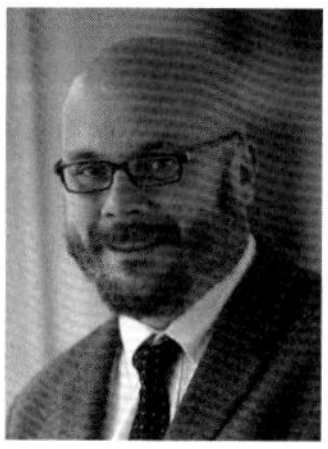

Prof. Dr. Jens Meier

Jens Meier ist seit 2014 Leiter der Abteilung für Anästhesiologie und operative Intensivmedizin am Kepler Universitätsklinikum in Linz. Seine Ausbildung zum Facharzt für Anästhesie erfolgte in München, Frankfurt und Tübingen. Seit 2021 ist er der Vorsitzende der NATA, einer weltweiten Vereinigung, die sich mit dem Patient Blood Management beschäftigt.

2 Management von Blutungen unter DOACs

Matthias Wolff

Neue orale Antikoagulanzien (NOACs) wurden in Europa im Jahr 2008 (Dabigatran, Rivaroxaban), 2011 (Apixaban) und 2015 (Edoxaban) erstmals zugelassen. Mittlerweise werden die Substanzen als Direkte Orale Antikoagulanzien (DOACs) bezeichnet (s. Tab. 1).
Während Dabigatran den aktivierten Faktor II (Thrombin) hemmt, findet sich der Angriffspunkt der „-xabane" (Rivaroxaban, Apixaban und Edoxaban) am aktivierten Faktor X (Xa) (1). Der Vorteil der DOACs besteht darin, dass im Vergleich zu Vitamin-K-Antagonisten kein Monitoring der Therapie mehr erforderlich ist. Bei nicht unterlegener Wirksamkeit ist die Gesamtrate an Blutungen im Vergleich zu Vitamin-K-Antagonisten niedriger.
Zugelassen sind die Substanzen für die postoperative Prophylaxe nach orthopädischen Eingriffen, bei Vorhofflimmern und zur Behandlung von Thrombosen und Lungenembolien. Bestanden bei der Einführung der Substanzen seitens mancher Anwender noch erhebliche Unsicherheiten und Limitationen im Umgang mit den Substanzen, was die Bestimmung der Wirkspiegel und die Aufhebung der Wirkung dieser Substanzen betraf, sind diese Substanzen mittlerweile fest im klinischen Alltag der Anwender verankert. Messungen der Wirkspiegel sowie Antidote und Algorithmen zur Antagonisierung bei Blutungsnotfällen sind verfügbar.

Tab. 1 DOACs – eine Übersicht (1)

	Rivaroxaban (Xarelto®) Xa	Apixaban (Eliquis®) Xa	Edoxaban (Lixiana®) Xa	Dabigatran (Pradaxa®) IIa
Orale Bioverfügbarkeit	80–100%	50%	62%	3–7%
Eiweißbindung	92–95%	87%	40–60%	35%
Plasmahalbwertszeit	5–9 h	10–14 h	9–11 h	12–17 h
Urinausscheidung	33–40%	27%	50%	80–85%
Dosierung ACS	2 × 2,5 mg	–	–	–
Dosierung Thromboseprophylaxe	1 × 10 mg	2 × 2,5 mg	–	–
Dosierung NV-VHF	1 × 20 mg	2 × 5 mg	1 × 60 mg	2 × 150 mg
Therapie TVT u. LE	2 × 15 mg → 1 × 20 mg (ab d22)	2 × 10 mg → 2 × 5 mg (ab d8)	1 × 60 mg (ab d6)	2 × 150 mg (ab d6)
Kontraindikation GFR	< 15	< 15	< 15	< 30

ACS = akutes Koronarsyndrom, NV-VHF = nicht valvuläres Vorhofflimmern, TVT = Tiefe Beinvenenthrombose, LE = Lungenembolie, GFR = glomeruläre Filtrationsrate

2.1 Blutungen unter DOACs

Bei der Versorgung von Patienten unter Therapie mit DOACs kann es zu Blutungen kommen, welche einer Intervention bedürfen. Hierbei können verschiedene Szenarien unterschieden werden:

1. Patienten, welche sich unter Behandlung mit DOACs befinden im Rahmen eines elektiven Eingriffs, können bluten. Um solche Blutungsereignisse zu verhindern, existieren einschlägige Empfehlungen zum Bridging der Therapie mit DOACs, wobei die empfohlenen Zeitintervalle vom Blutungsrisiko des Patienten, der Nierenfunktion und der Dosierung der Substanz abhängen. Die üblichen Zeitintervalle liegen zwischen 24 und 48 Stunden und können sich bis auf 96 Stunden verlängern. Möglicherweise können Fehleinschätzungen beim Bridging hierbei Blutungsereignisse begünstigen.
2. Patienten können unter Behandlung mit DOACs im Rahmen von Notfalleingriffen noch über wirksame Substanzplasmaspiegel verfügen und eine entsprechende Blutungsneigung aufweisen. Bei Schockraumpatienten oder akuten Notfällen besteht im ungünstigsten Fall nicht einmal mehr die Option, eine entsprechende Medikamentenanamnese zu erheben. Hier können möglicherweise Vorerkrankungen (z.B. Vorhofflimmern) Hinweise auf die Einnahme von DOACs liefern.

3. Unter der Therapie mit DOACs kann es ohne ersichtliche äußere Einwirkungen zu spontanen Blutungsereignissen kommen. Das Blutungsrisiko unter der Einnahme von oralen Antikoagulanzien kann über den HAS-BLED-Score (2), welcher für Patienten mit Vorhofflimmern unter Therapie mit oralen Antikoagulanzien etabliert wurde, eingeschätzt werden. Bei diesem Score wird für die Items Hypertonie, Leberfunktionsstörung, Nierenfunktionsstörung, Schlaganfall, Blutungsneigung oder -prädisposition, labiler INR unter Warfarin, Alter über 65 Jahre, Einnahme von Thrombozytenaggregationshemmern oder NSAR und Alkoholmissbrauch jeweils ein Punkt vergeben. Bei einer Punktsumme von null bis zwei kann von einem geringen Blutungsrisiko ausgegangen werden (1,13–1,88 Blutungen pro 100 Patientenjahre), bei einem Scorewert über drei ist das Blutungsrisiko erhöht: 3,74 (drei Punkte) bzw. 8,70 (vier Punkte) Blutungen pro 100 Patientenjahre.

2.2 Labordiagnostik: Hinweise auf DOAC-assoziierte Gerinnungsstörungen und Blutungen

Um bei einem blutenden Patienten eine angemessene Gerinnungstherapie durchführen zu könne, ist es essenziell, den aktuellen Gerinnungsstatus einschätzen zu können. Stellt sich bei einem blutenden Patienten die Frage nach der Beteiligung von DOACs, können die Medikamentenanamnese oder vorliegende Vorerkrankungen wie z.B. ein vorliegendes Vorhofflimmern oder eine KHK (s.o.) Auskunft über die Einnahme solcher Substanzen liefern.

Unter der Einnahme von direkt wirkenden oralen Antikoagulanzien können Standardgerinnungswerte (1; 3) wie der Quick-Wert und der INR, die aPTT oder auch die ACT, aber auch Point-of-Care-Verfahren wie z.B. die Thrombelastometrie beeinflusst werden. Aus diesen Veränderungen lässt sich jedoch keine quantitative Abschätzung der Gerinnungshemmung, der vorliegende Wirkstoff oder gar ein Medikamentenspiegel ableiten. Ein qualitativer Hinweis auf die Einnahme von DOACs kann der Anti-Faktor-Xa-Spiegel für niedermolekulare Heparine sein. Kalibriert ist dieses Testverfahren allerdings zur Bestimmung der Wirkung von niedermolekularen Heparinen, sodass aus einem positiven Wert für den Anti-Faktor-Xa-Spiegel zwar auf das Wirken von Rivaroxaban, Edoxaban oder Apixaban (oder eben auch von niedermolekularen Heparinen) gefolgert werden kann, eine gültige Spiegelbestimmung kann aus diesem Wert jedoch nicht abgeleitet werden. Für eine exakte Spiegelbestimmung der DOACs müsste zuvor eine substanzspezifische Kalibration des Testverfahrens erfolgen. In Notfallsituationen kann jedoch die orientierende Bestimmung des Anti-Faktor-Xa-Spiegels für niedermolekulare Heparine, die einfach und vielerorts verfügbar ist, eine erste Einschätzung des Patienten unterstützen und Hinweise auf eine mögliche Medikamenteneinnahme liefern.

Ebenso erlaubt die Bestimmung der ubiquitär verfügbaren Thrombinzeit, die das Ausmaß der Fibrinbildung durch Thrombin widerspiegelt, eine qualitative Aussage über das Vorliegen relevanter Konzentrationen von Dabigatran (oder eben auch von z.B. unfraktioniertem Heparin). Eine normwertige Thrombinzeit schließt das Vorliegen relevanter Plasmaspiegel von Dabigatran aus, da die Thrombinzeit sehr empfindlich auf das Vorliegen von Dabigatran reagiert. Im Labor kann mittels der verdünnten Thrombinzeitmethode ein Wirkspiegel für Dabigatran gemessen werden.

Die Bestimmung von Anti-Faktor-Xa-Spiegel und Thrombinzeit kann in Notfallsituationen zeitnah einen qualitativen Hinweis auf das Vorliegen der Wirkung von direkten oralen Antikoagulanzien liefern.

2.3 Therapeutische Optionen

Bei Blutungsnotfällen unter Behandlung mit DOACs sind zunächst die Grundsätze eines allgemeinen Blutungsmanagements sowie einer entsprechenden Diagnostik, für die grundsätzlich ein entsprechender Algorithmus vorliegen sollte, einzuhalten (4). Weiterhin ist abzuklären, inwiefern eine spezifische oder unspezifische Antagonisierung der Medikamentenwirkung indiziert ist.

Zu den Grundsätzen der hämostaseologischen Therapie gehört es zunächst, ein für die Blutgerinnung optimales Milieu zu schaffen. Dazu gehören:

- **ausgeglichener Kalziumspiegel:** Eine optimale Blutgerinnung kann dann stattfinden, wenn sich negativ geladene Gerinnungsfaktoren an negativ geladene Membranoberflächen annähern können. Kalziumionen können hier mit ihrer zweifach positiven Ladung eine solche Annäherung begünstigen.
- **ausgeglichener pH-Wert:** Die Aktivität von Gerinnungsfaktoren ist vom pH-Wert abhängig. Insbesondere im sauren Milieu nimmt die Aktivität von Gerinnungsfaktoren ab.
- **Normothermie:** Die Reaktionsgeschwindigkeit, mit der Gerinnungsfaktoren interagieren, nimmt grob geschätzt mit jedem Grad Abfall der Körpertemperatur um 10% ab. Da die Analytik im Labor regelhaft bei 37 °C durchgeführt wird, entgehen solche Abweichungen stets der Labordiagnostik.

Eine Hyperfibrinolyse sollte z.B. mittels einer Thrombelastografie ausgeschlossen werden bzw. es kann eine empirische Therapie mit Tranexamsäure erfolgen. Durch eine fortdauernde Blutung kann es zum Verlust von Gerinnungsfaktoren kommen, sodass im Folgenden eine Bestimmung des Fibrinogenspiegels ggf. eine Substitution von Fibrinogen erfolgen sollte. Ein Mangel an plasmatischen Gerinnungsfaktoren sollte ausgeglichen werden. Bei vorliegender Thrombozytenfunktionsstörung oder -mangel sollte eine Gabe von Thrombozytenkonzentraten erfolgen.

Liegt die Einnahme von DOACs nur wenige Stunden zurück, kann ein Therapieversuch mit Aktivkohle zur Resorptionsvermeidung erwogen werden.

Zur Reversierung der Wirkung von DOACs kann grundsätzlich eine Gabe von PPSB in einer Dosis von 25–50 IE/kgKG erfolgen. In PPSB enthalten sind die Faktoren II, VII, IX und X, sodass ein positiver Effekt sowohl bei vorliegender Wirkung von Dabigatran als auch bei Wirkung von anti-Xa-Hemmern zu erwarten ist. Die Wirkung bei der Gabe von 50 IE PPSB/kgKG ist der spezifischen Antagonisierung unterlegen, der primäre Einsatz wird nicht mehr empfohlen. Weiterhin besteht die Möglichkeit der Gabe von Frischplasmen, aktiviertem PPSB (FEIBA) oder aktiviertem Faktor VIIa. Lediglich bei Vorliegen einer Blutung unter Dabigatran kann die Anwendung einer Hämodialyse erwogen werden. Grundsätzlich besteht bei geringgradig ausgeprägten Blutungen auch die Möglichkeit einer Therapiepause mit einer fortschreitenden Elimination der Antikoagulanzien.

Zur spezifischen Wirkung vor direkt wirkenden Antikoagulanzien stehen in Deutschland derzeit zwei Antagonisten marktreif zur Verfügung (3):

1. **Idarucizumab** (Praxbind®) ist ein monoklonales Antikörperfragment, welches spezifisch und irreversibel an thrombingebundene oder freie Dabigatranmoleküle bindet und damit die Konzentration von freiem Dabigatran rasch senken kann. Die Affinität von Dabigatran zu Idarucizumab ist etwa 350-mal höher als die Affinität von Dabigatran zu Thrombin. Die Aufhebung der Gerinnungshemmung ist damit nicht kompetitiv. Nach Gabe von Idarucizumab kann es, insbesondere in Fällen von Überdosierungen, welche sich möglicherweise auch durch ein Nierenversagen bei Notfallpatienten entwickeln können, zu Reboundphänomenen kommen. In solchen Fällen kann das Monitoring der Dabigatranspiegel hilfreich sein. Wiederholte Gaben von Idarucizumab können erforderlich werden. Grundsätzlich ist auch ein klinisches Monitoring der Blutungsneigung nach Antagonisierung zu empfehlen. Eine erneute Antagonisierung der Restwirkung von Dabigatran zur Korrektur abnormaler Gerinnungsparameter in Abwesenheit von Blutungsstigmata kann nicht empfohlen werden.
2. **Andexanet alpha** (Ondexxya®) unterscheidet sich in seinem Wirkmechanismus grundsätzlich von dem Wirkmechanismus von Idarucicumab. Bei Andexanet alpha handelt es sich um eine rekombinant hergestellte und modifizierte Version des humanen Gerinnungsfaktors X. Dieses Protein verfügt über eine identische Affinität zu direkten Faktor Xa-Inhibitoren wie der physiologisch aktive Gerinnungsfaktor X. Durch strukturelle Modifikationen interagiert Andexanet alpha nicht mit anderen Gerinnungsfaktoren. Andexanet alpha bindet somit direkte und indirekte Faktor Xa-Inhibitoren wie Rivaroxaban, Apixaban und Edoxaban, aber auch niedermolekulare Heparine und Fondaparinux und reversiert

somit deren Wirkung (die Fachinformation der Substanz gibt lediglich den Einsatz gegen Apixaban und Rivaroxaban vor, eine Anwendung zur Aufhebung von Edoxaban wird aufgrund fehlender Daten nicht empfohlen). Die Aufhebung der Gerinnungshemmung ist damit kompetitiv. Der Hersteller von Andexanet alpha weist darauf hin, dass das Monitoring der Anti-Xa-Aktivität nach Gabe von Andexanet alpha zur Beurteilung der Wirksamkeit einer Reversierung ungeeignet ist und das Ausmaß der Reversierung unterschätzt. Es wird empfohlen, ein an klinischen Parametern wie zum Beispiel der Blutungsneigung orientiertes Vorgehen zu favorisieren.

Arizapine: Mit Arizapine befindet sich ein universeller Antagonist für Dabigatran, Faktor-Xa-Hemmer, niedermolekulare Heparine und Fondaparinux in der Entwicklung (5).

Take home messages:

- *Je nach Ausmaß der Blutungsneigung wird ein abgestuftes Vorgehen bei Blutungen unter DOACs empfohlen. Grundsätzlich sollte immer die letzte Einnahme der Substanz erfolgen und die Dosierung erfragt werden. Ein Basislabor mit Bestimmung des Hämoglobin- und Kreatininspiegels ist sinnvoll. Nach Möglichkeit erfolgt eine Spiegelbestimmung (s.o.).*
- *Bei leichten Blutungen kann es aufgrund der schnellen Kinetik der Substanzen ausreichen, die nächste Dosis auszusetzen oder zu verzögern. Möglicherweise werden noch andere Substanzen zur Antikoagulation eingenommen. Im weiteren Verlauf kann die Indikation und Dosierung der Substanz überprüft werden.*
- *Bei schweren, nicht lebensbedrohlichen Blutungen erfolgen mechanische Maßnahmen zur Blutstillung wie eine Kompression, Endoskopie oder eine chirurgische Hämostase. Neben einer grundlegenden Optimierung der Hämostase (Optimierung von pH-Wert, Temperatur und Kalziumspiegel, Transfusion, Thrombozytengabe) kann die Gabe von Tranexamsäure erwogen werden. Bei Dabigatran kann die Gabe von Idarucicumab oder eine Hämodialyse erwogen werden.*
- *Bei lebensbedrohlichen Blutungen sollte neben allgemeinen Maßnahmen zur Optimierung der Blutgerinnung die Reversierung mit den jeweiligen spezifischen Antagonisten erfolgen, andernfalls kann bei „-xabanen“ die Gabe von PPSB in einer Dosierung von 50 IE/kgKG erfolgen.*

Literatur

1. Dunois C (2021) Laboratory Monitoring of Direct Oral Anticoagulants (DOACs). Biomedicines 9(5):445
2. Zhu W, He W, Guo L, Wang X, Hong K (2015) The HAS-BLED Score for Predicting Major Bleeding Risk in Anticoagulated Patients With Atrial Fibrillation: A Systematic Review and Meta-analysis. Clin Cardiol 38(9):555–61
3. Koscielny J, Rutkauskaite E, Sucker C, von Heymann C (2020) How Do I Reverse Oral and Parenteral Anticoagulants? Hamostaseologie 40(2):201–213
4. Gratz J, Oberladstätter D, Schöchl H (2021) Trauma-Induced Coagulopathy and Massive Bleeding: Current Hemostatic Concepts and Treatment Strategies. Hamostaseologie 41(4):307–315
5. Ansell J, Bakhru S, Laulicht BE, Tracey G, Villano S, Freedman D (2022) Ciraparantag reverses the anticoagulant activity of apixaban and rivaroxaban in healthy elderly subjects. Eur Heart J 43(10):985–992

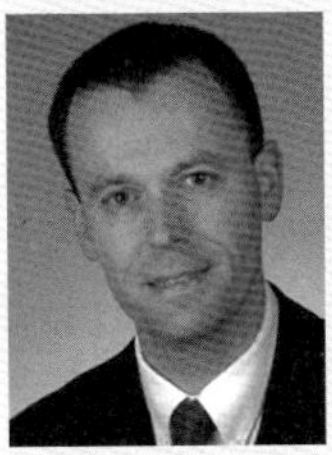

Prof. Dr. med. Matthias Wolff

Nach dem Medizinstudium absolvierte Matthias Wolff 2005 die Ausbildung zum Facharzt für Anästhesie an der Justus-Liebig-Universität in Gießen. Seine Habilitation für das Fach Anästhesiologie erfolgte in 2007, gefolgt vom Erwerb der Zusatzbezeichnung Intensivmedizin 2008. Von 2009 bis 2012 hatte Matthias Wolff die Leitung der herzchirurgischen Intensivstation inne. 2012 übernahm er die Leitung der anästhesiologischen Intensivstation. 2015 erfolgte seine Ernennung zum außerplanmäßigen Professor sowie zum stellvertretenden Direktor der Klinik.

VII

Neuro-Intensivmedizin

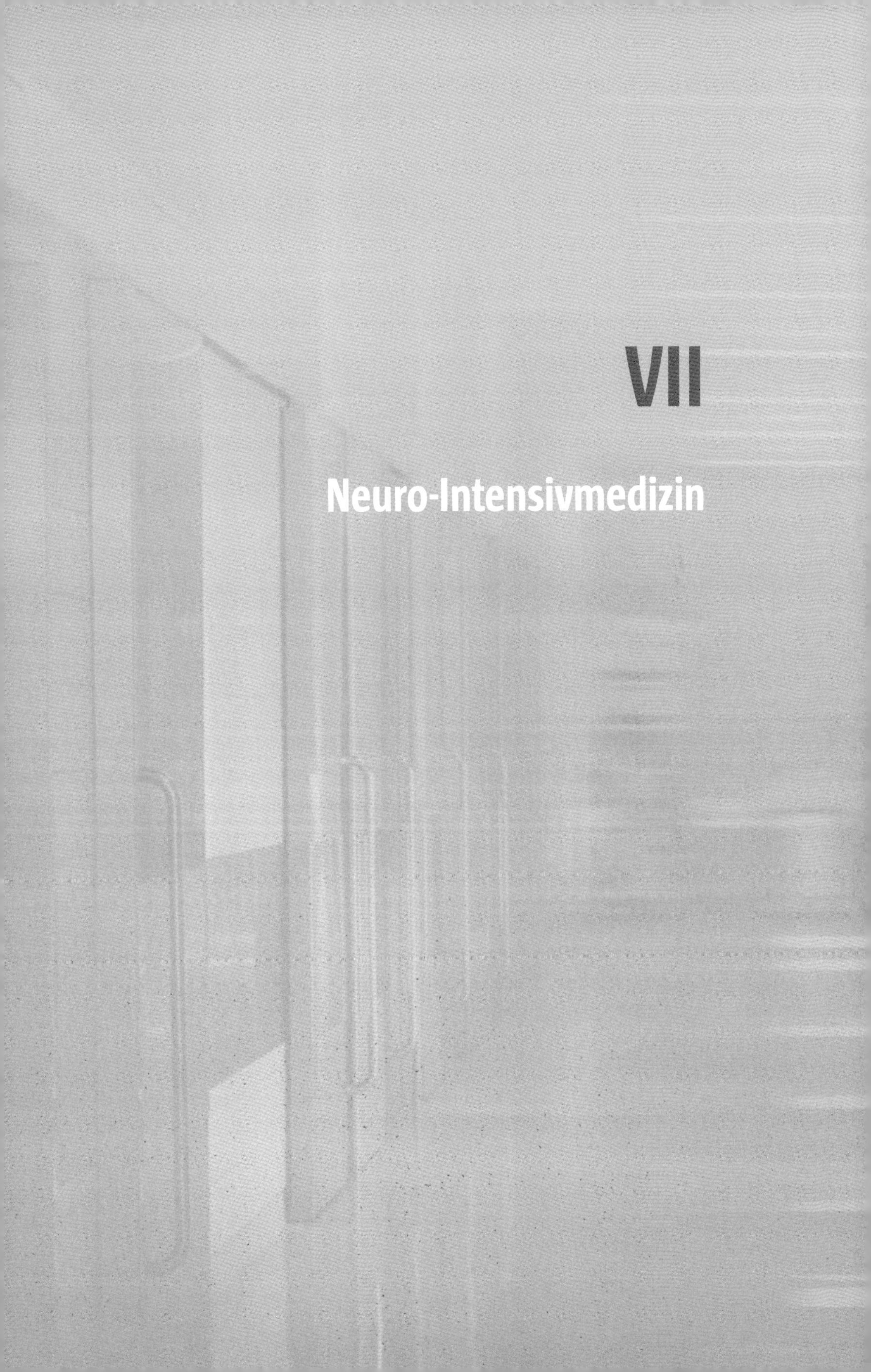

1 Erhöhter intrakranieller Druck (ICP) – intensivmedizinische Optionen

Oliver W. Sakowitz

Die Diagnostik und Behandlung des erhöhten intrakraniellen Druckes ist eine wesentliche Aufgabe der Neurointensivmedizin bei Patienten mit Schädel-Hirn-Trauma (SHT) und neurovaskulären Erkrankungen.
Die pathophysiologischen Prinzipien gründen sich auf der chirurgischen Entfernung von intrakraniellen Raumforderungen, der Modulation von Entstehung und Resorption des Hirnödems sowie der Beeinflussung des intrakraniellen Blut- und Liquorvolumens.
Die Indikation zur ICP-Messung besteht bei bewusstseinsgestörten Patienten und pathologischem Befund im kranialen Computertomogramm (CCT). Sie ist Grundlage jeder zielgerichteten Behandlung. Diese dient einer Aufrechterhaltung des zerebralen Perfusionsdruckes (CPP) im Bereich von 60–70 mmHg sowie eines ICP < 20 mmHg.
Hierfür werden in der Praxis neben Allgemeinmaßnahmen wie Lagerung, Analgosedierung und intensivmedizinischer Systemstabilisierung hirnspezifische Maßnahmen wie Osmotherapie und Hyperventilation eingesetzt. Hypoxie und arterielle Hypotension sollten zu jedem Zeitpunkt verhindert werden. Kenntnisse über die individuelle dynamische Autoregulation der Hirndurchblutung können zur optimierten Einstellung des ICP und CPP hilfreich sein. Als weiter eskalierende Maßnahmen stehen das Barbituratkoma und die Dekompressionstrepanation zur Verfügung.
Auch wenn bis heute keine Klasse-I-Evidenz für den Nutzen ICP-/CPP-orientierter Behandlungskonzepte vorliegt, wird diese auf Grundlage pathophysiologischer Überlegungen, Beobachtungs- und Kohortenstudien sowie Expertenkonsens empfohlen.

1.1 Einleitung

Ein erhöhter intrakranieller Druck (ICP) tritt regelmäßig infolge traumatischer Verletzungen, aber auch akuter neurovaskulärer Erkrankungen des Gehirns auf. Dies ist insbesondere der Fall, wenn bereits ein ausgedehnter *Primärschaden* (z.B. Hypoxie /Ischämie, Rhexisblutung, direkte mechanische Hirnsubstanzschädigung) eingetreten ist. Pathophysiologisch wird abhängig vom Schädigungsmechanismus eine ganze Kette von Ereignissen in Gang gesetzt: Ödembildung, Liquorzirkulationsstörung, Autoregulationsstörung, zelluläre Schädigung mit Freisetzung von Mediatoren, inflammatorische Mechanismen sowie apoptotische Prozesse. Diese Vorgänge reichen von wenigen Minuten bis zu mehreren Tagen nach dem Initialereignis und können durch einen erhöhten ICP letztendlich substanzielle zerebrale *Sekundärschäden* hervorrufen.

Die rechtzeitige Erkennung und Therapie des erhöhten ICP liegt deshalb im Fokus neurointensivmedizinischen Interesses.

1.2 Pathophysiologie

1.2.1 Monro-Kellie-Doktrin

Diese im 19. Jh. aufgestellte Doktrin beschreibt den menschlichen Schädel des Erwachsenen als einen starren Hohlraum mit definiertem Volumen (1; 2). Hierin ist die Summe der Inhalte, die sich aus weichem Hirngewebe, Bindegewebe, Hirnhäuten und Gefäßen sowie Flüssigkeiten wie Liquor und Blut zusammensetzt, konstant. Während das Gesamtvolumen bei etwa 1.500 ml liegt, beträgt das dynamische Volumen aus Blut und Liquor jeweils 150 ml, wobei sich das Blutvolumen zu 2/3 aus venösen Anteilen zusammensetzt. Dieses Kompartiment ist inkompressibel, während die weiche Hirnsubstanz mit etwa 1.100 bis 1.200 ml kompressibel ist. Jede zusätzliche Komponente stellt eine Raumforderung dar, die durch Ausgleichsbewegung zunächst des inkompressiblen Kompartiments aufgewogen werden muss. Ist dieses nicht mehr möglich, kommt es zur Kompression von Hirnparenchym mit Entwicklung von Gewebeherniationen an knöchernen und bindegewebigen Strukturen des Schädels.

1.2.2 Intrakranieller Druck (ICP)

Der intrakranielle Druck ist definiert als der auf Höhe der Foraminae Monroi, in den Seitenventrikeln gemessene mittlere Flüssigkeitsdruck. Er ist positionsabhängig und wird im Liegen bestimmt.

Die ICP-Kurve ist einerseits durch die arterielle Pulswelle, andererseits durch ventilatorische Schwankungen bestimmt. Änderungen in der Kontur können Hinweise für eine aufgehobene Autoregulation sein und werden heute mit

Korrelationsalgorithmen und moderner Informationstechnologie auf der Intensivstation erfasst und verarbeitet.

Niederfrequentere wellenartige Verläufe des ICP werden nach Lundberg eingeteilt als (3):

- **A-Wellen (synonym: Plateau-Wellen):** Im Rahmen intrakranieller Raumforderungen treten terminal oft Druckanstiege über 40 mmHg mit einer Periode von 5–20 Minuten auf. Ursächlich dafür sind vermutlich die Kompression der drainierenden sinusnahen Brückenvenen und eine resultierende venöse Stauung.
- **B-Wellen:** Sie werden mit einer Frequenz von bis zu 3/min beobachtet. Die Ursache ist nicht geklärt. Vermutet wird eine intrinsische rhythmische Änderung des intrazerebralen Gefäßtonus.
- **C-Wellen:** Sie treten mit einer Frequenz bis zu 8/min auf und können als Folge von Undulationen des systemischen Blutdrucks (Hering-Traube-Wellen) Amplituden bis zu 20 mmHg ausmachen.

1.2.3 Intrakranieller Druck und Hirndurchblutung

Während die Normalwerte des intrakraniellen Drucks mit < 7,5 mmHg im Säuglingsalter, < 10 mmHg im Kleinkindalter und < 15 mmHg im Erwachsenenalter beschrieben sind, ist die eigentliche pathologische, behandlungsbedürftige Grenze weniger klar. Sie wird heute im Bereich von 20–25 mmHg angenommen. Die pathophysiologische Überlegung, die eine Behandlung des intrakraniellen Drucks stärkt, ist der Zusammenhang des zerebralen Perfusionsdrucks (CPP) über den mittleren arteriellen Druck (MAP) mit dem ICP. Diese lassen sich durch die Gleichung CPP = MAP – ICP in Verbindung bringen.

Zielwerte einer ICP/CPP-orientierten Intensivtherapie sind ein ICP < 20 mmHg und ein CPP von 60–70 mmHg. Der optimale CPP ist dynamisch und u.a. vom individuellen Zustand der Autoregulation abhängig.

Dennoch ist der CPP nicht mit dem zerebralen Blutfluss (CBF) gleichzusetzen, welcher über Mechanismen der Autoregulation durch die Veränderung der intrakraniellen Gefäßwiderstände physiologischerweise in einem Druckbereich von 50–150 mmHg konstant gehalten wird. Hiervon kann bei betroffenen Patienten meist nicht ausgegangen werden. Eine individuelle Bestimmung des „optimalen CPP" kann durch sog. „Autoregulationsindices" erfolgen. Diese werden durch Korrelationsanalysen von blutflussassoziierten Werten (z.B. transkranielle Dopplersonografie, zerebrale Oxygenierung, Thermodiffusionsmessung) mit dem CPP gewonnen. Zunehmende Verbreitung findet auch der zerebrovaskuläre Druckreaktionsindex (PRx), der die Reaktivität des zerebralen

Gefäßstrombetts anzeigt und durch lineare Korrelation von ICP und MAP bestimmt wird (4).

1.2.4 Compliance und Elastance

Wichtig für die klinische Bewertung von intrakraniellen Druckanstiegen ist die Kenntnis der intrakraniellen Druckdynamik, die durch ihre Parameter *Elastance* und *Compliance* bestimmt wird. Während die Elastance ein Maß der steigenden Rigidität des intrakraniellen Kompartiments bei zunehmender Raumforderung ist, berechnet sich die Compliance als ihr Kehrwert. Die Compliance beschreibt die auf eine Volumenänderung einsetzende Druckänderung. Diese ist keinesfalls linear und konstant, sondern nimmt mit zunehmender Raumforderung im Sinne einer Exponentialfunktion zu. Das bedeutet, dass mit steigender intrakranieller Raumforderung schon eine kleine Volumenänderung zu einer großen Druckänderung führt.

1.2.5 ICP und Autoregulation

Neben der schon vorab besprochenen Druckautoregulation spielen für die neurointensivmedizinische Behandlung auch die *metabolische* und *chemische* Autoregulation eine Rolle.

Metabolische Autoregulation beschreibt die Änderung der lokoregionalen Hirndurchblutung gekoppelt an den Bedarf. Diese ist durch verschiedene Produkte des Intermediärstoffwechsels (z.B. Adenosin, Kalium, Laktat etc.) bedingt. Die Kopplung kann durch Hypnotika und Analgetika im Sinne einer Funktionsminderung und damit verringerten Hirndurchblutung beeinflusst werden. Da hierdurch das zerebrale Blutvolumen (CBV) sinkt, sinkt auch der ICP.

Chemische Autoregulation beschreibt die Anpassung des zerebralen Gefäßtonus durch eine Veränderung des CO_2-Partialdrucks. Da der Gefäßtonus über den pH reguliert ist, kann im Rahmen der kontrollierten Hyperventilation durch Zunahme des pH eine Vasokonstriktion erreicht werden. Diese führt im Bereich von 35–60 mmHg zu einer 4%igen Abnahme des CBF pro mmHg des arteriellen pCO_2. Ähnliche Veränderungen durch Regulation des Sauerstoffpartialdrucks sind klinisch vernachlässigbar. Erst bei ausgeprägter Hypoxie mit pO_2-Werten unter 50 mmHg resultiert eine Vasodilatation.

1.2.6 Klinische Manifestationen eines erhöhten ICP

Nach den Frühsymptomen des erhöhten intrakraniellen Drucks (Kopfschmerzen, Übelkeit und Erbrechen) kann es unter der Entwicklung eines Druckgradienten zu einer Verschiebung des Gehirns kommen. Für die Behandlung in der Akutphase kommen in erster Linie die Symptome eines solchen Herniationsgeschehens zum Tragen. Chronische Manifestationen eines erhöhten intrakraniellen Drucks, wie z.B. eine Stauungspapille, sind hingegen von untergeordneter Bedeutung.

Einklemmung von Hirngewebe an Strukturen im Inneren des Schädels bedingen die klinische Symptomatik. So kommt es z.B. bei Verschiebung des medialen Temporallappens (Uncus hippocampi) durch den Tentoriumschlitz zur Kompression des dort verlaufenden Nervus oculomotorius (N. III). Diese bedingt die verminderte ipsilaterale Lichtreaktion und Pupillenerweiterung (Anisokorie), die letztendlich bei beidseitiger Herniation in eine bilaterale lichtstarre Mydriasis übergeht.

Eine zunehmende Druckschädigung des Mittelhirns am Tentoriumsschlitz und des Hirnstammes am Foramen magnum bedingen korrespondierende fortgeschrittene Einklemmungssymptome mit vegetativer Entgleisung (Bradykardie, Hypertonie) und Atemstillstand.

1.3 Technik

Nach wie vor stellt die klassische flüssigkeitsmanometrische Ventrikeldruckmessung über einen externalisierten Ventrikelkatheter (EVD) das verlässlichste Verfahren dar, den intrakraniellen Druck akkurat zu bestimmen. Hierzu wird über eine Flüssigkeitssäule mit einem externen Druckaufnehmer der Liquordruck gemessen. Mittlerweile werden solche Ventrikelkatheter aber auch mit kombiniertem Direktdruckmesser angeboten. Der Vorteil dieser Systeme ist, dass einerseits eine kontinuierliche Drainage möglich ist, andererseits auch bei Sistieren des Liquorflusses der ICP weiter direkt im Hirngewebe gemessen werden kann.

Alternativen hierzu sind Parenchymdruckmessungen ohne Ventrikeldrainage. Diese können den mechanischen Druck an ihrer Spitze fiberoptisch oder piezoresistiv übertragen. Die Implantation über Bolzenschrauben in der Schädelkalotte ist einfach und bettseitig möglich. Nachteilig sind die fehlende Möglichkeit, Liquor zu drainieren, und die deutlich höheren Kosten.

Andere Verfahren wie z.B. die epidurale Druckmessung oder die subdurale Druckmessung haben an Bedeutung verloren.

Eine klare Überlegenheit eines der beiden erstgenannten Verfahren konnte bisher nicht nachgewiesen werden (5). Gefürchtete Komplikation bei der Ventrikeldrainage ist die Stichkanalblutung (1–2%). Selten sind operative Schritte nötig. Die Infektionsgefahr steigt mit der Liegezeit (5–10%). Fehlfunktionen sind möglich und korrelieren mit dem Ausmaß der Ventrikelverlagerung /-kompression. Dieselben Risiken sind mit der einfachen Parenchymdruckmessung deutlich reduziert (6).

Ventrikeldrainagen und kombinierte Systeme mit Materialimprägnationen aus anorganischem Silber oder Antibiotika können gegen Aufpreis erworben werden. Welcher Variante der Vorzug zu geben ist, konnte bislang nicht eindeutig belegt werden. Beide Verfahren reduzieren die Rate an Liquorrauminfektionen um mindestens 50% (7).

Nicht-invasive Messverfahren des ICP wären durchaus wünschenswert. Sie befinden sich auch in der klinisch-experimentellen Erprobung, Produkte zur routinemäßigen Anwendung sind bislang noch nicht zur Marktreife gelangt.

1.4 Indikationen

Auch wenn grundsätzlich die Indikation zur Messung des ICP bei allen komatösen /analgosedierten Patienten als Möglichkeit einer kontinuierlichen neurointensivmedizinischen Überwachung besteht, sind die meisten Erkenntnisse zum ICP-Monitoring in der Neurotraumatologie entstanden.

Während eine Assoziation des erhöhten ICP mit dem Outcome (Mortalität und klinisch-neurologisches Ergebnis) ganz sicher besteht, ist im Umkehrschluss eine Verbesserung des Outcome durch ICP-Messung und -Therapie bislang nur auf dem Niveau von Observations- und Kohorten-Studien nachgewiesen (8–11). Dem entgegen steht eine prospektive, randomisierte Studie, die in zwei Entwicklungsländern Südamerikas durchgeführt wurde, wo kein Vorteil gegenüber einer Behandlung auf der Grundlage klinisch-neurologischer und radiologischer Beurteilung nachgewiesen werden konnte (12). Entsprechend wird in den aktuellen Leitlinien zur Behandlung des schweren SHT die ICP-Messung empfohlen (13; 14).

Deutlich schwächer ist die Evidenz für die Indikationsstellung bei Patienten mit neurovaskulären Erkrankungen. Sie bewegt sich meist auf dem Niveau der Expertenmeinung. Es liegt aber auch hier auf der Hand, dass eine zielgerichtete ICP-Therapie ohne Messung nicht erfolgen kann.

Die Indikation für die ICP-Messung gilt demnach für Patienten mit

- schwerem SHT (Glasgow Coma Scale score < 9)
- höhergradigen Subarachnoidalblutungen (World Federation of Neurosurgical Societies score 4–5)
- intrazerebralen und/oder intraventrikulären Blutungen
- raumfordernden Hirninfarkten

1.5 Therapie

1.5.1 Allgemeines

Idealerweise wird der erhöhte intrakranielle Druck ursächlich behandelt. Die folgende Aufstellung gibt intra- und extrakranielle Auslöser eines erhöhten ICP, die prinzipiell und, wenn möglich, zu vermeiden bzw. zu beheben sind:

- extrakranielle Ursachen
  - obstruierter venöser Rückfluss (Raumforderung der Halsweichteile, enge Halskrawatten, Kopf-/Halsposition)

    - Hyperkarbie ($paCO_2$ > 45 mmHg)
    - Hypoxie (PaO_2 < 50 mmHg)
    - Hyperthermie
- intrakranielle Ursachen
    - Hirnödem
    - intrakranielle Raumforderung (Epiduralhämatom, Subduralhämatom, Kontusion)
    - Autoregulationsversagen
    - Agitation/Schmerz
    - Krampfanfälle (konvulsiv/nicht-konvulsiv)
    - venöse Abflusshindernisse (Sinusvenenthrombose, Impressionsfraktur)

Mit Ausnahme der intrakraniellen Hämatome sind die meisten Faktoren nur einer konservativen neurointensivmedizinischen Behandlung zugängig. Zum gegenwärtigen Zeitpunkt gibt es keinen universell akzeptierten „Stufenplan" zur Therapie des erhöhten ICP. Eine Studie, die die Überlegenheit einer Einzelmaßnahme in der Therapie der intrakraniellen Hypertension oder eine spezifische Abfolge von Maßnahmen als Überlegen darstellen würde, gibt es nicht. Auch die vorgenannte südamerikanische Studie konnte keinen Behandlungsvorteil auf Grundlage des ICP-Monitorings aufzeigen. Allerdings wurden in der allein anhand von klinisch-neurologisch-radiologischer Beurteilung behandelten Gruppe auch im höheren Maße ICP-senkende Maßnahmen eingesetzt (12). Hierdurch wird das Grundkonzept einer aggressiven Therapie des erhöhten ICP noch einmal unterstrichen. In der Tat haben mehrere Untersuchungen gezeigt, dass die Einführung von strukturierten Behandlungsplänen zur Diagnostik und Therapie des intrakraniellen Hypertonus in industrialisierten Ländern einen klinischen Benefit mit sich bringt (15; 16).

Ein aktuelles Konsensus-Papier eines internationalen Expertengremiums stellt zu dieser Frage einen abgestuften Therapiealgorithmus auf (17). Hierin schlagen die Autoren den eskalierenden Einsatz von zunächst allgemeinen Maßnahmen, die nicht ICP abhängig sind (Stufe 0), vor ICP/CPP-orientierten Maßnahmen in steigender Therapieintensität vor (Stufen 1–3). Vor einer weiteren Eskalation sollte stets eine Reevaluation der Situation, u.U. auch mit bildgebenden Maßnahmen, stehen, um potenziell behandelbare intra- und extrakranielle Ursachen auszuschließen.

1.5.2 Allgemeine Maßnahmen (Stufe 0)

Zu den Allgemeinmaßnahmen gehört die Aufnahme auf einer Intensivstation, endotracheale Intubation und Beatmung sowie die adäquate Analgosedierung. Durch Lagerung des Patienten mit erhöhtem Oberkörper zwischen 30–45°, soll eine optimale Balance zwischen Hirnperfusion und venösem Abstrom gewährleistet werden. Im selben Zusammenhang sollte eine gerade Kopfposition eingehalten werden.

Zudem gilt es, jegliche Umstände, die den ICP weiter erhöhen könnten, zu vermeiden und ein hierzu geeignetes Intensivmonitoring zu etablieren. Hervorzuheben sind die erhöhte Körperkerntemperatur, kardiozirkulatorische Instabilität, Hypoventilation oder unnötige Transport- und Lagerungsmanöver. Angestrebt wird eine Normothermie, Normotension, Normokapnie (im niedrigen Bereich), Normovolämie, und Normoglykämie. Elektrolystörungen, wie z.B. eine Hyponatriämie, sollten erkannt und behandelt werden.

Die in früheren Jahren zur Behandlung des Hirnödems eingesetzten Glukokortikosteroide sind seit einer internationalen multizentrischen Studie zur Hochdosisbehandlung mit Methylprednisolon „Corticosteroid Randomization After Significant Head Injury", (CRASH) obsolet. Aufgrund einer signifikant erhöhten Mortalität in der Behandlungsgruppe wurde diese Studie nach Einschluss von über 10.000 Patienten vorzeitig beendet (18).

! Der routinemäßige Gebrauch von Kortikosteroiden ist in der Behandlung des SHT kontraindiziert.

1.5.3 Liquordrainage (Stufe 1)

Die EVD stellt nach wie vor die Goldstandard-Methode zur Messung des ICP dar. Zusätzlich kann über diese simple Maßnahme ein erhöhter ICP durch Drainage von ventrikulärem Liquor effektiv therapiert werden. Dieses kann kontinuierlich bei einer festgesetzten Drainagenhöhe oder intermittierend bei Erreichen eines ICP-Grenzwertes erfolgen. Für beide Vorgehensweisen gibt es gute Argumente, ein Vorteil des einen Vorgehens gegenüber dem anderen konnte bisher nicht gezeigt werden (19).

1.5.4 Hyperosmolare Lösungen (Stufe 1)

Mannitol ist ein Polyalkohol, der nicht metabolisiert wird und die intakte Bluthirnschranke nicht durchdringt. Dies gilt für die klinisch relevanten Dosen von 0,3–1,0 g/kg Körpergewicht Mannitol 20% (i.v. über 10–20 Minuten). Der Therapieerfolg wird über verschiedene Mechanismen (Dehydratation, Vasokonstriktion etc.) vermittelt. Häufige Komplikationen sind Elektrolytstörungen und Hypotension. Ein entsprechendes Monitoring und akkurate Flüssigkeitsbilanzierung sollten erfolgen. Um ein hyperosmotisches Nierenversagen zu verhindern, sollte Mannit ab einer Serumosmolarität über 320 mOsm nicht mehr gegeben werden.

Alternativ können hypertone Kochsalzlösungen angewendet werden, die in äquimolaren Dosen mindestens gleichwirksam zu sein scheinen (14).

Es wird davon abgeraten, hyperosmolare Lösungen kontinuierlich oder nach festgelegten Zeitintervallen zu infundieren (17).

1.5.5 Hyperventilation (Stufen 2/3)

Ein reduzierter arterieller CO_2-Partialdruck führt zur Alkalose und bedingt eine zerebrale Vasokonstriktion. Hierdurch werden das zerebrale Blutvolumen und der ICP reduziert. Daraus folgt, dass bei forcierter Hyperventilation neben der ICP-Senkung auch eine Minderperfusion in benachteiligtem Hirngewebe hervorgerufen werden kann. In den US-amerikanischen Leitlinien wird auf diesen Umstand hingewiesen und die Vermeidung jeglicher Hyperventilation auf einen $paCO_2$ < 25 mmHg empfohlen. Sollte diese im weiteren Verlauf nötig sein, wird stets eine moderate Hyperventilation mit einem $paCO_2$ zwischen 32 und 35 mmHg angestrebt (Stufe 2). Jenseits dieser Werte sollte nach Möglichkeit ein Surrogat-Parameter der Hirndurchblutung (z.B. Sauerstoffpartialdruck [$ptiO_2$] – Messung im Hirngewebe) zum Einsatz kommen, um dieses Vorgehen besser steuern zu können. Einen Ausblick hierzu gibt ein von derselben Expertengruppe (vide supra) veröffentlichter Behandlungsalgorithmus für Patienten mit multimodalem zerebralem Monitoring bestehend aus ICP-Messung und $ptiO_2$-Messung im Hirngewebe (20). Hier wird eine Hyperventilation bis zu einem $paCO_2$ von 30–32 mmHg bei einer Therapieintensität der Stufe 3 für Patienten mit normaler Hirngewebeoxygenierung empfohlen.

1.5.6 Barbiturate (Stufe 3)

Nach Ausschöpfen der vorgenannten Maßnahmen können Barbiturate zur Reduktion des zerebralen Stoffwechsels und einer damit einhergehenden Senkung der Hirndurchblutung und des zerebralen Blutvolumens eingesetzt werden. Des Weiteren reduzieren sie freie Radikale sowie die Lipidperoxidation von Zellmembranen. Direkt bewirken sie einen Abfall des Gefäßtonus. Entsprechend ist eine häufige unerwünschte Wirkung auch die arterielle Hypotension. Diese kann bei einigen Patienten so ausgeprägt sein, dass eine Reduktion des ICP durch eine gleichzeitige Reduktion des MAP aufgewogen wird. Ferner sind eine Leukozytendepression sowie eine erhöhte Infektbereitschaft als Nebenwirkung zu beobachten. In der Praxis wird i.d.R. eine Testdosis von 5 mg/pro kg Körpergewicht (Thiopental, Trapanal®) über einen Zeitraum von 30 Minuten infundiert. Stellt sich der erwünschte Effekt ein, wird eine Erhaltungsdosis von 5 mg/pro kg Körpergewicht pro Std. fortgesetzt. Um die therapeutische Erhaltungsdosis exakt zu titrieren, sollte eine kontinuierliche EEG-Überwachung durchgeführt werden. Es ist von einer maximalen Reduktion des zerebralen Metabolismus auszugehen, wenn ein sog. *Burst-Suppression*-Muster beobachtet werden kann.

1.5.7 Hypothermie (Stufe 3)

Die kontrollierte Hypothermie zur ICP-Kontrolle wurde in der Vergangenheit in mehreren Studien multizentrisch getestet. Trotz des ICP-senkenden Effekts der Hypothermie konnte diese nicht zu einem besseren klinischen Endergebnis führen (21; 22). Deshalb und aufgrund der doch zum Teil erheblichen Beeinträchtigungen anderer Körpersysteme (u.a. Leber, Pankreas, Nieren, Gerinnung) ist die Hypothermie als experimentelle Therapie anzusehen. Sie sollte Schwerpunktzentren mit Erfahrung vorbehalten sein und nicht prophylaktisch eingesetzt werden.

Auf der Basis von Subgruppenanalysen (d.h. Patienten mit stark erhöhtem ICP) wurde die milde Hypothermie (Körperkerntemperatur 35–36°C) durch aktive Kühlmaßnahmen auf der Eskalationsstufe 3 beibehalten (17).

1.5.8 Dekompressionstrepanation (Stufe 3)

Eine Dekompressionstrepanation mit Duraerweiterungsplastik kann primär nötig werden, wann immer die initiale Hirnschwellung nach Entfernung einer intrakraniellen Raumforderung das unmittelbare Einpassen der Schädeldecke nicht mehr zulässt. In den meisten Fällen erfolgt sie jedoch sekundär, wenn zunächst versucht wurde, den ICP konservativ zu behandeln (Stufen 0–2). Sie wird uni- oder bilateral durchgeführt.

Kandidaten sind oft jüngere Patienten (Alter < 50 Jahre) mit langsam progredienten ICP-Erhöhungen, deren primäre Hirnschädigung überlebt werden kann, die keine primäre Pupillenstörung aufweisen und bei denen keine primären Hirnstammschädigungen vorliegen. Patienten mit schwerer Hypoxie sind keine Kandidaten für diese Therapieform.

Die Operation wird hingegen als frühzeitige Maßnahme bei Patienten mit nachgewiesen ausgedehnten Hirninfarkten („maligner Mediainfarkt“) angewendet. Mehrere randomisierte, multizentrische Studien konnten hier eine drastische Reduktion in der Mortalität gegenüber der konservativen ICP-Therapie belegen (23). Ältere Patienten (> 60 Jahre) profitieren deutlich weniger (24).

Beim SHT erlaubt die gegenwärtige Studienlage kein abschließendes Urteil zur Wertigkeit der Dekompressionstrepanation. Die Ergebnisse der randomisierten, multizentrischen „DECRA-Studie“ zur frühzeitigen bifronto-temporo-parietalen Dekompression bei diffusen Hirnverletzungen (getriggert durch einen relativ kurzfristig erhöhten ICP) zeigten einen Vorteil für die konservative Behandlung: Zwar konnte der ICP durch die Dekompression signifikant gesenkt und die Aufenthaltsdauer auf der Intensivstation reduziert werden, das klinisch-neurologische Endergebnis nach einem halben Jahr war jedoch schlechter (25). Mehrere Details im Studiendesign lassen jedoch infrage stellen, inwieweit diese Ergebnisse zu verallgemeinern sind. In der zuletzt veröffentlichten randomisierten und ebenfalls multizentrischen „RESCUE-ICP-Studie“ konnte bei einem praxisnäheren Studiendesign neben einer Reduktion des ICP und der intensivmedizinischen Behandlungsdauer auch eine Verbesserung des klinisch-neurologischen Outcomes durch eine dekompressive Hemikraniektomie 12 Monate nach schwerem SHT nachgewiesen werden (26).

Obwohl die Dekompressionstrepanation in aktuellen Leitlinien wieder Einzug gefunden hat und sekundär, bei refraktärer ICP-Erhöhung zur Senkung des ICP und Reduktion der Mortalität empfohlen wird, wird die Indikation anhand von unterschiedlichen Kriterien und in Abhängigkeit des mutmaßlichen Patientenwillens weiterhin individuell gestellt werden (27; 28).

Die chirurgische Dekompressionstrepanation mit Duraerweiterungsplastik bleibt nach wie vor eine zweitrangige Maßnahme zur Behandlung des erhöhten ICP.

Literatur

1. Monro A (1783) Observation on the structure and function of the nervous system. Creech and Johnson Edinburgh
2. Kellie G (1824) The kind of appearances observed in the dissection of two or three individuals ... with some reference to the pathology of the brain. Trans Med Chi Edin;1:84
3. Lundberg N (1960) Continuous recording and control of ventricular fluid pressure in neurosurgical practice. Acta Psychiatr Scand;36(Suppl 149):1–193
4. Czosnyka M, Smielewski P, Kirkpatrick P, Laing RJ, Menon D, Pickard JD (1997) Continuous assessment of the cerebral vasomotor reactivity in head injury. Neurosurgery;41:11–7; discussion 17–19
5. Volovici V, Pisică D, Gravesteijn BY, Dirven CMF, Steyerberg EW, Ercole A et al. (2022) Comparative effectiveness of intracranial hypertension management guided by ventricular versus intraparenchymal pressure monitoring: a CENTER-TBI study. Acta Neurochir;164 (7):1693–1705
6. Volovici V, Huijben JA, Ercole A, Stocchetti N, Dirven CMF, van der Jagt M et al. (2019) Ventricular Drainage Catheters versus Intracranial Parenchymal Catheters for Intracranial Pressure Monitoring-Based Management of Traumatic Brain Injury: A Systematic Review and Meta-Analysis. J Neurotrauma;36(7):988–995
7. Fried HI, Nathan BR, Rowe AS, Zabramski JM, Andaluz N, Bhimraj A et al. (2016) The Insertion and Management of External Ventricular Drains: An Evidence-Based Consensus Statement : A Statement for Healthcare Professionals from the Neurocritical Care Society. Neurocrit Care;24(1):61–81
8. Alali AS, Fowler RA, Mainprize TG, Scales DC, Kiss A, de Mestral C et al. (2013) Intracranial pressure monitoring in severe traumatic brain injury: results from the American College of Surgeons Trauma Quality Improvement Program. J Neurotrauma;30(20):1737–1746
9. Farahvar A, Gerber LM, Chiu YL, Carney N, Härtl R, Ghajar J (2012) Increased mortality in patients with severe traumatic brain injury treated without intracranial pressure monitoring. J Neurosurg;117(4):729–734
10. Gerber LM, Chiu YL, Carney N, Härtl R, Ghajar J (2013) Marked reduction in mortality in patients with severe traumatic brain injury. J Neurosurg;119(6):1583–1590
11. Talving P, Karamanos E, Teixeira PG, Skiada D, Lam L, Belzberg H et al. (2013) Intracranial pressure monitoring in severe head injury: compliance with Brain Trauma Foundation guidelines and effect on outcomes: a prospective study. J Neurosurg;119(5):1248–1254
12. Chesnut RM, Temkin N, Carney N, Dikmen S, Rondina C, Videtta W et al. (2012) A trial of intracranial-pressure monitoring in traumatic brain injury. N Engl J Med;367(26):2471–2481
13. Firsching R, Rickels E, Mauer UM, Sakowitz OW, Messing-Jünger M, Engelhard K et al. (2017) Guidelines for the Treatment of Head Injury in Adults. J Neurol Surg Part Cent Eur Neurosurg;78(5):478–487
14. Carney N, Totten AM, O'Reilly C, Ullman JS, Hawryluk GWJ, Bell MJ et al. (2017) Guidelines for the Management of Severe Traumatic Brain Injury, Fourth Edition. Neurosurgery;80(1):6–15
15. Fakhry SM, Trask AL, Waller MA, Watts DD (2004) IRTC Neurotrauma Task Force. Management of brain-injured patients by an evidence-based medicine protocol improves outcomes and decreases hospital charges. J Trauma;56(3):492–9; discussion 499–500

16. Palmer S, Bader MK, Qureshi A, Palmer J, Shaver T, Borzatta M et al. (2001) The impact on outcomes in a community hospital setting of using the AANS traumatic brain injury guidelines. Americans Associations for Neurologic Surgeons. J Trauma;50(4):657–664
17. Hawryluk GWJ, Aguilera S, Buki A, Bulger E, Citerio G, Cooper DJ et al. (2019) A management algorithm for patients with intracranial pressure monitoring: the Seattle International Severe Traumatic Brain Injury Consensus Conference (SIBICC). Intensive Care Med;45(12):1783–1794
18. MRC CRASH trial collaborators (2004) Effect of intravenous corticosteroids on death within 14 days in 10,008 adults with clinically significant head injury (MRC CRASH trial): randomized placebo-controlled trial. Lancet;364:1321–1328
19. Chau CYC, Mediratta S, McKie MA, Gregson B, Tulu S, Ercole A et al. (2020) Optimal Timing of External Ventricular Drainage after Severe Traumatic Brain Injury: A Systematic Review. J Clin Med;9(6)
20. Chesnut R, Aguilera S, Buki A, Bulger E, Citerio G, Cooper DJ et al. (2020) A management algorithm for adult patients with both brain oxygen and intracranial pressure monitoring: the Seattle International Severe Traumatic Brain Injury Consensus Conference (SIBICC). Intensive Care Med;46(5):919–929
21. Andrews PJD, Sinclair HL, Rodriguez A, Harris BA, Battison CG, Rhodes JKJ et al. (2015) Hypothermia for Intracranial Hypertension after Traumatic Brain Injury. N Engl J Med;373(25):2403–2412
22. Cooper DJ, Nichol AD, Bailey M, Bernard S, Cameron PA, Pili-Floury S et al. (2018) Effect of Early Sustained Prophylactic Hypothermia on Neurologic Outcomes Among Patients With Severe Traumatic Brain Injury: The POLAR Randomized Clinical Trial. JAMA;320(21):2211–2220
23. Vahedi K, Hofmeijer J, Juettler E, Vicaut E, George B, Algra A et al. (2007) Early decompressive surgery in malignant infarction of the middle cerebral artery: a pooled analysis of three randomised controlled trials. Lancet Neurol;6(3):215–222
24. Jüttler E, Unterberg A, Woitzik J, Bösel J, Amiri H, Sakowitz OW et al. (2014) Hemicraniectomy in older patients with extensive middle-cerebral-artery stroke. N Engl J Med;370(12):1091–1100
25. Cooper DJ, Rosenfeld JV, Murray L, Arabi YM, Davies AR, D'Urso P et al. (2011) Decompressive craniectomy in diffuse traumatic brain injury. N Engl J Med;364(16):1493–1502
26. Hutchinson PJ, Kolias AG, Timofeev IS, Corteen EA, Czosnyka M, Timothy J et al. (2016) Trial of Decompressive Craniectomy for Traumatic Intracranial Hypertension. N Engl J Med;375(12):1119–1130
27. Hutchinson PJ, Kolias AG, Tajsic T, Adeleye A, Aklilu AT, Apriawan T et al. (2019) Consensus statement from the International Consensus Meeting on the Role of Decompressive Craniectomy in the Management of Traumatic Brain Injury : Consensus statement. Acta Neurochir (Wien);161(7):1261–1274
28. Hawryluk GWJ, Rubiano AM, Totten AM, O'Reilly C, Ullman JS, Bratton SL et al. (2020) Guidelines for the Management of Severe Traumatic Brain Injury: 2020 Update of the Decompressive Craniectomy Recommendations. Neurosurgery;87(3):427–434

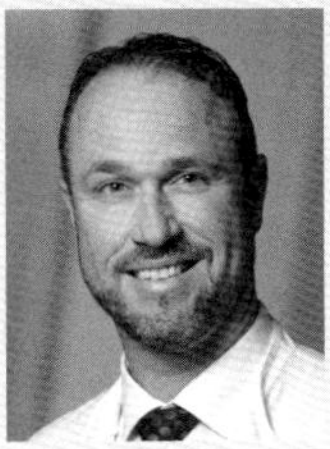

Prof. Dr. med. Oliver W. Sakowitz

Ärztlicher Direktor des Neurochirurgischen Zentrums Ludwigsburg-Heilbronn am Klinikum Ludwigsburg im Verbund der Regionalen Kliniken Holding (RKH).

Medizinstudium in Lübeck. 2001 Promotion in der Neurophysiologie. 1998–2007 neurochirurgische Facharztausbildung an der Charité – Campus Virchow-Klinikum sowie am Universitätsklinikum Heidelberg. Dort seit 2007 Oberarzt der Neurochirurgischen Klinik. 2001–2003 Fellowships in General Neurosurgery & Spine Surgery am Dept. of Neurosurgery, University of Washington, Seattle. 2004–2006 Post-Doc-Programm der Medizinischen Fakultät der Universität Heidelberg. 2010 venia legendi mit Beiträgen zur Thematik des multimodalen Monitorings bei neurochirurgischen Intensivpatienten. Außerplanmäßiger Professor der Medizinischen Fakultät der Universität Heidelberg seit 2013. Sprecher der Sektion Neurotraumatologie und Intensivmedizin der Deutschen Gesellschaft für Neurochirurgie (DGNC) von 2010–2015. Mitglied des Präsidiums der Deutschen Gesellschaft für Neurointensiv- und Notfallmedizin (DGNI) von 2017–2023.

2 Der epileptische Anfall in der Notaufnahme

Adam Strzelczyk, Felix Rosenow und Catrin Mann

Bei epileptischen Anfällen kommt es zu einer abnormalen exzessiven oder synchronen neuronalen Aktivität im Gehirn. Pathophysiologisch ist von einer gestörten Balance zwischen zerebraler Exzitation und Inhibition sowie einer abnormen Synchronisation neuronaler Aktivität auszugehen. Epileptische Anfälle sind der dritthäufigste Grund einer Vorstellung in der neurologischen Notaufnahme (1).

2.1 Definition und Einteilung

Epileptische Anfälle müssen differenzialdiagnostisch von nicht-epileptischen Ereignissen abgegrenzt werden (s. Abb. 1). Mögliche **Differenzialdiagnosen** umfassen:

- Synkopen (typische Prodromi, Blässe, vegetative Begleitsymptomatik, rasche Reorientierung)
- Psychogene, nicht-epileptische Anfälle (prolongiert, fluktuierend, Augen geschlossen)
- Parasomnien z.B. Pavor nocturnus oder REM-Schlaf-Verhaltensstörung
- zerebrovaskuläre Ereignisse (Negativsymptomatik, vaskuläres Risikoprofil, auch amyloid spells)

- Transiente globale Amnesie (Gedächtnisstörung ohne Bewusstseinsstörung, selten rezidivierend)
- Migräne mit Aura
- Intoxikationen

> **Akut symptomatischer Anfall**
> Ein akut symptomatischer Anfall ist ein epileptischer Anfall, der in einem engen zeitlichen Zusammenhang mit einer akuten zerebralen oder systemischen Schädigung steht.

Etwa ein Viertel der in der Notaufnahme vorgestellten Anfälle sind akut symptomatisch, am häufigsten ist der Alkoholentzugsanfall (2). Mögliche Ursachen umfassen daneben akute Hirnschädigungen durch Schlaganfall, Hirnblutung, Schädel-Hirn-Trauma und Meningoenzephalitis, aber auch systemische Erkrankungen wie schwere Infektionen und metabolische Entgleisungen (s. Tab. 1). Schlafentzug kann das Auftreten eines Anfalles begünstigen, in der Regel ist er aber nicht ausreichend, um einen akut symptomatischen Anfall zu provozieren.

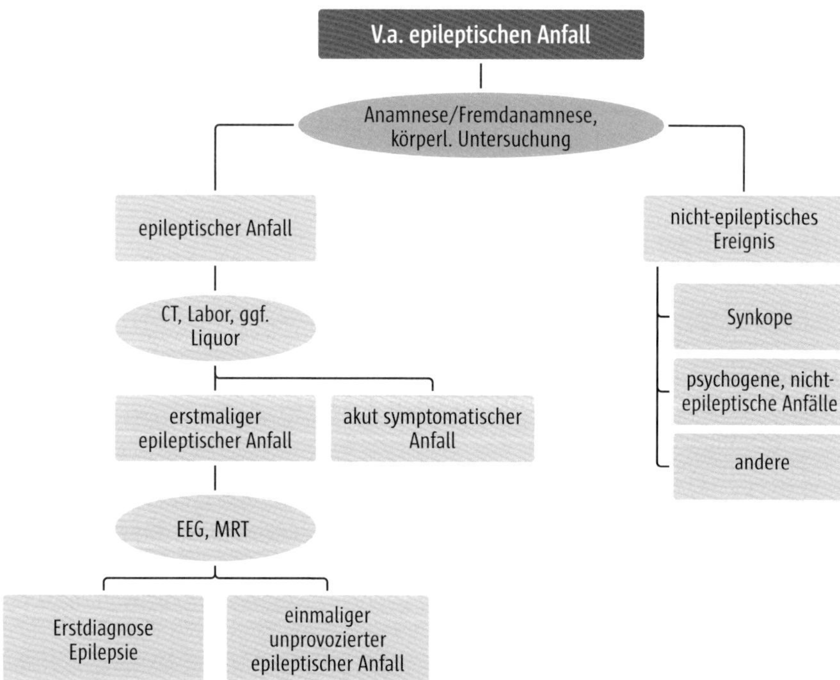

Abb. 1 Diagnostisches Vorgehen bei Verdacht auf einen epileptischen Anfall

Tab. 1 Grenzwerte bei akuten metabolischen Störungen, die zu akut symptomatischen Anfällen führen können (nach [3])

Laborparameter	Grenzwerte
Glukose	■ Hypoglykämie unter 36 mg/dl (2,0 mmol) ■ Hyperglykämie über 450 mg/dl (25 mmol)
Natrium	■ Hyponatriämie unter 115 mg/dl (< 5 mmol)
Kalzium	■ Hypokalzämie unter 5,0 mg/dl (< 1,2 mmol)
Magnesium	■ Hypomagnesiämie unter 0,8 mg/dl (< 0,3 mmol)
Nierenretentionsparameter	■ Harnstoff über 100 mg/dl (> 35,7 mmol) ■ Kreatinin über 10,0 mg/dl (> 884 µmol)

Status epilepticus (SE)
Sistiert der epileptische Anfall nicht nach 5 Minuten, z.B. bei Eintreffen in der Notaufnahme oder kommt es zu wiederholten Anfällen ohne zwischenzeitliche Erholung mit Wiederherstellung des Vorzustandes, liegt ein Status epilepticus vor.

Bei einer Dauer von über 5–10 Minuten sinkt die Wahrscheinlichkeit für ein spontanes Sistieren der Anfallsaktivität, hierbei handelt es sich um einen akut behandlungspflichtigen Notfall (4, 5). SE können mit motorischen Entäußerungen einhergehen, also konvulsiv (z.B. Status bilateral tonisch-klonischer Anfälle), aber auch non-konvulsiv sein. In letzterem Fall ist die klinische Diagnosestellung aufgrund der oft unspezifischen Symptomatik schwierig und hängt entscheidend von der Durchführung eines EEG ab.

2.2 Symptomatik

Die Anfallssemiologie hängt von der Lokalisation der epileptischen Aktivität ab und reicht von der subjektiven Wahrnehmung (früher: epileptische Aura) zu komplexeren Bewegungs- und Bewusstseinsstörungen sowie motorischen Entäußerungen einer oder mehrerer Extremitäten bis hin zu klassischen bilateral (generalisiert) tonisch-klonischen Anfällen.

Zur Einteilung fokaler Anfälle wird insbesondere die Veränderung in der Motorik und des Bewusstseins herangezogen (6). Bei Beginn mit motorischen Symptomen unterscheidet man orale oder manuelle Automatismen, atonische, klonische, hyperkinetische, myoklonische, tonisch Anfälle sowie epileptische Spasmen. Das Bewusstsein kann während des Anfalls erhalten, beeinträchtigt oder aufgehoben sein. Diese Anfallsformen können ineinander übergehen, und die Anfälle können in einem bilateral tonisch-klonischen Anfall (synonym zu sekundären GTKA) übergehen.

2.3 Diagnostik

Die Notfalldiagnostik bei Verdacht auf epileptische Anfälle hat das Ziel, mögliche Differenzialdiagnosen abzugrenzen und akut symptomatische Anfälle und deren Ursachen auszuschließen. Die Mehrheit epileptischer Anfälle sistiert bereits bei Eintreffen des Rettungsdienstes, sodass der Eigen- und Fremdanamnese ein besonderer Stellenwert zukommt.

Risikofaktoren für eine Epilepsie können eine positive Familienanamnese, prä- und perinatale Komplikationen, Fieberkrämpfe, Meningoenzephalitis oder andere entzündliche Hirnerkrankungen, ein früheres schweres Schädel-Hirn-Trauma, vaskuläre, tumoröse oder degenerative ZNS-Erkrankungen sein und sollten daher erfragt werden.

In der körperlichen Untersuchung können typische Stigmata nach tonisch-klonischen Anfällen wie Zungenbiss, Enuresis, Enkopresis und Muskelkater sowie Petechien im Gesicht (Forellenphänomen) beobachtet werden. Zudem können Verletzungen, vor allem Kompressionsfrakturen der Wirbelkörper und Dislokationsfrakturen des Schultergelenks, auftreten (7).

Laborchemisch kann nach einem bilateral tonisch-klonischen Anfall die Creatininkinase (CK) innerhalb von Stunden bis wenigen Tagen ansteigen und trägt mit guter Spezifität, aber mäßiger Sensitivität zur Unterscheidung von psychogenen nicht-epileptischen Anfällen bei. Die Labordiagnostik dient ferner dem Ausschluss der oben (s. Tab. 1) genannten möglichen metabolischen Entgleisungen. Bei Verdacht auf eine entzündliche Genese wie bei erregerbedingter Meningoenzephalitis oder einer Autoimmunenzephalitis ist eine Liquordiagnostik indiziert.

Bei erstmaligem epileptischem Anfall ist eine notfällige zerebrale Bildgebung zum Ausschluss akuter zerebraler Pathologien indiziert (CCT, bei Verfügbarkeit cMRT). Bei Verdacht auf Verletzungsfolgen (Wirbelkörperfrakturen, Schulterluxationen) ist eine entsprechende Röntgen- oder Schnittbilduntersuchung zu veranlassen.

Ein EEG sollte zeitnah nach einem ersten epileptischen Anfall erfolgen. Ein unauffälliges EEG schließt das Vorliegen einer Epilepsie nicht aus, der Nachweis epilepsietypischer Potenziale und ein klinisch gesichertes Anfallsereignis führen jedoch zur Diagnose einer Epilepsie (8).

2.4 Therapie

2.4.1 Akut symptomatischer Anfall

Bei einzelnen epileptischen Anfällen im Rahmen einer schweren Hirn- oder Systemerkrankung kann auf eine **anfallssuppressive Medikation** (ASM) verzichtet werden. Bei wiederholten oder protrahierten Anfällen kann eine passagere ASM notwendig werden. Spätestens nach Überwindung der Akuterkrankung ist ein Absetzversuch der ASM gerechtfertigt, da in der Regel das Rezidivrisiko niedrig ist.

2.4.2 Erstdiagnose einer Epilepsie

Aus der Diagnosestellung einer Epilepsie (d.h. nach Definition der ILAE Rezidivrisiko weiterer Anfälle > 60% in den nächsten 10 Jahren [8]) ergibt sich die Indikation zur langfristigen Gabe von ASM. Für die Auswahl eines Wirkstoffes sind das Epilepsiesyndrom, Komorbiditäten und Wechselwirkungen mit der Komedikation von Bedeutung. Bei generalisierten Epilepsien zeigte Valproat eine höhere Wirksamkeit als Levetiracetam und Lamotrigin bei zudem besserer Verträglichkeit als Topiramat (9,10), problematisch sind jedoch die Limitationen von Valproat bei Frauen im gebärfähigen Alter wegen der hohen Teratogenität. Bei fokalen Epilepsien zeigte Lamotrigin im kombinierten Endpunkt aus Anfallskontrolle und Verträglichkeit eine Überlegenheit gegenüber Carbamazepin, Topiramat, Oxcarbazepin, Levetiracetam, Zonisamid und Gabapentin (11, 12) und sollte somit möglichst als erste Monotherapie eingesetzt werden.

2.4.3 Status epilepticus

Die Leitlinie der DGN bezeichnet jeden Anfall über 5 Minuten als SE und empfiehlt einen Therapiebeginn (13). Eine neuronale Schädigung durch den SE wird ab einer Dauer von 30 Minuten für den konvulsiven SE und ab 60 Minuten für den non-konvulsiven SE angenommen, während es für den Absencenstatus ungeklärt ist, ob und ab wann dieser zu einer Hirnschädigung führt (4). Die Dringlichkeit der Therapie hängt somit von der Art des SE ab und ist beim konvulsiven SE am höchsten, wobei stufenadaptierte Behandlungsprinzipien Verwendung finden (s. Tab. 2). Die in Tabelle 2 genannten zeitlichen Vorgaben gelten vorwiegend für einen konvulsiven SE.

Benzodiazepine sind Mittel der ersten Wahl in der der Initialphase (14). Insbesondere Lorazepam ist aufgrund der längeren intrazerebralen Halbwertszeit und des damit geringeren Risikos des Auftretens erneuter Anfälle geeignet und auch evidenzbasierte Initialtherapie. Die Dauer eines SE ist negativ mit der Refraktärität des Behandlungsansprechens und dem Outcome assoziiert (15).

Take home messages:

- *Akut symptomatische Anfälle stehen in einem engen zeitlichen Zusammenhang mit einer akuten zerebralen oder systemischen Schädigung, und bedürfen keiner langfristigen Therapie mit ASMs.*

- *Akut symptomatische Anfälle bedürfen einer notfälligen Bildgebung und weiterführenden Labor- bzw. Liquordiagnostik. Auch auf Verletzungsfolgen muss geachtet werden.*
- *Bei Entwicklung einer Status epilepticus ist die frühzeitige Notfallversorgung mit einer ausreichend dosierten Gabe von Benzodiazepinen notwendig, um eine Refrakterität des Status epilepticus zu verhindern, und das Outcome zu verbessern.*

Tab. 2 Phasen und Therapieoptionen im SE (modifiziert nach [13, 16])

Phase des SE	Dauer der Anfallsaktivität	Therapieoptionen
Initialphase	5–10 Minuten	■ Lorazepam 0,1 mg/kg i.v. (max. 4 mg/bolus, max. 8 mg total) ■ Diazepam 0,15–0,2 mg/kg i.v. (max. 10 mg/bolus, max. 30 mg total) ■ Clonazepam 0,015 mg/kg i.v. (max. 1 mg/bolus, max. 2 mg total) ■ Midazolam 0,2 mg/kg i.v. or i.m. (max. 10 mg/bolus, max. 20 mg total)
Etablierter SE	10–30 (–60) Minuten	■ Levetiracetam 60 mg/kg (max. 4,5 g) ■ Valproat 40 mg/kg (max. 3 g) ■ Phenytoin 20 mg/kg i.v. (max 150 mg/min) ■ Lacosamid 5 mg/kg i.v. (max 400 mg)

Refraktärer SE	nach 30 (–60) Minuten	■ Bei konvulsivem SE Intubationsnarkose mit:
		  ▪ Midazolam 0,2 mg/kg i.v. gefolgt von 0,1–0,5 mg/kg/h für 24 h oder
		  ▪ Propofol 2 mg/kg i.v. gefolgt von 4–10 mg/kg/h für 24 h oder
		  ▪ Thiopental/Phenobarbital 5 mg/kg
		■ Bei non-konvulsiven SE weitere Mittel der Stufe 2

Suprarefraktärer SE	nach 24 Stunden und Versagen einer Intubationsnarkose	■ eingeschränkte Evidenzlage zur Therapieentscheidung
		■ Reevaluation behandelbarer Ursachen (Autoimmunenzephalitis)
		■ erneute Intubationsnarkose und Mittel der Stufe 2 sowie oral verfügbare ASM und nichtmedikamentöse Optionen
		  ▪ Ketamin
		  ▪ Phenobarbital
		  ▪ Ketogene Diät
		  ▪ Steroide
		  ▪ Brivaracetam
		  ▪ Topiramat
		  ▪ Perampanel

Literatur

1. Rizos T, Juttler E, Sykora M et al. (2011) Common disorders in the neurological emergency room–experience at a tertiary care hospital. European Journal of Neurology: the official journal of the European Federation of Neurological Societies 18(3):430–5
2. Reinecke LCS, Doerrfuss JI, Kowski AB et al. (2022) Acute symptomatic seizures in the emergency room: predictors and characteristics. Journal of Neurology 269(5):2707–14
3. Beghi E, Carpio A, Forsgren L et al. (2010) Recommendation for a definition of acute symptomatic seizure. Epilepsia 51(4):671–5
4. Trinka E, Cock H, Hesdorffer D, Rossetti AO, Scheffer IE, Shinnar S, et al. A definition and classification of status epilepticus–Report of the ILAE Task Force on Classification of Status Epilepticus. Epilepsia. 2015;56(10):1515–23
5. Roberg LE, Monsson O, Kristensen SB et al. (2022) Prediction of Long-term Survival After Status Epilepticus Using the ACD Score. JAMA Neurology 79(6):604–13
6. Fisher RS, Cross JH, French JA et al. (2017) Operational classification of seizure types by the International League Against Epilepsy: Position Paper of the ILAE Commission for Classification and Terminology. Epilepsia 58(4):522–30
7. Frey K, Zöllner JP, Knake S et al. (2020) Risk incidence of fractures and injuries: a multicenter video-EEG study of 626 generalized convulsive seizures. Journal of Neurology 267(12):3632–42
8. Fisher RS, Acevedo C, Arzimanoglou A et al. (2014) ILAE official report: a practical clinical definition of epilepsy. Epilepsia 55(4):475–82
9. Marson A, Burnside G, Appleton R et al. (2021) The SANAD II study of the effectiveness and cost-effectiveness of valproate versus levetiracetam for newly diagnosed generalised and unclassifiable epilepsy: an open-label, non-inferiority, multicentre, phase 4, randomised controlled trial. Lancet 397(10282):1375–86
10. Marson AG, Al-Kharusi AM, Alwaidh M et al. (2007) The SANAD study of effectiveness of valproate, lamotrigine, or topiramate for generalised and unclassifiable epilepsy: an unblinded randomised controlled trial. Lancet 369(9566):1016–26
11. Marson A, Burnside G, Appleton R et al. (2021) The SANAD II study of the effectiveness and cost-effectiveness of levetiracetam, zonisamide, or lamotrigine for newly diagnosed focal epilepsy: an open-label, non-inferiority, multicentre, phase 4, randomised controlled trial. Lancet 397(10282):1363–74
12. Marson AG, Al-Kharusi AM, Alwaidh M et al. (2007) The SANAD study of effectiveness of carbamazepine, gabapentin, lamotrigine, oxcarbazepine, or topiramate for treatment of partial epilepsy: an unblinded randomised controlled trial. Lancet 369(9566):1000–15
13. Rosenow F, Weber J, Deutsche Gesellschaft für Neurologie (DGN) (2021) S2k-Leitlinie: Status Epilepticus im Erwachsenenalter: Leitlinie der Deutschen Gesellschaft für Neurologie [S2k guidelines: status epilepticus in adulthood: Guidelines of the German Society for Neurology]. Nervenarzt 92(10):1002–1030
14. Kienitz R, Kay L, Beuchat I et al. (2022) Benzodiazepines in the Management of Seizures and Status Epilepticus: A Review of Routes of Delivery, Pharmacokinetics, Efficacy, and Tolerability. CNS Drugs 36(9):951–75
15. Guterman EL, Betjemann JP, Aimetti A et al. (2021) Association Between Treatment Progression, Disease Refractoriness, and Burden of Illness Among Hospitalized Patients With Status Epilepticus. JAMA Neurology 78(5):588–95
16. Glauser T, Shinnar S, Gloss D et al. (2016) Evidence-Based Guideline: Treatment of Convulsive Status Epilepticus in Children and Adults: Report of the Guideline Committee of the American Epilepsy Society. Epilepsy Curr 16(1):48–61

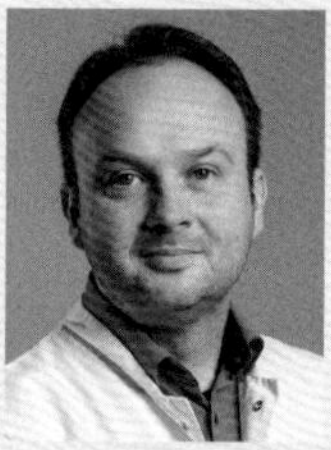

Prof. Dr. med. Adam Strzelczyk, MHBA

Seit 2015 leitender Oberarzt des Epilepsiezentrums Frankfurt Rhein-Main an der Klinik für Neurologie der Goethe-Universität und des Universitätsklinikums Frankfurt. 1999–2006 Studium der Humanmedizin in Heidelberg, New York, Zürich sowie an der St. George's Hospital Medical School in London. Ab 2006 Facharztausbildung zum Neurologen, Intensivmediziner und Geriater an der Klinik für Neurologie der Philipps-Universität Marburg, dort seit 2012 Tätigkeit als Oberarzt. Zu den Forschungsschwerpunkten gehören Therapie, Outcome und Versorgung von Menschen mit Epilepsie, epileptischen Encephalopathien und Status epilepticus, Neurophysiologie und Epilepsiechirurgie.

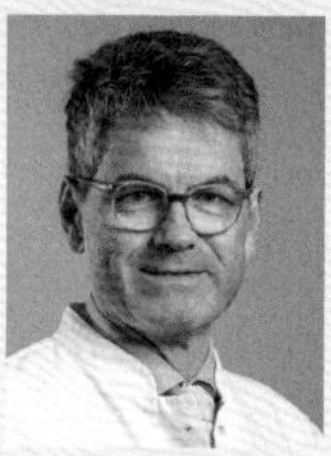

Univ.-Prof. Dr. med. Felix Rosenow, MHBA

Seit 2015 Leiter des Epilepsiezentrums Frankfurt Rhein-Main an der Klinik für Neurologie der Goethe-Universität und des Universitätsklinikums Frankfurt. 1982–1988 Studium der Humanmedizin an der Freien Universität Berlin. 1988–1994 Facharztausbildung an der Universität zu Köln und (1989) Promotionsstipendiat des Max-Planck-Instituts für Neurologische Forschung Köln. 1994–1995 Wissenschaftlicher Assistent (C1) an der Klinik für Neurologie der Universität zu Köln. 1995–1997 Clinical Fellow, Department of Neurology, Section of Epilepsy and Sleep Disorders, The Cleveland Clinic Foundation, Cleveland, Ohio, USA. 1997–2015 Leiter des Epilepsiezentrums und Oberarzt der Klinik und Poliklinik für Neurologie der Philipps-Universität Marburg. 2001–2004 Professor für Neurologie (C3) mit Schwerpunkt Epileptologie ebenda. Seit 2013 Ko-Koordinator des EpimiRNA-Konsortiums der EU (www.epimirna.eu) und seit 2017 Sprecher des LOEWE Center for Personalized Translational Epilepsy Research (CePTER) Frankfurt.

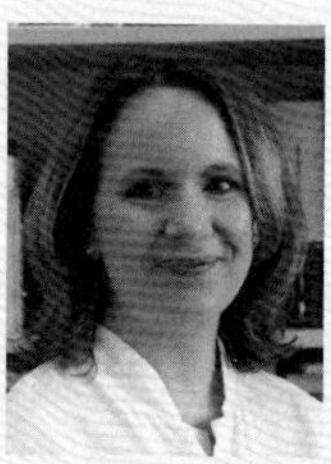

Dr. med. Catrin Mann

Nach dem Medizinstudium in Münster folgte die Facharztausbildung zur Neurologin in Wiesbaden. Seit 2018 ist Catrin Mann am Epilepsiezentrum Frankfurt Rhein-Main an der Klinik für Neurologie der Goethe-Universität und des Universitätsklinikums Frankfurt beschäftigt, zuletzt als Funktionsoberärztin mit Schwerpunkt in der Ambulanz und prächirurgischen Diagnostik. Forschungsschwerpunkte sind klinische Epileptologie und Epilepsiechirurgie.

3 Ischämischer Schlaganfall – Basistherapie, Stroke-Unit, Telemedizin

Jörg Berrouschot

Alle akuten Schlaganfallpatienten sollten auf einer Stroke Unit behandelt werden.

Stroke Units sind hochspezialisierte multidisziplinäre Behandlungseinheiten für die Akuttherapie von Schlaganfallpatienten (1). Das multidisziplinäre Team besteht aus Ärzten (im Idealfall schlaganfallkundige Neurologen), speziell ausgebildeten und geschulten Pflegekräften, Physio- und Ergotherapeuten, Logopäden, Neuropsychologen und Sozialarbeitern. Die Stroke Unit ist die diagnostische und therapeutische Drehscheibe für den akuten Schlaganfallpatienten. Das Team der Stroke Unit arbeitet dabei eng mit (Neuro-)Radiologen, Kardiologen, Neuro- und Gefäßchirurgen sowie anderen Fachärzten zusammen. Es besteht die Möglichkeit, rund um die Uhr die wichtigsten diagnostischen (CT, MRT, Ultraschall, Angiografie, Echokardiografie, Labor etc.) und therapeutischen Verfahren (intravenöse Thrombolyse, intraarterielle Interventionen etc.) für den Patienten einzusetzen. In den ersten Tagen werden die Vitalparameter (Blutdruck, Körpertemperatur, Herzfrequenz, Sauerstoffsättigung, Atemfrequenz) kontinuierlich überwacht und wenn notwendig stabilisiert bzw. normalisiert sowie der neurologische Befund (NIH Stroke Scale) des Patienten regelmäßig gemonitort.
Die Behandlungsziele auf der Stroke Unit sind pathophysiologisch betrachtet:

- die Rettung von Penumbragewebe,
- die Verhinderung einer Infarktprogression sowie
- die Vermeidung von Rezidivschlaganfällen.

Klinisch übersetzt bedeutet das: Minimierung des neurologischen Defizits, Vermeidung von Komplikationen (z.B. Pneumonie, Lungenembolie) und damit insgesamt eine Verbesserung des funktionellen Behandlungsergebnisses.

Die sogenannte Basistherapie (siehe Leitlinie der Deutschen Gesellschaft für Neurologie, www.dgn.org; [2]) des Schlaganfallpatienten ist die Grundlage der Schlaganfallbehandlung und für jeden Patienten indiziert.

3.1 Suffiziente Oxygenierung

Anzustreben ist eine suffiziente Oxygenierung (SpO_2 > 95%). Bei Verschlechterung der Bewusstseinslage, Aspirationsgefahr und erhöhtem intrakraniellem Druck sowie pulmonaler Verschlechterung (paO_2 < 60 mmHg, pCO_2 > 60 mmHg, Atemfrequenz > 35/min) ist zu intubieren und maschinell zu beatmen.

3.2 Adäquater Blutdruck

Man geht davon aus, dass bei hypertensiven Patienten ein Zielwert von 160 mmHg systolisch und bei normotensiven Patienten ein Zielwert von 140 mmHg systolisch optimal sind. Dabei werden Blutdruck-Schwankungen zwischen 120 und 200 mmHg systolisch geduldet. Erst außerhalb dieser Grenzbereiche sollte interveniert werden. Dafür bieten sich zur Blutdrucksenkung Urapidil, Clonidin, Dihydralazin oder Nimodipin intravenös an. Bei hypotonen Blutdruckwerten sollte zuerst ein mögliches Flüssigkeitsdefizit mit Elektrolytlösungen ausgeglichen werden, bevor dann Katecholamine eingesetzt werden (Dobutamin, Noradrenalin).

3.3 Normoglykämie

40–50% der Schlaganfallpatienten haben in den ersten Tagen nach Symptombeginn eine Hyperglykämie, einerseits, weil ein Diabetes mellitus vorbesteht oder in Form der sogenannten Stresshyperglykämie. Es ist mittlerweile Konsens, Blutzuckerwerte bis 10 mmol/l zu tolerieren. Bei höheren Werten sollte dagegen mit Insulin behandelt werden. Erforderlich sind natürlich enge Blutzucker-Kontrollen (im Einzelfall durchaus stündlich) und die subkutan- bzw. bei mehr als 6 subkutanen Insulingaben pro Tag die kontinuierliche intravenöse Gabe mittels Insulinperfusor.

3.4 Normothermie

Mehr als die Hälfte aller Patienten mit akutem Schlaganfall entwickelt in den ersten Tagen Fieber. Hyperthermie aber ist Gift für penumbrales Gewebe. Bei Temperaturen über 37,5°C geben wir 1.000 mg Paracetamol oder Metamizol intravenös und kühlen physikalisch (Wadenwickel); sinkt nach 30 min die Temperatur noch nicht, wiederholen wir die Medikamentengabe. Erreichen wir 30 min später immer noch keine Temperatursenkung, geben wir 500 ml kalte (4°C) NaCl-Lösung intravenös. Bei erneutem Temperaturanstieg wiederholen wir den gesamten Zyklus.

3.5 Rezidivpropyhlaxe

10% der Patienten mit Schlaganfall oder TIA erleiden in den folgenden 90 Tagen ein Schlaganfallrezidiv, oft schon in den ersten Tagen nach Symptombeginn (3). Aus diesem Grund sollte sofort nach Diagnosestellung (Bildgebung erforderlich) eine Behandlung mit Aspirin 100 mg/d begonnen werden (4). Eine therapeutische (Voll-)Heparinisierung bringt außer mehr schweren Blutungen keinen zusätzlichen Nutzen (5). Nach Klärung der Ursachen des Schlaganfalls wird noch auf der Stroke Unit mit der spezifischen Sekundärprävention begonnen (duale Aggregationshemmung für die ersten 7–30 d, Antikoagulation, Karotis-Operation etc.).

3.6 Verhinderung von Komplikationen

Schlaganfallpatienten, besonders, wenn sie Paresen aufweisen, immobilisiert und/oder alt sind, haben ein hohes Thromboserisiko. Aus diesem Grund erhalten die meisten Patienten vom ersten Tag an ein niedermolekulares Heparin zur Thromboseprophylaxe.

Bei Patienten mit schweren Schlaganfällen kommt es sehr häufig zu einer Immunparalyse und infolgedessen zu Infektionen, vornehmlich Pneumonien (6). Ein weiterer Risikofaktor bei diesen Patienten sind Schluckstörungen, die zu Aspirationen (die nicht immer bemerkt werden) führen können. Regelmäßige (zweistündliche) Lagerung, Atem- und Schlucktraining sowie frühzeitige Mobilisierung dienen der Pneumonieprophylaxe.

3.7 Ernährung

Zwingend erforderlich ist bereits am Aufnahmetag ein Screening auf Schluckstörungen. Patienten mit leichtem Schlaganfall ohne Schluckprobleme können selbstverständlich normal essen. Patienten mit Schluckstörungen (**Cave:** NIH-SS > 10) erhalten am Aufnahmetag nur 2.000–3.000 ml Elektrolytlösung i.v. (bei Exsikkose auch mehr). Besteht eine Schluckstörung, werden die

Patienten danach enteral via Magensonde mit ca. 2.000 kcal/d ernährt. Parallel wird mit dem Schlucktraining begonnen. Eine frühe PEG (< 14 Tagen) bringt keine Vorteile (7).

3.8 Frühe Rehabilitation

Neben den genannten medizinischen Maßnahmen sind zwei Dinge von entscheidender Bedeutung für die Qualität einer Stroke Unit: zum einen eine hoch professionelle und trotzdem mitfühlende Pflege und zum zweiten Therapeuten, die auf die Behandlung von akuten Schlaganfallpatienten spezialisiert sind. Eine dem Störungsbild angepasste frühe Rehabilitation sollte schon auf der Stroke Unit begonnen werden. Allerdings konnte eine zu frühe (< 24 Stunden nach Symptombeginn) und zu intensive Therapie keine positiven Effekte auf das Behandlungsergebnis zeigen (8).

3.9 Intravenöse Thrombolyse

Die intravenöse Thrombolyse ist die zugelassene und wissenschaftlich gesicherte Behandlung des ischämischen Schlaganfalls (2).

Indiziert ist die intravenöse Thrombolyse in einem Zeitfenster von 4,5 Stunden nach Symptombeginn. Es werden 0,9 mg rtPA pro kg Körpergewicht (maximal 90 mg) über 60 min intravenös appliziert. Wichtigste Kontraindikationen sind:

- intrakranielle Blutung,
- manifeste Gerinnungsstörungen (z.B. suffiziente Antikoagulation) und
- Zeitfenster über 4,5 Stunden (Ausnahmen: wake-up-stroke mit mismatch in MRT oder bei Nachweis von potenziell rettbarem Penumbragewebe in der multimodalen Schlaganfallbildgebung – Zeitfenster im Einzelfall bis 9 Stunden).

Vor, während und mindestens 24 Stunden nach Thrombolyse sollte der systolische Blutdruck immer unter 160 mmHg gehalten werden.

Wichtigste Komplikation der intravenösen Thrombolyse ist die sekundäre intrakranielle Blutung. Diese ist zum Glück sehr selten. Trotzdem muss in ca. 1% aller lysierten Patienten damit gerechnet werden.

3.10 Endovaskuläre Rekanalisationsbehandlung

Für Patienten mit Verschlüssen der großen Hirnarterien (z.B. Karotis-T-Verschluss, M1/M2-Verschluss, Basilaristhrombose) ist eine intravenöse Throm-

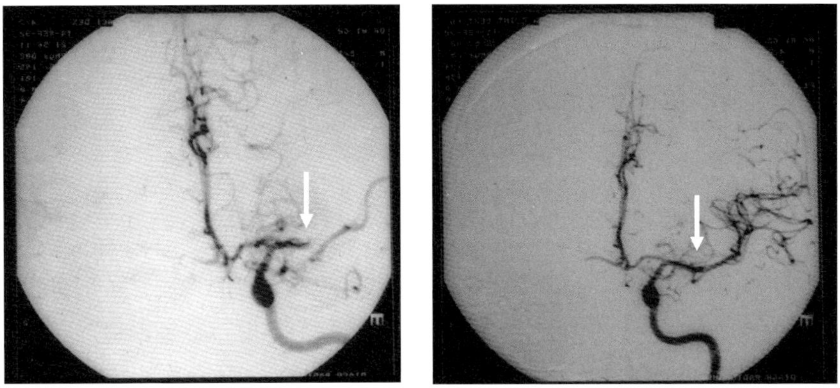

Verschluss der A. cerebri media

Rekanalisation mittels stent retriever

Abb. 1 34-jährige Patientin mit akutem Verschluss der A. cerebri media. Erfolgreiche mechanische Rekanalisation mittels stent retriever (Solitaire™).

bolyse oft unzureichend und das Behandlungsergebnis dementsprechend schlecht. Für diese Patienten werden in Schlaganfallzentren endovaskuläre Rekanalisationsverfahren eingesetzt. Mittels stent retrievern gelingt in mehr als 90% der Patienten eine frühe Rekanalisation (s. Abb. 1). Im Einzelfall lassen sich erstaunliche Behandlungserfolge erzielen. Die Evidenzlage ist herausragend. Das Zeitfenster kann dabei durch die entsprechende multimodale Bildgebung bis zu 24 Stunden betragen, im Einzelfall sogar darüber hinaus (9, 10).

3.11 Dekompressive Hemikraniektomie bei raumforderndem Mediainfarkt

Ein raumfordernder oder maligner Mediainfarkt ist eine ausgedehnte Infarzierung des Stromgebietes der A. cerebri media (und angrenzender Gefäßterritorien) und führt zu einem schweren hemisphäriellen Schlaganfallsyndrom mit Bewusstseinsstörung, Blickwendung und Hemiplegie. Auch unter maximaler konservativer Intensivtherapie beträgt die Letalität 80%. In mehreren randomisierten Studien konnte gezeigt werden, dass mittels dekompressiver Hemikraniektomie die Letalität bei malignem Mediainfarkt drastisch gesenkt werden kann (11) (s. Abb. 2). Trotzdem bleibt ein großer Teil der überlebenden Patienten schwer behindert. Die Intervention sollte innerhalb der ersten 48 Stunden nach Symptombeginn erfolgen, der Durchmesser der frontotemporoparietalen Kraniektomie sollte mindestens 14 cm betragen, auch Patienten mit Infarkten der (sprach-)dominanten Hemisphäre können von der Intervention profitieren. Alte Patienten (> 60 Jahre) haben ähnliche Überlebensraten wie jüngere Patienten, bleiben jedoch zumeist schwerer behindert.

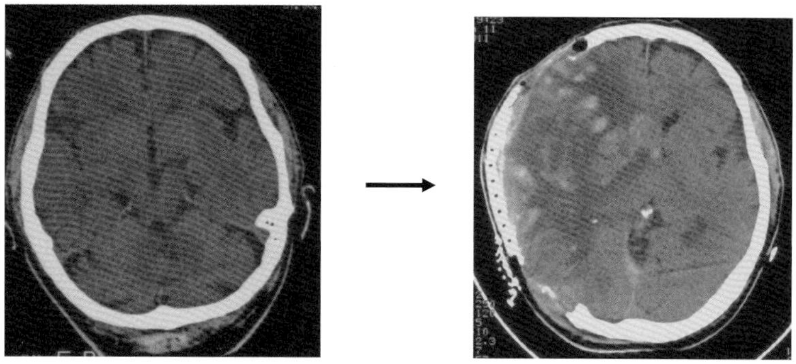

CT vier Stunden nach Symptombeginn

dekompressive Hemikraniektomie bei malignem Mediainfarkt rechts

Abb. 2 52-jähriger Patient mit dekompressiver Hemikraniektomie bei malignem Mediainfarkt

3.12 Telemedizin

Mithilfe der Telemedizin wird in (zumeist) internistischen Kliniken neurologische Spezialkompetenz in der Behandlung von Schlaganfallpatienten zur Verfügung gestellt. Die Telemedizin ist ein exzellentes Hilfsmittel, da Schlaganfallpatienten audiovisuell gut beurteilbar sind, CT/MRT-Bilder digital vorliegen und versendet werden können. Zumeist verläuft die Kooperation zwischen internistischen Kliniken und Neurologischen Zentren in Form von Netzwerken (z.B. STENO in Bayern oder SATELIT in Thüringen). Es werden zum Teil alle Schlaganfallpatienten einer Klinik telemedizinisch untersucht, teils nur Patienten für bestimmte Indikationen (z.B. Thrombolyse, endovaskuläre Rekanalisation, intrazerebrale Blutung).

Take home messages:

- *Alle akuten Schlaganfallpatienten sollten auf einer Stroke Unit behandelt werden.*
- *Die sogenannte Basistherapie (suffiziente Oxygenierung, adäquate Blutdruckeinstellung, Normoglykämie, Normothermie, Verhinderung von Rezidivschlaganfällen, frühe Rehabilitation) ist die Grundlage der Schlaganfallbehandlung und für jeden Schlaganfallpatienten angezeigt.*
- *Die intravenöse Thrombolyse ist die zugelassene und wissenschaftlich gesicherte Behandlung des ischämischen Schlaganfalls und im Zeitfenster von 4,5 Stunden nach Symptombeginn indiziert (bei wake-up stroke ggf. auch später).*
- *Für Patienten mit Verschlüssen der großen Hirnarterien (z.B. Karotis-T-Verschluss, M1/M2-Verschlüsse, Basilaristhrombose) hat sich die*

endovaskuläre Rekanalisation als hoch effektives Therapieverfahren bewährt.

- *In mehreren randomisierten Studien konnte gezeigt werden, dass mittels dekompressiver Hemikraniektomie die Letalität bei malignem Mediainfarkt drastisch gesenkt werden kann.*
- *Mithilfe der Telemedizin kann neurologische Spezialkompetenz flächendeckend für die Betreuung von Schlaganfallpatienten zum Einsatz gelangen.*

Literatur

1. Ringelstein EB, Müller-Jensen A, Nabavi DG, Grotemeyer KH, Busse O. Erweiterte Stroke Unit. Nervenarzt 2011; 82: 778–784
2. Deutsche Gesellschaft für Neurologie. Akuttherapie des ischämischen Schlaganfalls. Leitlinie der Deutschen Gesellschaft für Neurologie, 2020 (www.dgn.org)
3. Giles MF, Rothwell PM. Risk of stroke early after transient ischaemic attac: a systematic review and meta-analysis. Lancet Neurol 2007; 6: 1063–1072
4. Berge E, Abdelnoor M, Nakstad PH, Sandset PM. Low molecular-weight heparin versus aspirin in patients with acute ischaemic stroke and atrial fibrillation: a double-blind randomised study. HAEST Study Group. Heparin in Acute Embolic Stroke Trial. Lancet 2000; 355: 1205–1210
5. International Stroke Trial Collaborative Group. The International Stroke Trial (IST): a randomised trial of aspirin, subcutaneous heparin, both, or neither among 19,435 patients with acute ischaemic stroke. Lancet 1997; 31: 1569–1581
6. Ionita CC, Siddiqui AH, Levy EI, Hopkins LN, Snyder KV, Gibbons KJ. Acute ischemic stroke and infections. J Stroke Cerebrovasc Dis. 2011; 20: 1–9
7. Dennis MS, Lewis SC, Warlow C; FOOD Trial Collaboration. Effect of timing and method of enteral tube feeding for dysphagic stroke patients (FOOD): a multicentre randomised controlled trial. Lancet 2005; 365: 764–772
8. AVERT Trial Collaboration Group. Efficacy and safety of very early mobilisation within 24 h of stroke onset (AVERT): a randomised controlled trial. Lancet 2015; 368: 46–55
9. Jovin TG, Saver JL, Ribo M, et al. Diffusion-weighted imaging or computerized tomography perfusion assessment with clinical mismatch in the triage of wake up and late presenting strokes undergoing neurointervention with Trevo (DAWN) trial methods. Int J Stroke. 2017;12:641–652
10. Albers GW, Marks MP, Kemp S, et al. Thrombectomy for Stroke at 6 to 16 Hours with Selection by Perfusion Imaging. N Engl J Med. 2018;378:708–718
11. Jüttler E, Bösel J, Amiri H, Schiller P, Limprecht R, Hacke W, Unterberg A; DESTINY II Study Group. DESTINY II: DEcompressive Surgery for the Treatment of malignant INfarction of the middle cerebral arterY II. Int J Stroke. 2011; 6: 79–86

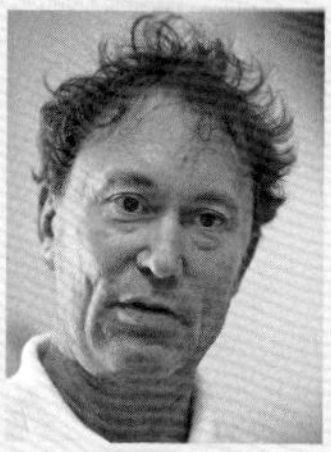

Prof. Dr. med. Jörg Berrouschot

Studium der Humanmedizin in Leipzig. Ausbildung zum Facharzt für Neurologie am Universitätsklinikum Leipzig. Weiterbildung Spezielle Neurologische Intensivmedizin. 1999 Habilitation. Seit 2002 Chefarzt der Klinik für Neurologie und Neurologische Intensivmedizin am Klinikum Altenburger Land. Arbeitsschwerpunkte: neurologische Intensivmedizin, Telemedizin.

4 Intrazerebrale Blutung

Alexander Sekita und Joji B. Kuramatsu

4.1 Epidemiologie

Die intrazerebrale Blutung (ICB) ist mit einer Einjahressterblichkeit von bis zu 50% und mit einer bleibenden funktionellen Beeinträchtigung bei ca. 2/3 aller Patienten eine der schwerwiegendsten Schlaganfallformen (1). Zwar zeigen epidemiologische Studien eine stabile globale Inzidenz der ICB auf, jedoch ist aufgrund des demografischen Wandels von einer Zunahme der Inzidenz an ICB unter oraler Antikoagulation (OAK) auszugehen (1, 2).

4.2 Pathogenese

Die Lokalisation der ICB kann Hinweise auf die zugrundeliegende Ätiologie geben. So sind tief gelegene ICB („loco typico“), im Bereich der Stammganglien und des Thalamus, vor allem hypertensiv bedingt, hierbei kommt es zu sogenannten Rhexisblutungen tiefer perforierender Arterien. Lobär lokalisierte, kortikale Blutungen („loco atypico“) sollten hingegen den Verdacht auf eine altersassoziierte zerebrale Amyloidangiopathie oder andere vaskuläre Ursachen (u.a. arteriovenöse Malformation, Aneurysmata, Sinusvenenthrombose) lenken. Pathophysiologisch gemeinsam ist eine Ruptur intrakranieller Gefäße durch eine erhöhte Fragilität bedingt durch arteriosklerotische bzw. amyloidangiopathische Prozesse, die unter dem Überbegriff *Small-Vessel Disease* zusammengefasst werden können und bei rund 80% aller ICB zugrunde liegen.

4.3 Klinische Manifestation

Ein akuter Schlaganfall ist klinisch definiert durch plötzlich einsetzende fokal-neurologische Defizite. Eine Unterscheidung zwischen einer ischämischen bzw. hämorrhagischen Genese ist klinisch nicht zuverlässig möglich. Zwar sind einige klinische Merkmale wie eine Blutdruckentgleisung, eine begleitende Übelkeit und Erbrechen sowie ein rasches Fortschreiten und Vigilanzminderung hinweisend für eine ICB, jedoch ist eine sofortige Bildgebung mittels Computertomografie oder Magnetresonanztomografie zur Diagnosestellung unerlässlich. Aufgrund eines drohenden Hämatomwachstums (bis zu 40%) ist eine sorgfältige serielle klinische Überwachung erforderlich, um Therapiemaßnahmen bei sekundärer neurologischer Verschlechterung zu eskalieren.

4.4 Diagnostik und Prognose

Goldstandard der Diagnostik stellt die Computertomografie dar. Hochrisikopatienten für eine Nachblutung können bildgebend, wie in Abbildung 1 zu sehen, mittels kontrastmittelgestützter Verfahren (spot sign, Kontrastmittelextravasation im Hämatom) oder mittels Nativ-CT (non-contrast CT-marker, heterogene Dichte innerhalb des Hämatoms, i.e. Hypodensities, heterogenous densities, uvm.) identifiziert werden (3, 4).

Gegenüber nicht modifizierbaren Prognoseparametern wie Alter, neurologischer Status, initiales Hämatomvolumen, und Lokalisation gibt es therapeutisch beinflussbare Prädiktoren wie die Vermeidung einer Hämatomprogression und die Behandlung des Ventrikeleinbruchs (5). Trotz des schweren Krankheitsbildes werden frühe Therapierestriktionen mit Beendigung aller therapeutischer Maßnahmen zu Gunsten einer palliativmedizinischen Betreuung innerhalb der ersten 48 Stunden nicht empfohlen (6). Da solche Therapieentscheidungen unweigerlich in dem zu erwartenden Outcome münden („*self fulfilling prophecy*"), liegt daher häufig eine Überschätzung des schlechten Outcomes vor und scheinbar aussichtlosen Patienten wird eine durchaus realistische Rekonvaleszenz durch das vorzeitige Einstellen therapeutischer Maßnahmen verwehrt. Mit dem sog. max-ICH-Score kann anhand in der Akutbehandlung routinemäßig erhobener Daten, eine validierte Prognose mit geringerem Bias durch vorzeitige Therapierestriktionen getroffen werden (7). Somit können gemeinsame Therapieentscheidung durch Ärzte, Angehörige und Patienten erleichtert bzw. ungerechtfertigte Therapierestriktionen vermieden werden. Zusätzlich spielen klinische Prädiktoren wie die etwaige Einnahme von Thrombozytenaggregationshemmern oder oralen Antikoagulanzien eine

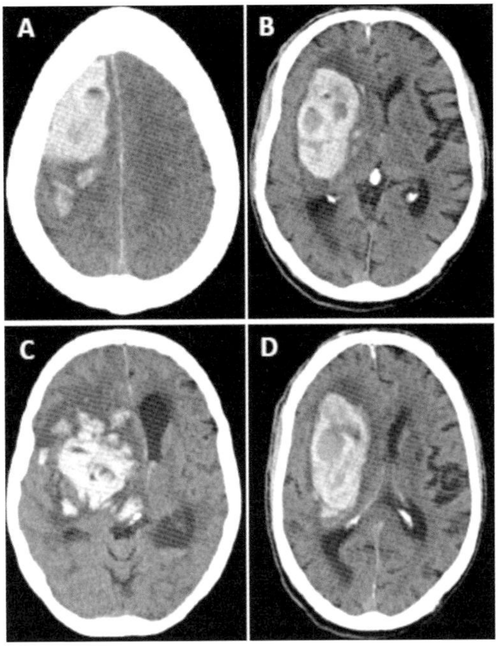

Abb. 1 CT-basierte Prädiktoren einer Hämatomprogression
(A) *Fluid level:* Vorhandensein eines deutlichen hypoattenuierenden (für das Gehirn hypodensen) Bereichs oberhalb und eines hyperattenuierenden (für das Gehirn hyperdensen) Bereichs unterhalb einer diskreten geraden Trennlinie innerhalb einer ICB. (B) *Hypodensity:* Jede hypodense Region innerhalb des Hämatoms, die von der Blutung abgekapselt ist, mit beliebiger Form, Größe und Dichte. (C) *Island sign:* Mindestens 3 verstreute kleine Hämatome, die alle von der Haupt-ICB getrennt sind, oder mindestens 4 kleine Hämatome, von denen einige oder alle mit der ICB verbunden sein können. (D) *Heterogenous density:* Mindestens drei hypoattenuierende Areale, innerhalb der ICB. Die Bilder wurden mit freundlicher Genehmigung von Prof. Dr. med. Arnd Dörfler zur Verfügung gestellt.

wesentliche Rolle für das Hämatomprogressionsrisiko. Da das Expansionsrisiko vom Zeitfenster abhängt und in der Frühphase innerhalb der ersten drei Stunden am größten ist, erscheint die Akut-Therapie folglich umso effektiver je früher eine Behandlung erfolgen kann (8).

Daher gilt gemäß dem Motto „time is brain" auch beim hämorrhagischen Schlaganfall die Eckpfeiler der Akuttherapie so schnell wie möglich umzusetzen; d.h. rasche und aggressive systolische Blutdrucksenkung und sofortige Hämostase.

4.5 Therapie

4.5.1 Blutdruckmanagement

Die aktuelle Behandlungs-Evidenz und Leitlinien Empfehlung zur Blutdrucktherapie beruht auf einer a priori geplanten individuellen Patientendaten Meta-Analyse (IPD-MA) der randomisiert kontrollierten INTERACT-2- und ATACH-2 Studien, in der gezeigt werden konnte, dass eine umgehende und stabile systolische Blutdrucksenkung auf Zielwerte zwischen 120 und 130 mmHg bei Patienten mit einer akuten, ICB mit einem günstigen funktionellen Zustand assoziiert ist (6, 9). In einer weiteren Subgruppenanalyse der ATACH-2 Studie konnte zudem ein therapeutisches Zeitfenster von zwei Stunden identifiziert werden, in dem Patienten von einer intensiven Blutdrucksenkung besonders profitieren; i.e. verringerte Hämatomprogression und besserer funktioneller Outcome (10). Bekräftigt werden konnten diese Daten noch einmal in der kürzlich veröffentlichten INTERACT-3-Studie, in der die kombinierte Therapie aus frühzeitiger intensiven Blutdrucksenkung, strenger Normoglykämie und -thermie, sowie rascher Hämostase innerhalb einer Stunde in einer multizentrischen randomisiert kontrollierten Studie mit einem verbesserten funktionellen Outcome verbunden war (11).

> **! Zusammenfassend sollte daher in der Akutphase einer ICB eine aggressive, aber kontrollierte Blutdrucksenkung auf stabile Werte von < 140 mmHg systolisch erzielt, eine ausgeprägte Blutdruckvariabilität vermieden und eine Blutdrucksenkung von 90 mmHg nicht überschritten werden.**

4.5.2 Hämostatisches Management

ICB unter alterierter Gerinnung aufgrund der Einnahme einer oralen Antikoagulation sind im Vergleich zu spontanen ICB, durch größere ICB-Volumina, häufigere Ventrikeleinbrüche, vermehrte sowie prolongierte Nachblutungen und mit einer schlechteren Prognose assoziiert. Die sofortige Gerinnungsnormalisierung ist daher ein weiterer Eckpfeiler in der Akuttherapie von ICB. Abhängig vom eingenommenen oralen Antikoagulans unterscheidet sich dabei die Art der Antagonisierung. Randomisierte kontrollierte Studien konnten bei VKA-assoziierten Blutungen die hämostatische Überlegenheit mit effektiveren und schnelleren Gerinnungsausgleich sowie geringerer Komplikationsrate von Prothrombin-Komplex-Präparaten mit simultaner Gabe von Vitamin-K im Vergleich zu gefrorenen Frischplasma belegen (12). Die Antagonisierung der INR auf Werte < 1,3, gemäß multizentrischen Beobachtungsdaten, sollte so schnell wie möglich erfolgen, um Nachblutungsraten und die Mortalität zu reduzieren (13). ICB unter effektiver Antikoagulation mit dem direkten Thrombininhibitor Dabigatran oder den Faktor-Xa-Inhibitoren Rivaroxaban, Apixaban und Edoxaban weisen eine vergleichbare Rate an Nachblutungen auf, sodass auch hier eine unverzügliche hämostatische Therapie angezeigt ist. Mittels quantitativen Spiegelbestimmung der spezifischen Anti-Xa Aktivität, Erhebung der Thrombinzeit (Dabigatran) und qualitativen Point-of care Verfahren kann jedoch auch bei NOAK-ICB der Gerinnungsstatus evaluiert werden. Zur Gerinnungsnormalisierung bei Patienten mit ICB unter NOAK stehen mit Idarucizumab für Dabigatran bzw. mit Andexanet alfa für Apixaban und Rivaroxaban spezifische Antidota bereit, wobei bislang keine randomisierten Studiendaten vorhanden aber in naher Zukunft zumindest für die Faktor-Xa-Inhibitoren zu erwarten sind (14). Für den Faktor Xa-Hemmer Edoxaban bzw. bei Nichtverfügbarkeit der spezifischen Antidota kann eine Gerinnungsnormalisierung mit PPSB erwogen werden. In allgemeinen ICB oder unter Thrombozytenfunktionshemmung (TFH) konnte lediglich in post-hoc Analysen der randomisiert kontrollierten TICH-2 Studie günstige Effekte durch die Gabe von Tranexamsäure (TXA) beobachtet werden (15). Entsprechend dieser Effekte und wegen dem günstigen Sicherheitsprofil sollte TXA vor allem in der hyperakuten Phase (< 4.5 Stunden nach Symptombeginn) als hämostatische Therapie in Betracht gezogen werden (aktuell laufende TICH-3-Studie). Zusammenfassend und gemäß der aktuellen amerikanischen Behandlungsleitlinie gilt für das hämostatische Management bei ICB das in Tabelle 1 dargestellte Vorgehen (6).

4.5.3 Intensivmedizinisches Management und chirurgische Optionen

Aufgrund der häufigen und frühen neurologischen Verschlechterung bei Patienten mit ICB in der Akutphase spielt die neurointensivmedizinische Über-

Tab. 1 Antagonisierung bei ICB zur hämostatischen Therapie

ICB unter Medikation mit ...	Antidot
VKA und INR > 1,3	Dosis-Regime abhängig vom INR vor der Behandlung und des Körpergewichtes (KG): ■ 10–20 IE PPSB pro kg KG bei INR von 1,3–1,99 ■ 25–50 IE PPSB pro kg KG bei INR > 2,0
Dabigatran	5 g Idarucizumab in Form zweier Boli à 2,5 g
Apixaban od. Rivaroxaban	Andexanet alfa abhängig vom letzten Einnahmezeitpunkt: ■ bei ≥ 8 h seit letzter Einnahme: 400 mg i.v. über 15 min, danach 480 mg über 120 min ■ bei < 8 h seit letzter Einnahme: 800 mg i.v. über 30 min, danach 960 mg über 120 min
Edoxaban oder nicht verfügbaren Antidota	50 IE PPSB pro kg KG
TFH oder bei allgemeiner ICB	TXA 1 g i.v. als Bolus, 1 g über 8 Stunden als Infusion

wachung eine wesentliche Rolle. Prädestiniert für eine solche Verschlechterung sind dabei vor allem Patienten mit einem Hämatomvolumen von ≥ 30 ml, infratentorieller ICB-Lage und intraventrikulärer Blutung (IVB). Aufgrund der möglichen Obstruktion bzw. Kompression des Ventrikelsystems, vor allem des dritten oder vierten Ventrikels, mit folgender sekundärer Hirnschädigung durch Entwicklung eines akuten Hydrocephalus, Steigerung des intrakraniellen Druckes und globaler Minderperfusion sowie potenzieller Herniation, stellt das Platzieren einer externen Ventrikeldrainage (EVD) zur Außenableitung des Liquors in diesen Fällen eine lebensrettende Maßnahme dar. Daneben wurden in den letzten Jahren auch weitere therapeutische Ansätze verfolgt. Die randomisiert kontrollierte CLEAR-III Studie (N = 500) untersuchte die Applikation einer intraventrikulären Fibrinolyse von 1 mg rt-PA alle 8 Stunden über die EVD in das Ventrikelsystem und zeigte eine beschleunigte Auflösung des IVB-Volumens, etablierte die Sicherheit dieses Verfahrens und zeigte eine signifikant reduzierte Mortalität. Eine große IPD-MA zeigte signifikante Effekte zugunsten dieser Therapie auf das funktionelle Outcome nach 6 Monaten, insbesondere bei Patienten in einem frühen Behandlungszeitfenster (innerhalb von < 48 Stunden) (16). Eine überlappende lumbale Drainage, welche nur bei wiederhergestellter physiologischer Liquorzirkulation und -kommunikation zu legen ist, stellt einen additiven Therapieansatz zur Behandlung der IVB dar und kann durch die schnellere Ableitung von neurotoxischen subarachnoidalen Blutanteilen die Shuntpflichtigkeit im Verlauf signifikant reduzieren (17).

Der raumfordernde Effekt der Blutung selbst und die Entwicklung eines perihämorrhagischen Ödems kann zu erhöhten intrakraniellen Drücken mit sekundärer Hirnschädigung führen, sodass weitere, invasivere chirurgische Techniken wie die offene oder minimalinvasive Hämatomevakuation und die dekompressive Kraniotomien naheliegend erscheinen. Der Einfluss chirurgischer Behandlungsstrategien ist jedoch umstritten. In erster Linie sollte zwischen supra- und infratentoriellen Blutungen unterschieden werden. Während sich supratentoriell mit der dekompressiven Hemikraniektomie bei ausgedehnten Stammganglien-ICB ein invasiverer Ansatz noch in klinischer Erprobung befindet (SWITCH-Studie), konnte in multizentrischen randomisiert-kontrollierten Studien weder in offen-operativen Hämatomausräumungen (STICH I und STICH II) noch in minimal invasiven Strategien (MISTIE-III) ein Benefit bezüglich des funktionellen Outcomes aufgezeigt werden, trotz teilweiser signifikanter Reduktion der Hämatomgröße und des perihämorrhagischen Ödems (18). Lediglich in der Subgruppenanalyse der randomisierten MISTIE-III Studie, zeigte sich für Patienten, die ein Ziel-Hämatomvolumen von < 15 ml aufweisen, eine signifikante Verbesserung des funktionellen Zustands (19). Vermutet wird, dass der fehlende Effekt der chirurgischen Behandlungsoptionen größtenteils auf die perioperative Traumasetzung, um die Blutung zur Hämatomevakuation zugänglich zu machen zurückzuführen ist, sodass mit der minimal-invasiven ENRICH-Studie eine vielversprechende

Behandlungsoption in aktueller klinischer Erprobung ist. Erste Kongressveröffentlichungen deuten hierbei auf signifikante Effekte vor allem in lobären ICB an. Diese multizentrische randomisierte Studie, verglich die medizinische Standardbehandlung einer ICB mit einer neuen minimalinvasiven chirurgischen Behandlungstechnik (*minimally invasive parafascicular surgery* [MIPS]), die eine besonders schonende und Trauma vermeidende Operation und Zugangsweg zur Blutung ermöglicht (20). Nichtsdestotrotz können anhand der aktuellen Datenlage aktuell weder offen-operative noch minimal-invasive Verfahren als Routineverfahren bei supratentoriellen ICB empfohlen werden, allerdings legten die Studien einen potenziellen Vorteil der chirurgischen Strategien hinsichtlich der Mortalität nahe, sodass Kraniotomien bei supratentorieller ICB insbesondere bei jungen, sich klinisch verschlechternden Patienten mit Mittellinienverschiebung als lebensrettend gelten.

Infratentorielle ICB können aufgrund der anatomischen Gegebenheiten (beschränkter infratentorieller Raum) schnell zu einer Hirnstammkompression mit folgendem obstruktiven Hydrocephalus und sekundärer neurologischer Verschlechterung führen. Analog zur supratentoriellen ICB konnte eine IPD-MA aufzeigen, dass im Vergleich zur konservativen Therapie, operative Verfahren, nicht mit einem verbesserten funktionellen Outcome einhergingen, sehr wohl aber mit einer signifikant höheren Überlebensrate nach 3 und 12 Monaten. Letzteres gilt speziell für Blutungen > 15 ml, während Eingriffe bei Hämatomen mit einem kleineren Volumen mit einem signifikant ungünstigeren funktionellen Outcome verbunden waren (21). Somit kann, gemäß der aktuellen Leitlinie die chirurgische Hämatomevakuation bei Patienten mit spontaner zerebellärer Blutung über 15 ml als lebenserhaltende Maßnahme empfohlen werden.

Take home messages:

- *Wichtigstes Behandlungsziel im Akutmanagement intrazerebraler Blutungen ist die Vermeidung einer Hämatomprogression, die durch eine umgehende, aggressive aber kontrollierte systolische Blutdrucksenkung, sowie einer sofortigen Hämostase erreicht werden kann.*
- *Intensivmedizinische Maßnahmen wie eine Liquoraußenableitung durch eine EVD mit begleitender intraventrikulärer Fibrinolyse sind bei großen ICB mit ausgedehntem Ventrikeleinbruch indiziert und ggf. die Anlage einer Lumbaldrainage.*
- *Chirurgische Behandlungsstrategien wie Hämatomevakuation, dekompressive Verfahren oder minimal-invasive Ansätze stellen aktuell noch individuelle Therapieentscheidungen dar.*
- *Für eine valide und verbesserte Prognoseabschätzung mit Vermeidung ungerechtfertigter Therapierestriktionen durch Überschätzung von schlechtem Outcome kann der max-ICH-Score herangezogen werden.*

Literatur

1. Qureshi AI, Mendelow AD, Hanley DF (2009) Intracerebral haemorrhage. Lancet 373 (9675), 1632–44
2. GBD 2019 Stroke Collaborators (2021) Global, regional, and national burden of stroke and its risk factors, 1990–2019: a systematic analysis for the Global Burden of Disease Study 2019. Lancet Neurol 20 (10), 795–820
3. Demchuk AM et al. (2012) Prediction of haematoma growth and outcome in patients with intracerebral haemorrhage using the CT-angiography spot sign (PREDICT): a prospective observational study. Lancet Neurol 11 (4), 307–14
4. Morotti A et al. (2020) Noncontrast CT markers of intracerebral hemorrhage expansion and poor outcome: A meta-analysis. Neurology 95 (14), 632–643
5. Kuramatsu JB, Sembill JA, Huttner HB (2019) Reversal of oral anticoagulation in patients with acute intracerebral hemorrhage. Crit Care 23 (1), 206
6. Greenberg SM et al. (2022) 2022 Guideline for the Management of Patients With Spontaneous Intracerebral Hemorrhage: A Guideline From the American Heart Association/American Stroke Association. Stroke, 101161str0000000000000407
7. Sembill JA et al. (2021) Multicenter Validation of the max-ICH Score in Intracerebral Hemorrhage. Ann Neurol 89 (3), 474–484
8. Al-Shahi Salman R et al. (2018) Absolute risk and predictors of the growth of acute spontaneous intracerebral haemorrhage: a systematic review and meta-analysis of individual patient data. Lancet Neurol 17 (10), 885–894
9. Moullaali TJ et al. (2019) Blood pressure control and clinical outcomes in acute intracerebral haemorrhage: a preplanned pooled analysis of individual participant data. Lancet Neurol 18 (9), 857–864
10. Li Q et al. (2020) Ultra-Early Blood Pressure Reduction Attenuates Hematoma Growth and Improves Outcome in Intracerebral Hemorrhage. Annals of neurology 88 (2), 388–395
11. Ma L et al. (2023) The third Intensive Care Bundle with Blood Pressure Reduction in Acute Cerebral Haemorrhage Trial (INTERACT3): an international, stepped wedge cluster randomised controlled trial. Lancet 402 (10395), 27–40
12. Steiner T et al. (2016) Fresh frozen plasma versus prothrombin complex concentrate in patients with intracranial haemorrhage related to vitamin K antagonists (INCH): a randomised trial. Lancet Neurol 15 (6), 566–73
13. Kuramatsu JB et al. (2015) Anticoagulant reversal, blood pressure levels, and anticoagulant resumption in patients with anticoagulation-related intracerebral hemorrhage. Jama 313 (8), 824–36
14. Milling TJ Jr. et al. (2023) Final Study Report of Andexanet Alfa for Major Bleeding With Factor Xa Inhibitors. Circulation 147 (13), 1026–1038
15. Sprigg N et al. (2018) Tranexamic acid for hyperacute primary IntraCerebral Haemorrhage (TICH-2): an international randomised, placebo-controlled, phase 3 superiority trial. Lancet 391 (10135), 2107–2115
16. Kuramatsu JB et al. (2022) Association of intraventricular fibrinolysis with clinical outcomes in ICH: an individual participant data meta-analysis. Stroke 53 (9), 2876–2886
17. Staykov D et al. (2017) Efficacy and safety of combined intraventricular fibrinolysis with lumbar drainage for prevention of permanent shunt dependency after intracerebral hemorrhage with severe ventricular involvement: A randomized trial and individual patient data meta-analysis. Ann Neurol 81 (1), 93–103
18. Mendelow AD et al. (2013) Early surgery versus initial conservative treatment in patients with spontaneous supratentorial lobar intracerebral haematomas (STICH II): a randomised trial. Lancet 382 (9890), 397–408
19. Hanley DF et al. (2019) Efficacy and safety of minimally invasive surgery with thrombolysis in intracerebral haemorrhage evacuation (MISTIE III): a randomised, controlled, open-label, blinded endpoint phase 3 trial. Lancet 393 (10175), 1021–1032
20. Ratcliff JJ et al. (2023) Early Minimally Invasive Removal of Intracerebral Hemorrhage (ENRICH): Study protocol for a multi-centered two-arm randomized adaptive trial. Front Neurol 14, 1126958
21. Kuramatsu JB et al. (2019) Association of Surgical Hematoma Evacuation vs Conservative Treatment With Functional Outcome in Patients With Cerebellar Intracerebral Hemorrhage. JAMA 322 (14), 1392–1403

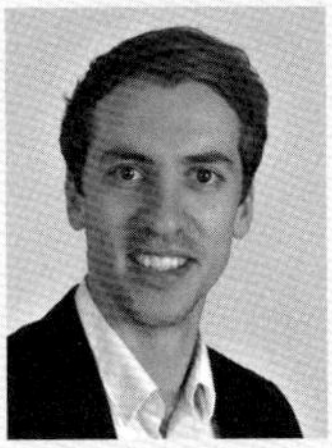

Alexander Sekita

2013–2020 Studium der Humanmedizin an der Friedrich-Alexander-Universität Erlangen. Seit 2018 Promotion in der Sektion für experimentelle Onkologie und Nanomedizin über Eisenoxid-Nanopartikel als Kontrastmittel zur in-vivo-Evaluation für fortgeschrittene Atherosklerose. Seit 2021 Facharztausbildung in der Neurologischen Klinik des Universitätsklinikums Erlangen.

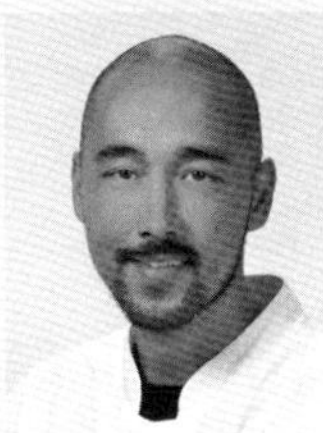

PD Dr. med. Joji B. Kuramatsu

Leitender Oberarzt der Neurologischen Klinik des Universitätsklinikums Erlangen. Mehrjährige Leitung der neurologischen Intensivstation. Schwerpunkt des wissenschaftlichen Interesses und der Habilitation liegt in der neurologischen Intensivmedizin und insbesondere auf dem hämorrhagischen Schlaganfall, wofür er mit diversen Preisen ausgezeichnet wurde.

5 Schlaganfall durch aneurysmatische Subarachnoidalblutung

Hartmut Vatter, Tim Lampmann, Motaz Hamed und Felix Lehmann

5.1 Epidemiologie

Die aneurysmatische Subarachnoidalblutung (aSAB) ist eine Unterform des (hämorrhagischen) Schlaganfalls. Wenngleich nur ca. 2–7% aller Schlaganfälle Subarachnoidalblutungen sind, weißt die aSAB eine höhere Morbidität und Mortalität auf (1): Die Mortalität beträgt bereits ca. 24% vor Erreichen des Krankenhauses und ca. 20% trotz Behandlung im Krankenhaus (2). Die Inzidenz beträgt etwa 6–9 von 100.000 Fälle pro Jahr und der Altersgipfel liegt bei etwa 50 bis 60 Jahren (3; 4).

Aufgrund des jüngeren Patientenalters und der höheren Mortalität als beim ischämischen Schlaganfall ist die sozioökonomische Relevanz der aSAB trotz geringerer Inzidenz hoch (1). Frauen sind ca. 1,6-mal häufiger betroffen (3). Die meisten Subarachnoidalblutungen (ca. 85%) entstehen aufgrund eines rupturierten intrakraniellen Aneurysmas (1; 3). Wichtige Risikofaktoren für die Entstehung und Ruptur von intrakraniellen Aneurysmata sind Nikotinabusus und arterieller Hypertonus, deren Prävention zu einer gewissen Reduktion der Inzidenz beigetragen haben können (1; 3). Im Folgenden werden wir vor allem die aSAB darstellen; traumatische oder Subarachnoidalblutungen ohne Nachweis einer Blutungsquelle weisen meist einen anderen klinischen Verlauf auf und sind als andere Krankheitsentitäten zu werten.

5.2 Pathophysiologie

Pathophysiologisch können zwei Zeitintervalle, in denen es zu Hirnschädigungen kommen kann, unterschieden werden: Die erste Phase bis zu 72 Stunden nach Blutung (Early Brain Injury, EBI) und die darauffolgende Phase mit ihrem Höhepunkt bis etwa zum 14. Tag (Delayed Cerebral Ischaemia, DCI) (2). Das ausgetretene subarachnoidale Blut wirkt einerseits toxisch und führt – nicht zuletzt aufgrund der akuten Erhöhung des intrakraniellen Drucks – zu einer transienten globalen Ischämie (3). Kommt es zudem zu einer intraparenchymalen Einblutung, führt diese zum direkten Untergang von Nervenzellen.

Mögliche diskutierte Mechanismen der DCI sind neben zerebralen Vasospasmen (CVS) unter anderem Mikrothrombosen, kortikal streuende Depolarisationen, Zusammenbruch der Blut-Hirn-Schranke, Einschränkung der zerebralen Autoregulation sowie Neuroinflammation (2; 5).

5.3 Klinik

Die Klinik von Patienten nach einer aSAB hat eine weite Streuung. Eingeteilt wird der klinische Zustand u.a. nach der WFNS-Skala (6). Leitsymptom ist fast immer ein plötzlich einsetzender „Vernichtungskopfschmerz“ mit oder ohne Meningismus. Je nach Ausprägung mit intrazerebraler „Pressstrahlblutung“ oder einem akuten Hydrocephalus können auch neurologische Defizite wie eine Halbseitensymptomatik oder Übelkeit und Erbrechen auftreten. Fortschreitender Hirndruck kann zu einer progredienten Vigilanzminderung bis hin zur uncalen Herniation führen. Ein gewisser Anteil der Patienten berichtet auch von einer deutlich schwächeren Warnblutung, die sie einige Tage bis wenige Wochen vorher erleiden (7).

Aufgrund der hohen Morbidität und Mortalität sowie der potenziell akuten Verschlechterung des Zustands der Patienten durch Nachblutungen aus dem unversorgten Aneurysma ist eine rasche Diagnose und Zuweisung in ein spezialisiertes Zentrum von grundlegender Bedeutung (8).

In Anbetracht des möglichen weiteren Verlaufs inkl. Komplikationen ist eine weitere Überwachung von aSAB-Patienten obligat. Auch bei nur mild betroffenen Patienten können im Verlauf (insbesondere zwischen Tag vier bis Tag 14 nach aSAB) verzögerte neurologische Defizite (DIND) auftreten (9). Diese sind klinische Korrelate für sekundäre Ischämien (DCI), welche meist heterogen definiert werden: Entsprechend einem Konsensus-Papers (10) kann man DIND als neurologische Verschlechterung im Sinne neurologischer Defizite wie neu aufgetretene Hemiparesen, Aphasie, Apraxie, Hemianopsie oder Neglect oder eine Vigilanzminderung von mindestens zwei GCS-Punkten, jeweils für mindestens eine Stunde, definieren. DCI-bedingte Infarkte entspräche dementsprechend einem zerebralen Infarkt in CT oder MRT innerhalb von sechs Wochen nach aSAB ohne Bezug zur Aneurysma-Versorgung.

5.4 Diagnostik

Goldstandard zur Diagnostik von Patienten mit akut aufgetretenen Kopfschmerzen ist die native cCT. In einer prospektiven Studie, bei der Patienten innerhalb von sechs Stunden untersucht wurden, lag die Sensitivität der CT bei 100% (3). Verbleibt die CT-Diagnostik negativ, aber es besteht weiterhin ein starker klinischer Verdacht auf eine aSAB, sollte eine Lumbalpunktion erfolgen (3). Ein möglicher Parameter neben der Inspektion auf Xanthochromie ist die Bestimmung des Ferritins im Liquor (11).

Sobald eine aSAB nachgewiesen wurde, gilt es die Blutungsquelle zu identifizieren. Goldstandard ist die 3D-DSA, welche auch zur Therapieplanung genutzt wird (3). Vor allem, wenn es der klinische Zustand des Patienten nicht erlaubt (z.B. zerebrale Herniation bei Pressstrahlblutung), kann eine CT-A die zeitaufwendige DSA ersetzen (3).

Im Rahmen der weiteren Überwachung sind routinemäßige klinisch-neurologische Untersuchung obligat. Hierzu können Scores wie der GCS oder NIHSS verwendet werden. Zur Detektion von CVS sollen Screeninguntersuchungen erfolgen, beispielsweise regelmäßige transkranielle Doppler-Sonografien (TCD). Bei klinischem Verdacht kann eine CT-A und/oder Perfusionsbildgebung (z.B. CT-P) ergänzt werden (2). Weitere, teils invasive Diagnostiken wie die Gewebeoxymetrie oder die Mikrodialyse werden aktuell noch untersucht, konnten bisher aber keinen klaren Behandlungsvorteil zeigen.

5.5 Therapie

Initial sollte die zeitnahe Versorgung des rupturierten Aneurysmas erfolgen (innerhalb von 24 Stunden), um eine Rezidivblutung zu verhindern. Bis zur Versorgung des rupturierten Aneurysmas sollte ein möglicher Hypertonus therapiert werden. Eine Reduktion der Rezidivblutungen bei striktem Einhalten eines systolischen Blutdrucks < 140 mmHg konnte nicht gezeigt werden, sodass ein mittlerer arterieller Druck (MAD) von 60–90 mmHg empfohlen wird (3). Hierzu ist die zeitnahe Etablierung eines adäquaten (invasiven) Blutdruckmonitorings essenziell. Neben diesen absoluten Grenzen sollten aber auch übermäßige Schwankungen des Blutdrucks vermieden werden (2).

Sofern Patienten Thrombozytenaggregationshemmer oder Antikoagulanzien – ggf. auch durch den Rettungsdienst etc. – eingenommen bzw. erhalten haben, sollte deren Effekt mit entsprechenden Antidoten oder Gerinnungsprodukten ausgeglichen werden (2). Dem hingegen wird eine prophylaktische Gabe von Antifibrinolytika aktuell nicht empfohlen (2).

Sollte initial kein vollständiger Verschluss des Aneurysmas möglich sein, kann erwogen werden, zumindest die Rupturstelle zu versorgen und das Aneurysma sekundär auszuschalten (2). Die Modalität der Aneurysma-Ausschaltung (endovaskulär oder chirurgisch) hängt von der Lokalisation ab und sollte interdisziplinär von einem Team entschieden werden, dass über eine größtmögliche Expertise verfügt (2). Die Entscheidung muss sich hierbei auch an individuellen Faktoren des Patienten orientieren. So sollte beispielsweise bei ausgeprägter intraparenchymaler Einblutung die operative Therapie präferiert werden (2). Während Aneurysmata der hinteren Zirkulation eher mittels Coiling versorgt werden sollten, kann ein Clipping für Patienten < 40 Jahre das Outcome positiv beeinflussen (2). Patienten mit einer „good-grade" aSAB aus einem rupturierten Aneurysma der vorderen Zirkulation profitieren bezogen auf 1-Jahres-Outcome vom primären Coiling, wohingegen beide Modalitäten zu einem guten Langzeit-Outcome führen können (2). Sollte ein Aneurysma nicht primär durch Clipping oder Coiling allein behandelbar sein, können als Alternative stentgestützte Verfahren oder die Implantation von Flow-Divertern eingesetzt werden (2). Der primäre Einsatz dieser Verfahren – sofern ein primäres Clipping oder Coiling möglich ist – wird nicht empfohlen und führt zu einer höheren Komplikationsrate (2).

Wenngleich eine adäquate Überwachung von aSAB-Patienten gewährleistet sein muss, gibt es keine verbindlichen Richtlinien, welche Patientenkollektive auf einer Intensivstation behandelt werden sollten und für welche eine IMC-Station/Stroke-Unit ausreichend ist. Ebenso existieren keine wissenschaftlichen Empfehlungen, wann eine „Deeskalation" der Überwachungsmaßnahmen erfolgen kann bzw. sollte. Selbstverständlich ist eine Intensivierung der Therapie jederzeit möglich.

5.5.1 Therapieziele

Im Rahmen der (Intensiv-)Therapie bzw. der subakuten Phase gibt es einige grundlegende Ziele:

- Vermeidung von Komplikationen und Früherkennung von CVS und DCI.
- Prinzipiell wird als medikamentöse Prophylaxe bislang nur die enterale Gabe von Nimodipin empfohlen, um das Outcome signifikant zu verbessern.
- Um thromboembolische Komplikationen zu verhindern, sollte zusätzlich eine medikamentöse (oder auch mechanische) Thromboseprophylaxe erfolgen (2).
- Eine präventive Hypervolämie, Hypertonie oder die Gabe von Statinen oder Magnesium werden aufgrund möglicher Komplikationen nicht empfohlen (2).
- Grundsätzlich sollten alle möglichen physiologischen Parameter im Normbereich gehalten werden: Hierzu zählen unter anderem Normovolämie, Normoglykämie und Normothermie (2).
- Auch Elektrolytstörungen wie eine sich häufig entwickelnde Hyponatriämie sollten durch entsprechende Substitutionen reguliert werden (2).

- Hypertensive Patienten sollten nicht aktiv mit Antihypertensiva behandelt werden, um einer ebenfalls häufig entstehenden Hypertonie im Rahmen von CVS oder DCI nicht entgegenzuwirken.

5.5.2 Komplikationen

Sind symptomatische CVS aufgetreten, ist die künstliche Anhebung des MAD/CPP noch immer die Therapie der ersten Wahl. Weitere invasive Interventionen wie die intraarterielle Gabe von Nimodipin oder die zerebrale (Ballon-) Angioplastie sind umstritten und werden in unterschiedlichen Zentren inhomogen und patientenindividuell durchgeführt (2; 12). Konsens ist aber, dass diese invasiven Interventionen – wenn überhaupt – immer nur eine Rescue-Therapie darstellen.

Eine weitere häufige Komplikation im Rahmen der aSAB ist ein akuter Hydrocephalus. Dieser sollte immer schnellstmöglich mittels externer Ventrikeldrainage (EVD) oder einer lumbalen Drainage (wenn keine Kontraindikationen bestehen) therapiert werden (2). Sollte sich zeigen, dass der Hydrocephalus chronifiziert, ist eine dauerhafte Liquorableitung im Sinne eines Shunts notwendig (2). Hier sind die entsprechenden Kontraindikationen (ggf. herstellerabhängig) wie zum Beispiel erhöhte Proteinmenge oder Erythrozyten im Liquor zu berücksichtigen.

Für bestimmte Patienten besteht ein erhöhtes Risiko für epileptische Anfälle im Rahmen der aSAB. Hierzu zählen rupturierte MCA-Aneurysmata, „high-grade“ aSAB (WFNS 4 und 5), intraparenchymatöse Blutungen, Hydrocephalus und kortikale Infarkte. Anfälle in diesem Patientenkollektiv sind häufig akut symptomatische Anfälle mit einem geringen Rezidivrisiko. Eine prophylaktische Therapie kann – wenn überhaupt – erwogen werden, sollte dann aber zunächst zeitlich begrenzt erfolgen. Die Sensitivität des EEG kann durch wiederholte oder auch längere Ableitungszeiträume gesteigert werden (2).

5.6 Rehabilitation und Nachsorge

Spätfolgen der aSAB sind unter anderem Depression, Angst, kognitive Dysfunktion und Verhaltensstörungen, welche allesamt die Lebensqualität einschränken und auch den Wiedereinstig in eine Berufstätigkeit beeinträchtigen können. Insbesondere können hiervon auch die „low-grade“ aSAB-Patienten stark betroffen sein. Hinzu kommen möglicherweise chronische Zephalgien. Um physische und psychische Einschränkungen zu detektieren, können und sollten entsprechende Scores angewendet werden. Eine adäquate neurologische Rehabilitation mit Fokussierung auf die somatischen und psychiatrischen Einschränkungen sollte so früh wie möglich erfolgen (2).

Zur Aneurysma-Nachsorge zählen vor allem Kontroll-Bildgebungen des versorgten Aneurysmas. Die Zeitpunkte (und ggf. Intervalle) dieser Kontrollen sollten entsprechend der gewählten Versorgungsmodalität gewählt werden, um zum Beispiel eine Kompaktierung der Coils nachweisen zu können. Im Rahmen der Kontrollen sollte auch auf De-novo-Aneurysmata gescreent werden (2).

Take home messages:

- *Die aSAB ist eine lebensbedrohliche Erkrankung, insbesondere durch mögliche Komplikationen im kurzfristigen Verlauf.*
- *Die Behandlung sollte aufgrund der geringen Inzidenz in spezialisierten Zentren mit neurointensivmedizinischer, neuroradiologischer und neurochirurgischer Expertise erfolgen.*
- *Goldstandard in der Diagnostik der aSAB und der Detektion der Blutungsquelle sind die native cCT und die 3D-DSA.*
- *Die Versorgung (chirurgisch/endovaskulär) sollte so schnell wie möglich erfolgen, um eine Re-Blutung zu verhindern. Bis zur definitiven Aneurysma-Okklusion sollte der Blutdruck überwacht und sowohl eine Hypo- als auch eine Hypertonie vermieden werden.*
- *Zum Monitoring von aSAB-Patienten gehören insbesondere die klinisch-neurologische Untersuchung sowie bildgebende Verfahren wie TCD und CT-A/P.*
- *Die Induktion eines Hypertonus ist Therapie der Wahl von CVS und DCI, eine Prophylaxe sollte mit enteraler Gabe von Nimodipin erfolgen.*
- *Eine zeitnahe Verlegung in eine neurologische Rehabilitation ist erstrebenswert.*

Literatur

1. Maher M, Schweizer TA, Macdonald RL (2020) Treatment of Spontaneous Subarachnoid Hemorrhage: Guidelines and Gaps. Stroke 51:1326–1332. DOI: 10.1161/STROKEAHA.119.025997
2. Hoh BL, Ko NU, Amin-Hanjani S, Hsiang-Yi Chou S, Cruz-Flores S, Dangayach NS, Derdeyn CP, Du R, Hänggi D, Hetts SW et al. (2023) Guideline for the Management of Patients With Aneurysmal Subarachnoid Hemorrhage: A Guideline From the American Heart Association/American Stroke Association. Stroke 54(7):e314–e370. DOI: 10.1161/STR.0000000000000436
3. Macdonald RL, Schweizer TA (2017) Spontaneous subarachnoid haemorrhage. Lancet 389:655–666. DOI: 10.1016/s0140-6736(16)30668-7
4. Etminan N, Macdonald RL (2021) Neurovascular disease, diagnosis, and therapy: Subarachnoid hemorrhage and cerebral vasospasm. Handb Clin Neurol 176:135–169. DOI: 10.1016/B978-0-444-64034-5.00009-2
5. Zimmermann J, Weller J, Grub S, Kebir S, Lehmann F, Vatter H, Schuss P, Güresir E, Müller M (2022) Arginase-1 Released into CSF After Aneurysmal Subarachnoid Hemorrhage Decreases Arginine/Ornithine Ratio: a Novel Prognostic Biomarker. Transl Stroke Res 13:382–390. DOI: 10.1007/s12975-021-00944-y
6. Report of World Federation of Neurological Surgeons Committee on a Universal Subarachnoid Hemorrhage Grading Scale (1988). J Neurosurg 68:985–986. DOI: 10.3171/jns.1988.68.6.0985
7. Polmear A (2003) Sentinel headaches in aneurysmal subarachnoid haemorrhage: what is the true incidence? A systematic review. Cephalalgia. 23:935–941. DOI: 10.1046/j.1468-2982.2003.00596.x

8. Pandey AS, Gemmete JJ, Wilson TJ, Chaudhary N, Thompson BG, Morgenstern LB, Burke JF (2015) High Subarachnoid Hemorrhage Patient Volume Associated With Lower Mortality and Better Outcomes. Neurosurgery 77:462–70; discussion 470. DOI: 10.1227/NEU.0000000000000850
9. Macdonald RL, Kassell NF, Mayer S, Ruefenacht D, Schmiedek P, Weidauer S, Frey A, Roux S, Pasqualin A (2008) Clazosentan to overcome neurological ischemia and infarction occurring after subarachnoid hemorrhage (CONSCIOUS-1): randomized, double-blind, placebo-controlled phase 2 dose-finding trial. Stroke 39:3015–3021. DOI: 10.1161/STROKEAHA.108.519942
10. Vergouwen MDI, Vermeulen M, van Gijn J, Rinkel GJE, Wijdicks EF, Muizelaar JP, Mendelow AD, Juvela S, Yonas H, Terbrugge KG et al. (2010) Definition of delayed cerebral ischemia after aneurysmal subarachnoid hemorrhage as an outcome event in clinical trials and observational studies: proposal of a multidisciplinary research group. Stroke 41:2391–2395. DOI: 10.1161/STROKEAHA.110.589275
11. Petzold A, Worthington V, Appleby I, Kerr ME, Kitchen N, Smith M (2011) Cerebrospinal fluid ferritin level, a sensitive diagnostic test in late-presenting subarachnoid hemorrhage. J Stroke Cerebrovasc Dis. 20:489–493. DOI: 10.1016/j.jstrokecerebrovasdis.2010.02.021
12. Vatter H, Güresir E, König R, Durner G, Kalff R, Schuss P, Mayer TE, Konczalla J, Hattingen E, Seifert V et al. Invasive Diagnostic and Therapeutic Management of Cerebral VasoSpasm after Aneurysmal Subarachnoid Hemorrhage (IMCVS)-A Phase 2 Randomized Controlled Trial. J Clin Med 11. DOI: 10.3390/jcm11206197

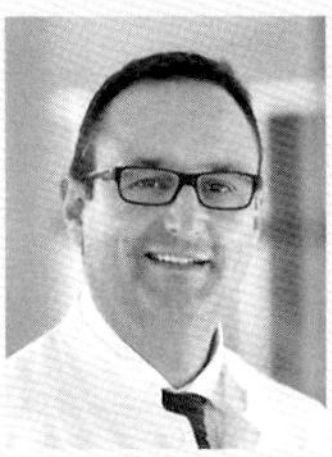

Univ.-Prof. Dr. med. Hartmut Vatter

Seit 2012 ist Hartmut Vatter Direktor der Klinik und Poliklinik für Neurochirurgie am Universitätsklinikum Bonn. Seine Approbation erfolgte 1997 nach einem Studium der Humanmedizin in Heidelberg und Mannheim. Nach Ausbildung an den Universitätsklinika Göttingen und Frankfurt folgten 2004 eine Weiterbildung zum Facharzt für Neurochirurgie und 2008 eine Zusatzweiterbildung Intensivmedizin. Seine wissenschaftlichen Schwerpunkte liegen in der vaskulären und onkologischen Neurochirurgie sowie Epilepsiechirurgie. Hartmut Vatter hat 237 gelistete Publikationen veröffentlicht (H-Index 34).

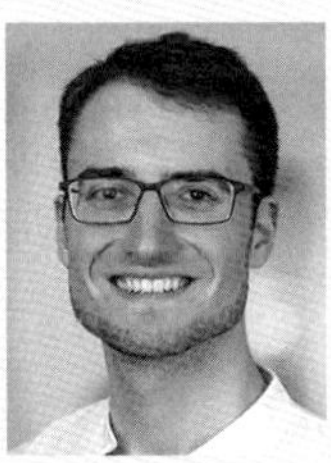

Dr. med. Tim Lampmann

Tim Lampmann studierte von 2013 bis 2019 Humanmedizin an der Rheinischen Friedrich-Wilhelms-Universität Bonn. Er promovierte über die experimentelle Entstehung intrakranieller Aneurysmata an einem Tiermodell. Seit 2020 ist Tim Lampmann in der Facharztausbildung an der Klinik und Poliklinik für Neurochirurgie am Universitätsklinikum Bonn.

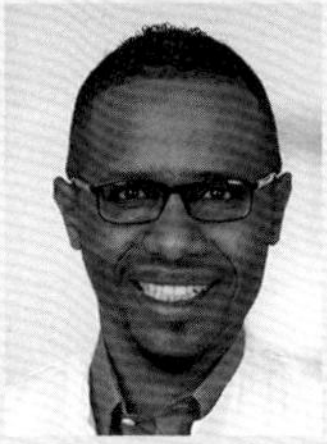

Dr. med. Motaz Hamed

Motaz Hamed kam 2000 aus Saudi-Arabien nach Deutschland. Er schloss sein Studium der Humanmedizin an der Rheinischen Friedrich-Wilhelms-Universität Bonn 2010 ab. 2016 promovierte Motaz Hamed und machte 2017 seinen Facharzt für Neurochirurgie. Aktuell ist er leitender Oberarzt mit Schwerpunkt „vaskuläre Neurochirurgie" in der Klinik und Poliklinik für Neurochirurgie am Universitätsklinikum Bonn.

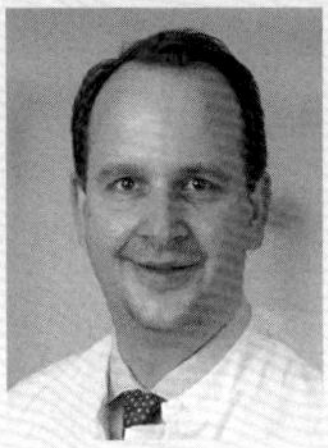

Dr. med. Felix Lehmann

Von 1997 bis 2003 studierte Felix Lehmann Humanmedizin an der Heinrich-Heine-Universität Düsseldorf. 2010 erfolgte die Facharztanerkennung für Anästhesie und 2011 die Zusatzbezeichnung Intensivmedizin. Seit 2011 ist Felix Lehmann Oberarzt auf der interdisziplinär geführten Neurointensivstation der Universitätsklinik Bonn. Seine wissenschaftlichen Schwerpunkte sind die Intensivtherapie und Prognoseabschätzung hämorrhagischer Schlaganfälle.

VIII

Pädiatrische Notfall- und Intensivmedizin

1 Das akute Abdomen beim Neugeborenen – Woran muss ich denken?

Philipp Deindl

1.1 Definition des akuten Abdomens

Das akute Abdomen ist ein akut schmerzhafter Zustand des Bauchraums und bedarf aufgrund potenzieller Lebensgefahr einer schnellen Diagnostik und Therapie. Eine gute interdisziplinäre Zusammenarbeit zwischen Neonatologie und Kinderchirurgie hat einen hohen Stellenwert in Fragen von Diagnostik und Therapie.

1.2 Ursachen für ein akutes Abdomen beim Neugeborenen

1.2.1 Volvulus

Bei Neugeborenen kann es infolge einer Darmverdrehung zu Erbrechen (gallig oder nicht gallig) mit akuten Bauchbeschwerden kommen. Der Volvolus tritt bei mehr als der Hälfte der Fälle vor dem ersten Lebensmonat mit diesem lebensbedrohlichen Zustand auf. Bei älteren Kindern mit einer Darmverschlingung infolge einer Malrotation treten die Symptome in der Regel akut auf, aber bei einigen Kindern kommt es auch zu chronischem, episodischem Erbrechen und Bauchschmerzen.

1.2.2 Inkarzerierte Leisten- oder Nabelhernie

Neugeborene mit eingeklemmten Leistenbrüchen sind in der Regel reizbar und schreien. Je nach Dauer der Einklemmung und je nachdem, ob ein Darmverschluss vorliegt oder nicht, kann es zu Erbrechen und abdominaler Distension kommen. Bei der körperlichen Untersuchung kann manchmal eine feste, diskrete Resistenz in der Leiste ertastet werden, die bis zum Hodensack oder zu den großen Schamlippen reichen kann. Nabelbrüche sind bei Neugeborenen häufig, klemmen aber selten ein.

1.2.3 Nekrotisierende Enterokolitis

Die NEC ist eine klassische Erkrankung von Frühgeborenen, wobei selten auch reifere Neugeborene ein NEC entwickeln können.

Klinische Symptome einer NEC

Die Mehrheit der Frühgeborenen, die eine NEC entwickeln, ist im Allgemeinen vorher gesund, verträgt die Nahrung gut und gedeiht, bevor sie die NEC entwickelt. Das häufigste Anzeichen einer NEC ist eine plötzliche Veränderung der Nahrungsverträglichkeit. Andere mögliche Anzeichen einer NEC sind unspezifische abdominale und systemische Befunde, wie z.B. ein Erythem der Bauchdecke, Krepitationen und Verhärtungen. Zu den unspezifischen systemischen Befunden gehören zunehmende Apnoen oder Bradykardien, respiratorische Insuffizienz, Lethargie oder Temperaturinstabilität. In den schwersten Fällen kann es zu einer Hypotonie infolge eines septischen Schocks kommen. Bei 20–30% der Frühgeborenen mit NEC kann eine assoziierte Bakteriämie nachgewiesen werden.

Obwohl Magenreste bei einer frühen NEC häufig zu beobachten sind, gibt es keine Belege dafür, dass die routinemäßige Messung des Magenrestvolumens bei asymptomatischen Neugeborenen ein nützlicher Anhaltspunkt für die Verhinderung oder Erkennung einer NEC ist oder dazu beiträgt, die Nahrungsaufnahme zu beschleunigen. Auf vielen neonatologischen Intensivstationen wird das Restmagenvolumen bei gesunden Frühgeborenen nicht mehr routinemäßig geprüft.

Der Zeitpunkt, zu dem Symptome auftreten, variiert und steht scheinbar im umgekehrten Verhältnis zum Gestationsalter (GA). Es gibt eine zweigipflige Verteilung (frühes oder spätes Auftreten) abhängig vom Gestationsalter. Bei Neugeborenen mit einem GA von unter 26 Wochen tritt die NEC im Median nach 23 Tagen auf (spät), während sie bei Neugeborenen mit einem GA von über 31 Wochen im Median nach 11 Tagen auftritt (früh). Die genaue Ursache für die umgekehrte Beziehung zwischen GA und dem Zeitpunkt des NEC-Auftretens ist unklar. Ein möglicher Erklärungsansatz ist, dass extrem Frühgeborene längere Zeit benötigen, um die für die Entwicklung einer NEC notwendige Nahrungsmenge zu erreichen. Zusätzlich könnten Veränderungen in der Entwicklung und Expositionen dazu führen, dass Frühgeborene anfälliger für Darmentzündungen oder Immundysregulationen werden, wenn sie reifer werden (z.B. durch Exposition gegenüber Breitspektrum-Antibiotika), was zu einer gestörten Darmflora führen könnte.

Laborbefunde bei NEC

Zu den Laborbefunden von Neugeborenen mit NEC gehören häufig Anämie, Thrombozytopenie, Anzeichen einer disseminierten intravasalen Koagulopathie, erhöhte Infektionswerte und in 20% der Fälle eine positive Blutkultur. Eine anhaltende Hyponatriämie (Serum-Natriumspiegel von weniger als 130 mmol/L), steigende Glukosespiegel und eine metabolische Azidose deuten jedoch auf einen nekrotischen Darm oder eine Sepsis hin. Elektrolytanomalien sind oft unspezifisch. Stuhltests (Untersuchung auf okkultes Blut und reduzierende Substanzen sowie Messung von Alpha-1-Antitrypsin) haben sich als klinisch nicht hilfreich erwiesen.

Reifgeborene Neugeborene mit NEC

Es gibt nur wenige Daten über das klinische Erscheinungsbild der NEC bei Reifgeborenen. Fallserien deuten darauf hin, dass sich die NEC bei Reifgeborenen mit einer schweren prädisponierenden Erkrankung oder einem Zustand (z.B. angeborene Herzerkrankung, Sepsis) entwickelt, die mit nicht-humaner Milch ernährt werden. Die meisten Neugeborenen, die eine NEC entwickeln, werden bereits auf der Neugeborenen-Intensivstation betreut. Die ersten Anzeichen und Symptome der NEC ähneln denen, die bei Frühgeborenen beobachtet werden, einschließlich galligem Magenaspirat oder Erbrechen, abdominaler Distension und rektaler Blutung. Bei Termingeborenen tritt die NEC im Allgemeinen zeitlich früher auf als bei Frühgeborenen.

Bildgebung bei NEC

Die Bildgebung des Abdomens ist entscheidend für die klinische Diagnose einer NEC. Insbesondere der Befund einer Pneumatosis intestinalis in der abdominalen Bildgebung ist höchst suggestiv für eine NEC. Die abdominale Röntgenaufnahme ist das bevorzugte bildgebende Verfahren, da sie die Grundlage für die Diagnose und das Staging von NEC bildet und leicht verfügbar ist. Der Doppler-Ultraschall wird jedoch in zunehmendem Maße zur Diagnose von NEC eingesetzt, insbesondere bei unklaren Befunden in der abdominalen Röntgenaufnahme. Die abdominale Röntgenaufnahme kann allein nicht zur Feststellung oder zum Ausschluss der Diagnose einer NEC verwendet werden kann. Die radiologischen Befunde müssen im Zusammenhang mit den anderen klinischen Befunden des Patienten interpretiert werden. Bei extrem frühgeborenen Kindern (Gestationsalter [GA] < 28 Wochen) ist eine Pneumatosis nur in etwa 1/3 der Fälle einer NEC nachweisbar. Auch der Nachweis von portalvenösem Gas ist häufiger bei reifen Kindern als bei Frühgeborenen ≤ 26 Wochen. Ein Pneumoperitoneum tritt typischerweise bei Darmperforation bei Patienten mit hochgradiger NEC. Eine beträchtliche Menge an intraperitonealer Luft kann auf einer Röntgenaufnahme in Rückenlage das sogenannte Football-Zeichen ergeben. Dieses Zeichen besteht aus einem großen hypoluzenten Bereich im Mittelbauch rechts der Mittellinie, der über der Leber liegt und vom Ligamentum falciforme geprägt ist. Ein Pneumoperitoneum ist jedoch ein unspezifisches Zeichen und kann auch bei anderen Darmerkrankungen wie einer fokalen intestinalen Darmperforation auftreten. Portalvenöses Gas ist ein vorübergehendes Zeichen für bakterielles Gas, das in das Portalsystem eindringt und die verzweigten Segmente des Gefäßbaums eindringt. Röntgenaufnahmen des Abdomens werden in Rückenlage angefertigt. Bei Neugeborenen mit fortgeschrittener Erkrankung, bei denen ein Pneumoperitoneum vermutet wird, werden die Aufnahmen auch in der seitlichen Rückenlage mit der linken Seite nach unten angefertigt, um freie Luft im Bauchraum, insbesondere über der Leber, zu erkennen.

Die abdominelle Ultraschalluntersuchung kann als zusätzliche Untersuchung bei NEC herangezogen werden, da sie empfindlicher beim Nachweis von Flüssigkeitsansammlungen ist, Doppler-Ultraschall dynamisch ist und die Visualisierung der Darmwanddicke ermöglicht sowie der Peristaltik und der Perfusion in Echtzeit. Veränderungen der Darmwanddicke und erhöhter Blutfluss sind erste Veränderungen, die mit zunehmender Entzündung beobachtet werden. Der Ultraschallnachweis kleiner Luftblasen in der Darmwand wie bei Pneumatosis intestinalis kann räumlich von Luftblasen im Stuhl unterschieden werden, die auf Röntgenbildern fehldiagnostiziert werden können.

1.2.4 Bridenileus

Bei Neugeborenen mit Bauchschmerzen und/oder Erbrechen, die zuvor am Bauch operiert wurden, kann ein Dünndarmverschluss als Folge von Verwachsungen (Adhäsionen, Briden) auftreten. Ischämische Darmverletzungen können einen Schock aufgrund von Hypovolämie und/oder Sepsis verursachen. In retrospektiven Serien, in denen Kinder mit abdominalen Operationen beschrieben wurden, entwickelten 1–5% innerhalb von fünf Jahren nach der Operation Adhäsionen. Zu den Faktoren, die in diesen Serien mit der Entwicklung von Adhäsionen in Verbindung gebracht wurden, gehörten mehrfache Eingriffe, Peritonitis und Operationen am Ileum.

1.2.5 Atresien

Eine Atresie ist ein angeborener Defekt eines Hohlorgans, der zu einer vollständigen Obstruktion des Lumens führt. Eine Darmatresie ist eine der häufigsten Ursachen für einen Darmverschluss bei Neugeborenen und kann an jeder Stelle des Gastrointestinaltrakts auftreten. In etwa der Hälfte der Fälle ist das Duodenum betroffen. Die Ergebnisse von Darmatresien nach chirurgischer Intervention sind sehr gut. Im Allgemeinen hängen Morbidität und Mortalität von Begleiterkrankungen wie Frühgeburtlichkeit oder Mukoviszidose, anderen angeborenen Erkrankungen, der Komplexität der Läsion und chirurgischen Komplikationen ab. Die Inzidenz von Darmatresien liegt zwischen 1 und 4 pro 10.000 Lebendgeburten, von denen etwa 20% mit einer Chromosomenanomalie einhergehen. Eine Unterbrechung der normalen Entwicklung des Gastrointestinaltrakts kann zu einer Darmatresie führen. Der Mechanismus variiert je nach betroffenem Darmabschnitt.

Die Duodenalatresie entsteht durch eine Entwicklungsstörung währen der Frühschwangerschaft, während es sich bei der Jejunal- und/oder Ileumatresie in der Regel um eine erworbene Läsion handelt, von der man annimmt, dass sie aus einer Gefäßunterbrechung resultiert, die zu einer ischämischen Nekrose eines Segments des fetalen Darms führt. Im Allgemeinen gilt: Je proximaler die Gefäßunterbrechung, desto größer ist der Defekt im Darm. Da der fetale Darm steril ist, wird das nekrotische Gewebe resorbiert und hinterlässt blinde proximale und distale Enden, oft mit einer Lücke im Mesenterium.

Eine Darmatresie äußert sich durch Symptome und Anzeichen einer Darmobstruktion, einschließlich abdominaler Distension und Erbrechen. Viele Patienten setzen kein Mekonium ab, was ein unspezifisches Zeichen ist, das je nach Ausmaß des Darmverschlusses variiert. Das Erbrechen beginnt gewöhnlich in den ersten 24 bis 48 Stunden nach der Geburt. Kinder mit einer Duodenalatresie oder einer anderen proximalen Obstruktion sind im Verhältnis zum Gestationsalter eher klein. Die Art und der Zeitpunkt dieser Symptome hängen von der Lage der obstruierenden Läsion ab. Neugeborene mit Duodenalatresie oder Stenose haben typischerweise einen aufgeblähten Magen und Erbrechen, das oft, aber nicht immer, gallig ist. Betroffene Kinder können Mekonium ausscheiden.

Bei Neugeborenen mit partiellem Darmverschluss (Stenose oder Steg) kann der Verlauf schleichender sein, wobei sich die obstruktiven Symptome erst Tage oder Wochen nach der Geburt entwickeln. Dies ist am häufigsten bei Kindern mit Down-Syndrom und Duodenalstenose der Fall, die manchmal erst später im Säuglingsalter oder später mit schlechter Ernährung und Gedeihstörung auftreten. In einigen Fällen treten die Symptome schubweise auf, was die Diagnose weiter verzögert. Die Darmobstruktion verringert die enterale Ausscheidung von Bilirubin und führt häufig zu Gelbsucht. Die Bilirubinkonzentration im Serum ist bei einem Dünndarmverschluss häufig höher als bei einem Dickdarmverschluss.

1.2.6 Morbus Hirschsprung

Die Hirschsprung-assoziierte Enterokolitis (HAEC) ist eine seltene, fulminante Komplikation des Morbus Hirschsprung. Kinder haben typischerweise explosiven Durchfall, Fieber und Bauchschmerzen. Der Morbus Hirschsprung ist eine motorische Störung des Dickdarms, die dadurch verursacht wird, dass Neuralleistenzellen (Vorläufer der Darmganglienzellen) während der Darmentwicklung im Feten nicht vollständig einwandern. Das daraus resultierende aganglionäre Segment des Dickdarms kann sich nicht entspannen und verursacht eine funktionelle Obstruktion. Morbus Hirschsprung tritt bei etwa 1 von 5.000 Lebendgeburten auf. Bei etwa 80% der Patienten betrifft die Erkrankung das Kolon rektosigmoideum (Kurzsegmenterkrankung). Bei 15 bis 20% der Patienten erstreckt sich die Aganglionose bis zum Colon sigmoideum (Langsegmenterkrankung). Bei etwa 5 Prozent ist der gesamte Dickdarm betroffen (totale Kolonaganglionose), und in seltenen Fällen kann auch der Dünndarm betroffen sein. Die Ergebnisse sind bei Patienten mit Langsegmenten im Allgemeinen schlechter als bei Kurzsegmenten.

Die Mehrzahl der Patienten mit Morbus Hirschsprung wird in der Neugeborenenperiode diagnostiziert. Die betroffenen Neugeborene weisen Symptome einer distalen Darmobstruktion auf: galliges Erbrechen, Blähungen und fehlender Mekonium- oder Stuhlgang. Die Diagnose wird durch eine Verzögerung des ersten Mekoniumabgangs gestellt. Bis zur 48. Lebensstunde scheiden 100% der normalen Neugeborenen Mekonium aus. Im Gegensatz dazu scheiden 45 bis 90% der Neugeborene mit Hirschsprungerkrankung innerhalb der ersten 48 Lebensstunden kein Mekonium aus. Daher schließt ein Stuhlgang innerhalb der ersten ein bis zwei Lebenstage die Diagnose nicht aus. Ein weiteres suggestives Zeichen für eine HD bei einem Neugeborenen ist ein explosionsartiger Ausstoß von gasförmigem und flüssigem Stuhl nach der digital-rektalen Untersuchung (squirt sign oder blast sign), der die Obstruktion vorübergehend lösen kann. Betroffene Neugeborene können auch mit einer Enterokolitis auffallen, einer potenziell lebensbedrohlichen Erkrankung, bei der ein sepsisähnliches Bild mit Fieber, Erbrechen, Durchfall und abdominaler Distension besteht, das sich zu einem toxischen Megakolon entwickeln kann.

1.2.7 Meckel-Divertikel

Ein Meckel-Divertikel äußert sich in der Regel durch schmerzlose rektale Blutungen. Bauchschmerzen können sich als Folge einer Schleimhautulzeration (durch ektopes Magengewebe) mit Perforation oder eines Darmverschlusses entwickeln.

1.2.8 Appendizitis

Appendizitis bei Neugeborenen ist selten. Die geringe Häufigkeit der Appendizitis bei diesen Patienten wird auf anatomische Unterschiede im Blinddarm (eher trichterförmig als röhrenförmig), weiche Ernährung, seltene Durchfallerkrankungen und eine liegende Position zurückgeführt. Die Sterblichkeitsrate bei neonataler Appendizitis liegt bei 28% und spiegelt die Schwierigkeit wider, die Diagnose zu stellen, bevor die Krankheit mit Perforation und Sepsis fortgeschritten ist. Die Symptome sind sehr unspezifisch und können von abdomineller Distension, Erbrechen und verminderter Nahrungsaufnahme, bis zu Temperaturinstabilität und septischem Schock reichen.

Bei allen akuten abdominellen Erkrankungen sollten Behandlungsentscheidungen auf der Grundlage eines klinischen Verdachts in enger Zusammenarbeit zwischen Kinderchirurgie und Neonatologie getroffen werden.

Take home messages:

- *Das akute Abdomen ist ein akut schmerzhafter Zustand des Bauchraums und bedarf auch beim Neugeborenen aufgrund potenzieller Lebensgefahr einer schnellen Diagnostik und Therapie.*
- *Eine gute interdisziplinäre Zusammenarbeit zwischen Neonatologie und Kinderchirurgie hat einen hohen Stellenwert in Fragen von Diagnostik und Therapie.*
- *Angeborene Fehlbildungen des Darms und Frühgeburtlichkeit sind spezifische Aspekte, die bei Neugeborenen mit akutem Abdomen eine Rolle spielen können.*

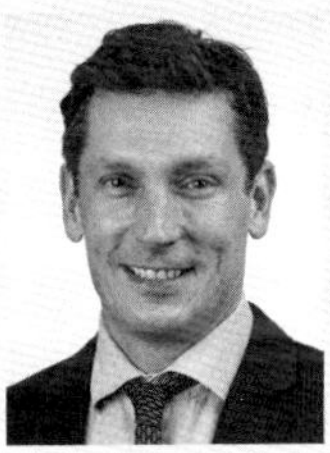

PD Dr. med. Philipp Deindl

Philipp Deindl ist Facharzt für Kinder- und Jugendheilkunde, Neonatologe und Intensivmediziner. Er absolvierte seine Ausbildung zum Kinderarzt an der Charité in Berlin, wechselte als Oberarzt an die Medizinische Universität Wien und spezialisierte sich auf Neonatologie und pädiatrische Intensivmedizin. Seit 2013 arbeitet und forscht er als Oberarzt am Universitätsklinikum Hamburg-Eppendorf in der Sektion für Neonatologie und pädiatrische Intensivmedizin. Seine Forschungsschwerpunkte sind das Schmerz- und Sedierungsmonitoring, die Optimierung von Kinderintensivtherapie sowie die Einführung innovativer Lehrmethoden.

2 Das Abdominaltrauma beim Kind – Wann kommt die Intensivmedizin ans Ende?

Markus Lehner, Hannah Luz, Tobias Jhala und Philipp Szavay

Unfälle sind die häufigste Ursache einer stationären Behandlung von Kindern und Jugendlichen im Krankenhaus. In Deutschland verunfallten 2021 ca. 22.000 Kinder im Straßenverkehr, 49 davon tödlich. Der Großteil der Verletzten fällt auf Fahrradfahrer und Fußgänger. Trotz seit den 1990er-Jahren sinkender Anzahl verunfallter und verstorbener Kinder im Straßenverkehr wurden 2021 ca. 3.000 Kinder im Straßenverkehr schwer verletzt (1). Bei einer Gesamtzahl von 1.298 Notarztstandorten in Deutschland (2) sind das statistisch gerade einmal 2,3 derartiger Meldebilder pro Standort pro Jahr, jedoch bedarf gerade diese Patientengruppe besonderer Aufmerksamkeit.
Neben dem Schädel-Hirn-Trauma, Extremitäten-Verletzungen und Thoraxverletzungen spielt das (stumpfe) Abdominaltrauma eine wichtige Rolle hinsichtlich der Mortalität und Morbidität bei polytraumatisierten Kindern und Jugendlichen. Der Unfallmechanismus ist häufig ähnlich dem im Erwachsenenalter. Es kann aufgrund der physiologischen Gegebenheiten bei Kindern jedoch häufiger zu Verletzungen der parenchymatösen Oberbauchorgane kommen. Diese sind im Kindesalter weniger geschützt und anfälliger gegenüber stumpfer Gewalt. Dies ist einerseits bedingt durch die noch tief stehenden Zwerchfellkuppeln, zum anderen aufgrund der geringeren Polsterung durch einen im Kindesalter physiologisch geringeren Fettmantel (3).
Im Rahmen der präklinischen Versorgung liegt die Schwierigkeit in der erschwerten Diagnostik und Evaluation des stumpfen Abdominaltraumas, insbesondere je jünger das Kind ist. Selten sieht man von außen z.B. den Lenkerabdruck nach Sturz (s. Abb. 1). So kann an der Unfallstelle oft nur über indirekte Zeichen – z.B. Schock, verlängerte Rekap-Zeit, Prellmarken – das wahre Ausmaß der intraabdominellen Verletzung vermutet werden.

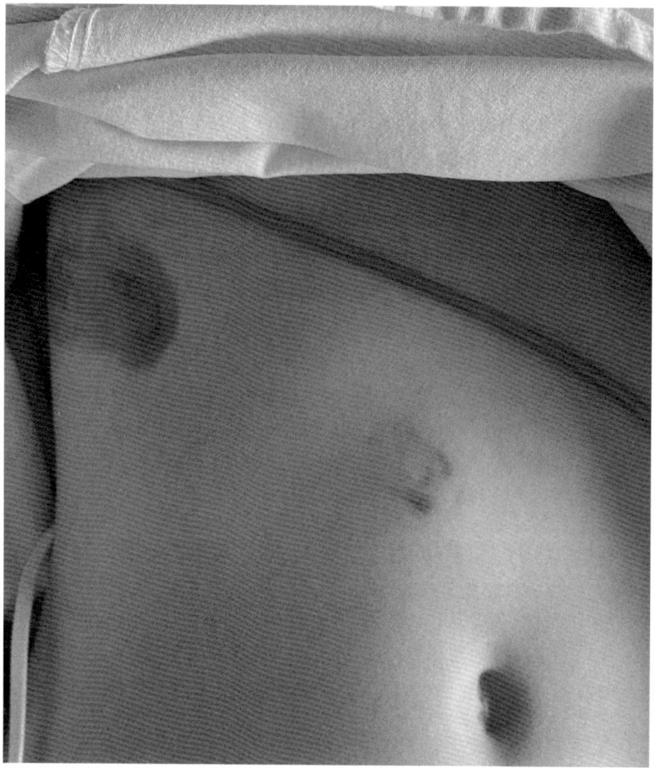

Abb. 1 Lenkerabdruck im rechten Oberbauch nach Fahrradsturz

2.1 Stumpfes Abdominaltrauma

Um das Risiko einer höhergradigen Verletzung abschätzen zu können, ist es hilfreich, sich über die Risikofaktoren für schwere Verletzungen bewusst zu sein. Ishii et al. konnten unter 1.084 als Autoinsassen verunfallten Kindern unter 15 Jahren herausarbeiten, dass der instabile Blutdruck, der GCS und die positive eFAST-Untersuchung prädiktiv für ein schweres abdominales Trauma sind (4).

Ursprünglich wurde die FAST-Untersuchung entwickelt, um bei klinisch instabilen Patienten die Peritoneal-Lavage zu umgehen und diejenigen Patienten herauszufiltern, die von einer Notfall-Laparotomie profitieren. Dem entgegen stehen jedoch die geringe Sensitivität und insbesondere die deutliche Untersucher-Abhängigkeit der FAST-Untersuchung. Vielfach wird auch der Fehler begangen, im Rahmen der FAST-Diagnostik den Ausschluss einer Verletzung der parenchymatösen Oberbauchorgane zu versuchen. Dies stellt nicht die Aufgabe der FAST- oder eFAST-Untersuchung dar (5). Die Arbeit von Calder et al. hat gezeigt, dass gerade auch schwerverletzte Kinder mit negativer FAST-Untersuchung aber hämodynamischer Instabilität operiert werden mussten

(6). Die in Europa gängige Strategie, bei Kindern, bei denen im Schockraum die FAST-Untersuchung negativ ausfällt und die hämodynamisch stabil erscheinen, auf ein CT des Abdomens zu verzichten, sollte nicht unkritisch erfolgen. Ein „FAST-negativer" Schockraumpatient *muss* in einer zweiten ausführlichen Sonografie durch einen Experten zusätzlich evaluiert werden, und dies in der Regel innerhalb der ersten 2–6 Stunden nach Trauma (7).

! Auf (e)FAST folgt SLOW: „second look if otherwise well".

Neben einer guten klinischen Untersuchung erfordert es hier weiterführende (kinder-)radiologische Diagnostik und bei Bedarf die Einleitung einer spezifischen Therapie. Die Arbeit von Wyen et al. zeigt: Je jünger Kinder zum Zeitpunkt des Unfalls sind, desto bedeutender ist nach der Schockraumphase die intensivmedizinische Überwachung für die weitere Therapie (8). Diese Erkenntnis hat letztlich dazu geführt, dass die Intensivmedizin bereits im Schockraum an der Versorgung des Patienten beteiligt ist und in den entsprechenden Algorithmus integriert wurde (9).

Neben der Unfallverhütung spielen die präklinische Versorgung sowie der Transport dieser jungen Patienten in eine geeignete und mit kindertraumatologischen Notfällen versierte Klinik eine entscheidende Rolle für das funktionelle Outcome dieser Patienten. Die aktuelle Leitlinie „Polytraumaversorgung im Kindesalter" empfiehlt, diese Patienten in den Schockraum eines kindertraumatologischen Referenzzentrums des nächstgelegenen Trauma-Netzwerkes zu bringen (10).

2.2 Nicht-operatives Management (NOM)

Das stumpfe Bauchtrauma im Kindesalter ist in erster Linie die Domäne der konservativen Therapie. Das nicht-operative Management (NOM) konnte in diesem Zusammenhang bereits vor über 20 Jahren, nicht zuletzt durch die US-amerikanische Gesellschaft für Kinderchirurgie und Kindertraumatologie (APSA), etabliert werden (11; 12).

Dennoch gibt es Grenzen für das NOM (3). Je nach Literatur versagt das reine NOM in 5–17% der Fälle (13–15). Frühzeichen eines Therapieversagens zu erkennen und adäquat beurteilen zu können, ist entscheidend für die weitere Versorgung dieser Kinder. Es ist daher essenziell, dass die dann für die chirurgische Versorgung zuständigen Kinder-/Viszeralchirurgen *von Beginn an* in die Behandlung auf der Intensivstation miteinbezogen werden und sämtliche Maßnahmen und Veränderungen in enger Absprache erfolgen (16).

Obwohl viele Therapieempfehlungen noch auf der Gradeinteilung nach AAST mittels CT-Untersuchung beruhen (11; 17; 18), welche in Europa insgesamt deutlich zurückhaltender durchgeführt wird als in den USA, gibt es auch aus den USA zunehmend neue Daten, denen zufolge sich die Therapieentscheidungen vorwiegend auf die klinische Überwachung, insbesondere die Hämodynamik, und nicht auf die Gradeinteilung stützen sollte (19–21).

Gerade in spezialisierten kindertraumatologischen Zentren spielt neben den CT-Untersuchungen auch die spezialisierte Kinderradiologie zur Durchführung von Abdomen-Sonografien eine bedeutende Rolle. Bei Adoleszenten oder deutlich übergewichtigen Kindern und Jugendlichen sollte allerdings großzügig eine initiale Schnittbildgebung erfolgen, insbesondere dann, wenn andere Laborparameter auf eine Verletzung z.B. der Leber hinweisen (22).

Somit sollte die Indikation zur Schnittbildgebung je nach klinischem Zustand des Kindes im Rahmen der Schockraumversorgung gestellt werden (9).

Spijkerman et al. konnten 2021 in ihrer Studie zeigen, dass es unter adäquatem Monitoring sicher ist, Kinder mit stumpfem Bauchtrauma mittels NOM zu behandeln.

Insgesamt waren in dieser Studie die Kinder mit NOM gegenüber denen mit operativem Management jünger (Lebensalter 8–16 [12] vs. 11–18 [16]) und wiesen gegenüber der Gruppe des operativen Managements einen geringeren ISS auf (ISS 9–23 [16] vs. OM: 18–25 [28] = 0.001). Die Gesamtmortalität unter diesen 121 erhobenen Patienten lag bei 1% (16).

Ein essenzieller Bestandteil des NOM ist die Flüssigkeitssubstitution und die Bluttransfusion. Neuere Daten zeigen, dass die initiale Flüssigkeitssubstitution eher zurückhaltend gehandhabt werden sollte (23). Nach aktuellen Empfehlungen sollten die Kinder einen Volumenbolus von 10–20 ml/kg KG mit kristalloider Flüssigkeit erhalten. Bei anhaltender hämodynamischer Instabilität sollte anschließend mit einer Bluttransfusion begonnen werden (18; 24).

Die Inzidenz von Kindern, die innerhalb der ersten 24 Stunden posttraumatisch eine Bluttransfusion benötigen liegt bei 4%, wobei die Mortalität der Kinder, die eine Transfusion benötigen, auf 13,6% steigt.

Auch bei Bluttransfusionen sollte mit einem ersten Bolus von 20 ml/kg KG Erythrozytenkonzentrat (EK) begonnen werden. Wenn sich die hämodynamische Situation darunter nicht stabilisiert oder gar verschlechtert oder wenn > 40 ml/kg KG EK transfundiert werden müssen, sollte ein massive transfusion protocol (MTP) initiiert werden (18). Nach aktuellen Empfehlungen werden dabei Plasma, Thrombozytenkonzentrate und Erythrozytenkonzentrate im Verhältnis 1:1:1 bis 1:1:2 transfundiert, bis sich die hämodynamische Situation stabilisiert.

Nance et al. konnten in einer multi-institutionellen, retrospektiven Studie zeigen, dass bei Kindern, bei denen das NOM versagte, im Mittel nach 3 Stunden (range: 38% nach 2 Stunden, 59% nach 4 Stunden und 76% nach 12 Stunden) die chirurgische Exploration und Blutungskontrolle erfolgen musste (25). Diese Daten betonen noch einmal die Notwendigkeit der interdisziplinären Versorgung von Intensivmedizin *und* Chirurgie *von Beginn an*.

Hämodynamisch stabile Kinder profitieren vom Nicht-Operativen Management (NOM). Diese werden in Europa standardisiert in der Regel auf Kinder-Intensivstationen für mindestens 24 Stunden überwacht. Auch hier zeigen neuere Studien jedoch zunehmend, dass die Aufnahme auf die Intensivstation vom klinischen Zustand des Kindes und nicht von der Gradeinteilung der Verletzung abhängig gemacht werden sollte (26). Das entscheidende Kriterium zur Aufnahme auf die Intensivstation sollte dabei die persistierende hämodynamische Instabilität nach Gabe eines Volumenbolus sein (18).

Rolle der Tranexamsäure für das NOM

Es gibt zwar bis heute noch keine unstrittig reproduzierbaren evidenz-basierten Daten für den Einsatz von Tranexamsäure in der Kindertraumatologie, jedoch gibt es für erwachsene polytraumatisierte Patienten günstige Daten für den Einsatz von Tranexamsäure (32; 33). In Anbetracht der etablierten Anwendung im perioperativen Bereich und der vernachlässigbaren Nebenwirkungen haben die Leitlinien „Polytrauma Kind“ den prähospitalen Einsatz von Tranexamsäure bereits aufgenommen. Hier wird eine initiale Dosierung von 10–20 mg/kg KG (max. 1 g) empfohlen (33; 34).

2.3 Kriterien für das Operative Management beim stumpfen Bauchtrauma

In Übereinstimmung mit den erarbeiteten, aktualisierten APSA-Leitlinien zur Behandlung des stumpfen Bauchtraumas sind die folgenden Kriterien richtungsweisend für ein Versagen des konservativen Managements:

Bei persistierender hämodynamischer Instabilität bzw. anhaltenden Zeichen eines hämorrhagischen Schocks, inklusive Tachykardie, Hypotension, Kaltschweißigkeit und Lethargie bis hin zur Bewusstlosigkeit, trotz Anwendung eines massive transfusion protocols, sollte die chirurgische oder interventionelle Stabilisierung des Patienten erwogen werden (27; 18). Es ist dabei unerheblich, aus welchem Organ die Blutungsquelle kommt, da das Vorgehen durch den klinischen Zustand – und hier insbesondere die hämodynamische Instabilität – des Kindes geleitet wird:

Nach erfolgter Schockraumversorgung mit Durchführung des eFAST sowie weiterführender radiologischer Diagnostik können sich z.B. eine höhergradige (> Grad 3) Organverletzung (Niere, Leber [s. Abb. 2], Milz, Pankreas) zeigen. Dies sollte nicht unverzüglich zu einer chirurgischen Intervention führen, außer der Patient ist hämodynamisch instabil. Diese hämodynamische Instabilität kann z.B. durch eine aktive Blutung aus einem großen, organversorgenden Gefäß (z.B. Milzarterie) bedingt sein.

Bei einem Transfusionsbedarf, der die Hälfte des zirkulierenden Blutvolumens ausmacht oder darüber geht, muss die chirurgische oder interventionelle Stabilisierung mit Versorgung der Blutungsquelle erwogen werden. Dies sind

Kinder, die innerhalb von zwei Stunden mehr als 20 ml/kg KG oder innerhalb von 24 Stunden mehr als 40 ml/kg KG an Bluttransfusionen benötigen (28; 29). Zur Ermittlung dieser Parameter benötigen die Patienten eine kontinuierliche Überwachung des Blutdruckes (in der Regel invasiv gemessen) und der Vitalparameter sowie eine ausgeglichene Volumenbilanz, Bettruhe und eine adaptierte Analgesie.

Eine anhaltende oder im Verlauf wiederkehrende Blutung sollte ebenfalls die Erwägung einer interventionellen oder chirurgischen Versorgung nach sich ziehen. Darüber hinaus ist das Risiko einer Peritonitis infolge einer Hohlorganverletzung eine absolute Indikation zur chirurgischen Dekontamination, sobald der Patient hämodynamisch stabilisiert wurde.

! Eine Notfall-Laparotomie *ohne* vorherige Stabilisierung ist – wenn vertretbar – zu vermeiden, denn: Auch als ultima ratio im Rahmen der posttraumatischen Reanimation besteht beim nicht-penetrierenden Abdominaltrauma kaum eine Chance, durch die offene Chirurgie ein Überleben zu erreichen.

Im Vordergrund stehen die oftmals synchronisiert ablaufenden Maßnahmen der sog. Damage control (DC) resuscitation und der DC surgery.

Wie bereits erwähnt versagt das konservative Management je nach Literatur in 5–17% der Fälle. Die Risikofaktoren für das NOM-Versagen zu kennen, ist essenziell, um die Notwendigkeit einer chirurgischen oder interventionellen Therapie im Verlauf frühzeitig zu erkennen. Wichtige Risikofaktoren sind der Schweregrad der Verletzung (AAST Grad IV und V), Kombinations- und Mehrfachverletzungen, höhere ISS- und niedrigere GCS-Scores sowie auffällige Befunde in der klinischen Untersuchung des Abdomens. Bemerkenswert ist, dass bei einer Kombination oder isolierten Pankreasverletzung das Risiko für ein Scheitern des NOM um das 9-Fache erhöht ist (25; 14).

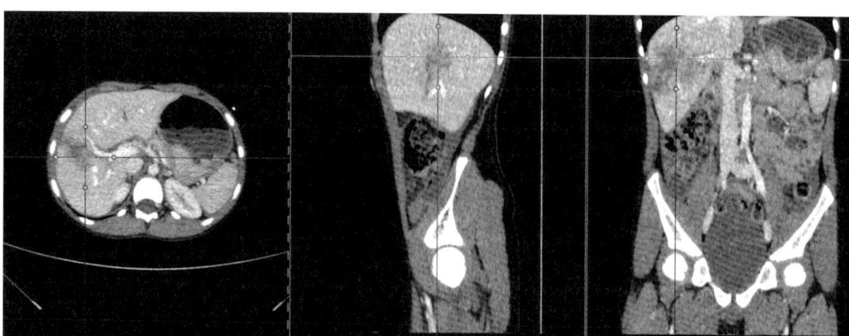

Abb. 2 Mesohepatische Leberruptur bei einem 7-jährigen Patienten nach Fahrradsturz mit Lenker in den Bauch

Die Durchführung einer interventionell-radiologischen Therapie zur Versorgung einer intraabdominellen Blutungsquelle ergänzt das NOM und sollte dann in Erwägung gezogen werden, wenn eine hämodynamisch relevante Blutung persistiert. Eine prophylaktische Interventionelle Therapie beim stabilen Patienten – auch bei Nachweis eines Kontrastmittel-Austritts im CT – ist *nicht* indiziert (18). Die interventionelle Therapie ist insbesondere dann zu erwägen, wenn die Kinder nicht aus anderen Gründen von einer Laparotomie profitieren würden (18).

Nach Linnaus 2017 erfolgte bei 32 (3%) der Patienten eine Angiografie nach stumpfem Bauchtrauma. Bei 19 dieser Patienten wurde eine Embolisation durchgeführt, jedoch mussten 7 (37%) Kinder im Verlauf laparotomiert werden (30). Insgesamt konnte hier gezeigt werden, dass die interventionell-radiologische Therapie bei Kindern mit einer höheren Wahrscheinlichkeit einer Laparotomie einhergeht und die Gesamt-Mortalität nicht verbessert hat.

In der 2017 veröffentlichten ATOMAC-Plus-Studie konnte gezeigt werden, dass das NOM bei etwa 7% der Patienten versagt (30). Die Mortalität unter den Patienten, bei denen das NOM versagte, war mit 25% sehr hoch und mit folgenden Risikofaktoren verbunden: Beteiligung von mehreren Oberbauch-Organen, Kontrastmittelaustritt im Abdomen-CT und mit der Notwendigkeit einer frühen Bluttransfusion bereits im Schockraum.

Bemerkenswert ist hier, dass das Gesamt-Versagen des NOM zwar bei 7% lag, dass jedoch nur in gut der Hälfte der Fälle eine persistierende Blutung aus Leber oder Milz Grund für das Therapieversagen war. Falls jedoch eine aktive Blutung der Grund für die operative Revision war, stieg die Mortalität auf 24%. Das mittlere Zeitintervall zur Einleitung der chirurgischen Therapie lag insgesamt bei 5 Stunden (IQR 3,0–21 h) nach dem Unfall, jedoch bei 3,2 Stunden (2,0–5,0 h) bei einer Hämorrhagie (30).

In einer prospektiven Studie von Arbar et al. versagte des NOM in 17% der Fälle (15). Die Interventionsbedürftigkeit begründete sich in den meisten Fällen auf eine Verletzung des Darmes mit Perforation. Die Gesamtmortalität in dieser Studie lag bei 2,6%; in Kombination mit einem Schädel-Hirn-Trauma stieg diese auf 81%. Insgesamt kommen Arbar et al. zu der Schlussfolgerung, dass notfallmäßige Interventionen beim stumpfen Abdominaltrauma im Kindesalter selten sind, wenn, dann jedoch überwiegend aufgrund einer Hohlorganverletzung und dann verbunden mit einem guten Outcome.

Die Subgruppenanalyse mit Vergleich von Solid Organ Injuries (SOI) und Darmverletzungen hat Folgendes gezeigt: Die Kinder mit SOI waren hypoton und mussten zu 42% transfundiert werden (vs. 10% bei HOV); sie wiesen einen höheren ISS auf, waren also schwerer verletzt (ISS 35 vs. 12).

Die hämodynamische Instabilität mit Transfusionsbedürftigkeit und ohne Ansprechen darauf wurde als Hinweis auf eine persistierende Blutung gewertet und hatte eine Intervention zur Folge.

Das Ziel jeglicher Therapie sollte der Organerhalt sein (22; 31).

2.4 Damage Control Laparotomie (DCL)

Kinder, die sich mittels konservativer Maßnahmen nicht oder nur schwer stabilisieren lassen und bei denen eine aktive Blutung aus einem der parenchymatösen Oberbauchorgane, insbesondere der Leber, vorliegt, können im initialen Setting nicht definitiv operiert werden. Hier soll nach den Prinzipien der „Damage Control Surgery" vorgegangen werden:

Die letale Trias aus Azidose, Hypothermie und Koagulopathie (35), wie sie im Erwachsenenalter gut beschrieben ist (36–38), sollte auf das Kindesalter übertragen werden, obwohl valide Daten hierfür fehlen. Die DCL kann eingesetzt werden, um schwere Blutungen und intraabdominelle Kontaminationen kurzfristig zu beheben, damit anschließend die obengenannte letale Trias behoben werden kann. Erst im Anschluss daran kann eine definitive operative Versorgung erfolgen (18).

Arbra et al. konnten in einer Auswertung der US-amerikanischen Trauma Datenbank (NTDB) eruieren, dass Kinder, die eine DCL benötigten, verglichen mit denen, die bereits initial definitiv operiert werden konnten, schwerer verletzt waren mit einem erhöhten ISS (25 vs. 18), eine höhere Herzfrequenz (112 vs. 100), einen niedrigeren systolischen Blutdruck (104 vs. 113), einen niedrigeren GCS Score (12 vs. 13) und eine erhöhte Rate an präoperativ notwendigen Bluttransfusionen (19% vs. 11%) hatten.

Konsekutiv war die Mortalität unter den Kindern, welche vorgängig eine DCL benötigten, erhöht (9% vs. 2%) (15).

Tran et al. konnten zeigen, wie DC-Prinzipien auch bei Kindern angewandt werden können. Das laparoskopische Vorgehen hat bei Abdominalverletzungen im Kindesalter als ultima ratio keinen Stellenwert.

Kinder, bei denen die Indikation zur Notfalllaparotomie gestellt wurde, die sich jedoch bereits fortgeschritten im hämorrhagischen Schock befinden, sollten nach dem Prinzip der Damage Control Surgery operiert werden. Die drei Ziele der Damage Control Surgery sind:

1. Blutungskontrolle
2. Dekontamination
3. temporärer Bauchdeckenverschluss

Folgende Maßnahmen sind für die Damage Control Surgery im Kindes- und Jugendalter erforderlich (39)

- mediane Laparotomie
- Packing der 4 Quadranten mit trockenen Bauchtüchern: „Hand over Organ", jegliche großen Blutungsquellen werden direkt versorgt: repair, ligatur, pro-

ximal vascular control. Sollte die Blutung damit erst einmal stehen, so ist die DC Surgery damit erfolgreich beendet und der Patient kann auf die ICU.

Im Falle der weiteren Instabilität:

- schrittweises Entfernen der Bauchtücher, quadrantenweise mit Beginn in dem Quadranten mit der vermutlich geringsten Blutung
- Hohlorganverletzungen werden versorgt, um eine bakterielle Kontamination und Ausbreitung zu vermeiden; mittels Klemmen, Klips, Stapler, Resektion aber *ohne* Anastomose
- rascher, ggf. temporärer Bauchdeckenverschluss mittels z.B. VAC
- intensivmedizinische Stabilisierung und Überwachung auf der pädiatrischen Intensivstation mit Fokus auf Azidose und Koagulopathie sowie hämodynamische Stabilität. Unterschiedliche Zielwerte im Rahmen der Stabilisierung wie Serum-Laktat oder Base Excess wurden untersucht, konnten aber für das Kindesalter noch nicht validiert werden.

Der optimale Zeitpunkt für eine second look Revisionslaparotomie ist ebenfalls wissenschaftlich nicht belegt. Tran et al. schlagen 12–48 Stunden als Zeitintervall vor. Der Zeitpunkt ist optimal, wenn sowohl physiologische als auch metabolische Parameter stabilisiert wurden. Im Rahmen des second looks muss das Augenmerk dann auch auf übersehene Verletzungen gelegt werden. Biffl et al. konnten jedoch zeigen, dass das *selektive* operative Management bei den Patienten Vorteile bringt, die zwar mit einer penetrierenden abdominellen Verletzung eingeliefert werden, jedoch zum Operationszeitpunkt asymptomatisch und hämodynamisch stabil sind (40). Denn:

> *„Die eigentlich verpflichtende Notfall-Laparotomie ist in 70% unnötig; unnötige Laparotomien verursachen in 17–26% der Fälle Komplikationen."*

Das operative Management der höhergradigen Verletzungen der parenchymatösen Oberbauchorgane ist für das Behandlungsteam herausfordernd. Ein interdisziplinärer Ansatz ist daher wünschenswert, insbesondere dann, wenn die Erwachsenen-Chirurgen eine breitere Erfahrung in diesen doch seltenen Zugangswegen zu Thorax und Abdomen im Kindesalter aufweisen. Durch das im Erwachsenenalter häufiger vorkommende penetrierende Trauma von Thorax und Abdomen findet sich dort Expertise in der Notfall-Thorako- und Laparotomie. Dennoch ist es von Vorteil, insbesondere je jünger das Kind ist, die operative Strategie interdisziplinär zusammen mit den Kollegen der Kinderanästhesie, der Kinderintensivstation und den chirurgischen Disziplinen einschließlich Kinderchirurgie zu treffen.

Ergebnisse der DC im Kindes- und Jugendalter

Lin et al. (41) konnten bei 58 Patienten, unter denen auch Kinder waren, als Prädiktor für die Mortalität

1. den Grad der Verletzung auf der OI Scale ($p = 0{,}019$)
2. eine verlängerte PTT ($p = 0{,}004$) bzw. aPTT ($p < 0{,}0001$) sowie
3. eine Thrombopenie ($p = 0{,}005$)

nachweisen.

Insgesamt bleibt die Mortalität bei großen Leberverletzungen auch nach perihepatischem Packing hoch. Aufgrund der gravierenden Veränderungen in der Homöostase schlussfolgern Lin et al.: Bei Kindern in extremis nach schweren stumpfen Bauchtraumen erbringt die Kombination von sog. Damage Control Resuscitation kombiniert dann mit der DC-Laparotomie einen Überlebensvorteil.

Hier könnten in Zukunft sog. viskoelastische Testverfahren eine wesentliche Rolle in der Steuerung und Behandlung der traumainduzierten Koagulopathie spielen. Erste Hinweise auf einen sinnvollen Einsatz auch bei Traumapatienten im Kindesalter geben Leep et al. für die zielgerichtete Hämostatische Resuscitation (42).

Grenzen der DC

! Ein ausgebluteter Patient nach stumpfem Bauchtrauma ohne Kreislauf kann auch durch die offene Chirurgie (Notfall-Laparotomie) in der Regel nicht gerettet werden.

Es sollte ein Massentransfusionsprotokoll (24) aktiviert werden, der Patient mittels Katecholaminen und Blut- sowie Gerinnungsprodukten stabilisiert und dann chirurgisch /und oder interventionell versorgt werden.

Anders verhält es sich beim penetrierenden Trauma: Hier kann die offene Chirurgie das Überleben des Patienten ermöglichen und sicherstellen.

Training

Nicht zuletzt aufgrund der zumindest in Europa eher selten notwendigen chirurgischen Therapie der intraabdominellen Organverletzungen durch stumpfe Traumen fehlt auch in vielen (überregionalen) Traumazentren die Expertise zur Durchführung der DCLaparotomie für das Kindesalter. Daher stellen verschiedene Ausbildungskurse eine wichtige und gute Alternative für das Erlernen und die praktische Durchführung dieser lebensrettenden Maßnahmen dar. In Europa werden hier z.B. der ASSET-Kurs oder OP-Workshop der DGAV angeboten, um die Skills für diese lebensrettenden Sofortmaßnahmen im Rahmen der Schockraumversorgung zu erlernen.

Was jeder wissen sollte

- Das nicht-operative Management (NOM) stellt bei stumpfen abdominellen Traumen im Kindesalter die Hauptbehandlungsform dar.
- Die Kinderintensivmediziner sollten bereits im Schockraum an der Versorgung dieser schwerverletzten Kinder beteiligt sein.
- Ein „Versagen“ des NOM ist in den ersten 24–72 Stunden nach Trauma jederzeit möglich und bedarf daher einer konsequenten, z.T. intensivmedizinischen Überwachung.
- Hinweise für das Versagen des NOM geben der Unfallmechanismus sowie die Gradeinteilung nach AAST und hier die > Grad 3 Organverletzungen.
- Die hämodynamische Instabilität mit Transfusionsbedürftigkeit und ohne Ansprechen darauf sollte als Hinweis auf eine persistierende Blutung gewertet werden und erfordert eine Intervention. Hierunter fallen Kinder, die nach Transfusion von Blutprodukten keine für das Alter und das Gewicht adaptierte, stabile Blutdrucksituation erreichen.
- Die DC resuscitation ist essenzieller Bestandteil der DC-Laparotomie und sollte dieser im besten Fall vorausgehen. Hierunter subsumieren wir die Aktivierung eines Massen-Transfusionsprotokolls, gefolgt von der chirurgischen und /oder interventionellen Blutstillung.
- Bei Einleitung der DCL wird der Patient anschließend intensivmedizinisch überwacht. Eine nachfolgende definitive Chirurgie ist in der Regel nötig.

Häufige Fehler

- Eine eFAST-negative Sonografie im Schockraum schließt eine Verletzung der parenchymatösen Oberbauchorgane nicht aus.
- verzögerte Realisierung der hämodynamischen Instabilität
- fehlende oder verzögerte Einbeziehung des chirurgischen Teams in die Behandlung mit möglicherweise weiterer Verzögerung der entscheidenden Behandlungsstrategie
- inkonsequente Gabe von Blut- und Gerinnungsprodukten sowie Katecholamintherapie
- fehlende Verwendung und Therapiesteuerung durch Elastomer-Verfahren
- Hemmschwelle zur DC surgery bei (Kinder-)Chirurgen hoch, da nur sehr geringe (eigene) klinische Erfahrung
- Die Indikation zur Notfall-Laparotomie sollte gut überlegt sein, da diese mitunter auch komplikationsbehaftet ist.

Take home messages:

Unfälle spielen weiterhin eine große Rolle für Mortalität und Morbidität im Kindesalter. Insbesondere polytraumatisierte Patienten mit isolierten oder kombinierten Organverletzungen können lebensbedrohlich verletzt sein und bedürfen einer intensiven (medizinischen) und differenzierten Therapiestrategie, idealerweise in einem überregionalen Traumazentrum (für Kinder).

Die Domäne der Therapie des stumpfen Abdominaltraumas liegt in hohem Anteil auf der Seite des nicht operativen Managements. Dennoch kann in einem statistisch etwa zwischen 7–17% liegenden Anteil die chirurgische Stabilisierung mittels Laparotomie und Blutstillung erforderlich werden. Hierfür ist es notwendig, dass das Behandlungsteam vorbereitet und das chirurgische Team entsprechend trainiert ist. Sollte sich das verunfallte Kind hämodynamisch nicht stabilisieren, so kann im Mittel innerhalb der ersten 2–6 Stunden die Durchführung der (Damage control) Laparotomie mit z.B. Packing und/oder direkter Versorgung der Blutungsquelle erforderlich werden. Insgesamt liegt die Mortalität beim akut blutenden Patienten mit hämodynamischer Instabilität bei bis zu 80%. Die häufigste Indikation zur Notfall-Laparotomie stellen jedoch die Hohlorgan-Verletzungen (Darm) dar.

Literatur

1. Statistisches Bundesamt (2023) 25.800 Kinder im Jahr 2022 im Straßenverkehr verunglückt. Zahl der Woche Nr. 33 vom 15. August 2023. URL: www.destatis.de/DE/Presse/Pressemitteilungen/Zahl-der-Woche/2023/PD23_33_p002.html (abgerufen am 01.09.2023)
2. BAND (2022) Über 1.200 Notarztstandorte in Deutschland. URL: https://band-online.de/ueber-1-200-notarzt-standorte-jun-2022/ (abgerufen am 01.09.2023)
3. Echavarria Medina A et al. (2017) Associated factors to non-operative management failure of hepatic and splenic lesions secondary to blunt abdominal trauma in children. Rev Chil Pediatr, 88(4): 470–477
4. Ishii W et al. (2021) Factors Affecting Death and Severe Injury in Child Motor Vehicle Passengers. Healthcare Basel 9(11)
5. Baer Ellington A, Kuhn W, Lyon M (2019) A Potential Pitfall of Using Focused Assessment With Sonography for Trauma in Pediatric Trauma. J Ultrasound Med 38(6): 1637–1642
6. Calder BW et al. (2017) Focused assessment with sonography for trauma in children after blunt abdominal trauma: A multi-institutional analysis. J Trauma Acute Care Surg 83(2): 218–224
7. Holmes JF, Gladman A, Chang CH (2007) Performance of abdominal ultrasonography in pediatric blunt trauma patients: a meta-analysis. J Pediatr Surg 42(9): 1588–1594
8. Wyen H et al. (2010) Prehospital and Early Clinical Care of Infants, Children, and Teenagers Compared to an Adult Cohort: Analysis of 2,961 Children in Comparison to 21,435 Adult Patients from the Trauma Registry of DGU in a 15-Year Period. Eur J Trauma Emerg Surg 36(4): 300–307
9. Lehner M et al. (2018) iTRAPS – Interdisziplinary Trauma Rooma Algorithm in Pediatric Surgery. Notfall- & Rettungsmedizin 21(2): 90–99
10. Schmittenbecher P et al. (2020) S2k-Leitlinie Polytraumaversorgung im Kindesalter. AWMF: 006–120
11. Stylianos S (2000), Evidence-based guidelines for resource utilization in children with isolated spleen or liver injury. The APSA Trauma Committee. J Pediatr Surg 35(2): 164–167; discussion 167–169

12. Landau A et al. (2006) Liver injuries in children: the role of selective non-operative management. Injury 37(1): 66–71
13. Linnaus ME et al. (2017), Prospective validation of the shock index pediatric-adjusted (SIPA) in blunt liver and spleen trauma: An ATOMAC+ study. J Pediatr Surg 52(2): 340–344
14. Holmes JH et al. (2005), The failure of nonoperative management in pediatric solid organ injury: a multi-institutional experience. J Trauma 59(6): 1309–1313
15. Arbra CA et al. (2017) Acute procedural interventions after pediatric blunt abdominal trauma: A prospective multicenter evaluation. J Trauma Acute Care Surg 83(4): 597–602
16. Spijkerman R et al. (2021) Management of pediatric blunt abdominal trauma in a Dutch level one trauma center. Eur J Trauma Emerg Surg 47(5): 1543–1551
17. Gates RL et al. (2019) Non-operative management of solid organ injuries in children: An American Pediatric Surgical Association Outcomes and Evidence Based Practice Committee systematic review. J Pediatr Surg 54(8): 1519–1526
18. Williams RF et al. (2023) Updated APSA Guidelines for the Management of Blunt Liver and Spleen Injuries. J Pediatr Surg
19. Nellensteijn DR et al. (2016) The Use of CT Scan in Hemodynamically Stable Children with Blunt Abdominal Trauma: Look before You Leap. Eur J Pediatr Surg 26(4): 332–335
20. McVay MR et al. (2008) Throwing out the "grade" book: management of isolated spleen and liver injury based on hemodynamic status. J Pediatr Surg 43(6): 1072–1076
21. Mehall JR et al. (2001) Prospective results of a standardized algorithm based on hemodynamic status for managing pediatric solid organ injury. J Am Coll Surg 193(4): 347–353
22. Kuas C et al. (2022) The diagnostic value of laboratory tests in detecting solid organ injuries in pediatric patients with blunt abdominal trauma. Am J Emerg Med 57: 133–137
23. Polites SF et al. (2017) Damage control laparotomy for abdominal trauma in children. Pediatr Surg Int 33(5): 587–592
24. Shroyer MC et al. (2017) Massive transfusion in pediatric trauma: analysis of the National Trauma Databank. J Surg Res 208: 166–172
25. Nance ML, Holmes JH (2006) Wiebe DJ, Timeline to operative intervention for solid organ injuries in children. J Trauma 61(6): 1389–1392
26. Magoteaux SR et al. (2017) Hypotension and the need for transfusion in pediatric blunt spleen and liver injury: An ATOMAC+ prospective study. J Pediatr Surg 52(6): 979–983
27. Notrica DM et al. (2015) Nonoperative management of blunt liver and spleen injury in children: Evaluation of the ATOMAC guideline using GRADE. J Trauma Acute Care Surg 79(4): 683–693
28. Hynick NH et al. (2014) Identification of blunt abdominal injuries in children. J Trauma Acute Care Surg 76(1): 95–100
29. Zundel S et al. (2014) [Strategies for paediatric spleen and liver injuries]. Zentralbl Chir 139(6): 592–599
30. Linnaus ME et al. (2017) Failure of nonoperative management of pediatric blunt liver and spleen injuries: A prospective Arizona-Texas-Oklahoma-Memphis-Arkansas Consortium study. J Trauma Acute Care Surg 82(4): 672–679
31. Skattum J, Gaarder C, Naess PA (2014) Splenic artery embolisation in children and adolescents: an 8 year experience. Injury 45(1): 160–163
32. El-Menyar A et al. (2018) Efficacy of prehospital administration of tranexamic acid in trauma patients: A meta-analysis of the randomized controlled trials. Am J Emerg Med 36(6): 1079–1087
33. Lipsky AM et al. (2014) Tranexamic acid in the prehospital setting: Israel Defense Forces' initial experience. Injury 45(1): 66–70
34. Landsleitner B, Jung P, Lehner M (2022) Das kindliche Polytrauma – neue Leitlinie. Anästhesie & Intensivmedizin 63: 307–319
35. Villalobos MA et al. (2017) Caring for critically injured children: An analysis of 56 pediatric damage control laparotomies. J Trauma Acute Care Surg 82(5): 901–909
36. Lamb CM et al. (2014) Damage control surgery in the era of damage control resuscitation. Br J Anaesth 113(2): 242–249

37. Lord JM et al. (2014) The systemic immune response to trauma: an overview of pathophysiology and treatment. Lancet 384(9952): 1455–1465
38. Pfeifer R, Pape HC (2016) Diagnostics and treatment strategies for multiple trauma patients. Chirurg 87(2): 165–173; quiz 174–175
39. Tran A, Campbell BT (2017) The art and science of pediatric damage control. Semin Pediatr Surg 26(1): 21–26
40. Biffl WL, Leppaniemi A (2015) Management guidelines for penetrating abdominal trauma. World J Surg 39(6): 1373–1380
41. Lin BC et al. (2014) Surgical management and outcome of blunt major liver injuries: experience of damage control laparotomy with perihepatic packing in one trauma centre. Injury. 45(1): 122–127
42. Leeper CM, Gaines BA (2017) Viscoelastic hemostatic assays in the management of the pediatric trauma patient. Semin Pediatr Surg 26(1): 8–13

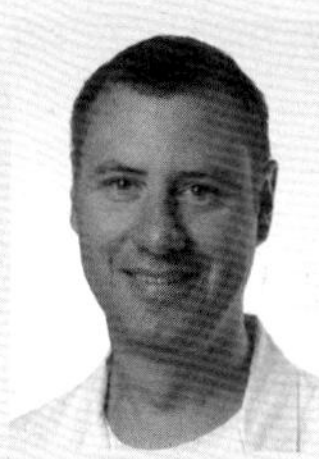

PD Dr. med. Markus Lehner

Markus Lehner ist Co-Chefarzt an der Klinik für Kinderchirurgie Luzern und absolvierte seine Facharztausbildung an der kinderchirurgischen Klinik des Dr. von Haunerschen Kinderspitals, LMU München. Sein klinischer Schwerpunkt ist die Kraniospinale Kinderchirurgie einschließlich Neurotraumatologie. Hier konnte er sich für das Fach Kinderchirurgie an der LMU München habilitieren. Neben der prähospitalen Notfallmedizin im Rahmen des Kindernotarztdienstes München liegt ein weiterer wissenschaftlicher Schwerpunkt in der Schwerverletztenversorgung von Kindern und Jugendlichen. Er hat u.a. an der Leitlinie Polytraumaversorgung im Kindesalter mitgearbeitet und ist Mitglied der DIVI, Sektion Pädiatrische Intensiv- und Notfallmedizin.

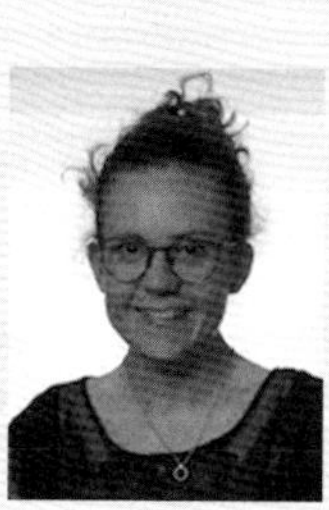

Dr. med. Hannah Luz

Hannah Luz ist derzeit Assistenzärztin an der Kinderchirurgischen Klinik am Kinderspital Luzern. Nach dem Studium der Medizin ist sie aktuell im 4 Jahr. Ihre Schwerpunkte in der Ausbildung liegen in der minimalinvasiven Kinderchirurgie sowie der kraniospinalen Kinderchirurgie. Sie promovierte an der medizinischen Fakultät Erlangen (FAU) sowie dem University College London (UCL).

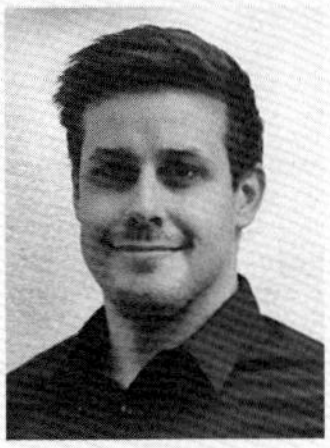

Dr. med. Tobias Jhala, M.Sc.

Tobias Jhala befindet sich aktuell in der Weiterbildung zum Facharzt Kinderchirurgie an der Kinderchirurgischen Klinik des Kinderspitals Luzern. Er wird seine Facharztausbildung an der Klinik für Kinderchirurgie und Kinderurologie der Universität Tübingen fortsetzen. Seine Promotion erfolgte an der Medizinischen Fakultät der Universität Wien. Darüber hinaus absolvierte er den postgraduellen Master (M.Sc.) in Trauma Science – Humanitarian & Military – an der Queen Mary University of London sowie mehrere Schwerpunkthospitationen (Trauma Care) bei der London Air Ambulance.

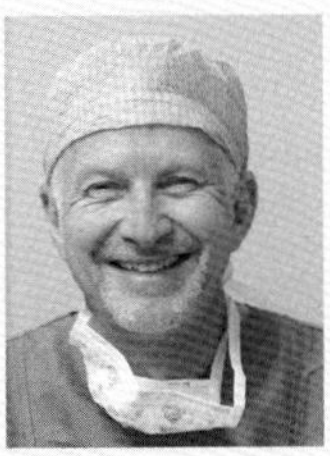

Prof. Dr. med. Philipp Szavay

Philipp Szavay ist Chefarzt der Klinik für Kinderchirurgie am Kinderspital Luzern und der aktuelle Past-Präsident der IPEG (International Pediatric Endosurgery Group). Neben der Weiterentwicklung der minimalinvasiven Kinderchirurgie liegt ein Schwerpunkt in der kinderchirurgischen Intensivmedizin sowie der Schwerverletztenversorgung. Er ist aktives Mitglied der DIVI in der Sektion Pädiatrische Intensiv- und Notfallmedizin und hat an der Leitlinie Polytraumaversorgung im Kindesalter mitgearbeitet. Von 2006–2012 war er durch das Präsidium der Deutschen Gesellschaft für Kinderchirurgie als Delegierter bei der DIVI benannt.

3 Atemwegsmanagement beim Kind: Geht es auch ohne Tubus?

Clemens Silbereisen

Die Hypoxie ist mit einer Häufigkeit von ca. 80% die häufigste Ursache eines Kreislaufstillstands beim Kind (1). Daraus ergibt sich, dass Kompetenz im Atemwegsmanagement für alle notfallmedizinisch tätige Ärzt:innen obligatorisch sein muss: Zum einen, weil es die kausale Therapie des hypoxisch bedingten Kreislaufstillstands ist, zum anderen, weil beim vital bedrohten, aber noch kompensierten Kind ein falsches und fehlgeschlagenes Atemwegsmanagement rasch zu Hypoxie, Bradykardie und Asystolie führt.

3.1 Situative Unterschiede

3.1.1 Präklinisch

Die meisten Notarzteinsätze mit der Alarmmeldung „Kind, Atemnot" sind mit nichtinvasiven Maßnahmen, also der Inhalation von Sauerstoff und beta-Mimetika sowie oraler oder rektaler Medikamentenapplikation beherrschbar. Dennoch kann es zu Situationen kommen, in denen invasives Atemwegsmanagement erforderlich ist.

Mögliche Indikationen für präklinisches invasives Atemwegsmanagement:

- *Respiratorische Insuffizienz, mit konservativen Maßnahmen nicht beherrschbar*
- *Verlust der Schutzreflexe, Aspirationsgefahr*

- *gestörtes Atemmuster (Status epilepticus, CO_2-Retention nach Schädel-Hirn-Trauma [SHT], Intoxikation)*
- *gestörte Atemmechanik (Pneumothorax, Zwerchfellruptur bei Trauma)*
- *drohende Verlegung der Atemwege (Schwellung bei Inhalationstrauma, Anaphylaxie, Verbrühung/Verbrennung im Gesicht)*
- *SHT °III (GCS < 9), Polytrauma-Patient mit AB-Problem*
- *Reanimation*

In der Präklinik sind diese schwerwiegenden kindlichen Notfälle so selten, dass es unmöglich ist, über den Notarztdienst Routine im invasiven Atemwegsmanagement beim Kind zu entwickeln (2).

3.1.2 Innerklinisch

Dagegen sind bei innerklinischen Notfallsituationen in Kinderkliniken (z.B. Zwischenfälle auf der Intensivstation, „Herzalarme" auf Normalstation, Schockraumversorgungen) regelhaft auf Kinder spezialisierte Notfallteams im Einsatz. Trotz Spezialisierung gestaltet sich das Atemwegsmanagement im Notfall aber keinesfalls einfach. Und insbesondere während prolongierter Intubationsversuche kommt es zu schwerwiegenden Zwischenfällen. So wurde beispielsweise in einer prospektiven Studie mit mehr als 3.000 endotrachealen Notfallintubationen (ETI) von Kindern beobachtet, dass es beim 2. Intubationsversuch in 36% der Fälle zu einem Abfall der Sauerstoffsättigung unter 70% kam (3).
Zudem wurde gezeigt, dass selbst im Routinebetrieb nur 67% der Intubationsversuche primär erfolgreich waren, wenn sie von Anästhesist:innen zu Beginn ihrer Ausbildung durchgeführt wurden (4).
Konsequenterweise sollte in der Notfallsituation also schon der erste Intubationsversuch vom Teammitglied mit der höchsten Kompetenz vorgenommen werden.

Muss es immer der Tubus sein?
Aber ist nicht die ETI an sich zu hinterfragen? Insbesondere in der Reanimationssituation ist es nicht der endotracheal platzierte Tubus, der die Ursache, also die Hypoxie beseitigt, sondern die konsequente Oxygenierung, die auch auf andere Weise wesentlich schneller erreicht werden kann.
In einer weiteren großen Studie wurden über 2.000 Kreislaufstillstände bei Kindern (Altersmedian sieben Monate) analysiert. Es zeigte sich, dass sowohl ROSC, Überleben als auch ein guter neurologischer Outcome signifikant häufiger erreicht wurden, wenn der Fokus auf zügig begonnene, suffiziente Maskenbeatmung und nicht primär auf die ETI gelegt wurde (5).
Da im präklinischen Bereich wie bereits dargelegt von weniger Kompetenz und Routine im kindlichen Atemwegsmanagement auszugehen ist, gilt es umso

mehr, vorher eine sorgfältige Abwägung von Nutzen und Risiko vorzunehmen: Lässt sich also der Zeitraum bis zum Erreichen der Zielklinik auch mit nichtinvasiven Maßnahmen überbrücken? Und wenn invasive Maßnahmen indiziert sind, können Alternativen zur ETI zum Einsatz kommen?
Somit ist im Atemwegsmanagement beim akut kritisch erkranken Kind der Stellenwert der alleinigen Maskenbeatmung und der supraglottischen Atemwegshilfe (SGA) zu betonen, da diese Maßnahmen mit weniger Risiko ermöglichen, die Ziele Oxygenierung, suffiziente Ventilation und CO_2-Kontrolle zu erreichen.

3.2 Techniken der Beatmung

3.2.1 Maskenbeatmung

Plan A des präklinischen Atemwegsmanagements ist gemäß S1-Leitlinie (6) die Masken-Beutel-Beatmung. Bei Kindern (aber auch bei erwachsenen Patienten) führt eine Maskenbeatmung mit optimierter Lagerung und beidhändigem Esmarch-Handgriff (s. Abb. 1), doppeltem C-Griff (2-Personen-Masken-Beutel-Beatmung; s. Abb. 2), passendem Guedel-Tubus (Anpassung der Größe; s. Abb. 3), hoher FiO_2 und sanfter Deflation des Ambubeutels zum Erfolg.

3.2.2 Supraglottischer Atemweg (SGA)

Zur Frage, ob als Plan B (SGA) die Larynxmaske (LMA) oder der Larynxtubus beim Kind verwendet werden sollen, äußern sich die Fachgesellschaften eindeutig:

! **Aufgrund der wissenschaftlichen Datenlage, der großen klinischen Erfahrung mit der LMA und der Unwirtschaftlichkeit einer Doppelvorhaltung kann derzeit nur die Larynxmaske empfohlen werden (7).**

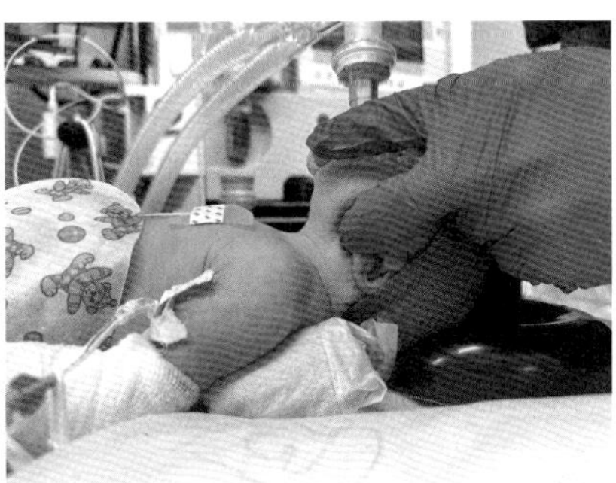

Abb. 1 Maskenbeatmung beim Säugling mit unterpolsterter Schulter und Esmarch-Handgriff

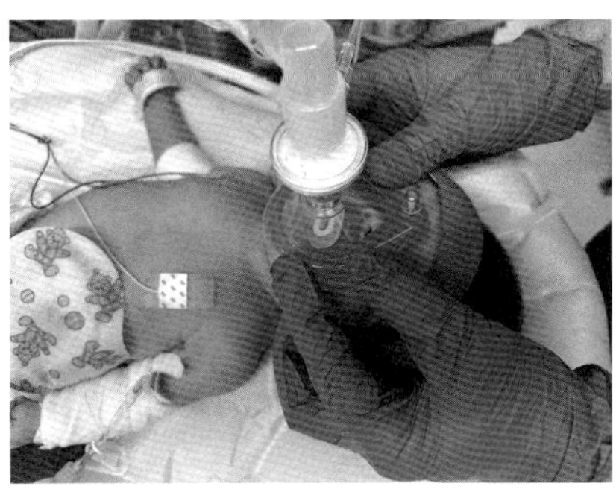

Abb. 2 Maskenbeatmung mit doppeltem C-Griff und passendem Guedel-Tubus

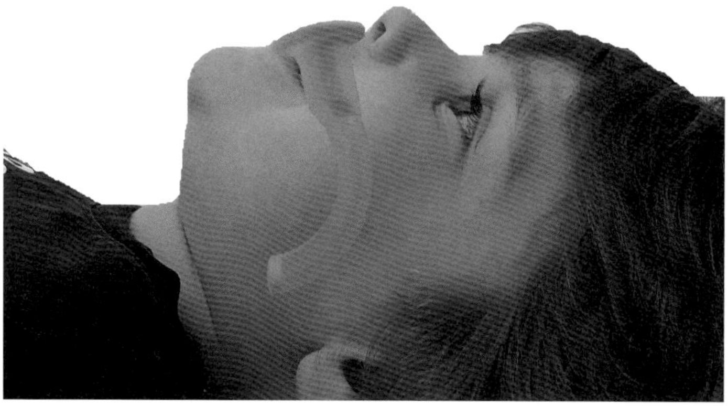

Abb. 3 Guedel-Tubus mit Abmessung Schneidezähne – Kieferwinkel

Als routiniert gilt der/die Anwender:in, wenn mindestens 45 supraglottische Atemwege an Patienten unter kontrollierten Bedingungen und unter Anleitung zum Erlernen der Technik realisiert wurden. Die Technik soll jährlich mindestens dreimal rekapituliert werden, um den Erfahrungsstand aufrecht zu erhalten. Im Notfall-Setting soll ein Modell mit gastraler Absaugmöglichkeit verwendet werden (2. Generation; s. Abb. 4).

Die LMA kann „wie sie aus der Verpackung kommt" eingelegt werden und muss meistens nicht entblockt oder nachgeblockt werden.

Im Gegensatz zum Tubus wird die Größe nicht nach Alter, sondern nach Gewicht ausgewählt (wird auf der Verpackung angegeben). Schon bei Frühgeborenen ab 1,5 kg kommt die Beatmung mit einer LMA infrage. Unmittelbar nach der Einlage der LMA kann mit der Beatmung begonnen werden (s. Abb. 5–6). Obligat ist auch in der Notfallsituation die kontinuierliche Überprüfung des Beatmungserfolgs mittels Kapnometrie, Pulsoxymetrie und Beobachten der Thoraxexkursionen.

3.2.3 Rachentubus

Insbesondere für das Säuglingsalter sei zudem auf die Möglichkeit der Beatmung über einen Rachentubus verwiesen. Analog zu Abmessung eines Wendeltubus (Nasenloch bis Ohrtragus) wird der Tubus (Größenauswahl wie für ETI) blind vorgeschoben und das Kind unter Abdichtung des Mundes und des anderen Nasenlochs sanft beatmet.

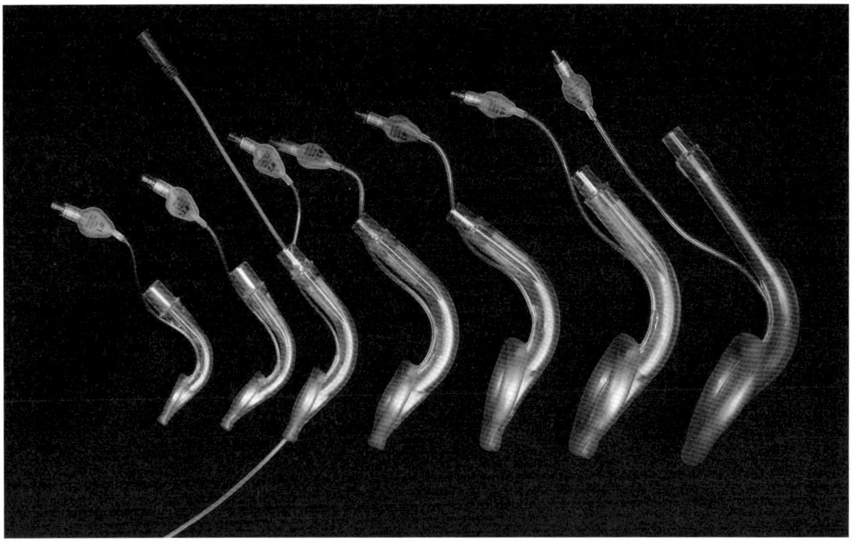

Abb. 4 LMA-Familie mit gastraler Absaugmöglichkeit, Größen 1/1,5/2/2,5/3/4/5

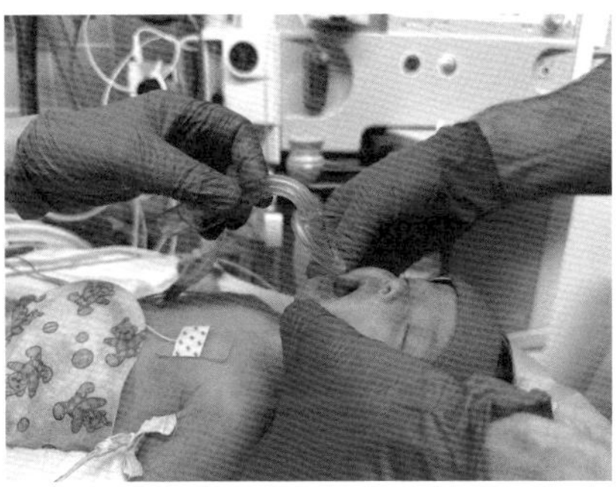

Abb. 5 Eventuell muss bei der Platzierung die Spitze der LMA nach kaudal dirigiert werden.

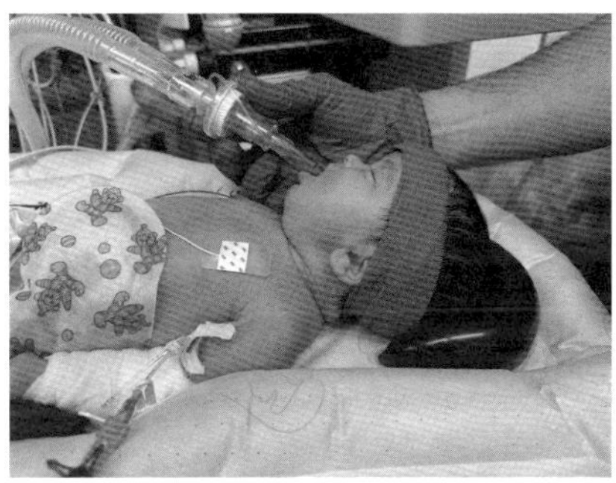

Abb. 6 Beatmung eines Säuglings (2,9 kg) über LMA Größe 1

Auch wenn der Fokus dieses Beitrags auf den Alternativen zur ETI liegt, soll darauf hingewiesen werden, dass bei vorhandener Kompetenz und Routine sowie zweifelsfreier Indikation die ETI den Plan A des Atemwegsmanagements darstellen kann, obwohl sie in der S1-Leitlinie als Plan C genannt wird (6).

Fällt die Entscheidung pro ETI, sollte primär das Videolaryngoskop zum Einsatz kommen, um die Anzahl der Intubationsversuche zu minimieren.

3.2.4 Narkoseeinleitung

Unabhängig davon, ob eine Larynxmaske oder ein endotrachealer Tubus platziert werden soll, muss ein spontanatmendes Kind zuvor narkotisiert und relaxiert werden. Dadurch werden bestmögliche Bedingungen geschaffen und die Wahrscheinlichkeit von Würgen, Pressen, Regurgitation und Aspiration minimiert. Ein intravenöser oder intraossärer Zugang muss vorhanden sein und während der Vorbereitung von Medikamenten und Materialien eine Präoxygenierung mit höchstmöglicher FiO_2 durchgeführt werden. Ein mögliches medikamentöses Konzept der Narkoseeinleitung und Relaxierung, auch geeignet bei drohender Kreislaufinsuffizienz ist: Esketamin 3 mg/kg Körpergewicht (KG) i.v. plus Rocuronium 1 mg/kg KG i.v. Bis zum Anschlagen des Relaxans soll sanft zwischenbeatmet werden, dann die LMA oder der Tubus eingeführt werden.

Take home messsages:

Invasives Atemwegsmanagement beim Kindernotfall ist komplikationsbehaftet. Zudem steigt die Komplikationsrate bei geringer Routine des/der Anwender:in, was insbesondere präklinisch zu erwarten ist, da Notärzt:innen im Einsatz selten mit schwerwiegenden Kindernotfällen konfrontiert werden. Immer muss eine situationsabhängige Nutzen-Risiko-Abwägung getroffen werden, aber insbesondere bei kurzer Distanz zur Zielklinik ist ein Transport unter Spontanatmung zu erwägen. Beim invasiven Atemwegsmanagement im Notfall haben die alleinige Masken-Beutel-Beatmung und der Einsatz der Larynxmaske eine höhere Priorität als die endotracheale Intubation (6), denn die konsequente Oxygenierung ist wichtiger als der Aspirationsschutz.

Literatur

1. Maconochie IK, Bingham R, Eich C et al. (2015) Paediatric life support section Collaborators. European Resuscitation Council Guidelines for Resuscitation 2015: Section 6. Paediatric life support. Resuscitation 95:223–48. DOI: 10.1016/j.resuscitation.2015.07.028
2. Eich C, Russo SG, Heuer JF et al. (2009) Characteristics of out-of-hospital paediatric emergencies attended by ambulance- and helicopter-based emergency physicians. Resuscitation 80(8):888–92. DOI: 10.1016/j.resuscitation.2009.05.008.
3. Lee JH, Turner DA, Kamat P et al. (2016) Pediatric Acute Lung Injury and Sepsis Investigators (PALISI); National Emergency Airway Registry for Children (NEAR4KIDS). The number of tracheal intubation attempts matters! A prospective multi-institutional pediatric observational study. BMC Pediatr 16:58. DOI: 10.1186/s12887-016-0593-y
4. Bernhard M, Mohr S, Weigand MA et al. (2012) Developing the skill of endotracheal intubation: implication for emergency medicine. Acta Anaesthesiol Scand 56(2):164–71. DOI: 10.1111/j.1399-6576.2011.02547.x
5. Andersen LW, Raymond TT, Berg RA et al. (2016) American Heart Association's Get With The Guidelines–Resuscitation Investigators. Association Between Tracheal Intubation During Pediatric In-Hospital Cardiac Arrest and Survival. JAMA 316(17):1786–1797. DOI: 10.1001/jama.2016.14486

6. Timmermann A, Böttiger BW, Byhahn C et al: S1 Leitlinie: Prähospitales Atemwegsmanagement (Kurzfassung). Anästh Intensivmed 2019;60:316–336. DOI: 10.19224/ai2019.316
7. Keil J, Jung P, Schiele A et al. (2016) Interdisziplinär konsentierte Stellungnahme zum Atemwegsmanagement mit supraglottischen Atemwegshilfen in der Kindernotfallmedizin: Larynxmaske ist State-of-the-art [Interdisciplinary consensus statement on alternative airway management with supraglottic airway devices in pediatric emergency medicine: Laryngeal mask is state of the art]. Anaesthesist 65(1):57–66. DOI: 10.1007/s00101-015-0107-6

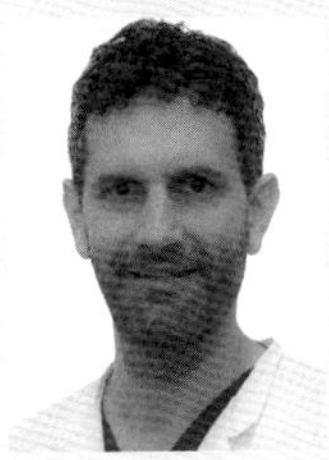

Dr. med. Clemens Silbereisen

Nach seinem Medizinstudium an der Ludwigs-Maximilian-Universität (LMU) München absolvierte Clemens Silbereisen seine Facharztausbildung ebenfalls an der LMU München. Es folgten die Anerkennungen als Facharzt für Anästhesiologie 2010 und für Spezielle Intensivmedizin 2016. Seit 2015 ist Clemens Silbereisen Oberarzt der Klinik für Anästhesiologie mit Schwerpunkt Kinderanästhesie. Präklinisch seit 2014 als Kindernotarzt in München tätig.

4 Akute Rhythmusstörungen im Kindesalter – von Amiodaron bis Defibrillation

Matthias J. Müller, Ulrich Krause, Heike E. Schneider und Thomas Paul

Akute symptomatische Herzrhythmusstörungen sind bei Kindern und Jugendlichen eher selten. Daher ist es wichtig, dass die beteiligten Ärzte, sei es im häuslichen Umfeld, in der Kinderarztpraxis oder in der Kindernotaufnahme, eine Herzrhythmusstörung differenzialdiagnostisch in Erwägung ziehen. Bei Säuglingen und Kleinkindern kann die Diagnosestellung erschwert sein, da sich die Kinder in der Regel mit Trinkverweigerung, Blässe und Lethargie präsentieren. Neben einer schweren Infektion ist eine Herzrhythmusstörung eine mögliche Ursache. Bei der Auskultation imponiert eine Tachykardie oder seltener eine Bradykardie bzw. Arrhythmie. Die Pulsoxymetrie zeigt in der Regel die über die Norm erhöhte oder erniedrigte Herzfrequenz an. Wichtig für die weitere Vorgehensweise sind die Einschätzung des klinischen Zustands des Kindes sowie die elektrokardiografische Dokumentation der Herzrhythmusstörung.

Bei akuten Herzrhythmusstörungen im Kindesalter ist ein wohlüberlegtes und zielgerichtetes Handeln erforderlich. Die genaue Diagnosestellung der vorliegenden Herzrhythmusstörung ist nicht von entscheidender Bedeutung, sondern eine der klinischen Situation angemessene, adäquate Behandlung. Kinder sind keine kleinen Erwachsenen!

Die Vorgehensweise bei akuten Herzrhythmusstörungen von Erwachsenen ist nicht unmittelbar auf Kinder übertragbar. Ziel dieser Übersichtsarbeit soll die Darstellung des Managements von akuten Herzrhythmusstörungen im Kindesalter sein.

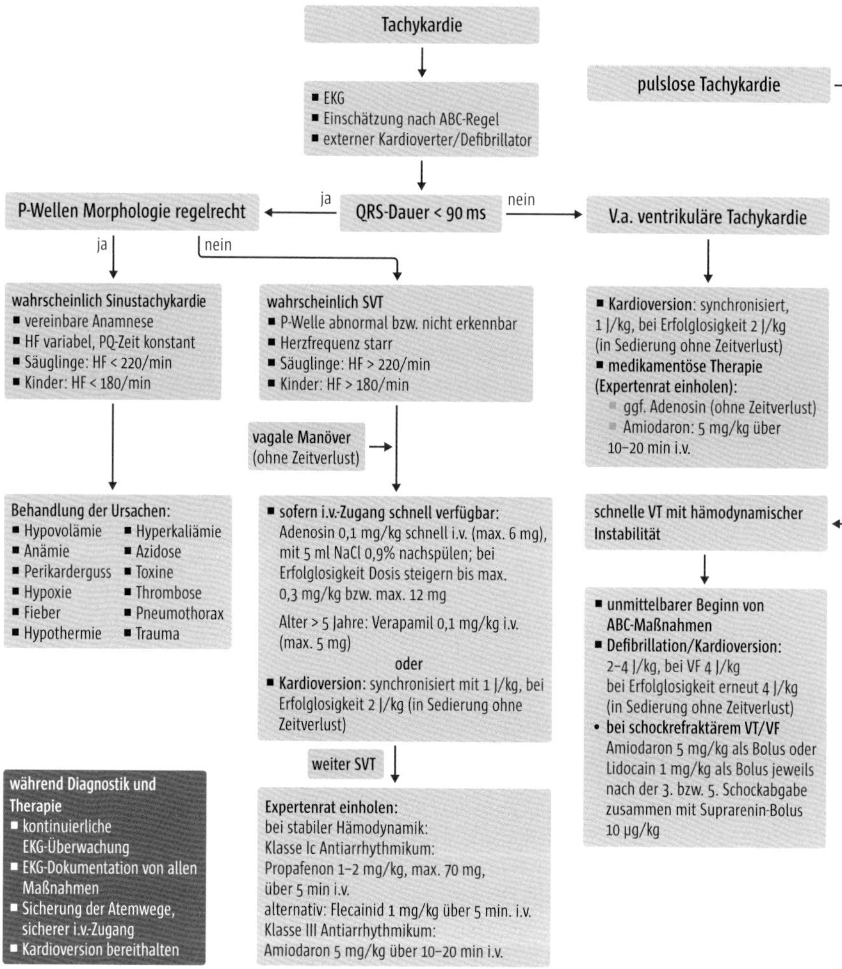

Abb. 1 Algorithmus zur Vorgehensweise bei supraventrikulären und ventrikulären Tachykardien im Kindesalter

4.1 Dokumentation der Herzrhythmusstörung

Das 1- oder 3-Kanal-EKG erlaubt die Differenzierung einer Tachykardie mit schmalen QRS-Komplexen (< 90 msec) von einer Breitkomplextachykardie (> 90 msec) bzw. einer Bradykardie (1; 2). Wünschenswert ist die Ableitung eines 12-Kanal-EKG (s. Abb. 1, s.u. „Empfehlungen zur Diagnostik und Therapie").

Merke: Die Therapie einer Herzrhythmusstörung ohne EKG-Dokumentation ist unzulässig! Die ABC-Regeln sind zu beachten!

4.2 Initiales Management

ABC-Regeln beachten:

- A = Atmung: für freie Atemwege sorgen
- B = Beatmung: ggfs. O_2-Vorlage, bei insuffizienter Atmung assistierte Beutelbeatmung
- C = Circulation: Beurteilung der Kreislaufsituation anhand peripherer Zirkulation/Rekapillarisierungszeit sowie Wachheit/Somnolenz/Bewusstlosigkeit. Der arterielle Blutdruck allein ist kein sicherer Parameter zur Beurteilung der Kreislaufsituation bei Kindern (s. Abb. 1).

I.v.-Zugang: Der nächste Schritt ist die Anlage eines I.v. Zugangs. Wenn beim kritisch kranken Kind ein i.v.-Zugang nicht innerhalb einer Minute etabliert werden kann, soll eine intraossäre Nadel gelegt angebracht werden (3). In der Klinik erlaubt darüber hinaus eine Blutgasanalyse die respiratorische und metabolische Beurteilung des Kindes.

4.3 Therapieziele

Bei einer supraventrikulären oder ventrikulären Tachykardie soll diese beendet werden oder die Herzfrequenz auf ein Niveau gesenkt werden, welches eine stabile Kreislaufsituation zulässt. Bei symptomatischen Bradykardien soll die Herzfrequenz auf ein adäquates Niveau angehoben werden. Alle Interventionen sollen mit dem EKG dokumentiert werden. Es sollte ein externer Kardioverter/Defibrillator bereitstehen (s. Abb. 1, s.u. „Empfehlungen zur Diagnostik und Therapie").

4.4 Therapie der akuten Herzrhythmusstörungen im Kindesalter

Akute supraventrikuläre Tachykardien können im Kindesalter durch vagale Manöver, i.v.-Applikation von Antiarrhythmika oder externe Kardioversion unterbrochen werden. Ventrikuläre Tachykardien bzw. Kammerflimmern sollen primär durch externe Kardioversion/Defibrillation behandelt werden. Akute Bradykardien können durch transkutane Stimulation behandelt werden (4).

Bei einem Körpergewicht < 10 kg sollen für Kardioversion/Defibrillation oder transkutane Stimulation pädiatrische Flächenelektroden benutzt werden.

In Tabelle 1 sind die zur Verfügung stehenden Antiarrhythmika sowie deren Dosierungen aufgelistet. Die Empfehlungen zur Kardioversion/Defibrillation sind in Tabelle 2 dargestellt.

Tab. 1 Antiarrhythmika zur Behandlung von akuten Herzrhythmusstörungen im Kindesalter (alphabetische Reihenfolge)

Medikament	Dosierung	Dauerinfusion
Tachykarde Herzrhythmusstörungen		
Adenosin	0,1–0,3 mg/kg (rascher Bolus, herznah), max. 12 mg	–
Amiodaron	5 mg/kg über 10–20 min	10 mg/kg/d
Flecainid	1 mg/kg über 5 min	0,2–0,5 mg/kg/h
Lidocain	1 mg/kg	0,5–3 mg/kg/h
Magnesium	0,1–0,3 mmol/kg über 30–60 min	0,1–0,2 mmol/kg/d
Propafenon	1 mg/kg über 5 min	4–7 µg/kg/min
Verapamil (ab Schulalter)	0,1 mg/kg, max. 5 mg	–
Bradykarde Herzrhythmusstörungen		
Atropin	0,01–0,03 mg/kg (Bolus)	–
Epinephrin	0,01–0,02 mg/kg (Bolus)	0,05–1,0 µg/kg/min
Epinephrin (endotracheal)	0,1 mg/kg (endotracheal)	–

Tab. 2 Energie zur externen Kardioversion/Defibrillation

	Energie (J/kg), möglichst biphasisch	
	1. Schock	Bei Erfolglosigkeit
Kardioversion (synchronisiert): ■ Supraventrikuläre Tachykardie ■ Vorhofflattern/Vorhofflimmern ■ Ventrikuläre Tachykardie	 ■ 0,5–1 ■ 0,5–1 ■ 0,5–1	 ■ 2 ■ 2 ■ 2
Defibrillation (asynchron): ■ Kammerflimmern	 ■ 4	 ■ 4

Empfehlungen zur Diagnostik und Therapie von akuten Herzrhythmusstörungen im Kindesalter:

- *EKG-Dokumentation*
- *Klinische Einschätzung nach den ABC-Regeln*
- *i.v.-Zugang, ggfs. intraossäre Nadel*
- *EKG-Dokumentation bei allen Interventionen*
- *Externen Kardioverter-Defibrillator bereithalten*

4.5 Spezielle Situationen

4.5.1 Supraventrikuläre Tachykardien im Kindesalter

Supraventrikuläre Tachykardien (SVT) sind die häufigsten tachykarden Herzrhythmusstörungen im Kindes- und Jugendalter und weisen fast immer einen schmalen QRS-Komplex auf (< 90 msec) (1). Bei einer Tachykardie mit verbreiterten QRS-Komplexen muss primär eine ventrikuläre Tachykardie erwogen werden. Bei Neugeborenen und Säuglingen beträgt die Kammerfrequenz bei einer SVT in der Regel 230–250/min, bei Jugendlichen > 180/min (4).

Differenzialdiagnostisch ist bei einer Tachykardie mit schmalen QRS-Komplexen auf der Grundlage des EKG und des klinischen Zustands eine Sinustachykardie abzugrenzen (s. Abb. 1).

Bei einer SVT und einer stabilen Kreislaufsituation können größere Kinder und Jugendliche ambulant bei guter Überwachung mit Vagusmanövern wie Valsalva-Manöver bzw. Bauchpresse behandelt werden. Alternativ kann eine Eiskrawatte angelegt werden (1).

Merke: Vom Druck auf die Augenbulbi ist aufgrund des Risikos einer Netzhautablösung dringend abzuraten.

Nach frustranen Vagusmanövern sollte das Kind in die nächstgelegene Kinderklinik zur medikamentösen Terminierung der Tachykardie gebracht werden.

Bei klinischer Beeinträchtigung (u.a. arterielle Hypotonie, verlängerte Rekapillarisierungszeit, Tachypnoe) sind eine medikamentöse Terminierung der SVT oder eine Kardioversion erforderlich. Durch die i.v.-Bolusapplikation von Adenosin (Initialdosis 0,1 mg/kg, max. 6 mg) können prinzipiell alle AV-Knotenabhängigen Tachykardien terminiert werden (s. Abb. 1). Bei fehlendem Effekt kann die Adenosindosis auf max. 0,3 mg/kg bzw. 12 mg erhöht werden. Von der i.v.-Applikation von ß-Blockern ist im Kindesalter aufgrund des negativ inotropen Effekts abzuraten.

Bei primären atrialen Tachykardien wie fokalen atrialen Tachykardien und Vorhofflattern führt Adenosin durch die Induktion eines kurzfristig anhaltenden AV-Blocks zur Diagnose ohne Terminierung der SVT.

Merke: Die initiale medikamentöse Therapie der SVT im Kindesalter ist die i.v.-Bolusapplikation von Adenosin. Bei einer SVT im Kindesalter ist von einer i.v.-Applikation von ß-Blockern abzuraten.

Sofern nach vagalen Manövern bzw. Adenosinapplikation nach einer kurzen Phase von Sinusrhythmus die SVT erneut auftritt, ist die Applikation eines

Antiarrhythmikums mit einer längeren Halbwertszeit zu empfehlen (s. Abb. 1). Hierdurch kann in der Regel eine Abnahme der Herzfrequenz der SVT erreicht werden, eine dauerhafte Unterbrechung tritt bei ca. 50% der Kinder ein. Bei Fortbestehen der SVT kann erneut Adenosin appliziert werden, das in der Regel zum anhaltenden Sinusrhythmus führt (s. Abb. 1).

Bei Schulkindern und Jugendlichen kann alternativ Verapamil (0,1 mg/kg Körpergewicht, max. 5 mg) I.v. verabreicht werden. Die parenterale Gabe von Verapamil bei Kindern im ersten Lebensjahr ist aufgrund des Risikos der elektromechanischen Entkopplung kontraindiziert.

Die intravenöse Verabreichung von weiteren Antiarrhythmika wie Propafenon und Flecainid sowie von Amiodaron sollte unter intensivmedizinischer Überwachung erfolgen (s. Abb. 1).

Sofern bei einem beeinträchtigen Kind die SVT medikamentös nicht rasch terminiert werden kann, ist die externe Kardioversion mit 0,5–1 J/kg Körpergewicht in Sedierung (z.B. Ketamin 1 mg/kg) erforderlich (s. Abb. 1).

4.5.2 Tachykardien mit breitem Kammerkomplex/ventrikuläre Tachykardien

Bei Kindern liegt bei Tachykardien mit einem verbreiterten Kammerkomplex (QRS-Komplexdauer > 90 ms) in der Regel eine ventrikuläre Tachykardie (VT) vor (1). Ventrikuläre Tachykardien sind bei Kindern sehr selten, sie sind eine potenziell lebensbedrohliche Herzrhythmusstörung.

! Merke: Bei einer Tachykardie mit verbeiterten QRS-Komplexen liegt im Kindesalter in der Regel eine ventrikuläre Tachykardie vor.

4.5.3 Vorgehen bei hämodynamisch instabilen/synkopalen Patienten

Bei Kammerflimmern oder schneller ventrikulärer Tachykardie mit hämodynamischer Instabilität ist eine umgehende elektrische Defibrillation bzw. Kardioversion lebensrettend. Gleichzeitig sind die lebensrettenden Sofortmaßnahmen durchzuführen (1). Die externe Kardioversion/Defibrillation soll mit einer Energie von initial 4 J/kg idealerweise im biphasischen Modus durchgeführt werden (s. Abb. 1).

Bei der Anwendung eines automatisierten externen Defibrillators (AED) ist bei Kindern < 8. Lebensjahr möglichst ein Kinderprogramm mit einer niedrigeren Schockenergie (50–75 J) zu empfehlen, bei Kindern und Jugendlichen > 8 Jahre das Erwachsenenprogramm. Wenn kein AED mit Kinderprogramm verfügbar ist, muss im Notfall das Erwachsenenprogramm abgewandt werden.

Sofern drei konsekutive Kardioversionen/Defibrillationen nicht zur Terminierung der Herzrhythmusstörung führen, ist bei Fortführung der kardiopulmonalen Reanimation die Therapie mit Amiodaron (Bolus 5 mg/kg i.v.) empfohlen (1). Alternativ kann Lidocain als intravenöser Bolus (1 mg/kg i.v.) appliziert werden (s. Abb. 1).

4.5.4 Vorgehen bei stabiler Kreislaufsituation

Bei einer VT und stabiler Hämodynamik wird initial die synchronisierte externe Kardioversion mit 0,5–1 J/kg im biphasischen Modus in Sedierung (z.B. Ketamin 1 mg/kg i.v.) empfohlen (s. Abb. 1). Sofern erfolglos, soll die Energieabgabe auf 2 J/kg erhöht werden. Sofern die Terminierung der VT durch externe Kardioversion erfolglos bleibt, ist die intravenöse Applikation von Amiodaron (5 mg/kg) indiziert (1).

Bei stabiler Kreislaufsituation ist auch die Applikation von Adenosin (0,1–0,3 mg/kg, max. 12 mg i.v.) zu erwägen. Die Terminierung der Breitkomplextachykardie durch Adenosin weist dann mit hoher Wahrscheinlichkeit auf eine supraventrikuläre Tachykardie (z.B. SVT mit Schenkelblock) hin. Allerdings können auch ventrikuläre Ausflusstrakttachykardien Adenosin-sensibel sein.

Auch bei hämodynamischer Stabilität ist im Kindesalter von einer primär medikamentösen Therapie einer Tachykardie mit breiten QRS-Komplexen mit Ausnahme von Adenosin generell dringend abzuraten, da durch die negative inotrope Wirkung der Antiarrhythmika eine akute Kreislaufdekompensation bis zum akuten Herz-Kreislaufstillstand auftreten kann (1).

Merke: Bei einer ventrikulären Tachykardie im Kindesalter ist die primäre Kardioversion mit 0,5–1 J/kg im synchronisierten Modus die Therapie der Wahl. Von einer primären Therapie mit Antiarrhythmika (Ausnahme Adenosin) ist dringend abzuraten. Kammerflimmern erfordert eine umgehende Defibrillation mit 4 J/kg im asynchronen Modus.

4.5.5 Akute Bradykardien im Kindesalter

Akut behandlungsbedürftige Bradykardien sind im Kindesalter sehr selten. Häufigste Formen sind die Sinusknotendysfunktion sowie der hochgradige/komplette atrioventrikuläre (AV) Block (2; 5). Unabhängig von der Ätiologie führen Bradykardien zu einem reduzierten Herzzeitvolumen. Die Indikation zur akuten Behandlung richtet sich nicht nach einer kritischen Herzfrequenz, sondern beruht auf der klinischen Symptomatik wie Schwindel, Bewusstseinsstörung und den kardialen Funktionsparametern wie Perfusion und Blutdruck. Im Notfall gelten immer auch hier zunächst die ABC-Maßnahmen.

4.5.6 Sinusknotendysfunktion und junktionaler/ventrikulärer Ersatzrhythmus

Die Sinusknotendysfunktion führt beim Herzgesunden fast nie zu Symptomen. Differenzialdiagnostisch sind bei einer Sinusbradykardie eine Intoxikation, ein erhöhter Hirndruck, eine Hypothermie und metabolische Ursachen zu beachten.
Bei Patienten mit einem angeborenen oder strukturellen Herzfehler kann eine Sinusknotendysfunktion symptomatisch werden. In diesem Fall können temporär Medikamente wie Parasympatholytika (Atropin) oder Sympathomimetika (Suprarenin; s. Tab. 1; [6]) appliziert werden.

4.5.7 Angeborener und erworbener AV-Block

Ein akut aufgetretener hochgradiger bzw. kompletter AV-Block führt in Abhängigkeit von der Kammerfrequenz meist schnell zur kardialen Dekompensation mit dem Risiko von Synkopen und plötzlichem Herztod. Eine medikamentöse Therapie ist in der Regel nur kurzfristig effektiv (s. Tab. 1).

4.6 Formen der Stimulation

4.6.1 Transkutane Stimulation

Bei allen Formen der symptomatischen Bradykardie ist im Notfall eine temporäre transkutane Stimulation über einen externen Defibrillator lebensrettend (7). So kann eine ausreichende Kammerfrequenz mit Stabilisierung des Kreislaufs bis zur Implantation eines temporären oder permanenten Herzschrittmachersystems gewährleistet werden. Für Kinder < 10 kg sollen die pädiatrischen Klebeelektroden benutzt werden.
Die transkutane Stimulation verursacht Kontraktionen der Brustmuskulatur und wird mitunter als sehr schmerzhaft empfunden. Die Analgesie sollte so gewählt werden, dass die Kinder möglichst wach bleiben und somit eine klinische Überwachung ununterbrochen möglich ist. Die transkutane Stimulation sollte nicht länger als 24 h durchgeführt werden.

! Merke: Bei symptomatischer Bradykardie ist die temporäre transkutane Stimulation die Therapie der Wahl.

4.6.2 Transvenöse Stimulation

Für die notfallmäßige transvenöse Ventrikelstimulation sind die rechte V. jugularis interna oder die linke V. subclavia geeignete Zugänge. Über diese Venen können Elektrodenkatheter einfach auch ohne Röntgendurchleuchtung in den rechten Ventrikel eingebracht werden. Balloneinschwemmelektrodenkatheter erleichtern die Prozedur. Die Stimulation kann über mehrere Tage bis zur Implantation eines permanenten Herzschrittmachersystems oder Erholung des spezifischen Erregungsbildungs- und -leitungssystems durchgeführt werden. Regelmäßige echokardiografische Kontrollen zum Ausschluss eines Perikardergusses sind dringend zu empfehlen.

4.6.3 Transösophageale Stimulation

Die transösophageale Stimulation ist bei einer akuten Bradykardie mit gestörter AV-Überleitung ungeeignet. Bei einer isolierten symptomatischen Sinusbradykardie mit intakter AV-Überleitung ist eine temporäre transösophageale Stimulation effektiv (8).

Take homes messages:

Therapie von akuten Herzrhythmusstörungen im Kindesalter:

- *EKG-Dokumentation*
- *Beurteilung der Kinder anhand der ABC-Regeln*
- *Supraventrikuläre Tachykardie: vagale Manöver oder i.v. Adenosinapplikation*
- *Tachykardie mit breiten QRS-Komplexen: synchronisierte externe Kardioversion*
- *Kammerflimmern: Defibrillation, asynchron, 4 J/kg*
- *bei akuten Bradykardien: externe transkutane Stimulation*

Literatur

1. Paul T, Gebauer, R, Kriebel, T, Schneider, H, Janousek, J (2018) Leitlinie DGKP: Tachykarde Herzrhythmusstörungen. URL: https://register.awmf.org/assets/guidelines/023-022l_S2k_Tachykarde_Herzrhythmusstoerungen-Kinder-Jugendliche-junge-Erwachsene_2019-04.pdf (abgerufen am 17.07.2023)
2. Lindinger A, Paul T (2017) EKG im Kindes- und Jugendalter. Georg Thieme Stuttgart, New York
3. Van de Voorde P, Turner NM, Djakow J et al. (2021) European Resuscitation Council Guidelines 2021: Paediatric Life Support. Resuscitation 161:327–387
4. Brugada J, Blom N, Sarquella-Brugada G et al. (2013) Pharmacological and non-pharmacological therapy for arrhythmias in the pediatric population: EHRA and AEPC-Arrhythmia Working Group joint consensus statement. Europace: European pacing, arrhythmias, and cardiac electrophysiology: journal of the working groups on cardiac pacing, arrhythmias, and cardiac cellular electrophysiology of the European Society of Cardiology 15:1337–82
5. Janousek J, Ruschewski, W, Paul T (2019) Leitlinie DGPK: Leitlinie Pädiatrische Kardiologie: Ventrikuläre Tachykardien und Prävention des plötzlichen Herztodes – Indikationen zur ICD Therapie. URL: https://www.dgpk.org/wp-content/uploads/2019_04_10_Beschluss_LL-ICD-04-04-2019__2_.pdf (abgerufen am 25.07.2023)
6. Topjian AA, Raymond TT, Atkins D et al. (2020) Part 4: Pediatric Basic and Advanced Life Support: 2020 American Heart Association Guidelines for Cardiopulmonary Resuscitation and Emergency Cardiovascular Care. Circulation 142:S469–S523

7. Shah M, Rhodes L, Kaltman JR (2017) Cardiac pacing and defibrillation in pediatric and congenital heart disease. John Wiley and Sons Ltd. Chichester
8. Paul T, Ruschewski W, Janousek J (2019) Bradykarde Herzrhythmusstörungen im Kindes- und Jugendalter sowie bei jungen Erwachsenen mit einem angeborenen Herzfehler (EMAH). URL: https://register.awmf.org/assets/guidelines/023-023l_S2k_Bradykarde-Herzrhythmusstoerungen-Kinder-Jugendliche_junge_Erwachsenen-EMAH_2019-10.pdf (abgerufen am 25.07.2023)

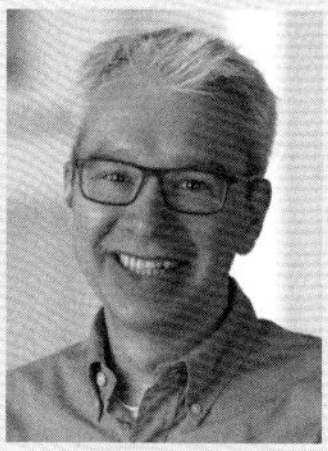

Dr. med. Matthias J. Müller

Matthias J. Müller ist seit 2019 Oberarzt der Klinik für Pädiatrische Kardiologie, Intensivmedizin und Neonatologie an der Universitätsmedizin Göttingen. Nach dem Studium der Humanmedizin an der Georg-August-Universität Göttingen erfolgte die Weiterbildung zum Kinderarzt, Kinderkardiologen, pädiatrischen Intensivmediziner und in der speziellen Kardiologie für Erwachsene mit angeborenen Herzfehlern (EMAH) an der Universitätsmedizin Göttingen. Forschungs- und Behandlungsschwerpunkte sind die Pädiatrische Elektrophysiologie und Elektrophysiologie bei Erwachsenen mit einem angeborenen Herzfehler inklusive der Herzschrittmacher- und Defibrillatortherapie sowie die pädiatrische Intensivmedizin.

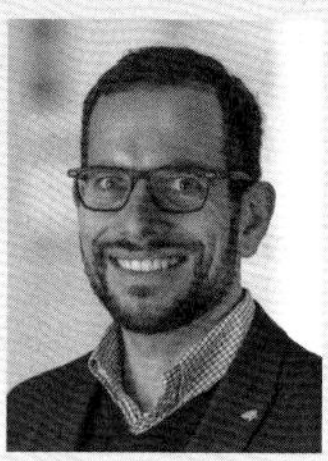

PD Dr. med. Ulrich Krause

Ulrich Krause ist seit 2012 Oberarzt der Klinik für Pädiatrische Kardiologie, Intensivmedizin und Neonatologie an der Universitätsmedizin Göttingen. Nach dem Studium der Humanmedizin an der Justus-Liebig-Universität Gießen erfolgte die Weiterbildung zum Kinderarzt, Kinderkardiologen, pädiatrischen Intensivmediziner und in der speziellen Kardiologie für Erwachsene mit angeborenen Herzfehlern (EMAH) an der Universitätsmedizin Göttingen. Forschungs- und Behandlungsschwerpunkte sind die Pädiatrische Elektrophysiologie und Elektrophysiologie bei Erwachsenen mit einem angeborenen Herzfehler inklusive der Herzschrittmacher- und Defibrillatortherapie sowie die pädiatrische Intensivmedizin.

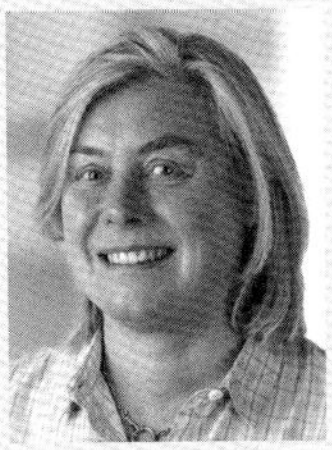

PD Dr. med. Heike E. Schneider

Heike E. Schneider ist seit 2008 Oberärztin der Klinik für Pädiatrische Kardiologie, Intensivmedizin und Neonatologie an der Universitätsmedizin Göttingen. Nach dem Studium der Humanmedizin an der RWTH Aachen erfolgte die Weiterbildung zur Kinderärztin an der State University in Stony Brook, Long Island, NY. Die Weiterbildung zur Kinderkardiologin und kinderkardiologischen Interventionalistin erfolgte in Yale New Haven, CT und am Children's Hospital, Philadelphia, PA, USA. Forschungs- und Behandlungsschwerpunkte sind die interventionelle Behandlung von angeborenen Herzfehlern bei Kindern und Erwachsenen und die pädiatrische Elektrophysiologie.

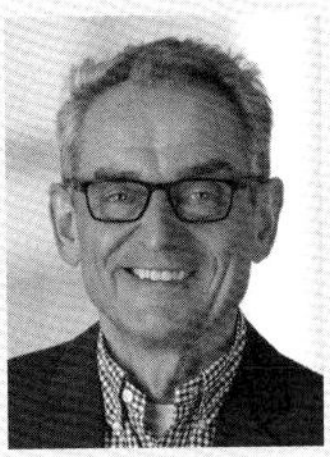

Prof. Dr. med. Thomas Paul

Thomas Paul ist seit 2002 Professor für Kinderheilkunde und Pädiatrische Kardiologie sowie der Direktor der Klinik für Pädiatrische Kardiologie, Intensivmedizin und Neonatologie an der Universitätsmedizin Göttingen. Nach dem Studium der Humanmedizin an der Medizinischen Hochschule Hannover erfolgte die Weiterbildung zum Kinderarzt, Kinderkardiologen, pädiatrischen Intensivmediziner und in der speziellen Kardiologie für Erwachsene mit angeborenen Herzfehlern (EMAH) an der Medizinischen Hochschule Hannover. Forschungs- und Behandlungsschwerpunkte sind die Pädiatrische Elektrophysiologie und die Elektrophysiologie bei Erwachsenen mit einem angeborenen Herzfehler sowie die interventionelle Behandlung von angeborenen Herzfehlern.

5 Vorausverfügungen zum Vorgehen in Notfallsituationen für Kinder mit lebenslimitierenden Erkrankungen

Georg Rellensmann

Die ethische und rechtliche Zulässigkeit jeder medizinischen Behandlung ruht auf zwei Voraussetzungen: zum einen muss der behandelnde Arzt eine Behandlungsindikation stellen, zum anderen muss der Patient bzw. sein rechtmäßiger Vertreter nach ärztlicher Aufklärung in die Behandlung einwilligen. Insbesondere bei schweren, lebenslimitierenden Erkrankungen muss der Patient bzw. sein Vertreter prüfen, ob eine belastende Therapie angemessen ist, oder ob palliative, leidlindernde Maßnahmen in den Vordergrund einer Behandlung treten sollen.
Seit 2009 können einwilligungsfähige Volljährige in einer Patientenverfügung für den Fall ihrer Einwilligungsunfähigkeit rechtswirksam vorausverfügen, dass sie bestimmten zukünftigen, medizinisch indizierten Maßnahmen zustimmen oder diese ablehnen (§ 1827 BGB).
In der Pädiatrie sind Vorausverfügungen rechtlich nicht explizit geregelt und scheinen auf den ersten Blick nicht erforderlich, denn einwilligungsunfähige Kinder werden durch ihre sorgeberechtigten Eltern vertreten. Bei genauer Betrachtung gibt es jedoch auch in der Pädiatrie Situationen, in denen Vorausverfügungen zur Durchführung oder Unterlassung zukünftiger Heilbehandlungen sinnvoll und rechtlich beachtlich sein können:

- Wenn die Patientenvertreter in einer Akutsituation nicht erreichbar oder selbst einwilligungsunfähig sind oder keine Zeit für eine wirksame Aufklärung und Einwilligung ist.
- Wenn ein Minderjähriger bereits einwilligungsfähig ist und selbst eine Vorausverfügung treffen kann.
- Wenn für einen einwilligungsunfähigen Jugendlichen ab dem 18. Geburtstag eine Betreuung eingerichtet wurde, er weiter in pädiatrischen Institutionen versorgt wird, und der Betreuer in einer Akutsituation nicht befragt werden kann.

5.1 Entwicklung neuer Formulare und eines Begleittextes für Vorausverfügungen in der Pädiatrie

2021 wurden von einer multidisziplinären pädiatrischen Arbeitsgruppe Formulare zur Dokumentation von Vorausverfügungen für Notfallsituationen entwickelt und zusammen mit einem ausführlichen Begleittext veröffentlicht (1). Die Nutzung dieser Dokumente wird in einer Konsensusempfehlung von zahlreichen pädiatrischen Fachgesellschaften empfohlen (2). Hier werden Eckpunkte der genannten Dokumente vorgestellt, für eine umfassende Darstellung verweisen wir auf die online verfügbaren Originaldokumente.

> Die hier vorgestellten Formulare zur Dokumentation von Vorausverfügungen zum Vorgehen in Notfallsituationen in der Pädiatrie sind zusammen mit einem ausführlichen Begleittext verfügbar unter: https://zenodo.org/record/4974145 (1)

Besonderheiten von Vorausverfügungen für pädiatrische Patienten

- Die Mehrzahl pädiatrischer Patienten sind einwilligungsunfähige Minderjährige, deren rechtmäßige Vertreter ihre sorgeberechtigten Eltern sind. Vorausverfügungen werden für den Fall getroffen, dass die Eltern in einer Notfallsituation vorübergehend nicht anwesend und befragbar sind. Die Adressaten der Vorausverfügung sind primär Ersthelfer und Notfallversorger.
- Die Entscheidungsbefugnisse von sorgeberechtigten Eltern, Vormündern, Bevollmächtigten oder Betreuern unterscheiden sich von denen einwilligungsfähiger Volljähriger, die für sich selbst entscheiden.
- Bei den zugrundeliegenden lebenslimitierenden Erkrankungen handelt es sich oft um seltene Krankheitsbilder.
- Eine wachsende Patientengruppe leidet an chronisch komplexen Erkrankungen. Betroffene Patienten wechseln oft zwischen ambulanter und stationärer Versorgung. Vorausverfügungen sollten daher in beiden Bereichen einheitlich gehandhabt und dokumentiert werden.

Therapieentscheidungen vorbereiten

Um Patienten bzw. ihre rechtmäßigen Vertreter dabei zu unterstützen, in emotional belastenden Situationen wohlüberlegte Therapieentscheidungen im besten Interesse des Patienten zu treffen, ist eine frühzeitige Auseinandersetzung mit dem erwarteten Krankheitsverlauf und den Vor- und Nachteilen zukünftiger Behandlungsoptionen wünschenswert. Eine solche, als vorausschauende Versorgungsplanung (engl.: advance care planning, ACP) bezeichnete Vorbereitung auf zukünftige Therapieentscheidungen ist auch in der Pädiatrie ein wesentliches Angebot an Patienten und ihre Vertreter (3, 4).

Gespräche über Therapieentscheidungen

Grundsätzlich sollte eine familien- und patientenzentrierte Haltung eingenommen werden (5). Die Gesprächsführung sollte nicht-direktiv sein und sich an den Fragen und Bedürfnissen der Patienten bzw. ihrer Vertreter orientieren (6). Der Patient selbst ist entsprechend seinen Fähigkeiten einzubeziehen. In mehreren Gesprächen werden in ruhiger Atmosphäre die Vor- und Nachteile möglicher, medizinisch indizierter Maßnahmen erörtert, um gemeinsam zu einer tragfähigen Entscheidung zu gelangen, die den persönlichen Präferenzen des Patienten bzw. seiner Vertreter entspricht.

Wann sollte an die Option einer Vorausverfügung gedacht werden?

Eine Vorausverfügung kommt grundsätzlich in Betracht, wenn es in einer erwartbaren Notfallsituation zwei oder mehr vertretbare Behandlungsalternativen gibt, zwischen denen der Patient bzw. seine Vertreter wählen können. Oft ist dies der Einsatz einer belastenden Therapie mit begrenztem Nutzen gegenüber dem Verzicht auf eine solche Maßnahme unter entsprechender Symptomkontrolle.

Wenn der Patient bzw. seine Vertreter nach ärztlicher Aufklärung zum Vorgehen in einer erwartbaren Notfallsituation klare Behandlungspräferenzen haben, sollte angeboten werden, diese Entscheidung in Form einer Vorausverfügung zu dokumentieren, damit diese Präferenzen auch dann bekannt sind und beachtet werden, wenn der Patient bzw. seine Vertreter in einer Akutsituation vorübergehend nicht befragt werden können.

Eine nach umfassender ärztlicher Aufklärung verfasste Vorausverfügung kann in manchen Situationen als rechtlich verbindlicher Patientenwille verstanden werden, zumindest aber stellt sie einen klaren Hinweis auf den mutmaßlichen Willen des Patienten bzw. seiner Vertreter dar und verdient entsprechende Beachtung.

Viele Versorger begrüßen die Erstellung einer solchen Vorausverfügung, da ihnen dies in einem Notfall größere Sicherheit gibt, in Übereinstimmung mit den Präferenzen des Patienten zu handeln. Es besteht jedoch keine Verpflichtung des Patienten oder seiner Vertreter, eine Vorausverfügung zu erstellen. Wo eine Vorausverfügung existiert, soll sie beachtet werden; in jeder anderen Hinsicht sind Patienten mit und ohne Vorausverfügung gleich zu behandeln.

5.2 Drei Formulare für unterschiedliche Szenarien

Es stehen drei Formulare zur Verfügung:

1. Sorgeberechtigte Eltern können eine Vorausverfügung für ihre *einwilligungsunfähigen Minderjährigen* erstellen.

2. *Einwilligungsfähige Minderjährige* können eine Vorausverfügung für sich selbst erstellen, vorzugsweise in Übereinstimmung mit ihren Sorgeberechtigten.
3. Gesetzliche Betreuer können eine Vorausverfügung für *einwilligungsunfähige, betreute Volljährige* treffen, die über den 18. Geburtstag hinaus in pädiatrischen Institutionen versorgt werden.

Inhalt der Formulare

Seite 1

Auf der ersten Seite (s. Abb. 1) werden die Daten des Patienten einschließlich notfallrelevanter Informationen (z.B. Allergien, Broviak-ZVK, Tracheostoma) eingetragen. Daneben die Kontaktdaten der Patientenvertreter, des behandelnden Facharztes und ggf. des betreuenden Palliativteams. Im Feld zur lebenslimitierenden Erkrankung werden die zum Verständnis der Gesamtprognose und für das Notfallmanagement wichtigen Diagnosen für Allgemeinärzte verständlich aufgeführt.

Es wird darauf hingewiesen, dass die Gründe für die getroffene Vorausverfügung in einem zusammenfassenden Protokoll dokumentiert wurden. Es ist empfehlenswert, dass dieses Protokoll von allen Beteiligten unterschrieben wird.

Unten auf der ersten Seite wird angekreuzt, für welchen Zeitraum die Vorausverfügung gültig sein soll. Nach spätestens einem Jahr ist eine Reevaluation vorgesehen.

Seite 2

Auf der Seite 2 (s. Abb. 2) muss oben rechts erneut der Patientenname eingetragen werden. Darunter werden 4 Bündeloptionen aufgeführt, von denen genau eine angekreuzt werden sollte:

Als erste Option kann eine Notfall- und Intensivtherapie soweit medizinisch möglich und vertretbar – ohne vom Patienten gewünschte Einschränkungen – gewählt werden.

Mit der zweiten Option wird die Durchführung einer Herz-Lungen-Wiederbelebung abgelehnt. Alle anderen medizinisch möglichen und vertretbaren Maßnahmen sollen nach Maßgabe des behandelnden Arztes eingesetzt werden.

Mit der dritten Option wird neben einer Herz-Lungen-Wiederbelebung zusätzlich eine invasive Beatmung (mit Endotrachealtubus) abgelehnt.

Als vierte Option kann schließlich eine ausschließlich palliativ ausgerichtete Therapie gewünscht werden, bei der nicht Lebensverlängerung, sondern ausschließlich Symptomkontrolle das Therapieziel ist. Jede medizinische Maßnahme und Therapie muss sich dann daran messen lassen, ob sie dem Ziel der Symptomkontrolle dient.

Vorausverfügung zum Vorgehen in Notfallsituationen
für einwilligungsunfähige Minderjährige

Seite 1/2

Patient:	**Eltern / Sorgeberechtigt(e):**
Name:	**Name(n):**
Vorname:	**Kontakt:**
Geburtsdatum:	**Behandelnder Arzt:**
Notfallrelevante Informationen (z.B. Zugänge):	**Name:**
	Kontakt:
	Palliativteam / andere:
	Name:
	Kontakt:

Lebenslimitierende Erkrankung:

Bei dem o.g. Patienten besteht eine schwere, lebenslimitierende Erkrankung. Der behandelnde Facharzt hat mit den Sorgeberechtigten des Patienten und soweit möglich mit diesem selbst ein ausführliches Aufklärungsgespräch darüber geführt, welche Therapieziele und Maßnahmen unter Berücksichtigung der Gesamtprognose und unter Abwägung von Nutzen, Belastungen und Risiken vom Patienten bzw. seinen Vertretern gewünscht und in seinem besten Interesse sind. Auf dieser Grundlage treffen die Eltern/Sorgeberechtigten nach Beratung mit dem behandelnden Facharzt die auf der folgenden Seite benannte Vorausverfügung.

Die Gründe für die umseitig getroffene Vorausverfügung sind in einem zusammenfassenden Protokoll des Aufklärungsgespräches dokumentiert. Alle Beteiligten wissen, dass diese Vorausverfügung regelmäßig (mindestens jährlich) überdacht und erneuert werden sollte und jederzeit ohne jegliche Nachteile für die Beteiligten von den Sorgeberechtigten - auch mündlich - widerrufen werden kann. Diese Empfehlung soll im Abstand von: ☐ 1 Woche, ☐ 1 Monat, ☐ 3 Monaten, ☐ 6 Monaten, ☐ 12 Monaten geprüft und ggf. erneuert werden (die kürzeste angekreuzte Option gilt). Die Aktualisierung wird durch erneute Unterschrift bestätigt.

 DOI: 10.5281/zenodo.4974145

Abb. 1 Seite 1 des Formulars „Vorausverfügung zum Vorgehen in Notfallsituationen für einwilligungsunfähige Minderjährige" (1, 2)

Nach diesen vier Bündeloptionen gibt es die Möglichkeit, in einem Freitextfeld individuelle Absprachen hinzuzufügen. Dies kann in unterschiedlichen

Vorausverfügung zum Vorgehen in Notfallsituationen
für einwilligungsunfähige Minderjährige

Patient:

Seite 2/2

Bei jedem Patienten erfolgt immer eine Linderung leidvoller Symptome wie Schmerzen, Atemnot, Angst oder Unruhe und eine ganzheitliche familienzentrierte Begleitung.
Grundsätzlich werden die Eltern/Sorgeberechtigten in einem Notfall so schnell wie möglich kontaktiert. Bis dies erfolgt ist, sollen alle medizinischen Maßnahmen, die im folgenden Abschnitt nicht abgelehnt werden, nach Maßgabe des behandelnden Arztes ohne Einschränkungen eingesetzt werden.

In einer Notfallsituation wünschen die Eltern/Sorgeberechtigten nach Beratung mit dem behandelnden Facharzt das folgende Vorgehen:
(bitte genau eine Option ankreuzen, ggf. zusätzlicher Freitext)

Therapieziel => Lebensverlängerung soweit medizinisch möglich und vertretbar

☐ Notfall- und Intensivtherapie einschließlich Herz-Lungen-Wiederbelebung

Therapieziel => Lebensverlängerung mit folgenden Einschränkungen der Mittel

☐ VERZICHT AUF Herz-Lungen-Wiederbelebung

☐ VERZICHT AUF Herz-Lungen-Wiederbelebung und
VERZICHT AUF invasive Beatmung (mit Endotrachealtubus)

Therapieziel => Symptomlinderung (Palliation), nicht Lebensverlängerung

☐ VERZICHT AUF Herz-Lungen-Wiederbelebung und
VERZICHT AUF invasive Beatmung (mit Endotrachealtubus) und
VERZICHT AUF andere lebensverlängernde Maßnahmen,
ausschließlich symptomorientierte, Leid lindernde Therapie

Weitere Empfehlungen und Absprachen (auf fachlich konsistente Therapie achten!)

Ort, Datum	Eltern/Sorgeberechtigte	Facharzt	Pflegefachkraft

Ort, Datum	Eltern/Sorgeberechtigte	Facharzt	Pflegefachkraft

Ort, Datum	Eltern/Sorgeberechtigte	Facharzt	Pflegefachkraft

Die oben genannten Empfehlungen verlieren ab sofort ihre Gültigkeit

Ort, Datum	Eltern/Sorgeberechtigte	Facharzt	Pflegefachkraft

Abb. 2 Seite 2 des Formulars „Vorausverfügung zum Vorgehen in Notfallsituationen für einwilligungsunfähige Minderjährige“ (1, 2)

Szenarien sinnvoll sein. So könnte verfügt werden, dass eine Krankenhausaufnahme unter allen Umständen vermieden werden soll. Oder in einem intensivmedizinischen Kontext, dass bei Lungenversagen keine ECMO zum Einsatz kommen soll. Es ist wichtig, hier nur wenige, klare und konsistente Aussagen zu treffen.

Praktische Fragen

In einer Vorausverfügung sind die Behandlungspräferenzen eines Patienten bzw. seiner Vertreter für den Fall dokumentiert, dass diese selbst sich in einer Akutsituation nicht äußern können. Ist ein rechtmäßiger Patientenvertreter anwesend, ist die Behandlung immer mit ihm abzustimmen. Eine Vorausverfügung kann jederzeit ohne irgendwelche Nachteile, auch mündlich, widerrufen werden. Auch bei Vorliegen einer Vorausverfügung müssen behandelnde Ärzte in einem Notfall schnellstmöglich Kontakt zu den Patientenvertretern aufnehmen und die (weitere) Behandlung mit ihnen abstimmen.

Gültig ist stets das Dokument mit den Unterschriften der Beteiligten. Diese Verfügung sollte beim Patienten verwahrt und in einem Notfall den Ersthelfern zur Beachtung vorgelegt werden. Wir empfehlen, dass derjenige Arzt, der mit dem Patienten bzw. seinen Vertretern eine Vorausverfügung erstellt, in Absprache mit dem Patienten bzw. seinen Vertretern dafür Sorge trägt, dass der Inhalt der Vorausverfügung mitbehandelnden Ärzten und Betreuungspersonen bekannt ist. Dazu können deutlich als Kopie gekennzeichnete Kopien dienen. Wird eine Vorausverfügung geändert oder ungültig, muss die nun ungültige Vorausverfügung vernichtet und/oder in der letzten Zeile der zweiten Seite für ungültig erklärt werden.

Take home messages:

- *Wenn Notfallsituationen erwartbar sind, sollten Patienten bzw. ihre Vertreter vorausschauend darüber aufgeklärt werden.*
- *Sofern es in einer Akutsituation mehrere verfügbare und vertretbare Behandlungsoptionen gibt, sollten die Präferenzen des Patienten bzw. seiner Vertreter erfragt und beachtet werden.*
- *Eine Vorausverfügung kann auch in der Pädiatrie sinnvoll sein, damit die Patientenpräferenzen auch dann bekannt sind und beachtet werden, wenn der Patient bzw. seine Vertreter in einer Akutsituation vorübergehend nicht dazu befragt werden können.*

Literatur

1. Rellensmann G, Hasan C, Beissenhirtz A, Gutmann T (2021) Vorausverfügungen für Kinder, Jugendliche und einwilligungsunfähige junge Erwachsene. (version v1.06 [18.6.2021]). Zenodo. DOI: https://doi.org/10.5281/zenodo.4974145

2. Rellensmann G, Hasan C, Beissenhirtz A, Hauch H, Hülsheger Y, Nolte-Buchholtz S, Brenner S, Hoffmann F, Zernikow B, Gutmann T (2023) Vorausverfügungen in der Pädiatrie. Strukturierte, rechtlich fundierte Vorausverfügungen für Akutsituationen. Monatsschrift Kinderheilkunde 171(8):726–32. DOI: https://doi.org/10.1007/s00112-023-01754-2
3. Kars M (2021) Advance care planning in Pediatrics. URL: https://www.kinderpalliatief.nl/impact/uk (abgerufen am: 26.06.2023)
4. Hein K, Knochel K, Zaimovic V et al. (2020) Identifying key elements for paediatric advance care planning with parents, healthcare providers and stakeholders: A qualitative study. Palliat Med 34(3):300–308
5. Feudtner C (2007) Collaborative communication in pediatric palliative care: A foundation for problem-solving and decision-making. Pediatr Clin North Am 54:583–607
6. Levetown M, American Academy of Pediatrics (2008) Communicating with children and families: From everyday interactions to skill in conveying distressing information. Pediatrics 121:e1441–1460

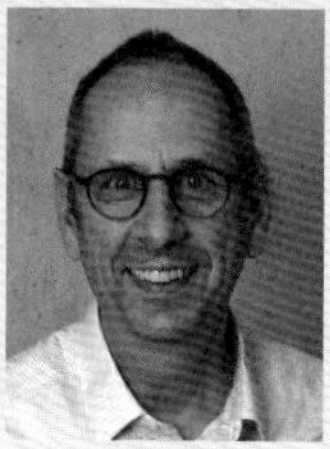

Dr. med. Georg Rellensmann, MAE

Studium der Medizin in Hamburg, Newcastle upon Tyne und Freiburg sowie der Angewandten Ethik in Münster. Nach Facharztausbildung in Kassel Weiterbildungen in Neonatologie, Kinderkardiologie, pädiatrischer Intensivmedizin, spezieller Schmerztherapie sowie Palliativmedizin. Berufliche Stationen: Herzzentrum Bad Oeynhausen, Leiter der pädiatrischen Intensivmedizin und Vorsitzender des Klinischen Ethikkomitees am Universitätsklinikum Münster. Aktuell Oberarzt im Kinderpalliativzentrum der Vestischen Kinder- und Jugendklinik Datteln.

IX

Sepsis-Management

1 Früherkennung und Diagnostik einer Sepsis

Florian Espeter, Thomas Schmoch, Markus A. Weigand und Thorsten Brenner

Das frühzeitige Erkennen und der rasche Therapiebeginn haben größte Bedeutung für das Outcome von Patienten mit Sepsis oder septischem Schock (1; 2).

> Gemäß der aktuell gültigen dritten internationalen **Konsensus-Definition** für Sepsis und septischen Schock (SEPSIS-3) stellt die Sepsis eine lebensbedrohliche Organdysfunktion, hervorgerufen durch eine fehregulierte Wirtsantwort auf eine Infektion dar (3).

Das Ausmaß der Organdysfunktion wird durch den Anstieg des Sequential bzw. Sepsis-related Organ Failure Assessment (SOFA)-Scores um ≥ 2 Punkte operationalisiert. Der SOFA-Score bildet insgesamt sechs Organsysteme (Atmung, Herz-Kreislauf, Leber, Gerinnung, Niere und Neurologie) ab, deren Dysfunktion je nach Schweregrad mit null bis vier Punkten bewertet wird (4). Zumindest wenn die hierfür notwendigen Laborparameter verfügbar sind, ist der SOFA-Score in der Regel zuverlässig und sicher zu erheben. Nichtsdestotrotz stellt er einen intensivmedizinischen Score dar, dessen Erfassung außerhalb von Intensivbereichen mit relevanten Problemen assoziiert ist. Somit ist die Diagnosestellung einer Sepsis ein teilweise schwieriges Unterfangen, was anhand von zwei Szenarien aus dem klinischen Alltag verdeutlicht werden soll:

1. Im ambulanten Bereich oder auf den Normalstationen ist es mitunter schwierig, bei Patienten mit einer manifesten Infektion den Zeitpunkt des Beginns einer Organdysfunktion zu erkennen.

2. Umgekehrt kann es auf der Intensivstation bei schwer kranken Patienten mit manifester Organdysfunktion schwierig sein, eine Infektion (rechtzeitig) zu erkennen.

Im ersten Fall sind sensitive Screeningtools zur frühzeitigen Erkennung von Organdysfunktionen notwendig, während im zweiten Fall zuverlässige Werkzeuge für die Infektionsdiagnostik benötigt werden. Diese und weitere Herausforderungen im Kontext der Früherkennung und Diagnostik einer Sepsis sollen in dem hier vorliegenden Artikel detailliert erörtert werden.

1.1 Sepsis-Screening

Die Grundlage der aktuellen Sepsisdefinition stellt das Auftreten einer lebensbedrohlichen Organdysfunktion im Kontext einer Infektion dar, welche durch eine Zunahme des SOFA-Scores um mindestens zwei Punkte detektiert werden soll. Zur vollständigen Erhebung des SOFA-Scores müssen allerdings neben einer arteriellen Blut-Gas-Analyse (BGA) auch noch die Parameter Kreatinin (oder Urinausscheidung), Bilirubin und die Thrombozytenzahl bestimmt werden. Diesem zeitlichen Aufwand und einer etwaigen Nichtverfügbarkeit dieser im SOFA-Score verankerten Parameter (z.B. im Rettungsdienst oder im ambulanten Bereich) steht die Forderung der Surviving-Sepsis-Campaign (SSC) gegenüber, bei septischen Patienten unverzüglich mit der Therapie zu beginnen.

1.1.1 Quick-SOFA-Score

Um zumindest die Verdachtsdiagnose einer Sepsis in der prä- und innerklinischen Notfallmedizin stellen zu können, wurde mit den SSC-Guidelines 2016 der vereinfachte quick-SOFA-Score (qSOFA) als Screeningtool eingeführt, der eine erste diagnostische Einschätzung von Patienten mit einer Infektion erlauben sollte. Dieser qSOFA ist positiv, wenn zwei der nachfolgend genannten drei Kriterien

1. Glasgow Coma Scale (GCS) < 15,
2. Atemfrequenz ≥ 22 Atemzüge/min oder
3. systolischer Blutdruck ≤ 100 mmHg)

erfüllt sind. Leider weist der qSOFA allerdings eine erschreckend geringe Sensitivität auf, sodass in einer repräsentativen Studie nur jeder vierte Sepsispatient (24%) tatsächlich einen positiven qSOFA aufwies (5). Gleichzeitig haben qSOFA positive Patienten eine besonders hohe 28-Tage-Mortaliät (6). Aus diesem Grund spricht sich die SSC in den aktuellsten Empfehlungen klar gegen eine alleinige Nutzung des qSOFA zum Screening einer Sepsis aus und empfiehlt alternative Screeningtools wie z.B. den National Early Warning Score (NEWS bzw. NEWS 2), den Modified Early Warning Score (MEWS) oder auch die alten Kriterien für das systemische Inflammationssyndrom (SIRS) (1).

1.1.2 NEWS, NEWS 2 und MEWS

In einer Studie mit über 30.000 Patienten konnten Churpek et al. zeigen, dass die Anwendung von Frühwarn-Scoringsystemen wie z.B. dem NEWS für die Vorhersage von Tod oder Verlegung auf die Intensivstation von Patienten mit einem Infektionsverdacht in der Notaufnahme einer alleinigen Nutzung des qSOFA überlegen ist (7). Der NEWS wurde 2012 als Hilfsmittel für die klinische Beurteilung der Patienten durch Pflegekräfte entwickelt und 2017 überarbeitet (NEWS 2). Berücksichtigt und bewertet werden

- die Atemfrequenz,
- die Sauerstoffsättigung im Blut,
- eine notwendige Sauerstoffgabe,
- die Körpertemperatur,
- der systolische Blutdruck,
- der Puls und das Bewusstsein.

Je nach Anzahl der Punkte wird das vorliegende Risiko in „niedrig", „mittel" oder „hoch" eingestuft und eine daraus resultierende therapeutische Konsequenz formuliert (z.B. kontinuierliche Messung der Vitalwerte oder unmittelbare Verständigung eines Arztes) (8;9).

Der NEWS 2 unterscheidet sich vom NEWS im Wesentlichen dadurch, dass er bei Patienten mit vorbestehender chronischer obstruktiver Lungenerkrankung (COPD) andere Sättigungsgrenzwerte anwendet.

Der MEWS wurde 2001 zum rechtzeitigen Erkennen von gefährdeten Patienten etabliert (10). Es werden bis auf die Notwendigkeit für eine Sauerstoffgabe dieselben Zielparameter wie bei dem NEWS berücksichtigt; ebenso erfolgt die Punktevergabe grundsätzlich gleich. Die jeweiligen Referenzwerte weichen allerdings minimal voneinander ab.

1.1.3 SIRS Kriterien

Durch die Anwendung der SIRS-Kriterien

- erniedrigte oder erhöhte Körpertemperatur (< 36 oder ≥ 38 Grad Celsius),
- beschleunigter Herzschlag (mindestens 90 Schläge pro Minute),
- schnellere Atmung (mindestens 20 Atemzüge pro Minute),
- erhöhte oder verminderte Anzahl weißer Blutzellen (Leukozytenzahl: ≥ 12.000/Mikroliter oder ≤ 4.000/Mikroliter)

werden kritisch kranke Patienten zwar deutlich zuverlässiger als mittels des qSOFA erkannt, allerdings werden viele Patienten als falsch positiv klassifiziert (11). Für die Praxis bedeutet dies, dass der Anwender tatsächlich kritisch Erkrankte nicht sicher von weniger kritisch kranken Patienten unterscheiden kann.

Aktuell steht dem Behandlungsteam also kein Scoringsystem zur Verfügung, welches in der Lage ist, „die Sepsis als Notfall" sicher und zuverlässig zu diagnostizieren. Von umso wichtigerer Bedeutung erscheinen dadurch die zuverlässige körperliche Untersuchung und gewissenhafte klinische Einschätzung unserer Patienten.

Um eine Infektion im besten Fall noch vor dem Auftreten von Organdysfunktionen zu erkennen, sollten stets zwei Fragen beantwortet werden:

- *Hat der Patient ein erhöhtes Risiko für Infektionen (z.B. durch eine Immunsuppression)?*
- *Ergeben sich aus Anamnese und körperlicher Untersuchung Hinweise auf einen Infektfokus?*

1.2 Sepsisdiagnostik mittels Biomarkern

Der ideale Sepsis-Biomarker sollte zuverlässig und schnell die fehlregulierte Immunantwort erkennen und Informationen über den vorliegenden Erreger liefern können. Darüber hinaus sollte er die Fähigkeit besitzen, zwischen einer infektiösen und einer nichtinfektiösen Ursache zu unterscheiden. Ein Sepsis-Biomarker mit den oben beschriebenen Eigenschaften existiert bisweilen allerdings nicht, und es bleibt unklar, ob ein solcher Biomarker angesichts der Heterogenität der Sepsis überhaupt irgendwann einmal zur Verfügung stehen wird. Dementsprechend besteht ein großes Interesse daran, die Entwicklung von Sepsis-Biomarkern voranzutreiben, die sowohl eine zuverlässige Diagnosestellung als auch Prognoseabschätzung erlauben (12). In der aktuellen Literatur werden mehr als 250 Sepsis-Biomarker diskutiert, von denen allerdings die meisten unzureichend untersucht sind und nur jeder zehnte Biomarker ansatzweise im Rahmen klinischer Studien erprobt wurde (13). Entsprechend bildet die klinische Einschätzung die Grundlage für jede Therapieentscheidung im Rahmen einer Sepsisbehandlung. Passend dazu empfehlen die aktuellen SSC-Leitlinien, allein auf Basis der klinischen Untersuchung zu entscheiden, ob eine antiinfektive Therapie begonnen werden soll (1). Nichtsdestotrotz sind einige Biomarker in der klinischen Routine fest etabliert und können in der Zusammenschau mit den klinischen Befunden wichtige Hilfestellungen leisten (1). Daher sollen hier nun die wichtigsten und klinisch bekanntesten Sepsis-Biomarker (Laktat, Procalcitonin [PCT] und C-reaktives Protein [CRP]) erläutert werden.

1.2.1 Laktat

Erhöhte Laktatwerte treten bei einer Vielzahl von Erkrankungen auf und sind häufig mit einem erheblichen Morbiditäts- und Mortalitätsrisiko assoziiert

(14). Grundsätzlich ist Laktat ein sehr unspezifischer Marker für Störungen der Mikrozirkulation. Zusätzlich unterliegt die Laktat-Homöostase vielen Einflussfaktoren. Im Rahmen einer Sepsis kann vermehrt Laktat z.B. durch eine gesteigerte zytosolische Glykolyse der Immunzellen anfallen (Warburgeffekt) (15). Laktat ist dementsprechend als Frühmarker für eine Sepsis nicht geeignet (14). Dennoch, um zwischen einer Sepsis und einem septischen Schock (Laktat > 2 mmol/l trotz ausreichender Flüssigkeitszufuhr und Vasopressorbedarf) unterscheiden zu können, ist die Laktatbestimmung im klinischen Alltag obligat (3). Darüber hinaus kann bereits zum Zeitpunkt der Diagnosestellung anhand des Laktatwertes eine orientierende Aussage bezüglich der Mortalität innerhalb der ersten 24 Stunden getroffen werden (Laktat > 8 mmol/l bedeutet eine Mortalität von 19% innerhalb der ersten 24 Stunden) (16). Gleichzeitig können fallende Laktatspiegel als ein Ansprechen auf die Therapie gewertet werden. Eine fehlende Laktat-Clearance sollte hingegen den Reflex auslösen, das therapeutische Vorgehen zu hinterfragen (16–18). Eine regelmäßige Laktatmessung, als Surrogatparameter für die Adäquanz der Mikrozirkulation, stellt daher ein hilfreiches Tool für die Therapiesteuerung dar und sollte um weitere einfach durchzuführende diagnostische Maßnahmen wie z.B. die Erhebung der Capillary-Refill-Time (CRT) und/oder des Mottling-Scores zur klinischen Einschätzung von Patienten mit einer Sepsis/septischem Schock im klinischen Alltag ergänzt werden (19; 20).

1.2.2 Procalcitonin (PCT)

Im Rahmen einer bakteriellen Infektion wird bereits innerhalb von vier Stunden vermutlich zytokin- und lipopolysaccharidvermittelt Procalcitonin (PCT) in der Leber und den peripheren Blutzellen gebildet (21). PCT ist dementsprechend besonders gut geeignet, um eine (gramnegative) bakterielle Infektion von Virusinfektionen, Pilzinfektionen oder nichtinfektiösen Ursachen zu unterscheiden (21; 22). Bei lokalen Infektionen (z.B. Abszessen) kann das PCT jedoch falsch negativ sein. Umgekehrt können Leberfunktionsstörungen zu falsch positiven Werten führen (23). Aus diesem Grund sollte die Entscheidung über einen Therapiebeginn nicht vom PCT-Wert abhängig gemacht werden, sondern anhand der klinischen Befunde getroffen werden. Zur Steuerung einer Antibiotikatherapie ist PCT allerdings wiederum sehr gut geeignet. Eine PCT-basierte Therapiesteuerung verkürzt die Dauer einer Antibiotikatherapie und hat einen positiven Effekt auf die Sterblichkeit (24; 25). Dabei scheint es keine Rolle zu spielen, ob das Ziel eine Reduktion des PCT-Wertes um ≥ 80% oder auf Werte < 0,5 ng/ml ist (24). Die SSC empfiehlt daher zum Absetzten einer Antibiotikatherapie, die PCT-Bestimmung zusammen mit dem klinischen Zustandsbild des Patienten zu nutzen (1). Umgekehrt sollten persistierende oder sogar steigenden PCT-Werte zu einer Revalvation der klinischen Situation und der mikrobiologischen Befunde führen (26). Eine PCT-basierte Therapiesteuerung in der Sepsis scheint dabei vor allem bei Patienten mit einem pulmonalen Fokus besser als bei Patienten mit einem abdominellen Fokus geeignet zu sein (24; 27; 28).

1.2.3 C-reaktives Protein (CRP)

Akute-Phase Proteine wie z.B. das CRP steigen sowohl bei Infektionen als auch bei sterilen Entzündungen (z.B. nach Operationen) an. Dementsprechend ist ein CRP-Anstieg nicht spezifisch für eine Sepsis, wenngleich eine Sepsis ohne CRP-Anstieg absolut unwahrscheinlich ist (13). Grundsätzlich weisen alle Biomarker Einschränkungen bei der Unterscheidung zwischen Sepsis und SIRS auf. Es erscheint umso erwähnenswerter, dass sich in einer großen multizentrischen Studie von Parlato et al. das CRP als der brauchbarste Biomarker zur Diskriminierung zwischen Sepsis und nichtseptischer Inflammation im Rahmen eines SIRS herausstellte (29). Darüber hinaus kann CRP auch als postoperativer Verlaufsmarker eingesetzt werden. Eine stetig ansteigende CRP-Kinetik über den vierten postoperativen Tag hinaus sollte gewissenhaft reevaluiert werden und an eine mögliche Infektion denken lassen. Beispielsweise konnten Welsch et al. zeigen, dass ein CRP-Anstieg über 140 mg/dl am vierten Tag nach einer Pankreas-Operation einen Hinweis für infektiologische Komplikationen darstellt und kritisch bewertet werden muss (30). In ganz besonderem Maße kann neben der PCT-Kinetik auch die CRP-Kinetik als (Erfolgs-)Kontrolle für eine eingeleitete antiinfektive Therapie herangezogen werden. Patienten mit persistierend erhöhten CRP-Werten an Tag drei nach Beginn einer antiinfektiven Therapie versterben häufiger im Vergleich zu Patienten mit fallenden CRP-Werten (31).

Zusammenfassend lässt sich sagen, dass das CRP ebenso einen wichtigen Puzzlestein im Rahmen eines Sepsis-Diagnosealgorithmus darstellt und bei bestätigter Sepsis (unabhängig vom zugrundeliegenden Erreger) als Verlaufsmarker eingesetzt werden kann. Das PCT steigt hingegen vor allem im Rahmen einer bakteriellen Infektion an. Im Verlauf kann PCT zur Erfolgskontrolle und zur Steuerung einer Antibiotikatherapie dienen. Das Laktat ist hingegen ein unspezifischer Parameter, der vielen Einflussfaktoren unterliegt. In der initialen Phase dient er als Marker für eine Gewebehypoperfusion. Anhand der Höhe des Laktatspiegels wird zwischen einer Sepsis und einem septischen Schock unterschieden.

1.3 Fokussuche u. Erregernachweis

Eine Sepsis, ein hochgradiger Verdacht auf eine Sepsis und der septische Schock stellen medizinische Notfälle dar und bedürfen einer sofortigen Fokussuche gepaart mit dem Beginn einer antiinfektiven Therapie innerhalb von einer Stunde gemäß des sogenannten Hour-1 Bundle (32). Eine Ausnahme stellen hämodynamisch stabile Patienten dar, bei denen differenzialdiagnostisch eine infektiologische Ursache genauso wahrscheinlich erscheint wie eine nichtinfektiologische Genese der Erkrankung. Unter diesen Umständen kann innerhalb der folgenden drei Stunden eine ergänzende Diagnostik erfolgen, damit eine Entscheidung über die Wahrscheinlichkeit einer zugrundeliegenden infektiösen Ursache erhärtet oder eben entkräftet werden kann. Lässt sich durch die zusätzlich durchgeführte Diagnostik das klinische Erscheinungsbild wahrscheinlich durch eine Infektion erklären, sodass die (Verdachts-)Diagnose Sepsis gestellt werden kann, so ist unverzüglich eine antiinfektive Therapie zu starten (1).

Um der zeitkritischen Versorgung von Patienten mit einer Sepsis gerecht zu werden, müssen mehrere diagnostische sowie therapeutische Schritte zeitgleich ablaufen. An dieser Stelle sollen nun die wichtigsten Aspekte zur Fokussuche und dem Erregernachweis erläutert werden.

1.3.1 Körperliche Untersuchung u. Anamnese

Die detaillierte körperliche Untersuchung dient der Einschätzung der allgemeinen Erkrankungsschwere (z.B. anhand der Erhebung der CRT) und zielt auf die Suche nach einem möglichen Infektionsfokus ab. Wolfertz et al. zeigten in einer aktuellen Studie aus einer deutschen universitären Notaufnahme, dass der Infektfokus bei einer Sepsis in über 40% der Fälle in der Lunge und in knapp 30% im Urogenitaltrakt lokalisiert ist. Die restlichen 30% der Patienten litten an intraabdominellen- oder Weichteilinfektionen sowie an Infektionen im Kopf-Hals-Bereich. Grundsätzlich blieb dieses Verhältnis der zugrundeliegenden Infektion bei Patienten mit einem septischen Schock gleich. Allerdings stieg der Anteil an Infektionen der Lunge auf über 60% bei Patienten mit einem septischen Schock an, während der Anteil von Infektionen im Urogenitaltrakt auf 15% absank. Selten war eine primäre Blutstrominfektion oder einer Infektion des zentralen Nervensystems ursächlich für eine Sepsis oder einen septischen Schock. Spannenderweise konnte bei fast 10% der Patienten mit Sepsis oder septischem Schock nie ein Fokus gefunden werden (33). Die Ergebnisse dieser Studie verdeutlichen, dass im klinischen Alltag trotz vollumfänglicher Diagnostik unter Umständen nie ein Fokus ausgemacht werden kann, wodurch die fundamentale Bedeutung einer detaillierten körperlichen Untersuchung bei Patienten mit Verdacht auf eine Sepsis oder einen septischen Schock nochmals verdeutlicht wird. So können kleine Hautläsionen (z.B. Insektenstich), schmerzhafte Gelenke, abdominelle Schmerzen, Nackensteifigkeit oder ein neu aufgetretenes pathologisches Herzgeräusch bereits wichtige Anhaltspunkte für die weitere Erregerdiagnostik und vor allem die weitere operative und/oder antiinfektive Therapieplanung liefern.

Parallel hierzu bedarf es einer möglichst zielgerichteten Anamnese (z.B. Reiseanamnese, gezielte Frage nach Fremdkörperimplantationen), um weitere

Hinweise auf den möglicherweise zugrundeliegenden Sepsis-Fokus zu erhalten.

1.3.2 Probenmaterial

Zur mikrobiologischen Erregerdiagnostik stellen die Gewinnung von Probenmaterialien vom Ort des möglichen Infektionsgeschehens sowie die Abnahme von Blutkulturen aktuell noch den Goldstandard dar. Die Abnahme der Blutkulturen soll möglichst vor Beginn der antiinfektiven Therapie und unter streng sterilen Kautelen an unterschiedlichen Punktionsstellen erfolgen (34). Mit der Abnahme von zwei bis drei Blutkulturpaaren erhöht sich zwar die Wahrscheinlichkeit, einen Erreger erfolgreich nachzuweisen (35), allerdings ist die Trefferquote nach wie vor unzureichend niedrig. Zudem ist das Ergebnis im klinischen Alltag häufig erst mit einer deutlichen zeitlichen Latenz verfügbar, fällt durch eine bereits vor der Abnahme der Blutkulturen begonnene antiinfektiven Therapie falsch-negativ aus oder liefert durch eine unsaubere Abnahme falsch-positive Erregerbefunde. Aufgrund der unzureichenden Performance der Blutkultur sollte grundsätzlich versucht werden, möglichst viele anderweitige mikrobiologische Proben zu gewinnen (z.B. Liquor, Trachealsekret, Urin, Drainageflüssigkeit, Abstriche). Allerdings sollte die Abnahme weiterer Proben immer in Anbetracht des klinischen Zustandes des Patienten, der Ergebnisse der körperlichen Untersuchung und unter einer adäquaten Risiko-Nutzen Abwägung erfolgen (z.B. Wachbronchoskopie).

1.3.3 Bildgebung

Zur weiteren Fokussuche bedarf es in der Regel zusätzlicher Verfahren wie z.B. der Bildgebung. Die bettseitig und schnell durchführbare Sonografie und der Röntgen-Thorax gehören zwar fest zur Versorgung von Patienten mit Sepsis oder septischem Schock, dienen dem Kliniker aber vor allem zum Ausschluss möglicher anderer Ursachen für eine hämodynamische (z.B. Perikarderguss) oder pulmonale Instabilität (z.B. Pneumothorax). Vor allem zur Infektionsdiagnostik der Lunge ist die Computertomografie der konventionellen Röntgendiagnostik überlegen und stellt den Goldstandard zur Fokussuche dar (36).

1.3.4 Ausblick

Die SSC formulierte eine Prioritätenliste mit insgesamt 26 Punkten zur Verbesserung der Versorgung von Patienten mit Sepsis oder septischem Schock (37). Unter anderem wird empfohlen, die aktuelle Diagnostik zu beschleunigen und zu präzisieren. Besonders ein schnellerer Keimnachweis würde dem Kliniker bei der Behandlung einer Sepsis maßgeblich helfen, indem die kalkulierte antiinfektive Therapie zu einem deutlich früheren Zeitpunkt zugunsten einer zielgerichteten antiinfektiven Therapie modifiziert werden kann. Neue molekularbiologische Verfahren wie z.B. das Next-Generation-Sequencing (NGS) könnten hier möglicherweise Abhilfe schaffen, da sich diese durch eine schnelle Erkennung von Pathogenen auszeichnen und deutlich bessere Performancecharakteristika im Vergleich zur Blutkultur aufweisen (38–40). Inwiefern sich durch diese Technologien das Outcome von septischen Patienten verbessern lässt, wird gegenwärtig noch untersucht (41; 42).

Take home messages:

Die Sepsis ist für Mediziner nach wie vor eine große Herausforderung und die Versorgung von septischen Patienten stellt sich als sehr anspruchsvoll dar. Zunächst ist es ganz entscheidend, überhaupt an eine Sepsis zu denken und den klinischen Verdacht auf eine Sepsis oder die Diagnose Sepsis zu stellen. Eindeutige Biomarker wie bei anderen medizinischen Notfällen (z.B. dem Troponin bei einem Myokardinfarkt) gibt es bis dato leider (noch) nicht. Screeningstools wie z.B. qSOFA, NEWS 2 und MEWS sowie Biomarker wie z.B. CRP und PCT können im Rahmen der Ersteinschätzung unserer Patienten sowie im Therapieverlauf auf der Intensivstation die klinische Evaluation unterstützen. Sie sollten aber aufgrund von individuellen Schwächen niemals allein eingesetzt werden, was in besonderem Maße für den qSOFA gilt. Die Erregerdiagnostik sowie die Fokussuche sollten immer patientenadaptiert erfolgen. Innerhalb der ersten Stunde soll die Diagnostik (inklusive der Abnahme von Blutkulturen und weiteren mikrobiologischen Proben) abgeschlossen sein und die antiinfektive Therapie begonnen werden. Einzige Ausnahme stellen hämodynamisch stabile Patienten dar, bei denen nichtinfektiologische Ursachen für das klinische Zustandsbild genauso wahrscheinlich oder sogar wahrscheinlicher sind als infektiologische Ursachen. In diesem Fall kann das Zeitfenster für die weiterführende Anamnese und zielgerichtete Diagnostik auf drei Stunden verlängert werden, wenngleich hieraus das Risiko einer relevanten Zeitverzögerung bei denjenigen Patienten erwächst, die sich im Nachhinein als „septisch" herausstellen. Eine diagnostische Anleitung nach dem Motto „One size fits all" gibt es bis dato leider nicht.

Literatur

1. Evans L, Rhodes A, Alhazzani W et al. (2021) Surviving Sepsis Campaign: International Guidelines for Management of Sepsis and Septic Shock 2021. Crit Care Med 49(11):e1063–e1143. DOI: 10.1097/CCM.0000000000005337
2. Rudd KE, Johnson SC, Agesa KM et al. (2020) Global, regional, and national sepsis incidence and mortality, 1990–2017: analysis for the Global Burden of Disease Study. Lancet 395(10219):200–211. DOI: 10.1016/S0140-6736(19)32989-7
3. Singer M, Deutschman CS, Seymour CW et al. (2016) The Third International Consensus Definitions for Sepsis and Septic Shock (Sepsis-3). JAMA 315(8), 801–810. DOI: 10.1001/jama.2016.0287

4. Vincent JL, Moreno R, Takala J et al. (1996) The SOFA (Sepsis-Related Organ Failure Assessment) Score to Describe Organ Dysfunction/Failure. On Behalf of the Working Group on Sepsis-Related Problems of the European Society of Intensive Care Medicine. Intensive Care Med 22(7), 707–710. DOI: 10.1007/BF01709751
5. Anand V, Zhang Z, Kadri SS et al. (2019) CDC Prevention Epicenters Program. Epidemiology of Quick Sequential Organ Failure Assessment Criteria in Undifferentiated Patients and Association With Suspected Infection and Sepsis. Chest 156(2):289–297. DOI: 10.1016/j.chest.2019.03.032
6. Donnelly JP, Safford MM, Shapiro NI (2017) Application of the Third International Consensus Definitions for Sepsis (Sepsis-3) Classification: A Retrospective Population-Based Cohort Study. Lancet Infect Dis 17(6):661–670. DOI: 10.1016/S1473-3099(17)30117-2
7. Churpek MM, Snyder A, Han X et al. (2017) Quick Sepsis-Related Organ Failure Assessment, Systemic Inflammatory Response Syndrome, and Early Warning Scores for Detecting Clinical Deterioration in Infected Patients Outside the Intensive Care Unit. Am J Respir Crit Care Med 195(7):906–911. DOI: 10.1164/rccm.201604-0854OC
8. Williams B (2019) The National Early Warning Score and the Acutely Confused Patient. Clin Med 19(2):190–191. DOI: 10.7861/clinmedicine.19-2-190
9. Williams B (2022) The National Early Warning Score: From Concept to NHS Implementation. Clin Med 22(6):499–505. DOI: 10.7861/clinmed.2022-news-concept
10. Subbe CP, Kruger M, Rutherford P et al. (2001) Validation of a Modified Early Warning Score in Medical Admissions. QJM Mon J Assoc Physicians 94(10):521–526. DOI: 10.1093/qjmed/94.10.521
11. Fernando M, Tran S, Taljaard A et al. (2018) Prognostic Accuracy of the Quick Sequential Organ Failure Assessment for Mortality in Patients With Suspected Infection. Ann Intern Med 169(4):264–265. DOI: 10.7326/L18-0291
12. Biomarkers Definitions Working Group (2001) Biomarkers and Surrogate Endpoints: Preferred Definitions and Conceptual Framework. Clin Pharmacol Ther 69(3):89–95. DOI: 10.1067/mcp.2001.113989
13. Pierrakos C, Velissaris D, Bisdorff M et al. (2020) Biomarkers of sepsis: time for a reappraisal. Crit Care 24(1):287. DOI: 10.1186/s13054-020-02993-5
14. Andersen LW, Mackenhauer J, Roberts JC et al. (2013) Etiology and Therapeutic Approach to Elevated Lactate. Mayo Clin Proc 88(10):1127–1140. DOI: 10.1016/j.mayocp.2013.06.012
15. Schmoch T, Uhle F, Siegler BH et al. (2017) The Glyoxalase System and Methylglyoxal-Derived Carbonyl Stress in Sepsis: Glycotoxic Aspects of Sepsis Pathophysiology. Int J Mol Sci 18(3):657. DOI: 10.3390/ijms18030657
16. Lee SM, Kim SE, Kim EB et al. (2015) Lactate Clearance and Vasopressor Seem to Be Predictors for Mortality in Severe Sepsis Patients with Lactic Acidosis Supplementing Sodium Bicarbonate: A Retrospective Analysis. PLoS ONE 10(12):e0145181. DOI: 10.1371/journal.pone.0145181
17. Nguyen HB, Rivers EP, Knoblich BP (2004) Early Lactate Clearance Is Associated with Improved Outcome in Severe Sepsis and Septic Shock. Crit Care Med 32(8):1637–1642. DOI: 10.1097/01.ccm.0000132904.35713.a7
18. Vincent JL, Quintairos E, Silva A et al. (2016) The Value of Blood Lactate Kinetics in Critically Ill Patients: A Systematic Review. Crit Care Lond Engl 20(1):257. DOI: 10.1186/s13054-016-1403-5
19. Hariri G, Joffre J, Leblanc G et al. (2019) Narrative Review: Clinical Assessment of Peripheral Tissue Perfusion in Septic Shock. Ann Intensive Care 9(1):37. DOI: 10.1186/s13613-019-0511-1
20. HernándezG, Ospina-Tascón GA, Damiani LP et al. (2019). Effect of a Resuscitation Strategy Targeting Peripheral Perfusion Status vs Serum Lactate Levels on 28-Day Mortality Among Patients With Septic Shock: The ANDROMEDA-SHOCK Randomized Clinical Trial. JAMA 321(7), 654–664. DOI: 10.1001/jama.2019.0071
21. Simon L, Gauvin F, Amre DK (2004) Serum Procalcitonin and C-Reactive Protein Levels as Markers of Bacterial Infection: A Systematic Review and Meta-Analysis. Clin Infect Dis Off Pub Infect Dis Soc Am 39(2):206–217. DOI: 10.1086/421997
22. Pieralli F, Corbo L, Torrigiani A et al. (2017) Usefulness of Procalcitonin in Differentiating Candida and Bacterial Blood Stream Infections in Critically Ill Septic Patients Outside the Intensive Care Unit. Intern Emerg Med 12(5):629–635. DOI: 10.1007/s11739-017-1627-7
23. Wacker C, Prkno A, Brunkhorst FM et al. (2013) Procalcitonin as a Diagnostic Marker for Sepsis: A Systematic Review and Meta-Analysis. Lancet Infect Dis 13(5):426–435. DOI: 10.1016/S1473-3099(12)70323-7

24. de Jong E, van Oers JA, Beishuizen A et al. (2016) Efficacy and Safety of Procalcitonin Guidance in Reducing the Duration of Antibiotic Treatment in Critically Ill Patients: A Randomised, Controlled, Open-Label Trial. Lancet Infect Dis 16(7):819–827. DOI: 10.1016/S1473-3099(16)00053-0
25. Schuetz P, Wirz Y, Sager R et al. (2018) Effect of Procalcitonin-Guided Antibiotic Treatment on Mortality in Acute Respiratory Infections: A Patient Level Meta-Analysis. Lancet Infect Dis 18(1):95–107. DOI: 10.1016/S1473-3099(17)30592-3
26. Paudel R, Dogra P, Montgomery-Yates AA et al. (2020) Procalcitonin: A Promising Tool or Just Another Overhyped Test? Int J Med Sci 17(3):332–337. DOI: 10.7150/ijms.39367
27. Bloos F, Trips E, Nierhaus A et al. (2016) Effect of Sodium Selenite Administration and Procalcitonin-Guided Therapy on Mortality in Patients With Severe Sepsis or Septic Shock: A Randomized Clinical Trial. JAMA Intern Med 176(9):1266–1276. DOI: 10.1001/jamainternmed.2016.2514
28. Jung B, Molinari N, Nasri M et al. (2013) Procalcitonin Biomarker Kinetics Fails to Predict Treatment Response in Perioperative Abdominal Infection with Septic Shock. Crit Care 17(5):R255. DOI: 10.1186/cc13082
29. Parlato M, Philippart F, Rouquette A et al. (2018) Circulating Biomarkers May Be Unable to Detect Infection at the Early Phase of Sepsis in ICU Patients: The CAPTAIN Prospective Multicenter Cohort Study. Intensive Care Med 44(7):1061–1070. DOI: 10.1007/s00134-018-5228-3
30. Welsch T, Frommhold K, Hinz U et al. (2008) Persisting Elevation of C-Reactive Protein after Pancreatic Resections Can Indicate Developing Inflammatory Complications. Surgery 143(1):20–28. DOI: 10.1016/j.surg.2007.06.010
31. Póvoa P, Teixeira-Pinto AM, Carneiro AH et al. (2011) C-Reactive Protein, an Early Marker of Community-Acquired Sepsis Resolution: A Multi-Center Prospective Observational Study. Crit Care Lond Engl 15(4):R169. DOI: 10.1186/cc10313
32. Levy MM, Evans LE, Rhodes A (2018) The Surviving Sepsis Campaign Bundle: 2018 Update. Crit Care Med 46(6):997. DOI: 10.1097/CCM.0000000000003119
33. Wolfertz N, Böhm L, Keitel V et al. (2022) Epidemiology, Management, and Outcome of Infection, Sepsis, and Septic Shock in a German Emergency Department (EpiSEP Study). Front Med 9:997992. DOI: 10.3389/fmed.2022.997992
34. Cockerill FR, Wilson JW, Vetter EA et al. (2004) Optimal Testing Parameters for Blood Cultures. Clin Infect Dis 38(12):1724–1730. DOI: 10.1086/421087
35. Lee A, Mirrett S, Reller LB et al. (2007) Detection of Bloodstream Infections in Adults: How Many Blood Cultures Are Needed? J Clin Microbiol 45(11):3546–3548. DOI: 10.1128/JCM.01555-07
36. Karhu JM, Ala-Kokko TI, Ahvenjärvi LK et al. (2016) Early Chest Computed Tomography in Adult Acute Severe Community-Acquired Pneumonia Patients Treated in the Intensive Care Unit. Acta Anaesthesiol Scand 60(8):1102–1110. DOI: 10.1111/aas.12749
37. Coopersmith CM, De Backer D, Deutschman CS et al. (2018) Surviving Sepsis Campaign: Research Priorities for Sepsis and Septic Shock. Intensive Care Med 44(9):1400–1426. DOI: 10.1007/s00134-018-5175-z
38. Brenner T, Decker SO, Grumaz S et al. (2018) Next-Generation Sequencing Diagnostics of Bacteremia in Sepsis (Next GeneSiS-Trial): Study Protocol of a Prospective, Observational, Noninterventional, Multicenter, Clinical Trial. Medicine (Baltimore) 97(6):e9868. DOI: 10.1097/MD.0000000000009868
39. Grumaz S, Stevens P, Grumaz C et al. (2016) Next-Generation Sequencing Diagnostics of Bacteremia in Septic Patients. Genome Med 8(1):73. DOI: 10.1186/s13073-016-0326-8
40. Grumaz S, Grumaz C, Vainshtein Y et al. (2019) Enhanced Performance of Next-Generation Sequencing Diagnostics Compared With Standard of Care Microbiological Diagnostics in Patients Suffering From Septic Shock. Crit Care Med 47(5):e394–e402. DOI: 10.1097/CCM.0000000000003658
41. Brenner T, Skarabis A, Stevens P et al. (2021) Optimization of Sepsis Therapy Based on Patient-Specific Digital Precision Diagnostics Using next Generation Sequencing (DigiSep-Trial) – Study Protocol for a Randomized, Controlled, Interventional, Open-Label, Multicenter Trial. Trials 22:714. DOI: 10.1186/s13063-021-05667-x
42. Schmoch T, Westhoff JH, Decker SO et al. (2021) Next-Generation Sequencing Diagnostics of Bacteremia in Pediatric Sepsis. Medicine (Baltimore) 100(25):e26403. DOI: 10.1097/MD.0000000000026403

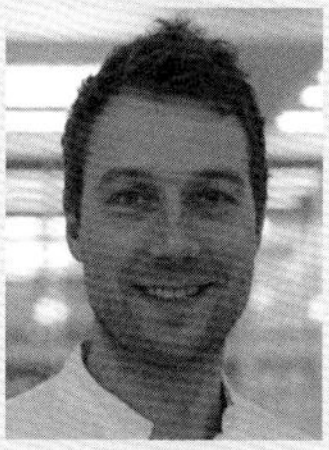

Dr. med. Florian Espeter

Florian Espeter absolvierte sein Medizinstudium an der Universität Heidelberg und machte seine Facharztausbildung an den Universitätskliniken Düsseldorf und Heidelberg. 2020 folgte die Ernennung zum Facharzt und er wechselte an die Universitätsklinik Essen (Klinik für Anästhesiologie und Intensivmedizin). 2022 begann Florian Espeter eine Weiterbildung für die spezielle Intensivmedizin. Er ist als Schwerpunktfacharzt und als leitender Notarzt der Stadt Essen tätig.

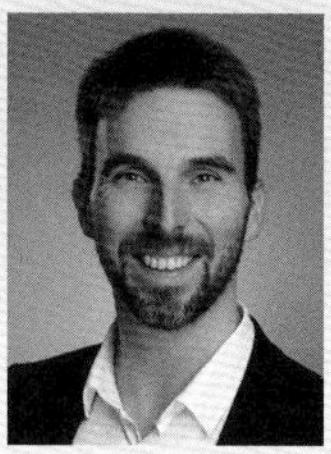

Dr. med. Thomas Schmoch

Nach dem Medizinstudium an der Ruprecht-Karls-Universität Heidelberg und der Université Montpellier I mit Abschluss 2011 Promotion an der Neurochirurgischen Universitätsklinik Heidelberg. Facharztweiterbildung an der Klinik für Anästhesiologie des Universitätsklinikums Heidelberg mit Erwerb der Zusatzbezeichnungen Notfallmedizin und Spezielle anästhesiologische Intensivmedizin. Facharzt seit 2018, zunächst an der Klinik für Anästhesiologie der Universität Heidelberg, dann an der Klinik für Anästhesiologie und Intensivmedizin der Universtitätsmedizin Essen. Seit 2021 am Hôpital Kirchberg der Hôpitaux Robert Schuman in Luxemburg. Sein wissenschaftlicher Fokus liegt im Bereich Inflammation und Sepsis mit Schwerpunkten auf reaktiven Metaboliten und sepsisbedingten Koagulopathien.

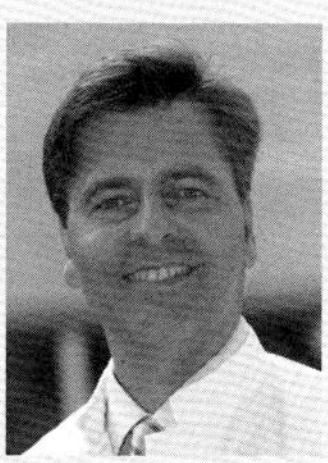

Univ.-Prof. Dr. med. Markus A. Weigand

Markus A. Weigand war vom 1.10.2008 bis zum 30.09.2014 Leiter der Klinik für Anästhesiologie, Operative Intensivmedizin und Schmerztherapie des Universitätsklinikums Gießen und Marburg, Standort Gießen. Er ist seit 1.10.2014 ärztlicher Direktor der Klinik für Anästhesiologie des Universitätsklinikums Heidelberg. Er besitzt die Zusatzbezeichnungen Anästhesiologie, Intensivmedizin, Transplantationsmedizin und Infektiologie.

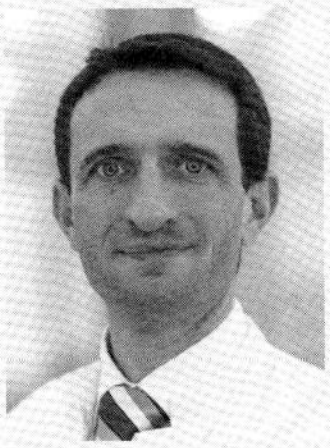

Univ.-Prof. Dr. med. Thorsten Brenner, MHBA

Thorsten Brenner studierte Humanmedizin in Heidelberg sowie Mannheim, bevor er seine Facharztausbildung am Universitätsklinikum in Heidelberg begann und diese im Jahr 2010 abschloss. Im Jahr 2014 erfolgte die Ernennung zum Oberarzt und im Jahr 2017 zum Leitenden Oberarzt. Seit Februar 2020 ist er Klinikdirektor der Klinik für Anästhesiologie und Intensivmedizin am Universitätsklinikum Essen und hat den Lehrstuhl für Anästhesiologie und anästhesiologische Intensivmedizin an der Universität Duisburg-Essen inne. Seine wissenschaftlichen Schwerpunkte liegen im Bereich der angeborenen Immunantwort sowie der innovativen Erregerdiagnostik bei Sepsis.

2 Management von Sepsis und septischem Schock – Leitlinien nutzen

Matthias Gründling

Alle vier Jahre erscheinen nationale und internationale Leitlinien zum Management von Sepsis und Septischem Schock. Die aktuelle Leitlinie ist im Herbst 2021 von der Surviving Sepsis Campaign publiziert worden (SSC-LL) (1). Die Empfehlungen der Leitlinie sind nach den Grading of Recommendations, Assessment, Development and Evaluation (GRADE) Kriterien erstellt worden. Noch bis zum 30.12.2023 ist die deutsche S3-Leitlinie Sepsis – Prävention, Diagnose, Therapie und Nachsorge (D-LL) gültig (2). Sie entstand nach dem AWMF-Regelwerk in Anlehnung an das GRADE System. Durch das Erscheinungsjahr basieren beide Leitlinien auf einem unterschiedlichen Stand der Evidenz. Nachfolgend wird fast ausschließlich auf die aktuellere SSC-LL eingegangen. Auf der Basis unterschiedlicher Evidenz werden in der Leitlinie folgende Grade der Empfehlung ausgesprochen.

Evidenzgrade:
- hohe Evidenz
- moderate Evidenz
- niedrige Evidenz
- sehr niedrige Evidenz

Empfehlungsgrade:
- starke Empfehlung
- schwache Empfehlung
- Best Practice Statement
- keine Empfehlung

2.1 Allgemeines, Definitionen, Qualitätsmanagement

Die aktuellen Leitlinien basieren auf der Sepsis-3-Definition (3). Die Sepsis ist demnach als eine lebensbedrohliche Organdysfunktion definiert, die auf einer dysregulierten Wirtsantwort auf eine Infektion beruht. Die schwerste Form ist der septische Schock mit einer zirkulatorischen und zellulär/metabolischen Dysfunktion (mittlerer arterieller Blutdruck < 65 mmHg und Laktatwerte im Serum > 2 mmol/l).

Es wird empfohlen, in Krankenhäusern *Programme zur Steigerung der Performance* (Qualitätsmanagementprogramme) zu etablieren. Basis der Programme sollen Standard Operating Procedures, Ausbildungsprogramme, die Erfassung von Qualitätsparametern und des Outcomes der Patienten sowie die Identifikation von Verbesserungsmöglichkeiten sein.

starke Empfehlung/sehr niedrige Evidenz

2.2 Prävention

Die SSC-LL geht nicht auf prophylaktische Aspekte ein. In der D-LL wird in der Vermeidung von Infektionen durch Hygienemaßnahmen, Implementierung eines Antibiotic-Stewardship(ABS)-Programms, Schulungen zur Infektionsprävention und die stations- bzw. einrichtungsbezogene Surveillance von nosokomialen Infektionen empfohlen. Zudem werden Impfungen als Präventionsmaßnahme schwerer Infektionen und damit der Sepsis empfohlen (Influenza, Pneumokokken, Meningokokken, Haemophilus influenzae Typ B), dies gilt insbesondere für Patienten ab einem Alter von 65 Jahren und solche mit funktioneller oder anatomischer Asplenie.

2.3 Erkennen (Screening) und Diagnostik

Um eine Sepsis rechtzeitig behandeln zu können, ist es notwendig, sie frühzeitig zu erkennen. Ein Test zum Screening einer Erkrankung sollte sehr sensitiv, einfach und schnell zu erheben sein. Für *akut erkrankte Hochrisikopatienten* wird ein Screening auf das Vorliegen einer Sepsis empfohlen. Das betrifft die Notaufnahme, die Normal- und Intensivstation. Es konnte ein Überlebensvorteil bei Screening nachgewiesen werden.

starke Empfehlung/moderate Evidenz

Merke: Akut erkrankte Hochrisikopatienten sollten auf Sepsis gescreent werden.

Unklar bleibt, welches Screeninginstrument am geeignetsten ist. Die Autoren der SSC-LL sprechen sich *gegen die alleinige Verwendung* des aktuell weit verbreiteten *quick Sequential Organ Failure Score (qSOFA)* im Vergleich zu den Systemic-Infammatory-Response-Syndrome(SIRS)-Kriterien, dem National Early Warning Score (NEWS) oder dem Modifed Early Warning Score (MEWS) aus.

starke Empfehlung/moderate Evidenz

Begründet wird diese Empfehlung mit der zu schlechten Sensitivität des qSOFA. Was diese Empfehlung für die klinische Praxis bedeutet, bleibt abzuwarten. Möglicherweise werden sich Kombinationen aus qSOFA, SIRS-Kriterien und der peripheren Sauerstoffsättigung etablieren. Allerdings existiert dazu bisher keine ausreichende Evidenz. NEWS und MEWS sind in Deutschland bislang kaum etabliert. Es ist unklar, ob die Kombination aus Laktat und qSOFA besser geeignet ist. Bisherige Daten deuten lediglich darauf hin, dass ähnlich wie beim qSOFA Patienten mit hohem Sterberisiko identifiziert werden können (4).

Merke: Der qSOFA sollte nicht mehr als alleiniges Screeninginstrument benutzt werden.

Zum eigentlichen diagnostischen Pfad bei Sepsisverdacht (Anamnese, klinische Untersuchung, apparative Diagnostik usw.) finden sich in beiden Leitlinien lediglich einige wenige Aussagen zur Diagnostik der Infektion. In der SSC-LL wird im Kapitel Infektion sehr umfangreich auf die notwendige Indikation fur eine antiinfektive Therapie eingegangen (s.u.). Die mikrobiologische Diagnostik findet sich jedoch nicht mehr in einer eigenen Empfehlung wieder und wird nur noch im Erklärungstext erwähnt. Die exakte mikrobiologische Diagnostik, der Nachweis von Mikroorganismen und die Kenntnis des Resistogramms sind aber Voraussetzung für eine resistenzgerechte Deeskalation und die Vermeidung unnötiger Behandlungen. Im Gegensatz zur Leitlinie von 2016 (5) wird in der aktuellen SSC-LL nicht mehr begründet, warum es so wichtig ist, die Blutkulturen vor Beginn der antiinfektiven Therapie abzunehmen und auch nicht mehr auf die Anzahl der Blutkulturen eingegangen, obwohl es dafür neue Evidenz gibt (s. Tab. 1) (6).

Tab. 1 Positivitätsrate von Blutkulturen vor und nach Beginn einer antiinfektiven Therapie (7–10)

Studie	Studiendesign	Patientenzahl	Positivitätsrate vor Antibiotikagabe	Positivitätsrate nach Antibiotikagabe
Cheng et al. 2019 (7)	multizentrisch (Notaufnahme)	650	31,4	19,4
Scheer et al. 2019 (8)	monozentrisch (Intensivstation)	559	50,6	27,7
Rand et al. 2019 (9)	monozentrisch (Notaufnahme)	6.731	24.3	9,1
Cascone 2019 (10)	monozentrisch (Notaufnahme)	163	80,4	46,7

In der D-LL wird im Kapitel Diagnose die Entnahme von mindestens zwei Blutkultursets vor Beginn der antiinfektiven Therapie empfohlen (2). Zur Begründung wird angeführt, dass Antibiotika innerhalb von Minuten zur Inaktivierung der Mikroorganismen führen können und somit die Möglichkeit des mikrobiologischen kulturbasierten Nachweises reduziert wird.

Merke: Die mikrobiologische Diagnostik (inklusive Blutkulturdiagnostik) sollte vor Beginn der antiinfektiven Therapie erfolgen.

Die SSC-LL spricht sich *gegen die diagnostische Verwendung von Prokalzitonin zusätzlich zur klinischen Untersuchung* aus, wenn es darum geht, eine Antibiotikatherapie zu starten. Empfehlungen in der Guideline zum Management der ambulant erworbenen Pneumonie, die Prokalzitonin als Entscheidungskriterium für den Beginn eine Antibiotikatherapie vorschlagen, deuten darauf hin, dass der Biomarker für einzelne Sepsisphänotypen zukünftig relevant sein könnte (11).

schwache Empfehlung/sehr niedrige Evidenz

Bezüglich der Diagnostik der Gewebeminderperfusion wird für Patienten mit nachgewiesener Sepsis oder Sepsisverdacht in beiden Leitlinien die *Messung der Laktatkonzentration* empfohlen.

schwache Empfehlung/niedrige Evidenz

2.4 Therapie

2.4.1 Hämodynamische Stabilisierung/Monitoring

Die *initiale Gabe 30 ml/kgKG Kristalloiden* (balancierte Lösungen) innerhalb der ersten drei Stunden wird in der aktuellen SSC-LL nur noch schwach empfohlen. Dieses restriktivere Vorgehen mit Flüssigkeit wird durch eine aktuelle Studie unterstützt, in der ein restriktives Volumenmanagement mit einem liberalen Vorgehen prospektiv randomisiert verglichen wurde. Es fand sich kein Sterblichkeitsunterschied in beiden Gruppen (12).

schwache Empfehlung/niedrige Evidenz

Bei Patienten, die bereits größere Mengen Kristalloide erhalten haben, wird vorgeschlagen, *Albumin zur Volumensubstitution* zu geben.

schwache Empfehlung/moderate Evidenz

Die Autoren beider Leitlinien sprechen sich *gegen die Verwendung von Hydroxyethylstärke* (HES) für die Volumentherapie bei Sepsis aus.

starke Empfehlung/hohe Evidenz

In der SSC-LL wird zudem vorgeschlagen, wegen der Nebenwirkungen (höhere Rate an Nierenersatztherapie, erhöhtes Anaphylaxierisiko, Beeinflussung der Gerinnung) auch *keine Gelatine zur Volumentherapie* zu geben.

schwache Empfehlung/moderate Evidenz

Beim Monitoring der Hämodynamik sollen *dynamische Parameter* gegenüber statischen Parametern und der klinischen Untersuchung vorgezogen werden.

schwache Empfehlung/sehr niedrige Evidenz

Dazu sollte die Antwort auf einen *Flüssigkeitsbolus oder den passiven Beinhebeversuch* mittels Messung des Schlagvolumens (SV), der Schlagvolumenvariation (SVV) und der Pulsdruckkurvenvariation (PPV) bzw. durch die Echokardiografie bestimmt werden. Zusätzlich wird zur Steuerung der Volumentherapie die *Lak-*

tatmessung und die Bestimmung der *Rekapillarisierungszeit („Capillary Refill Time"*, CRT) empfohlen.

schwache Empfehlung/niedrige Evidenz

Für Patienten mit septischem Schock wird ein *arterieller Mitteldruck von 65 mmHg* empfohlen. Höhere Zieldrücke führen zu höheren Dosierungen von Vasopressoren und scheinen keine Vorteile zu bringen.

starke Empfehlung/moderate Evidenz

Um diesen Mitteldruck zu erreichen, sollten zusätzlich zum initialen Flüssigkeitsbolus *Vasopressoren* gegeben werden. Mittel der *ersten Wahl ist Noradrenalin, gefolgt von Vasopressin*.

starke Empfehlung/hohe Evidenz

Zur Notfallversorgung kann das *Noradrenalin auch kurzzeitig über einen peripher venösen Zugang* (nicht peripher der Ellenbogenvene) gegeben werden.

schwache Empfehlung/sehr niedrige Evidenz

Ab einer Noradrenalindosis von 0.25–0.5 µg/kg/min sollte zusätzlich Vasopressin gegeben werden.

schwache Empfehlung/moderate Evidenz

Merke: Vasopressor der ersten Wahl ist Noradrenalin, ab einer Dosis von 0.25–0.5 µg/kg/min sollte zusätzlich Vasopressin gegeben werden.

2.4.2 Antiinfektive Therapie

In der aktuellen SSC-LL gibt es umfangreiche Präzisierungen zur antiinfektive Therapie. Der Abschnitt beginnt mit einem Best Practice Statement, dass bei Patienten mit Verdacht auf Sepsis oder septischem Schock aber unbestätigter Infektion immer wieder nach alternativen Diagnosen gesucht werden soll. In der SSC-LL wird stark vor einem zu großzügigem Antiinfektivaeinsatz gewarnt, insbesondere dann, wenn es Zweifel an der Diagnose Sepsis gibt. Bei bewiesener oder wahrscheinlicher Sepsis soll der Start der antiinfektiven Therapie sofort, idealerweise innerhalb einer Stunde nach Erkennen der Sepsis erfolgen.

starke Empfehlung/niedrige Evidenz (septischer Schock)/sehr niedrige Evidenz (Sepsis)

Bei einer möglichen Sepsis ohne Schock wird von der SSC empfohlen, innerhalb von drei Stunden durch Anamnese, klinische Untersuchung, Labordiagnostik und Bildgebung abzuklären, ob eine nicht infektiöse Ursache vorliegt.

Best Practice Statement

Wenn bei einer möglichen Sepsis ohne Schock dann weiterhin der Verdacht auf eine Infektion besteht, sollte innerhalb von drei Stunden nach Erkennen der Sepsis eine antiinfektive Therapie begonnen werden.

schwache Empfehlung/sehr niedrige Evidenz

Merke: Bei Sepsis und septischem Schock sollte innerhalb einer Stunde nach Erkennen eine antimikrobielle Therapie begonnen werden. Unnötige Behandlungen sollten unbedingt vermieden werden.

2.4.3 Andere Therapien

Respiratorisches Management

Zur Beatmung von Patienten mit Sepsis oder zum Management des Sepsis-assoziierten ARDS finden sich in der neuen SSC-LL keine wesentlichen Änderungen. Für septische Patienten, die keine invasive Beatmung benötigen, wird vorgeschlagen, die nasale High-Flow-Sauerstoff-Therapie gegenüber der nichtinvasiven Beatmung zu bevorzugen.

schwache Empfehlung/niedrige Evidenz

Gabe von Kortikosteroiden

Die Gabe von Kortikosteroiden im septischen Schock wurde in der SSC-LL konkretisiert. Die Experten empfehlen ab einer Noradrenalindosis (bzw. Suprarenin) von ≥ 0,25 µg/kgKG/min über mindestens 4 h trotz adäquater Volumentherapie tgl. 200 mg Hydrocortison (kontinuierlich oder 4 × 50 mg).

schwache Empfehlung/moderate Evidenz

Begleitende intensivmedizinische Maßnahmen

Bisherige Empfehlungen wurden im Wesentlichen unverändert beibehalten:

- restriktives Transfusionsregime
- Stressulkusprophylaxe bei bestehenden Risikofaktoren für eine gastrointestinale Blutung
- generelle medikamentöse Prophylaxe zur Vermeidung venöser thromboembolischer Ereignisse mit niedermolekularen Heparinen
- Verwendung kontinuierlicher oder diskontinuierlicher Nierenersatzverfahren bei Nierenversagen
- Insulingabe bei Blutzuckerwerten > 10 mmol/l
- frühe enterale Ernährung (Beginn innerhalb 72 Stunden) bei fehlenden Kontraindikationen

unterschiedliche Empfehlungs- und Evidenzgrade

Die Gabe intravenöser *Immunglobuline wird generell nicht empfohlen*.

schwache Empfehlung/niedrige Evidenz

Die Anwendung der Polymyxin B Hemoperfusion als Blutreinigungsverfahren wird in der SSC-LL nicht empfohlen.

schwache Empfehlung/niedrige Evidenz

Bezüglich der Verwendung anderer *Blutreinigungsverfahren* wird wegen der unzureichenden Studienlage in der SSC-LL keine Empfehlung ausgesprochen. Die D-LL spricht sich *gegen die Verwendung der Verfahren außerhalb klinischer Studien* aus.

In der SSC-Leitlinie wird sich *gegen die Verwendung von Vitamin C* ausgesprochen. Diese Empfehlung wird durch eine weitere Studie zur Gabe von Vitamin C bei Sepsispatienten mit Vasopressorbedarf unterstützt. Die Autoren fanden in der Vitamin C Gruppe am Tag 28 ein höheres Risiko zu versterben oder für ein persistierendes Organversagen (13).

schwache Empfehlung/niedrige Evidenz

2.5 Nachsorge/Langzeit-Outcome und Therapieziele

In einem neuen Kapitel werden in der SSC-LL nun ähnlich wie zuvor bereits in der deutschen Leitlinie Empfehlungen zu Langzeit-Outcome und Therapiezielen gegeben. Für diese ethischen Aspekte existiert wenig Evidenz, sodass größtenteils Expertenmeinungen geäußert werden. So wird empfohlen, die *Therapieziele und die Prognose schon frühzeitig mit den Patienten und deren Familien zu besprechen*. Bei Patienten, die nicht auf die Therapie ansprechen oder deren Grundkrankheit sich in einem Endstadium befindet, wird empfohlen, palliative Pflegekonzepte zu integrieren.

Für die erfolgreich intensivmedizinisch behandelten Patienten sollte eine *frühestmögliche und realistische Planung der Nachsorge* erfolgen, in die Patienten und Angehörige einbezogen werden sollten. Dabei sollten sie schriftlich und mündlich über die Erkrankung und mögliche Folgen aufgeklärt werden. Es wird empfohlen, in der Nachsorge mögliche körperliche, kognitive und psychische Probleme zu beachten und entsprechende Rehabilitationsmöglichkeiten anzubieten.

Merke: Die Sepsisnachsorge sollte unter Einbeziehung von Patienten und Angehörigen frühestmöglich und realistisch geplant werden.

Take home messages:

Die neue SSC-Leitlinie enthält Konkretisierungen, die für den klinischen Alltag relevant sind: Frühzeitiges Erkennen der Sepsis ist die Basis einer schnellen Diagnostik und Behandlung. Um das zu garantieren sollten SOPs zur Sepsis existieren und Risikopatienten auf das Vorhandensein einer Sepsis systematisch gescreent werden. Bei Sepsisverdacht und nachgewiesener Sepsis sollte die antimikrobielle Therapie innerhalb einer Stunde begonnen werden. Nicht-indizierte Therapie sollte unbedingt vermieden werden und die Indikation der antimikrobiellen Therapie immer wieder überprüft werden. Die Flüssigkeitsgabe sollte nicht zu aggressiv anhand klinischer Kriterien ausgerichtet sein und Vasopressoren zu einem frühen Zeitpunkt zur Stabilisierung des Blutdruckes ergänzt werden. Nach der Akutbehandlung sollten die Langzeitprognose der Patienten und mögliche Spätfolgen bereits im intensivmedizinischen Setting Beachtung finden.

Literatur

1. Evans L, Rhodes A, Alhazzani W, Antonelli M, Coopersmith CM, French C, Machado FR, Mcintyre L, Ostermann M, Prescott HC, Schorr C, Simpson S, Wiersinga WJ, Alshamsi F, Angus DC, Arabi Y, Azevedo L, Beale R, Beilman G, Belley-Cote E, Burry L, Cecconi M, Centofanti J, Coz Yataco A, De Waele J, Dellinger RP, Doi K, Du B, Estenssoro E, Ferrer R, Gomersall C, Hodgson C, Møller MH, Iwashyna T, Jacob S, Kleinpell R, Klompas M, Koh Y, Kumar A, Kwizera A, Lobo S, Masur H, McGloughlin S, Mehta S, Mehta Y, Mer M, Nunnally M, Oczkowski S, Osborn T, Papathanassoglou E, Perner A, Puskarich M, Roberts J, Schweickert W, Seckel M, Sevransky J, Sprung CL, Welte T, Zimmerman J, Levy M (2021) Surviving sepsis campaign: international guidelines for management of sepsis and septic shock 2021. Intensive Care Med 47, 1181–1247
2. Brunkhorst FM, Weigand MA, Pletz M, Gastmeier P, Lemmen SW, Meier-Hellmann A, Ragaller M, Weyland A, Marx G, Bucher M, Gerlach H, Salzberger B, Grabein B, Welte T, Werdan K, Kluge S, Bone HG, Putensen C, Rossaint R, Quintel M, Spies C, Weiß B, John S, Oppert M, Jörres A, Brenner T, Elke G, Gründling M, Mayer K, Weimann A, Felbinger TW, Axer H; Deutsche Sepsis Gesellschaft e. V. (2020) S3-Leitlinie Sepsis – Prävention, Diagnose, Therapie und Nachsorge. Med Klin Intensivmed Notfmed 115(Suppl 2), 37–109
3. Singer M, Deutschman CS, Seymour CW, Shankar-Hari M, Annane D, Bauer M, Bellomo R, Bernard GR, Chiche JD, Coopersmith CM, Hotchkiss RS, Levy MM, Marshall JC, Martin GS, Opal SM, Rubenfeld GD, van der Poll T, Vincent JL, Angus DC (2016) The Third International Consensus Definitions for Sepsis and Septic Shock (Sepsis-3). JAMA 315, 801–10
4. Julienne J, Douillet D, Mozziconacci MS, Callahan JC (2023) Prognostic accuracy of using lactate in addition to the quick Sequential Organ Failure Assessment score and the National Early Warning Score for emergency department patients with suspected infection. Emerg Med J 40, 28–35
5. Rhodes A, Evans LE, Alhazzani W, Levy MM, Antonelli M, Ferrer R, Kumar A, Sevransky JE, Sprung CL, Nunnally ME, Rochwerg B, Rubenfeld GD, Angus DC, Annane D, Beale RJ, Bellinghan GJ, Bernard GR, Chiche JD, Coopersmith C, De Backer DP, French CJ, Fujishima S, Gerlach H, Hidalgo JL, Hollenberg SM, Jones AE, Karnad DR, Kleinpell RM, Koh Y, Lisboa TC, Machado FR, Marini JJ, Marshall JC, Mazuski JE, McIntyre LA, McLean AS, Mehta S, Moreno RP, Myburgh J, Navalesi P, Nishida O, Osborn TM, Perner A, Plunkett CM, Ranieri M, Schorr CA, Seckel MA, Seymour CW, Shieh L, Shukri KA, Simpson SQ, Singer M, Thompson BT, Townsend SR, Van der Poll T, Vincent JL, Wiersinga WJ, Zimmerman JL, Dellinger RP. (2017) Surviving Sepsis Campaign: International Guidelines for Management of Sepsis and Septic Shock: 2016. Intensive Care Med 43, 304–377
6. Scheer C, Gründling M, Kuhn SO (2022) Do not forget the blood cultures. Intensive Care Med 48, 509–510
7. Cheng MP, Stenstrom R, Paquette K, Stabler SN, Akhter M, Davidson AC, Gavric M, Lawandi A, Jinah R, Saeed Z, Demir K, Huang K, Mahpour A, Shamatutu C, Caya C, Troquet JM, Clark G, Yansouni CP, Sweet D, FABLED Investigators (2019) Blood Culture Results Before and After Antimicrobial Administration in Patients With Severe Manifestations of Sepsis: A Diagnostic Study. Ann Intern Med 171, 547–554
8. Scheer CS, Fuchs C, Gründling M, Vollmer M, Bast J, Bohnert JA, Zimmermann K, Hahnenkamp K, Rehberg S, Kuhn SO (2019) Impact of antibiotic administration on blood culture positivity at the beginning of sepsis: a prospective clinical cohort study. Clin Microbiol Infect 25, 326–331
9. Rand KH, Beal SG, Rivera K, Allen B, Payton T, Lipori GP (2019) Hourly Effect of Pretreatment With IV Antibiotics on Blood Culture Positivity Rate in Emergency Department Patients. Open Forum Infect Dis. 6, ofz179
10. Cascone VJ, Cohen RS, Dodson NP, Cannon CM (2019) Implications of culture collection after the first antimicrobial dose in septicemergency department patients. Am J Emerg Med 37, 947–951
11. Metlay JP, Waterer GW, Long AC, Anzueto A, Brozek J, Crothers K, Cooley LA, Dean NC, Fine MJ, Flanders SA, Griffin MR, Metersky ML, Musher DM, Restrepo MI, Whitney CG (2019) Diagnosis and Treatment of Adults

with Community-acquired Pneumonia. An Official Clinical Practice Guideline of the American Thoracic Society and Infectious Diseases Society of America. Am J Respir Crit Care Med 200, e45–e67

12. Shapiro NI, Douglas IS, Brower RG, Brown SM, Exline MC, Ginde AA, Gong MN, Grissom CK, Hayden D, Hough CL, Huang W, Iwashyna TJ, Jones AE, Khan A, Lai P, Liu KD, Miller CD, Oldmixon K, Park PK, Rice TW, Ringwood N, Semler MW, Steingrub JS, Talmor D, Thompson BT, Yealy DM, Self WH (2023) Early Restrictive or Liberal Fluid Management for Sepsis-InducedHypotension. National Heart, Lung, and Blood Institute Prevention and Early Treatment of Acute Lung Injury Clinical Trials Network; N Engl J Med 388, 499–510
13. Lamontagne F, Masse MH, Menard J, Sprague S, Pinto R, Heyland DK, Cook DJ, Battista MC, Day AG, Guyatt GH, Kanji S, Parke R, McGuinness SP, Tirupakuzhi Vijayaraghavan BK, Annane D, Cohen D, Arabi YM, Bolduc B, Marinoff N, Rochwerg B, Millen T, Meade MO, Hand L, Watpool I, Porteous R, Young PJ, D'Aragon F, Belley-Cote EP, Carbonneau E, Clarke F, Maslove DM, Hunt M, Chassé M, Lebrasseur M, Lauzier F, Mehta S, Quiroz-Martinez H, Rewa OG, Charbonney E, Seely AJE, Kutsogiannis DJ, LeBlanc R, Mekontso-Dessap A, Mele TS, Turgeon AF, Wood G, Kohli SS, Shahin J, Twardowski P, Adhikari NKJ; LOVIT Investigators and the Canadian Critical Care Trials Group (2022) Intravenous Vitamin C in Adults with Sepsis in the Intensive Care Unit. N Engl J Med 386, 2387–2398

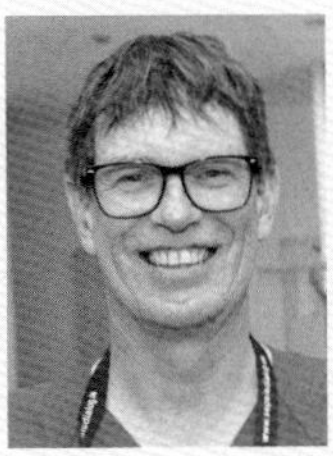

PD Dr. med. habil. Matthias Gründling

Matthias Gründling studierte in Greifswald Medizin und promovierte an der dortigen Universität zur „Selektiven Darmdekontamination" der beatmeten Patienten. In der Greifswalder Klinik für Anästhesiologie und Intensivmedizin leitete er als Oberarzt viele Jahre die Intensivstation. Er initiierte das Qualitätsmanagementprojekt „SepsisDialog" der Universitätsmedizin, das seit 2021 Teil der Kampagne „#DeutschlandErkenntSepsis" ist. 2017 habilitierte Matthias Gründling. Seine Forschungsschwerpunkte sind die Früherkennung der Sepsis und die Blutkulturdiagnostik.

3 Management von Sepsis und septischem Schock – Sepsis erkennen und initiale Therapie

David I. Radke, Anna Lulu Homayr, Matthias Lindner und Dirk Schädler

Dieser Artikel gibt einen Überblick über die aktuelle Definition von Sepsis und septischem Schock und erläutert die Grundzüge der Pathophysiologie und Epidemiologie dieser Erkrankung. Darüber hinaus werden Instrumente zum Screening und zur Diagnostik vorgestellt und aktuelle Empfehlungen zur Initialtherapie diskutiert.

3.1 Definition und Pathophysiologie

Sepsis ist ein Syndrom und kann infolge einer Infektion auftreten. Die ersten internationalen Sepsisdefinitionen von 1992 (Sepsis-1) und 2001 (Sepsis-2) forderten neben dem Nachweis oder dem klinischen Verdacht auf eine Infektion zusätzlich eine systemische unspezifische Entzündungsreaktion (Systemic Inflammatory Response Syndrome, SIRS) (1). Waren mindestens zwei der vier SIRS-Kriterien (Körpertemperatur [< 36°C oder > 38°C], Herzfrequenz [> 90/min], Atemfrequenz [> 20/min] und Blutbild [Leukozytose > 12.000/µL, Leukopenie < 4.000/µL und/oder Linksverschiebung > 10%]) erfüllt, lag eine Sepsis vor. Bei Sepsis mit einem Organversagen lag eine „schwere Sepsis" vor, und bei Kreislaufversagen ein septischer Schock.

> Die Sepsis-1- und die Sepsis-2-Definition unterschieden zwischen Sepsis, schwerer Sepsis und septischem Schock. Eine Sepsis lag vor, wenn mindestens zwei SIRS-Kriterien erfüllt waren und eine Infektion vorlag.

Tab. 1 SOFA-Score (Abkürzungen: PaO_2 = arterieller Sauerstoffpartialdruck; FiO_2 = inspiratorische Sauerstofffraktion; MAD = mittlerer arterieller Blutdruck)

	Score				
	0	1	2	3	4
Atmung					
PaO_2/FiO_2, mmHg	≥ 400	< 400	< 300	< 200 und Atemunterstützung	< 100 und Atemunterstützung
Gerinnung					
Thrombozytenzahl, 1.000/µl	≥ 150	< 150	< 100	< 50	< 20
Leber					
Bilirubin, mg/dl (µmol/l)	< 1,2 (20)	1,2–1,9 (110–170)	2–5,9 (33–101)	6–11,9 (102–204)	> 12 (204)
Herz-Kreislauf					
	MAD ≥ 70 mm Hg	MAD < 70 mm Hg	Dopamin < 5 µg/kg/min oder Dobutamin in jeglicher Dosierung	Dopamin 5,1–15 µg/kg/min oder Adrenalin ≤ 0,1 µg/kg/min oder Noradrenalin ≤ 0,1 µg/kg/min	Dopamin > 15 µg/kg/min oder Adrenalin > 0,1 µg/kg/min oder Noradrenalin > 0,1 µg/kg/min
Zentrales Nervensystem					
Glasgow Coma Scale	15	13–14	10–12	6–9	< 6
Niere					
Kreatinin, mg/dl (µmol/l)	< 1,2 (110)	1,2–1,9 (110–170)	2–3,4 (171–299)	3,5–4,9 (300–440)	> 5 (440)
Diurese, ml/d				< 500	< 200

2021 wurde das o.a. SIRS/Sepsis-Konzept vollständig verlassen. Ausschlaggebend hierfür war u.a. die zu geringe Spezifität der SIRS-Kriterien (2). Sepsis wird nun als eine akut lebensbedrohliche Organdysfunktion verstanden, die durch eine fehlregulierte Wirtsreaktion auf eine Infektion hin verursacht wird (3). Diagnostiziert wird Sepsis mithilfe des SOFA-Scores (Sequential Organ Failure Assessment). Der SOFA-Score beschreibt die Organfunktionen von Atmung, Gerinnung, Leber, Herz-Kreislauf-System, zentralem Nervensystem

und Niere. Es werden fünf Schweregrade unterschieden und mit null bis vier Punkten pro Organfunktion bewertet (2) (s. Tab. 1).
Erhöht sich der SOFA-Score um insgesamt zwei oder mehr Punkte, muss die Diagnose Sepsis gestellt werden (2; 4).

Eine Sepsis gemäß der Sepsis-3-Definition liegt vor, wenn eine Infektion vorliegt oder vermutet wird und der SOFA-Score sich um zwei Punkte oder mehr erhöht hat.

Entscheidend für die aktuelle Definition der Sepsis ist das zunehmende pathophysiologische Verständnis. In diesem Konzept führt eine Infektion neben einer generalisierten Entzündungsreaktion zu ausgeprägten zirkulatorischen und zellulär-metabolischen Veränderungen, was sich unter anderem auch im Kriterium der Laktatmessung bei septischem Schock widerspiegelt (2). Im Gegensatz zu einer lokal begrenzten Infektion kommt es bei Sepsis zu einer komplexen Beeinträchtigung des immunologischen Gleichgewichts, die u.a. zu einer Störung der Endothelzellfunktion mit Kapillarleckage und Gerinnungsstörung führt und in der Kombination eine Schädigung nahezu aller Organsysteme zur Folge haben kann (5). Die Unterscheidung von Sepsis und septischem Schock bleibt bestehen, wobei der septische Schock als Maximalvariante der Sepsis definiert wird, bei der trotz adäquater Volumensubstitution die Notwendigkeit einer Vasopressortherapie zum Erreichen eines mittleren arteriellen Blutdrucks von ≥ 65 mm Hg besteht und zusätzlich ein Serumlaktat von > 2 µmol/l vorliegen muss (2).

Ein septischer Schock liegt vor, wenn bei Patient:innen mit Sepsis trotz adäquater Volumensubstitution die Notwendigkeit einer Vasopressortherapie zum Erreichen eines mittleren arteriellen Blutdrucks von ≥ 65 mm Hg besteht und zusätzlich ein Serumlaktat von ≥ 2 µmol/l vorliegt.

3.2 Epidemiologie

Weltweit erkranken jährlich 48,9 Millionen Patient:innen an einer Sepsis und ca. 11 Millionen Patient:innen davon überleben die Sepsis nicht. Damit ist Sepsis eine der häufigsten Erkrankungen und Todesursachen weltweit (6). 85% der Sepsisfälle treten in Ländern mit niedrigem und mittlerem Einkommen auf (7).
In Deutschland ergab eine Erhebung aus dem Jahr 2015 eine Sepsisinzidenz von 158/100.000 Einwohner:innen mit einem Anstieg von durchschnittlich 7,9% pro Jahr zwischen 2010 und 2015. Die Krankenhaussterblichkeit von Pa-

tient:innen mit Sepsis ist in diesem Zeitraum hingegen von 47,7% auf 41,7% gesunken (6).

Sepsis ist eine der häufigsten Erkrankungen und Todesursachen weltweit.

3.3 Screening und Diagnostik

Sepsis-Screeninginstrumente sollen dabei helfen, eine Sepsis frühzeitig zu erkennen, wobei Sensitivität und Spezifität der verschiedenen Scores stark variieren (8). Um die für die Definition notwendige Organdysfunktion objektiv zu erfassen, wird die Anwendung des SOFA-Scores empfohlen (2).

Da die Erfassung des SOFA-Scores relativ aufwendig ist, entwickelte die Sepsis-3-Arbeitsgruppe insbesondere für ein ressourcenarmes Setting den sog. qSOFA-Score (2). Dieser ist auf drei Variablen reduziert und vergibt jeweils einen Punkt für Tachypnoe, eine quantitative Bewusstseinsstörung und Hypotension. Der qSOFA gilt als positiv, wenn ≥ 2 Variablen vorhanden sind (2). Dabei soll der qSOFA den SOFA-Score explizit nicht ersetzen, sondern als Instrument zum Screening dienen. Während die Sepsis-3-Arbeitsgruppe 2016 noch empfahl, die SIRS-Kriterien durch den qSOFA zu substituieren, spricht sich die 2021 veröffentlichte Leitlinie der Surviving Sepsis Campaign (SSC) gegen die Verwendung des qSOFA im Vergleich zu anderen Frühwarnscores als alleiniges Screeninginstrument für Sepsis oder septischen Schock aus (3). Hintergrund ist, dass die Empfehlung der Sepsis-3-Arbeitsgruppe maßgeblich auf einer Datenanalyse basierte, die den qSOFA lediglich als Prädiktor für Krankenhausmortalität, nicht aber als Screeninginstrument für Sepsis validiert hatte (2). In dieser Validierungsstudie hatten nur 24% der Patient:innen mit einer Infektion einen positiven qSOFA-Score, aber 70% der Krankenhaussterblichkeit und der Intensivstationsaufnahmen entfielen auf diese Untergruppe. Insgesamt ist der qSOFA daher aufgrund seiner geringen Sensitivität als Sepsis-Screeninginstrument unzureichend und eher für die prädiktive Risikostratifizierung kritisch kranker Patient:innen geeignet (3). Der Vergleich mit anderen Frühwarnscores wie dem National Early Warning Score (NEWS) und dem Modified Early Warning Score (MEWS), erbrachte ähnliche Ergebnisse, was zeigt, dass die Einführung neuer klinischer Scores zur zuverlässigen Erkennung einer Sepsis dringend erforderlich ist (3).

Der quick-Sofa-Score (qSOFA) ist für die Erkennung von Sepsis ungeeignet.

Bei klinischem Verdacht auf Sepsis werden in der Regel als wichtige Laborparameter von Inflammations- und Infektionsprozessen die Leukozytenzahl, das C-reaktive Protein (C-RP) und das Procalcitonin (PCT) täglich bestimmt. Es ist hierbei jedoch zu beachten, dass diese Werte aufgrund geringer Sensitivität und Spezifität nicht als Entscheidungshilfe verwendet werden sollen, wenn eine vermutete Sepsis diagnostiziert werden soll. Stattdessen sollen die Werte eher als Verlaufsparameter genutzt werden, insbesondere zur Steuerung der Antibiotikatherapie.

3.4 Initiale Therapie

Neben der frühen Diagnose ist ein schneller Beginn der Sepsistherapie von entscheidender Bedeutung für das Outcome der Patient:innen. Bereits der Verdacht auf eine Sepsis sollte auch ohne den definitiven Nachweis, aber bei einer angenommenen hohen Wahrscheinlichkeit einer Infektion zur Einleitung der Initialtherapie führen. Mit jeder Stunde, die ohne adäquate Antibiotika- und Volumentherapie vergeht, steigt die Mortalität und das Risiko, beatmungspflichtig zu werden (9; 10).

! Sepsis ist ein medizinischer Notfall (wie ein akuter Myokardinfarkt). Je schneller Sie handeln, desto geringer ist die Wahrscheinlichkeit, dass ihr Patient daran verstirbt.

So empfiehlt die SSC-Leitlinie ein sog. „Ein-Stunden-Sepsis-Bündel" zur intialen Therapie:

- Abnahme von mindestens zwei Pärchen Blutkulturen
- sofortiger Beginn einer kalkulierten antiinfektiven Therapie
- Messung des Serumlaktats
- bei Schock und klinischen Zeichen der Hypoperfusion: Flüssigkeitsbolus mit 30 ml/kg Körpergewicht kristalloider Infusionslösung, ggf. Vasopressoren zum Aufrechterhalt des arteriellen Mitteldrucks

Doch ist es wirklich nötig, diese Maßnahmen stets vollständig und innerhalb einer Stunde durchzuführen?

Eine frühzeitige Gewinnung von Blutkulturen oder anderen mikrobiologischen Proben aus dem vermuteten Infektionsgebiet noch vor der ersten Gabe eines Antibiotikums erhöht die Wahrscheinlichkeit, einen oder mehrere Erreger zu identifizieren und im Verlauf gezielt zu behandeln. Dies gelingt jedoch nur etwa in zwei Dritteln der Fälle (11). In der täglichen Praxis in der Notaufnahme oder der Intensivstation sollte diese Vorgabe ohne größeren Zeitverzug umsetzbar sein und daher durchgeführt werden. Ein erhöhter Serumlaktatspiegel galt wegen der durch die Minderperfusion verursachten Hypoxie lange Zeit als Marker für eine Gewebehypoperfusion mit konsekutiver anaerober Energiegewinnung. Dieses Konzept gilt als überholt, da gezeigt werden konnte, dass auch ohne bestehende Gewebehypoxie eine Hyperlaktatämie als Folge eines veränderten Pyruvat-/Laktat-Verhältnisses auftreten kann (12). Diesem Konzept folgend empfiehlt die aktuelle SSC-Leitlinie nicht mehr eine Normalisierung des Laktatwerts als Ziel, sondern, lediglich eine Reduktion des Werts zu erreichen (3). So soll einer iatrogenen Hypervolämie mit möglicherweise nachfolgender erhöhter Morbidität und Mortalität entgegengewirkt werden (13). Zudem zeigte die ANDROMEDA-SHOCK-Studie, dass die Steuerung der Volumenzufuhr anhand der capillary refill time (CRT) und nicht anhand des Serumlaktatwerts zu weniger Organdysfunktionen nach 72 Stunden führt (14).

Bei bestehender Hypotension wird ein Flüssigkeitsbolus von 30 ml/kg Körpergewicht empfohlen. Mit der Applikation soll innerhalb der ersten Stunde begonnen werden und sie soll nach den ersten drei Stunden abgeschlossen sein. Diese Flüssigkeitsmenge hat jedoch einerseits keine ausreichende Datengrundlage und andererseits konnte für die streng protokoll-basierte Volumentherapie und einer häufig daraus folgenden, über Tage andauernden Positivbilanz sogar eine Mortalitätssteigerung festgestellt werden, sodass im Gegensatz zu den älteren Versionen in der aktuellen SSC-Leitlinie nur noch eine schwache Empfehlung dafür besteht (3; 15). Ein individualisiertes Vorgehen unter Berücksichtigung dynamischer Parameter (z.B. CRT-Bestimmung, Herzzeitvolumenmessung, Passive-leg-raise-Test) erscheint sinnvoller. Sollte es jedoch zu Dyspnoe oder einem Abfall der arteriellen Sauerstoffsättigung kommen, ist von einer weiteren Flüssigkeitstherapie abzusehen (13). Hier bietet sich ein Monitoring über o.g. dynamische Parameter an. Zudem konnten durch eine Flüssigkeitsrestriktion nach initialem Bolus keine negativen Auswirkungen auf die Laktatwerte, den Vasopressorbedarf, die Urinausscheidung oder die 90-Tage-Mortalität festgestellt werden (16; 17)

Sollte sich trotz ausgeglichenem Flüssigkeitsstatus weiterhin eine Hypotension zeigen, ist eine Vasopressortherapie indiziert. Dafür ist Noradrenalin das Mittel der ersten Wahl (3). Ist eine Hochdosis Katecholamintherapie nötig, kann eine Kombinationstherapie mit Vasopressin durchgeführt werden.

Die initiale antiinfektive Therapie soll als kalkulierte Breitspektrumtherapie erfolgen. Von essenzieller Bedeutung hierfür ist die Fokusidentifikation sowie das zu erwartende Keimspektrum (ambulant oder nosokomial). Dabei ist es erforderlich, die individuelle Anamnese mit einzubeziehen und zu klären, in welchem Umfeld die Person lebt, welche Begleiterkrankungen bestehen, ob es bereits chronische Organschäden gibt oder ob eine medikamentöse Dauertherapie eingenommen wird. Es muss erfragt werden, ob es dauerhaft implantierte Katheter oder Fremdmaterialien wie zentralvenöse oder Port-Katheter, Blasenkatheter, Gelenkersatz oder künstliche Herzklappen gibt, der/die Patient:in immunsupprimiert ist oder ob vor kurzem eine Infektion oder Kolonisierung mit Erregern bestand und ob in den letzten drei Monaten bereits eine antiinfektive Therapie durchgeführt wurde. Zudem müssen Medikamentenunverträglichkeiten und lokale epidemiologische Faktoren bei der Auswahl des geeigneten Antibiotikums berücksichtigt werden.

Wie bereits erwähnt, ist ein schneller Beginn einer effektiven antiinfektiven Therapie essenziell, doch ist hierbei zu beachten, dass dies vor allem für Patient:innen mit Zeichen eines septischen Schocks zutrifft, während keine relevanten Unterschiede im Outcome für Sepsis ohne Schock nachzuweisen sind (11). Bei denjenigen Patient:innen ohne Schock sollten hingegen nicht mehr als drei Stunden bis zum Beginn der antiinfektiven Therapie vergehen (3). Ebenso besteht bei fehlender Schocksymptomatik kein linearer Zusammenhang zwischen einer Zunahme der Mortalität und jeder Stunde, die bis zum Beginn der Therapie vergeht. Insgesamt ist die Datenlage also noch unzureichend, um einen klaren Zeitpunkt zu benennen, bis zu dem die antiinfektive Therapie eingeleitet sein muss (18). Bei geringer Wahrscheinlichkeit für eine Infektion ist sogar ein abwartendes Verhalten bis zum Erhalt von mikrobiologischen Befunden möglicherweise vorteilhaft. Denn dem potenziellen Nutzen der antiinfektiven Therapie steht gegenüber, dass über 30% der Patient:innen, die initial als septisch eingestuft wurden, retrospektiv keine nachgewiesene bakterielle Infektion hatten und somit einer unnötigen Behandlung mit Antibiotika ausgesetzt waren (11). Nicht erforderliche und vor allem zu lang andauernde antiinfektive Therapien konnten mit einer höheren Rate an Infektionen mit Clostridium difficile, akutem Nierenversagen und sogar erhöhter Mortalität assoziiert werden (19). Insgesamt könnte also besonders bei fehlenden Anzeichen des septischen Schocks eine wohlkalkulierte und unter Umständen mit Verzögerung und Nichtbeachtung des Ein-Stunden-Sepsis-Bündels begonnene antiinfektive Therapie mit schmalem Erregerspektrum von Vorteil sein. Sollte jedoch bereits eine Sepsis-induzierte Hypoperfusion mit Anzeichen des Schocks bestehen oder eine hohe Wahrscheinlichkeit für eine Infektion vorliegen, bleibt jede Stunde kostbar und eine breite und schnell eingeleitete Antibiotikatherapie ist sinnvoll (3). Sollte sich ein operativ sanierbarer Fokus als Auslöser der Infektion zeigen, ist es entscheidend für den Erfolg der Therapie, diesen zu beseitigen. Die SSC-Leitlinie spricht sich für eine schnellstmögliche Sanierung nach der Einleitung der o.g. Initialmaßnahmen aus, da sich eine geringere Mortalität nach einer Sanierung zeigen ließ (3; 20). Ein definitiver Zeitrahmen für diese Maßnahmen ist aufgrund mangelnder Daten nicht festgelegt, es wird jedoch empfohlen, einen Zeitraum von 6–12 Stunden nicht zu überschreiten.

Take home messages:

Sepsis und septischer Schock sind vitale medizinische Notfälle, die ein sicheres Erkennen, umgehende Diagnostik und nach Diagnosestellung eine schnelle initiale Therapie erforderlich machen. Bedauerlicherweise fehlt es jedoch weiterhin an eindeutigen Screeningtests oder schnell verfügbaren Biomarkern, sodass der klinischen Einschätzung des/der Be-

handler:in die entscheidende Rolle bei der Diagnosestellung zukommt. Besonders im septischen Schock bedarf es des zielstrebigen Handelns des ganzen Behandlungsteams, um die Empfehlungen des Ein-Stunden-Sepsis-Bündels umzusetzen. Unerwünschte Therapiefolgen wie etwa iatrogene Hypervolämie oder unnötige Behandlung mit Antibiotika sollten jedoch vermieden werden und besonders bei nur geringer Wahrscheinlichkeit für eine vorliegende Infektion sollten die Ressourcen in eine intensive Suche nach Differenzialdiagnosen investiert werden.

Literatur

1. Bracht H, Hafner S, Weiß M (2019) [Sepsis Update: Definition and Epidemiology]. Anasthesiol Intensivmed Notfallmed Schmerzther 54(1): 10–20
2. Singer M, Deutschman CS, Seymour CW, Shankar-Hari M, Annane D, Bauer M et al. (2016) The Third International Consensus Definitions for Sepsis and Septic Shock (Sepsis-3). JAMA 315(8): 801–810
3. Evans L, Rhodes A, Alhazzani W, Antonelli M, Coopersmith CM, French C et al. (2021) Surviving sepsis campaign: international guidelines for management of sepsis and septic shock 2021. Intensive Care Med 47(11): 1181–1247
4. Vincent JL, Moreno R, Takala J, Willatts S, De Mendonça A, Bruining H et al. (1996) The SOFA (Sepsis-related Organ Failure Assessment) score to describe organ dysfunction/failure: On behalf of the Working Group on Sepsis-Related Problems of the European Society of Intensive Care Medicine. Intensive Care Med 22(7): 707–710.
5. Jarczak D, Kluge S, Nierhaus A (2021) Sepsis-Pathophysiology and Therapeutic Concepts. Front Med (Lausanne) 8: 628302
6. Fleischmann-Struzek C, Schwarzkopf D, Reinhart K (2022) [Sepsis incidence in Germany and worldwide : Current knowledge and limitations of research using health claims data]. Med Klin Intensivmed Notfmed 117(4): 264–268
7. Fleischmann-Struzek C, Mellhammar L, Rose N, Cassini A, Rudd KE, Schlattmann P et al. (2020) Incidence and mortality of hospital- and ICU-treated sepsis: results from an updated and expanded systematic review and meta-analysis. Intensive Care Med 46(8): 1552–1562
8. Wang C, Xu R, Zeng Y, Zhao Y, Hu X (2022) A comparison of qSOFA, SIRS and NEWS in predicting the accuracy of mortality in patients with suspected sepsis: A meta-analysis. PLoS One 17(4): e0266755
9. Leisman DE, Goldman C, Doerfler ME, Masick KD, Dries S, Hamilton E et al. (2017) Patterns and Outcomes Associated With Timeliness of Initial Crystalloid Resuscitation in a Prospective Sepsis and Septic Shock Cohort. Crit Care Med 45(10): 1596–1606
10. Peltan ID, Brown SM, Bledsoe JR, Sorensen J, Samore MH, Allen TL et al. (2019) ED Door-to-Antibiotic Time and Long-term Mortality in Sepsis. Chest 155(5): 938–946
11. Pak TR, Rhee C, Klompas M (2022) Timing and Spectrum of Antibiotic Treatment for Suspected Sepsis and Septic Shock: Why so Controversial? Infect Dis Clin North Am 36(4): 719–733
12. Levy B (2006) Lactate and shock state: the metabolic view. Curr Opin Crit Care 12(4): 315–321
13. Teboul JL, Hamzaoui O (2022) Early hemodynamic resuscitation of septic shock: what do the new Surviving Sepsis Campaign guidelines really provide? J Intensive Med 2(1): 1–2
14. Hernández G, Ospina-Tascón GA, Damiani LP, Estenssoro E, Dubin A, Hurtado J et al. (2019) Effect of a Resuscitation Strategy Targeting Peripheral Perfusion Status vs Serum Lactate Levels on 28-Day Mortality Among Patients With Septic Shock: The ANDROMEDA-SHOCK Randomized Clinical Trial. JAMA 321(7): 654–664
15. Kelm DJ, Perrin JT, Cartin-Ceba R, Gajic O, Schenck L, Kennedy CC (2015) Fluid overload in patients with severe sepsis and septic shock treated with early goal-directed therapy is associated with increased acute need for fluid-related medical interventions and hospital death. Shock 43(1): 68–73

16. Hjortrup PB, Haase N, Wetterslev J, Lange T, Bundgaard H, Rasmussen BS et al. (2017) Effects of fluid restriction on measures of circulatory efficacy in adults with septic shock. Acta Anaesthesiol Scand 61(4): 390–398
17. Shapiro NI, Douglas IS, Brower RG, Brown SM, Exline MC et al. (2023) Early Restrictive or Liberal Fluid Management for Sepsis-Induced Hypotension. N Engl J Med 388(6): 499–510
18. Yealy DM, Mohr NM, Shapiro NI, Venkatesh A, Jones AE, Self WH (2021) Early Care of Adults With Suspected Sepsis in the Emergency Department and Out-of-Hospital Environment: A Consensus-Based Task Force Report. Ann Emerg Med 78(1): 1–19
19. Arulkumaran N, Routledge M, Schlebusch S, Lipman J, Conway Morris A (2020) Antimicrobial-associated harm in critical care: a narrative review. Intensive Care Med 46(2): 225–235
20. Kim H, Chung SP, Choi SH, Kang GH, Shin TG, Kim K et al. (2019) Impact of timing to source control in patients with septic shock: A prospective multi-center observational study. J Crit Care 53: 176–182

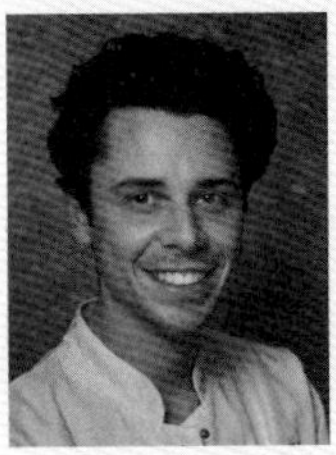

Dr. med. David I. Radke

Nach dem Studium der Humanmedizin Facharztausbildung am Universitätsklinikum Schleswig-Holstein (UKSH), Campus Kiel, mit Facharztanerkennung für Anästhesiologie und Erhalt der Zusatzbezeichnung Notfallmedizin 2022. Seit 2022 erfolgt die Weiterbildung für spezielle Intensivmedizin.

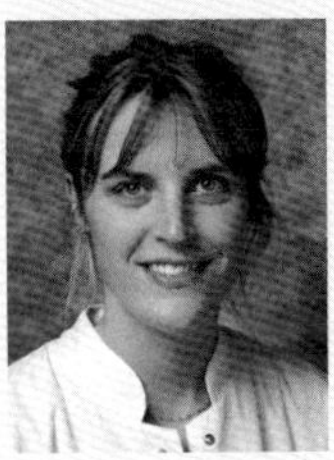

Dr. med. Anna Lulu Homayr

Anna Lulu Homayr ist Ärztin in Weiterbildung für Anästhesiologie im vierten Jahr am Universitätsklinikum Schleswig-Holstein. Promoviert hat sie in Kooperation zwischen der CAU Kiel und der experimentellen Anästhesiologie am Academisch Medisch Centrum in Amsterdam.

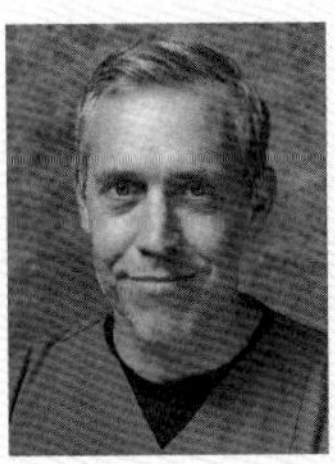

Dr. med. Matthias Lindner

Matthias Lindner ist seit 2010 in der Klinik für Anästhesiologie und Operative Intensivmedizin, UKSH, Campus Kiel beschäftigt. Seit 2021 ist er im Bereich „Interdisziplinäre Operative Intensivmedizin“ als Oberarzt tätig.

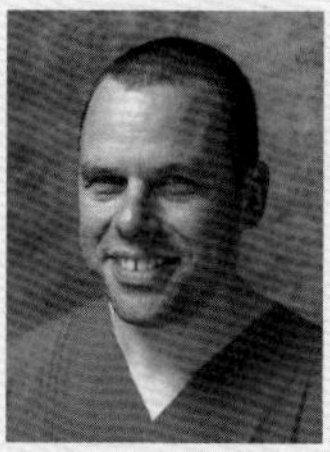

Prof. Dr. med. Dirk Schädler

Dirk Schädler ist Professor für Operative Intensivmedizin und leitet den Bereich „Interdisziplinäre Operative Intensivmedizin“ am Universitätsklinikum Schleswig-Holstein, Campus Kiel.

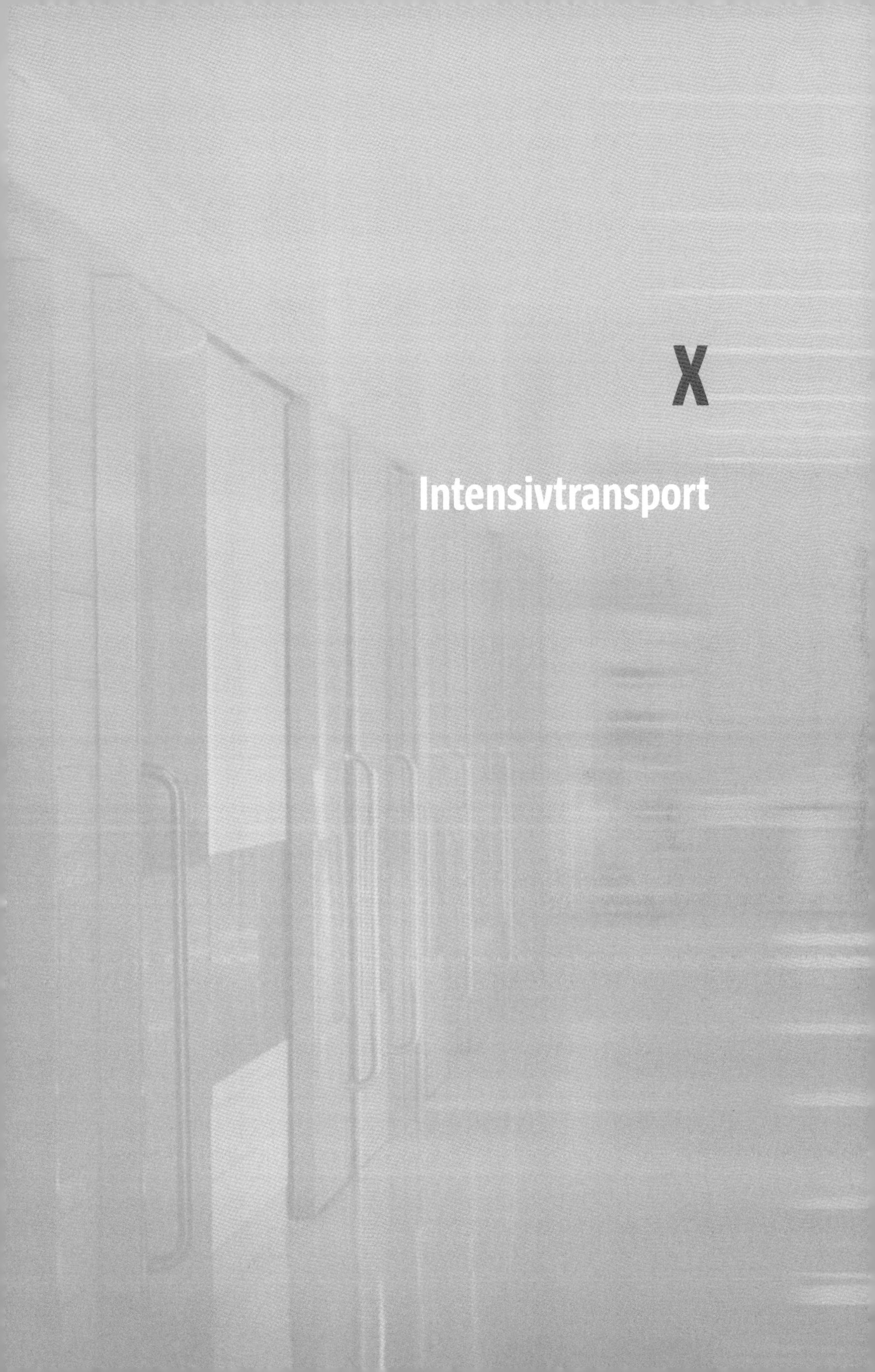

X

Intensivtransport

1 Qualifikation, Organisation, Ressourcenmanagement beim Intensivtransport

Fabian Edinger

1.1 Qualifikation

Der aktuelle Strukturwandel im deutschen Gesundheitssystem mit Bildung von Schwerpunktzentren führt auch zu einer Zunahme von Intensivtransporten.

In der Deutschen Industrie Norm (DIN) 15050 ist folgende Definition eines Intensivtransports hinterlegt: Sekundäreinsatz zur Beförderung eines intensivüberwachungs- und behandlungspflichtigen Patienten, bei dem Notarzt/Notärztin und Rettungsassistent:in/Notfallsanitäter:in mit besonderer intensivmedizinischer Qualifikation sowie ein geeignetes Rettungsmittel erforderlich sind. Es gilt jedoch zu beachten, dass der Rettungsdienst in Deutschland föderal durch die Bundesländer geregelt wird. Daher wird in der DIN 15050 auch erwähnt, dass Rechtsvorschriften der Länder Vorrang haben. Die personellen Qualifikationen zur Durchführung eines Intensivtransports sind entsprechend in den jeweiligen Landesrettungsdienstgesetzen festgeschrieben.

Die Deutsche Interdisziplinäre Vereinigung für Intensiv- und Notfallmedizin (DIVI) hat Empfehlungen zur personellen Qualifikation im außerklinischen Intensivtransport herausgeben. Neben der Berufsbezeichnung Notfallsanitäter:in für das Rettungsdienstfachpersonal wird für die Gesundheits- und Krankenpfleger:innen eine mind. zweijährige Tätigkeit auf der Intensivstation gefordert. Ärzt:innen sollen mindestens 3 Jahre eine Weiterbildung in einem Fachgebiet mit intensivmedizinischen Versorgungsaufgaben absolviert ha-

Tab. 1 Empfehlungen zur personellen Qualifikation im außerklinischen Intensivtransport

Ärztliches Personal	Rettungsfachpersonal	Krankenpflegepersonal
20-stündiger Kurs Intensivtransport gemäß dem DIVI-Curriculum „Intensivtransport-Kurs"		
3 Jahre klinische Weiterbildung in einem Fachgebiet mit intensivmedizinischen Versorgungsaufgaben	Berufsbezeichnung Notfallsanitäter:in	Gesundheits- und Krankenpfleger:in
zusätzlich 6 Monate nachweisbare Vollzeittätigkeit auf einer Intensivstation	Mindestens 2-jährige Tätigkeit im Rettungsdienst (vorwiegend Notfallrettung) in Vollzeitform bzw. eine zeitlich vergleichbare Berufserfahrung nach Erhalt der Berufsbezeichnung	Mindestens 2-jährige Tätigkeit auf einer Intensivstation mit mindestens 6 Betten in Vollzeitform bzw. eine zeitlich vergleichbare Berufserfahrung
zusätzlich Qualifikation für den Einsatz als Notarzt/Notärztin im Rettungsdienst nach landesrechtlichen Vorschriften	Mindestens 14-tägige Hospitation auf einer Intensivstation, die höchstens in zwei Blöcke à 7 Tage aufgeteilt werden darf, innerhalb der letzten 18 Monate	Mindestens 14-tägige Hospitation auf einem Intensivtransportmittel, die höchstens in zwei Blöcke à 7 Tage aufgeteilt werden darf, innerhalb der letzten 18 Monate
aktiver Notarzt/Notärztin mit mindestens einjähriger Einsatzerfahrung und regelmäßigem Einsatz im Notarztdienst		

ben, ein halbes Jahr auf einer Intensivstation gearbeitet haben sowie bereits mindestens ein Jahr notärztlich im Rettungsdienst tätig gewesen sein. Die vollständigen DIVI-Empfehlungen sind in Tabelle 1 aufgeführt.

Die einzelnen Empfehlungen der Landesrettungsdienstgesetze zeigen ein relativ heterogenes Bild. So wird im Rettungsdienstgesetz des Landes Rheinland-Pfalz die Besetzung durch Rettungssanitäter:innen/Rettungsassistenten:innen gefordert. An die ärztliche Begleitung werden über die Notfallmedizin hinaus keine Anforderungen gestellt. Dem gegenüber steht z.B. die Rettungsdienstplanverordnung des Landes Mecklenburg-Vorpommerns. Hier sind in § 16 relativ umfangreiche Anforderungen festgehalten: Rettungsassisten:innen oder Notfallsanitäter:innen müssen u.a. neben einer mindestens dreijährigen Berufserfahrung die Ausbildung zum Einsatz auf Intensivtransportmitteln in Mecklenburg-Vorpommern nach dem Anforderungskatalog der Ärztekammer Mecklenburg-Vorpommern vorweisen können. Für Ärzte/Ärztinnen wird u.a. der Facharzt (Anästhesiologie, Innere Medizin oder Chirurgie) und die Zusatzweiterbildung Intensivmedizin gefordert. Die vollständigen Anforderungen der jeweiligen Länder sind in Tabelle 2 aufgeführt.

Tab. 2 Landesregelungen zur Qualifikation des Intensivtransports

Baden-Württemberg	Grundsätze des Landesausschusses für den Rettungsdienst gem. § 4 Abs. 2 RDG zur Durchführung von Intensivtransporten: ■ Rettungsassistent:in mit DIVI-Kurs ■ Rettungssanitäter:in ■ Arzt oder Ärztin mit Zusatzbezeichnung Notfallmedizin
Bayern	Bayrisches Rettungsdienstgesetz Artikel 43: ■ Notfallsanitäter:in oder Krankenpfleger:in ■ ärztliches Personal mit Notarztqualifikation, das über eine dem aktuellen Stand der Medizin entsprechende Qualifikation verfügt, die besondere Kenntnisse, Fähigkeiten und Fertigkeiten hinsichtlich der Überwachung und Behandlung der in diesem Einsatzspektrum zu befördernden Patient:innen umfasst
Berlin	Rettungsdienstgesetz § 9e: ■ Rettungsassistent:in ■ Ärzte und Ärztinnen mit speziellen notfallmedizinischen Kenntnissen und Fähigkeiten sowie mehrjähriger klinischer Erfahrungen
Brandenburg	Landesrettungsdienstplanverordnung § 6: ■ Notfallsanitäter:in ■ Rettungssanitäter:in ■ Ärzte mit Zusatzweiterbildung Notfallmedizin
Bremen	Rettungsmittelbedarfsplan Bremen: ■ ein geeigneter Beamte aus dem Lösch- und Hilfeleistungsdienst ■ Notärztin bzw. Notarzt und Rettungsassistent:in vorrangig vom NEF Mitte ■ arztbegleitete Intensivtransporte sind Einsätze der Notfallversorgung
Hamburg	Hamburgisches Rettungsdienstgesetz § 5: ■ Rettungssanitäter:in ■ Notfallsanitäter:in ■ Notärztin bzw. Notarzt ■ Notfallsanitäterin bzw. Notfallsanitäter und Notärztin bzw. Notarzt müssen über zusätzliche intensivmedizinische Fachkenntnisse verfügen
Hessen	Verordnung zur Durchführung des Hessischen Rettungsdienstgesetzes § 25: ■ Rettungssanitäter:in ■ Notfallsanitäter:in ■ Ärztin oder Arzt mit Qualifikation nach den Forderungen der DIVI
Mecklenburg-Vorpommern	Rettungsdienstplanverordnung § 16 und 17: Ärzte/Ärztinnen ■ Fachärztin oder Facharzt in einem Fachgebiet mit intensivmedizinischer Tätigkeit (Anästhesiologie, Chirurgie, Innere Medizin) ■ Fachkunde Rettungsdienst oder Zusatzbezeichnung Notfallmedizin, ■ mindestens einjährige Erfahrung in der Versorgung von Notfallpatient:innen ■ Zusatzqualifikation „Spezielle Intensivmedizin“ oder mindestens dreijährige regelmäßige Tätigkeit auf einer Intensivstation

Mecklenburg-Vorpommern	■ 20-stündiger Kurs Intensivtransport nach den Empfehlungen der Deutschen Interdisziplinären Vereinigung für Intensiv- und Notfallmedizin, ■ 30 Stunden berufsbezogene Fortbildung pro Jahr ■ alle drei Jahre eine spezifische Fortbildung für den Intensivtransport Rettungsassistent:innen oder Notfallsanitäter:innen ■ mindestens dreijährige Vollzeittätigkeit als Rettungsassistent:in oder Notfallsanitäter:in ■ Ausbildung zum Einsatz auf Intensivtransportmitteln in Mecklenburg-Vorpommern nach dem Anforderungskatalog der Ärztekammer Mecklenburg-Vorpommern für Rettungsassistent:innen oder Notfallsanitäter:innen ■ 20-stündigen Kurs Intensivtransport nach den Empfehlungen der Deutschen Interdisziplinären Vereinigung für Intensiv- und Notfallmedizin ■ 30 Stunden berufsbezogene Fortbildung pro Jahr ■ alle drei Jahre eine spezifische Fortbildung für den Intensivtransport Krankenpfleger:innen oder Gesundheitspfleger:innen ■ Fachkrankenschwester oder Fachkrankenpfleger für Anästhesiologie und Intensivtherapie oder eine mindestens dreijährige Vollzeittätigkeit auf einer Intensivstation ■ mindestens Ausbildung Rettungssanitäter:in mit praktischer Erfahrung im Rettungsdienst ■ einen 20-stündigen Kurs Intensivtransport nach den Empfehlungen der Deutschen Interdisziplinären Vereinigung für Intensiv- und Notfallmedizin ■ die persönliche Eignung zum Führen eines Kraftfahrzeugs ■ 30 Stunden berufsbezogene Fortbildung pro Jahr ■ alle drei Jahre eine spezifische Fortbildung für den Intensivtransport
Niedersachsen	Niedersächsisches Rettungsdienstgesetz: ■ keine Definition für die Besetzung eines Intensivtransportwagens vorhanden
Nordrhein-Westfalen	Rettungsdienstgesetz NRW § 4: ■ Ausbildung als Rettungssanitäter:in ■ Ausbildung als Notfallsanitäter:in ■ Arzt oder Ärztin mit Fachkundenachweis Rettungsdienst
Rheinland-Pfalz	Rettungsdienstgesetz Rheinland-Pfalz § 22: ■ Ausbildung als Rettungssanitäter:in ■ Ausbildung als Rettungsassistent:in ■ Ärztin oder Arzt mit Zusatzbezeichnung Notfallmedizin
Saarland	Saarländisches Rettungsdienstgesetz § 4: ■ Notfallsanitäter:in ■ Rettungssanitäter:in ■ Ärzte/Ärztinnen mit Qualifikation nach den Forderungen der DIVI

Sachsen	Sächsische Landesrettungsdienstplanverordnung § 7: ■ Arzt oder Ärztin nach der Empfehlung der Bundesvereinigung der Arbeitsgemeinschaft der Notärzte Deutschlands (BAND) e.V. zum arztbegleiteten Interhospitaltransport ■ Notfallsanitäter:in ■ Gesundheits- und Krankenpfleger:in mit Weiterbildung zur Intensivpflege und Anästhesie oder Notfallsanitäter:in mit Zusatzausbildung nach der Empfehlung der BAND e.V. zum arztbegleiteten Interhospitaltransport
Sachsen-Anhalt	§ 18 RettDG LSA – Rettungsmittel, Besetzung: ■ Notfallsanitäter:in ■ Rettungssanitäter:in ■ Ärzte mit Qualifikation nach den Forderungen der DIVI
Schleswig Holstein	Schleswig-Holsteinisches Rettungsdienstgesetz § 14 und 15: ■ Notfallsanitäter:in mit zusätzlicher Qualifikation für Intensivtransporte ■ Rettungssanitäter:in mit Einsatzerfahrung ■ Ärztin oder Arzt mit wissenschaftlich anerkannter Qualifikation für Intensivtransporte
Thüringen	Landesrettungsdienstplan Abschn. 6.5: ■ Notfallsanitäter:in/Rettungsassistent:in mit 3-jähriger Berufserfahrung und Nachweis einer Schulung über die Besonderheiten intensivmedizinischer Transporte ■ Notfallsanitäter:in/Rettungsassistent:in mit 3-jähriger Berufserfahrung und Fortbildung in der Intensivmedizin oder Schwester/Pfleger mit intensivmedizinischer Tätigkeit und 3-jähriger Berufserfahrung im Rettungsdienst ■ Notfall- und intensivmedizinisch erfahrener Arzt/Ärztin mit der Qualifikation „Intensivtransport" der Landesärztekammer Thüringen oder eine vergleichbare, von der Landesärztekammer Thüringen anerkannte Qualifikation

1.2 Organisation

Die Organisation der Intensivtransporte obliegt den jeweiligen Bundesländern. Hier hat sich in den meisten Ländern die Etablierung einer zentralen koordinierenden Leitstelle für Sekundärtransporte bewährt. Je nach Dringlichkeit der Verlegung, räumlicher Distanz und ggf. medizinischer Sonderanforderungen wie eine extrakorporale Membranoxygenierung (ECMO) können durch diese Leitstellen die entsprechenden Rettungsmittel disponiert werden. Bei der Anmeldung werden meist bereits wichtige Informationen wie mehr als 2 Perfusoren, Impella, ECMO, Thoraxdrainage oder Inkubator abgefragt, sodass die Disponierung entsprechend der Anforderungen erfolgen kann. Insbesondere bei größeren Distanzen ist die Erwägung eines luftgebundenen Transports ratsam. Die genauen Empfehlungen zum Einsatz eines Intensivtransporthubschraubers (ITH) unterscheiden sich zwischen den einzelnen Bundesländern. Rheinland-Pfalz sticht heraus, da hier ein „Beratender

Arzt für Notfall- und Intensivtransporte“ etabliert wurde. Neben der Flugdistanz spielen insbesondere das Wetter und ggf. räumliche Limitationen im ITH eine entscheidende Rolle, sodass eine gute Flugplanung unerlässlich für einen sicheren ITH-Transport ist. Vor allem zur optimalen Planung des Transportes hat sich ein Arzt-Arzt-Gespräch bewährt. Neben den aus der Anforderung hervorgehenden Informationen kann hier nochmals der aktuelle Patient:innenzustand im zeitlichen Verlauf ermittelt werden.

1.3 Ressourcen

Da medizinische Behandlungen immer häufiger auch bei Hochrisikopatient:innen durchgeführt werden, entstehen mehr Transporte von multimorbiden und komplexen Patient:innen. Dem gegenüber stehen immer knapper werdende Ressourcen. Hierbei muss zwischen personellen und strukturellen Ressourcen unterschieden werden. Die Anforderungen an einen Intensivtransportwagen sind in der DIN 75076 beschrieben. Neben 6 Perfusoren werden auch 2 Absaugeinheiten, sowie unter anderem ein mobiles BGA-Gerät vorgeschrieben. Hierüber ergeben sich bereits Einschränkungen, da bei manchen Intensivpatient:innen durchaus mehr als 6 Spritzenpumpen im Einsatz sind. Hier gilt es, bereits beim Arzt-Arzt-Gespräch zu klären, welche Medikamenteninfusion ggf. auf eine intermittierende Gabe umgestellt oder temporär pausiert werden kann. Ein weiteres Problem stellt der ordnungsgemäße Transport von Medizingeräten wie einer ECMO oder Impella dar. Hier müssen die Anforderungen an die mechanische Festigkeit für Medizinprodukte (DIN EN 1789) eingehalten werden, wofür spezielle Gerätehalterungen benötigt werden.

Vor allem nachts kann es durch die geringere Verfügbarkeit von Intensivtransportmitteln zu einem Ressourcenproblem kommen, wenn in kurzer zeitlicher und räumlicher Distanz mehrere Intensivverlegungen entstehen. Prinzipiell ist die Übernahme eines Transports durch die Kombination eines Rettungswagens (RTW) und Notarzteinsatzfahrzeugs (NEF) möglich. Hierbei bestehen jedoch deutliche strukturelle Defizite. Die Ausrüstung der NEFs ist in der DIN 75079 geregelt. Hier wird zwar ein Notfallbeatmungsgerät mit speziellen Beamtungsmodi gefordert, allerdings ist keine invasive Blutdruckmessung vorgeschrieben und es werden deutlich weniger Perfusoren gefordert. Ein weiteres Problem stellt der Ausfall der eigentlich für die primäre Notfallversorgung vorgehaltenen Rettungsmittel für einen ggf. längeren Zeitraum dar.

Neben diesen strukturellen Ressourcen gilt es auch, die personellen Ressourcen zu betrachten. Durch die immer komplexeren Patienten steigt der Anspruch an die Qualifikation für eine adäquate medizinische Versorgung. Das riesige Spektrum der Intensivtransporte reicht von einem Neugeborenen mit komplexem Herzvitium im kardiogenen Schock bis zu Patient:innen im Multiorganversagen mit ECMO. Es bleibt schwierig für das Personal, alle diese Patient:innen auf hohem Niveau versorgen zu können. Daher wird manchmal auf den Spezialisten vor Ort zurückgegriffen werden müssen, welcher den

Transport begleiten soll. Hierbei besteht jedoch das Problem, dass dieser oftmals nicht mit den Strukturen im Intensivtransportmittel vertraut ist (Monitoring etc.). Des Weiteren kann vor allem nachts bei bestehenden Rufdiensten ein Problem bei zeitkritischen Verlegungen entstehen. Dieses Problem besteht auch beim Transport von Patient:innen mit ECMO. Idealerweise sollten diese Transporte durch die Abteilung für Kardiotechnik begleitet werden. An vielen Krankenhäusern besteht in der Kardiotechnik jedoch nur ein Rufdienst, sodass es bei zeitkritischen Patient:innen vor allem nachts zu Verzögerungen kommen kann. Außerdem ist der Rufdienst fast immer für die Kardiochirurgie zuständig und kann daher das Haus eigentlich nicht verlassen. Daneben besteht vor allem bei Luftrettungsmitteln eine räumliche Limitation, sodass neben der Crew meistens 1 bis maximal 2 Personen mitgenommen werden können.

Take home messages:

Zusammenfassend lässt sich festhalten, dass sowohl Struktur als auch Organisation der Intensivtransporte Aufgabe der Bundesländer sind. Während sich bei der Qualifikation eine ziemlich große Heterogenität beobachten lässt, wird die Organisation zunehmend durch zentrale Koordinierungsstellen umgesetzt. Die richtige Anmeldung, eine gute Transportplanung und ein strukturiertes Arzt-Arzt-Gespräch sind entscheidend für eine reibungslose Organisation des Transports. Durch die zunehmende Komplexität der Patienten ergeben sich hohe Anforderungen an die strukturellen und personellen Ressourcen, welche vor allem nachts reduziert vorhanden sind. Grade bei einer zeitkritischen Intensivverlegung wird man immer wieder nicht um Kompromisse herumkommen.

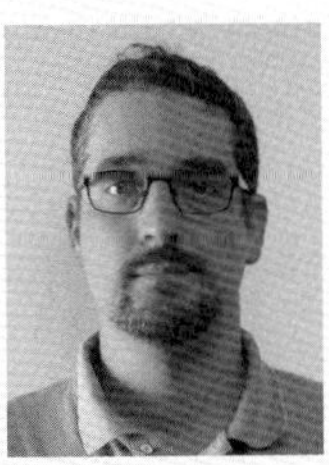

Dr. med. Fabian Edinger

Fabian Edinger ist Facharzt für Anästhesiologie mit der Zusatzweiterbildung Intensivmedizin und arbeitet seit 2015 am Universitätsklinikum Gießen. Neben einer Rotation auf die Kinderintensivstation des Kinderherzzentrums ist er seit 2015 im bodengebundenen Rettungsdienst notärztlich tätig und wird seit 2019 auf dem Intensivverlegungshubschrauber Christoph 90 eingesetzt.

2 Externe ECLS und ECMO beim Intensivtransport

Maximilian Feth, Philipp M. Lepper und Ralf M. Muellenbach

Die extrakorporale Membranoxygenierung (ECMO) als Verfahren zur externen Organunterstützung (*Extracorporeal Life Support*, ECLS) kommt bei refraktärem respiratorischem oder zirkulatorischem Versagen zum Einsatz. Diese Therapieoption ist zumeist nur in spezialisierten Kliniken verfügbar. Für Patienten mit Indikation zum Organersatz in einem Krankenhaus ohne ECLS-Angebot besteht ein wachsender Transportbedarf unter Fortführung der intensivmedizinischen Überwachung und Therapie (Intensivtransport) zur ECLS-Anlage im Zentrum oder nach ECLS-Anlage in der peripheren Klinik durch ein mobiles ECMO-Team (ECLS-Transport). Intensivtransporte mit ECLS-Therapie sind ressourcenintensiv und stellen hohe Anforderungen an das zuständige Personal.

2.1 Grundlagen und Indikationen zum Intensivtransport mit Organsupport

Hauptindikation für den Einsatz einer ECMO stellen das therapierefraktäre Lungen- (z.B. im Rahmen eines *Acute Respiratory Distress Syndroms*, ARDS) oder Kreislaufversagen, etwa bei einem kardiogenen Schock, dar. Zusätzlich kommt die ECMO bei einer extrakorporalen Reanimation (ECPR), nach chirurgischen Eingriffen oder in Spezialsituationen (z.B. Intoxikationen, Hypothermie) zum Einsatz. Ziel einer ECMO-Therapie ist der anteilige Ersatz der pulmonalen oder Kreislauffunktion, um einen Zeitgewinn bis zu einer Verbesserung der Akutsituation/Grunderkrankung, zu einer Transplantation oder einer Therapieentscheidung zu ermöglichen. Die Indikationsstellung zur ECMO sowie die Therapieinitiation und -durchführung sollte aus Gründen der Patientensicherheit Zentren mit einem jährlichen Mindestvolumen (> 20 ECMO Fälle pro Jahr) solcher Verfahren vorbehalten sein. Entsprechend erfordert die Anlage einer ECMO bei Patienten in Häusern ohne ECMO-Expertise den Einsatz eines Mobilen ECMO-Teams, welches die Indikation vor Ort evaluiert, ggf. die Therapie startet und den Transport ins Zentrum begleitet.

Einsätze zur externen Anlage einer ECMO durch ein mobiles ECMO-Team sowie der unmittelbare Transport des Patienten nach Therapiebeginn werden als *primäre ECMO-Transporte*, Einsätze zur Verlegung eines Patienten mit bereits etablierter Therapie als *sekundäre ECMO-Transporte* bezeichnet. Primäre ECMO-Transporte sind aufgrund der Dynamik der Akutsituation durch eine höhere Dringlichkeit ausgezeichnet.

Aufgrund des erheblichen personellen und materiellen Aufwandes, den der Transport von ECMO-Patienten erfordert, kommt einer strengen Indikationsstellung eine zentrale Rolle zu. Regelmäßig finden im Rahmen der Übernahmeplanung von Intensivpatienten Gespräche zwischen der aufnehmenden und der abgebenden Klinik statt. Gerade bei Patienten, die ggf. ein Organersatzverfahren benötigen, sollte dabei ein Hauptaugenmerk auf die Diskussion möglicher diagnostischer oder therapeutischer Schritte gelegt werden, die potenziell zu einer Verbesserung des Patientenzustandes ohne weitere ECLS-Indikation und damit einem Wegfall der Transportnotwendigkeit führen. Sollte der Organersatz und respektive ein Transport weiterhin indiziert sein, wird der Einsatz entsprechend der Dringlichkeit geplant.

Im Allgemeinen sind Intensivtransporte durch geschulte Teams und bei entsprechender Vorbereitung sicher und komplikationsarm durchführbar. Dies ist auf ECMO-Transporte übertragbar, insofern die entsprechenden zusätzlichen Voraussetzungen wie eine Begleitung durch ein ECMO-erfahrenes Team sowie die materiellen Vorbereitungen erfüllt sind (1). Auch unter herausfordernden Lagen, wie etwa während der COVID-19-Pandemie, konnten Transporte von ECMO-Patienten ohne Gefährdung des Personals erfolgreich durchgeführt werden (2, 3).

2.1.1 Auswahl des Rettungsmittels

Abhängig von Dringlichkeit und Entfernung (z.B. < o. > 60 km) ist der Transport eines ECMO-Patienten sowohl boden- als auch luftgebunden möglich. Der bodengebundene Transport sollte bestmöglich mit einem Intensivtransportwagen (ITW) erfolgen. Die Planung von ITW-Transporten ist jedoch mit einem höheren Zeitaufwand verbunden und meist nur tagsüber sowie mit einer gewissen Vorlaufszeit möglich. Folglich werden primäre ECMO-Transporte mit entsprechendem Zeitdruck regelmäßig mittels eines Rettungswagens unter Begleitung durch ein Mobiles-ECMO-Team durchgeführt. Bei Transporten mit Luftrettungsmitteln sind neben einem ggf. reduzierten Platzangebot flugphysiologische Besonderheiten wie etwa die Ausdehnung von Gaskompartimenten in Abhängigkeit der Flughöhe zu beachten. Daraus folgend kann etwa die Entlastung eines Pneumothorax' vor Transportbeginn notwendig werden.

2.2 Vorbereitung des Intensivtransportes

Die Planungsphase eines Intensivtransportes mit ECLS nimmt eine Schlüsselrolle für den Erfolg solcher Einsätze ein. Der grundlegende Ablauf dieser Vorbereitung unterscheidet sich nicht von Intensivtransporten ohne Organunterstützungsverfahren.

2.2.1 Personalplanung

Intensivtransporte sollten grundsätzlich von adäquat ausgebildetem rettungsdienstlichem, pflegerischem und ärztlichem Personal mit regelmäßiger Betreuung von kritisch kranken Patienten durchgeführt werden. Die Qualifikation dieses Personals sollte sich zur Gewährleistung der Patientensicherheit und Qualitätssicherung an den Empfehlungen zur Besetzung von Intensivtransportmitteln der Deutschen Interdisziplinären Vereinigung für Intensiv- und Notfallmedizin (DIVI e.V.) orientieren (4). Aufgrund der begrenzten Verfügbarkeit von ECLS-Verfahren kann eine fundierte Ausbildung und eine regelmäßige Versorgung von ECLS-Patienten nicht für alle im Intensivtransport Tätigen in ausreichendem Maße vorausgesetzt werden. Folglich muss im Rahmen der Vorbereitung eines ECLS-Transportes geprüft werden, ob das durchführende Personal im Umgang mit ECMO vertraut ist. Sollte dies nicht der Fall sein, muss eine zusätzliche Betreuung während des Transportes durch ECMO-erfahrens ärztliches und nicht-ärztliches Personal (Intensivfachpflegekraft, Kardiotechnik) sichergestellt werden. Häufig wird die Notwendigkeit einer solchen Transportbegleitung bei der Vorbereitung der Patientenübernahme bereits identifiziert und durch ein mobiles ECMO-Team des aufnehmenden Zentrums abgedeckt.

2.2.2 Materialvorbereitung

Der ECLS-Transport erfordert Material, welches auf normalen Intensivtransportmitteln meist nicht verlastet ist. Folglich muss bei der Vorbereitung des Einsatzes darauf geachtet werden, ECLS-spezifische Ausrüstungsgegenstände (z.B. Handkurbel, Schlauchklemmen und Kanülen) mitzuführen. Es empfiehlt sich, solches Material standardisiert durch das begleitende Personal einer ECLS-Klinik z.B. mittels eines Koffer- oder Taschensystems vorzuhalten.

2.3 Durchführung des Transportes

2.3.1 Patientenübernahme

Die Patientenübernahme sollte grundsätzlich im Beisein des kompletten Transportteams sowie des ärztlich und pflegerisch zuständigen Personals der Quellklinik am Patientenbett stattfinden. Übergabegespräche sollten sich hierbei an etablierten Übergabeschemata (z.B. ISOBAR) orientieren und wesentliche Informationen zur aktuellen Patientensituation, Vorgeschichte, Therapieverlauf und Diagnostik umfassen. Zum Abschluss des Übergabegesprächs sollte eine Zusammenfassung relevanter Informationen sowie zur Beurteilung der Transportfähigkeit eine klinische Untersuchung des Patienten durch das Transportteam erfolgen. Im Rahmen dieser Untersuchung sollte insbesondere auf Gefäß- und Atemwegszugänge, den neurologischen Status sowie die Sedierungstiefe geachtet werden. *Point-of-Care*-Ultraschallverfahren können beim Patientenassessment hilfreich sein. Bei primären ECMO-Transporten mit dem Ziel einer externen ECMO-Implantation wird nun folgend die ECMO-Indikation geprüft und ggf. die Anlage durchgeführt. Sollten sich bei der Übergabe oder klinischen Untersuchung Verbesserungspotenzial bezüglich der Transportfähigkeit zeigen, müssen entsprechende Maßnahmen vor Transportbeginn durchgeführt werden.

Abschluss der Patientenübernahme ist die Umlagerung des Patienten vom Klinikbett auf die Transporttrage. Hierbei ist auf einen schrittweisen Ablauf zu achten, für den sich die Abfolge aus *Wechsel des Respirators* → *Wechsel der Perfusoren* → *Wechsel des Monitorings* → *Umlagerung des Patienten* als sinnvoll erwiesen hat. Die Patientenumlagerung erfolgt ausschließlich mit ausreichendem Personal auf Kommando des am Kopf Stehenden und bei freier Lage aller Kabel und Leitungen. Dabei ist größte Sorgfalt auf die Sicherung aller Gefäß- oder Atemwegszugänge im Allgemeinen, jedoch aufgrund des Kanülendurchmessers im Speziellen auf die ECMO-Kanülen zu legen. Für den Fall einer akzidentiellen Kanülendislokation sind ausreichend große Schlauchklemmen vorzuhalten. Vor Verlassen der abgebenden Intensivstation sollte die Vollständigkeit der transportbegleitenden Patientendokumentation (z.B. Verlegungsbrief, Krankenversicherungskarte, wesentliche radiologische, mikrobiologische und sonstige Befunde) sichergestellt werden.

2.3.2 Transportphase

Nach Verladung von Patient und Material im Rettungsmittel und vor Transportbeginn sind die Funktionsfähigkeit des Transportrespirators, des Monitorings, der ECMO-Konsole sowie die Patientensituation zu prüfen. Es ist dabei auf eine adäquate Befestigung der Medizingeräte sowie eine sichere Energie- und Gasversorgung zu achten. Im Idealfall halten ITW für gängige ECMO-Konsolen eine Transportbefestigung vor. Gerade bei einem Transport im RTW sind solche Vorrichtungen jedoch meist nicht verfügbar, sodass die ECMO-

Konsole anderweitig verzurrt werden muss. Während ITW in aller Regel mit Intensivrespiratoren ausgestattet sind, die sich auch zur Beatmung von Patienten mit schwerem Lungenversagen eignen, sind die Notfallrespiratoren eines RTW für solche Beatmungsmodi meist nicht adäquat. Entsprechend muss ein für den Transport des Patienten geeigneter Respirator bereitgestellt werden.

Im Rahmen von Intensivtransporten kommt es lediglich selten zu schweren Komplikationenn (5). Trotzdem muss der Patient inklusive hämodynamischer und respiratorischer Situation kontinuierlich während des Transportes überwacht und bei Komplikationen entsprechend interveniert werden. Die Vitalparameter (mindestens Herzfrequenz, Blutdruck, periphere Sauerstoffsättigung), die endtidale CO_2-Konzentration, die Beatmungsparameter (Beatmungsmodus, Atemfrequenz, Beatmungsdrücke, I:E-Verhältnis) und die Flüssigkeits- sowie Medikamentenzufuhr sind auch beim ECMO-Transport lückenlos anhand des DIVI-Intensivtransportprotokolls zu dokumentieren. Zusätzlich müssen beim ECMO-Transport verfahrensspezifische Parameter (Pumpendrehzahl, ECMO-Systemdrücke, Spülgasfluss) regelmäßig erfasst werden sowie wenn möglich auch vor und während des Transportes eine arterielle Blutgasanalyse durchgeführt werden.

Teamführung während eines ECMO-Transportes

Neben der adäquaten Ausbildung des Transportpersonals ist auch die Teamführung für einen erfolgreichen ECMO-Transport entscheidend. Änderungen bei Patient oder ECMO beeinflussen meist unmittelbar das andere System und können auch bei vermeintlich kleinen Änderungen weitreichende Folgen haben. Sämtliche Therapieentscheidungen sind daher im Team abzustimmen.

Bei neu zusammengesetzten Teams z.B. aus Notarzt und Notfallsanitätern des Regelrettungsdienstes sowie begleitendem Mobilen ECMO-Team sollte vor Transportbeginn eine klare Aufgabenzuweisung festgelegt werden. Die medizinische Gesamtverantwortung kann hierbei bei dem ITW-/NEF-Notarzt oder dem Arzt des Mobilen ECMO-Teams liegen. Die Zuständigkeit für die ECMO-Konsole sollte bei einem ECMO-Provider des Mobilen-ECMO-Teams (Intensivpflegekraft, Kardiotechniker), die sonstige organisatorische Verantwortung bei dem Notfallsanitäter des Regelrettungsdienstes liegen. Die Teamführung sollte sich grundlegend an den Regeln des Crew-Ressource-Managements orientieren. Für Bereiche, in denen ECMO-Transporte regelmäßig durchgeführt werden, empfiehlt sich zur Standardisierung der Abläufe und Zuständigkeiten die Erstellung einer regional abgestimmten *standard operating procedure* (SOP).

2.3.3 Patientenübergabe

Die Übergabe des Patienten im Zielkrankenhaus erfolgt analog zur Übernahmephase im interprofessionellen Setting. Es gelten die gleichen Empfehlungen zum Übergabegespräch sowie zur Patientenumlagerung wie bereits beschrieben. Es ist darauf zu achten, etwaige Transportkomplikationen inklusive Komplikationsart, mutmaßlichem Auslöser, Therapie und Behandlungserfolg darzustellen. Der Ort der Patientenübergabe sollte vor Transportbeginn (z.B. Intensivstation oder Schockraum) festgelegt werden, um weitere vorab besprochene, diagnostische Maßnahmen (z.B. Computertomografie des Kopfes u./o. Thorax/Abdomen) ohne weiteren innerklinischen Transportaufwand zu ermöglichen.

2.4 Zusammenfassung

Angesichts der zunehmenden intensivmedizinischen Zentrumsbildung nimmt der Transport von Patienten mit laufender ECMO einen wachsenden Stellenwert in der Verlegung kritisch kranker Patienten ein. Solche Einsätze sind durch hohe logistische, materielle und personelle Anforderungen gekennzeichnet und sollten immer durch ein ECMO-erfahrenes Team durchgeführt werden. Bei sorgfältiger Einsatzplanung und Vorbereitung des Patienten sind diese Einsätze auch unter herausfordernden Situationen, wie z.B. während der COVID-19-Pandemie, für Team und Patient sicher durchführbar.

Take home messages:

- *ECMO-Transporte sind aufwändige Einsätze mit hohem Anspruch an Material und Personal.*
- *Jeder ECMO-Transport muss durch Personal begleitet werden, das im Umgang mit ECMO-Patienten routiniert ist. Trifft dies auf die Regelbesatzung eines ITW/ITH nicht zu, muss die BEsatzung entsprechend ergänzt werden.*
- *Eine sorgfältige Planung sowie die Verwendung von Crew-Ressource-Hilfsmitteln bei der Teamführung sind für einen erfolgreichen Einsatzverlauf entscheidend.*

Literatur

1. Javidfar J, Brodie D, Takayama H, et al. (2011) Safe transport of critically ill adult patients on extracorporeal membrane oxygenation support to a regional extracorporeal membrane oxygenation center. Asaio j; 57: 421–5
2. Widmeier E, Duerschmied D, Benk C, Staudacher D, Wengenmayer T, Supady A (2021) Mobile ECMO retrieval of patients during the COVID-19 pandemic. Artif Organs; 45: 1168–72
3. Javidfar J, Labib A, Ragazzo G, et al. (2022) Mobile Extracorporeal Membrane Oxygenation for Covid-19 Does Not Pose Extra Risk to Transport Team. Asaio j; 68: 163–7

4. Feth M, Zeiner C, Danziger G, et al. (2023) Interhospital critical care transport. Med Klin Intensivmed Notfmed; 118: 73–83
5. Seymour CW, Kahn JM, Schwab CW, Fuchs BD (2008) Adverse events during rotary-wing transport of mechanically ventilated patients: a retrospective cohort study. Crit Care; 12: R71

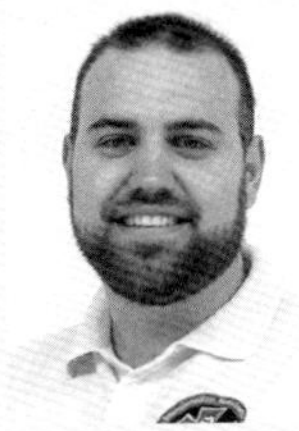

Dr. med. Maximilian Feth

Maximilian Feth ist Sanitätsoffizier und Weiterbildungsassistent mit ZB Notfallmedizin an der Klinik für Anästhesiologie, Intensivmedizin, Notfallmedizin und Schmerztherapie am Bundeswehrkrankenhaus Ulm. Er absolvierte ein Research Fellowship am US Army Institute of Surgical Research und ist kooperierender Mitarbeiter am ECLS-Zentrum Saar, Klinik für Innere Medizin V, Universitätsklinikum des Saarlandes, Homburg/Saar.

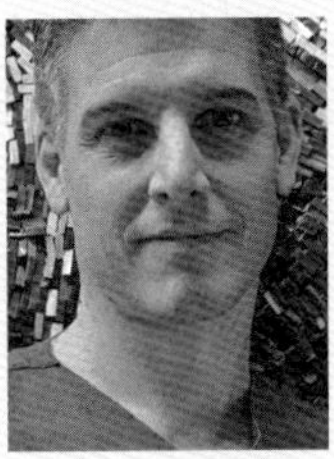

Prof. Dr. med. Philipp M. Lepper

Philipp M. Lepper ist Stellvertretender Direktor der Klinik für Innere Medizin V – Pneumologie, Allergologie und Internistische Intensivmedizin, Universitätsklinik des Saarlandes. Er promovierte 2004 und habilitierte 2013. Von 2012 bis heute ist er Leiter der pneumologischen Intensivstation des Universitätsklinikums des Saarlandes und hat langjährige Erfahrung in Intensiv- und Notfallmedizin sowie in der ECMO-/ECLS-Therapie.

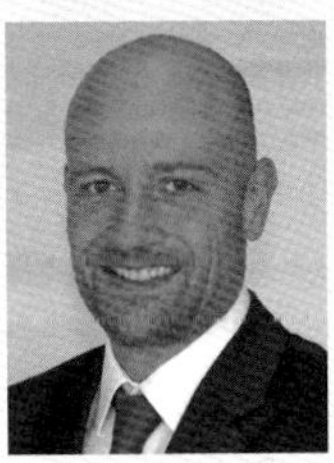

Prof. Dr. med. Ralf M. Muellenbach, MHBA

Ralf M. Muellenbach ist Direktor der Klinik für Anästhesiologie, Intensivmedizin, Notfallmedizin und Schmerztherapie, Klinikum Kassel. Er promovierte 2004 und habilitierte 2009. Von 2012 bis 2016 war er Leiter der anästhesiologischen Intensivstation des Universitätsklinikums Würzburg (2014–2016 als geschäftsführender Oberarzt). Er verfügt über langjährige Erfahrung im boden- und luftgebundenen Rettungsdienst sowie in der ECMO-/ECLS-Therapie.

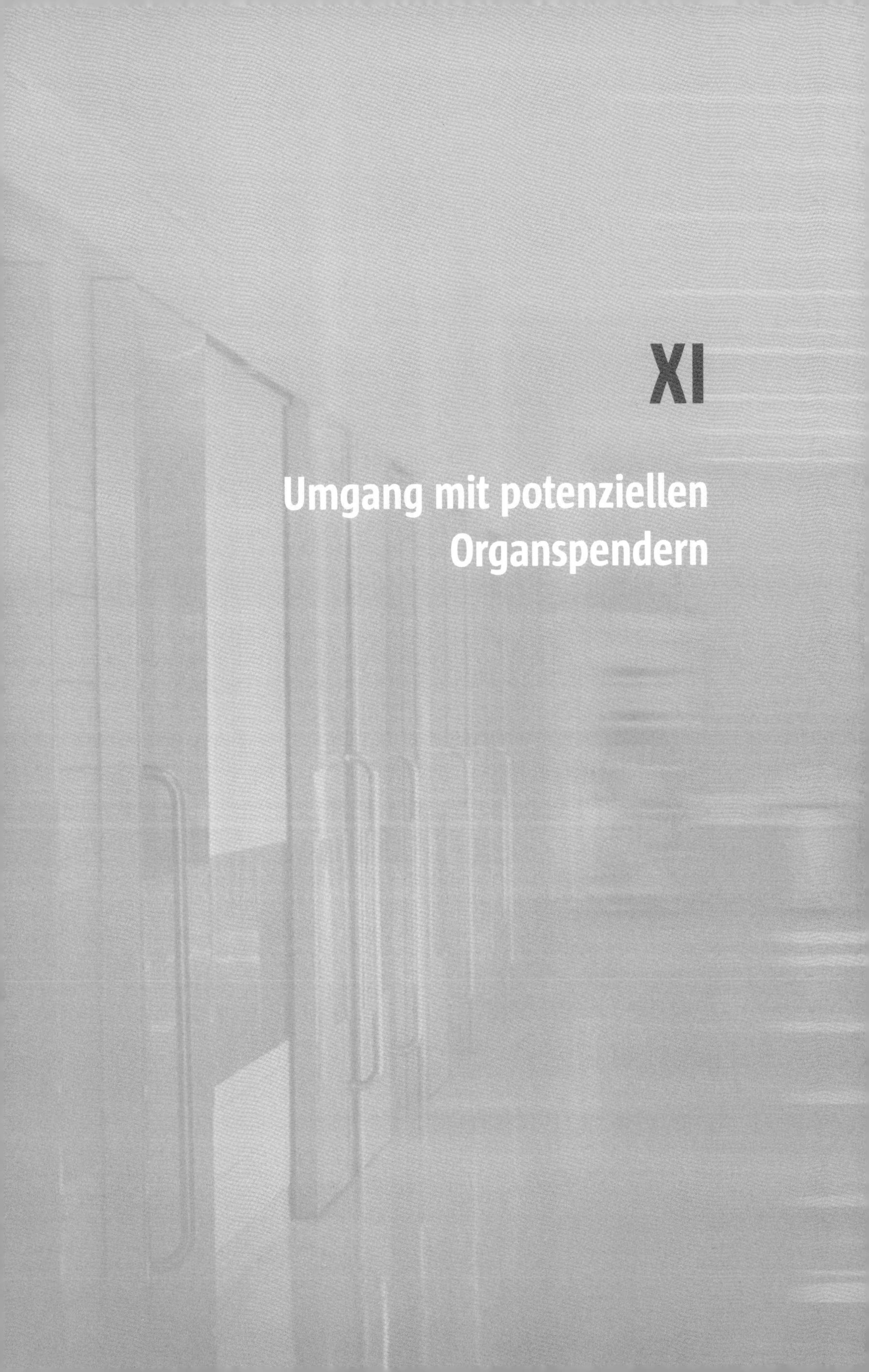

XI

Umgang mit potenziellen Organspendern

1 Organ-Recovery: marginale Organe – retten, was zu retten ist!

Achim Koch, Nikolaus Pizanis und Markus Kamler

Die technische Entwicklung mittels maschineller Perfusionsverfahren Spenderorgane zu konservieren, eröffnet ganz neue Möglichkeiten, den Prozess des Organtransportes beziehungsweise den Zeitraum außerhalb des menschlichen Körpers für eine Behandlung zu nutzen. Über Jahrzehnte war es erforderlich, für ein im Rahmen der Organspende entnommenes Organ die Funktionsfähigkeit durch Reduktion des Stoffwechsels während der Transportischämie zu gewährleisten. Dazu wurde in der Regel eine kalte Konservierungslösung eingesetzt, die Einfluss auf den Energiemetabolismus des Spenderorgans nach Sistieren der Durchblutung nimmt. Organkonservierung durch Kälte generiert jedoch über eisenchalatorinduzierte Prozesse, insbesondere während der postischämischen Wiedererwärmung, toxische Sauerstoffradikale. Der Organkonservierung mittels Kälte sind enge zeitliche Grenzen gesetzt, bevor durch Schädigung des Spenderorgans der Funktionsverlust droht (Herz: vier Stunden, Lunge: sechs Stunden). Der Spenderorganmangel bestimmt die Notwendigkeit, möglichst alle angebotenen Spenderorgane zu evaluieren, ob eine Transplantation möglich ist. Im Entnahmekrankenhaus ist eine Evaluation dabei häufig nur eingeschränkt möglich.

> *Verfahren der Maschinenperfusion ermöglichen eine bessere Beurteilung, um mehr Spenderorgane erfolgreich zu transplantieren.*

1.1 Maschinenperfusion Lunge

Nur etwa 20% der angebotenen Spenderlungen werden zur Transplantation akzeptiert, die übrigen Extended-Criteria-Spenderlungen (ECD, Extended Criteria Donor) erscheinen in etwa 40% als möglicherweise zur Transplantation geeignet. Ideale Lungenspender haben ein Alter unter 55 Jahren, eine PaO_2/FiO_2 Ratio > 300, waren Nichtraucher mit unauffälligem Thoraxröntgenbild und Bronchoskopie sowie eine kurze zu erwartende Ischämiezeit. Leider liegt bei vielen ECD eine Lungenschädigung wie eine Aspiration, ein Trauma, eine Infektion oder ein neurogenes Lungenödem vor. Bei diesen ECD-Lungen ist die Schädigung möglicherweise reversibel, damit ist durchaus eine erfolgreiche Transplantation möglich (1). Obwohl ein primäres Transplantatversagen und die 30-Tage-Sterblichkeit erhöht sein können, scheint es keinen negativen Effekt auf das Langzeit-Überleben zu geben und eine deutliche Erweiterung des Spenderpools möglich (2).

Besonders in der Evaluation von ECD-Lungen bietet die Ex-vivo-Lungenperfusion (EVLP) eine einzigartige Plattform, um unter annähernd normalen physiologischen Bedingungen eine sichere Transplantation zu ermöglichen. Die Möglichkeiten, durch EVLP Ischämieschäden zu begrenzen oder eine Lungenerholung durch gezielte Therapie zu fördern, entwickeln sich gerade. Die Reduktion entnahmebedingter Schäden hilft ein exzellentes Transplantationsergebnis zu erreichen.

Die EVLP zeigt ein großes Potenzial als Bewertungstool und als zukünftige therapeutische Plattform.

Bei der Lungentransplantation bestimmen zwei Faktoren das Auftreten eines primären Transplantatversagens:

1. Zum einen der während kalter Ischämie induzierte Zellschäden und
2. zum anderen der durch Sauerstoffradikale hervorgerufene „Lung Ischemia Reperfusion Injury" (LIRI).

Die Technik der EVLP kann helfen, die Probleme des primären Transplantatversagens zu lösen. Nach ersten Beschreibungen von A. Carrel wurden deutliche klinische Fortschritte der Organperfusion in den 1990er-Jahren erreicht, als Steen ein Verfahren zur Lungenevaluation entwickelte, mit der die ersten Non-Heart-Beating-Donors (NHBD) erfolgreich transplantiert werden konnten (3). In einer Fallserie von sechs zuvor abgelehnten Spenderlungen konnte Steen diese erfolgreich transplantieren (4). Er konnte die Reversibilität eines Lungenödems und von Atelektasen durch EVLP mit der Steen-Lösung und der Anwendung eines positiven endexspiratorischen Drucks (PEEP) zeigen.

Derzeit sind verschiedene Verfahren der EVLP im Einsatz. Das Verfahren mit einer azellulären Perfusionslösung nach Steen wird seit Mai 2016 in Deutschland klinisch eingesetzt (5). Die Steen-Lösung ist hochonkotisch und enthält Albumin und Dextran.

Zur Evaluation der Lungenfunktion wird eine Spenderlunge pulmonalarteriell und pulmonalvenös mit dem geschlossenen Perfusionssystem verbunden und mit einer azellulären Lösung perfundiert. Zur Desoxygenierung wird der Perfusionskreislauf über einen Oxygenator mit einem venösen Gasgemisch (8% CO_2, 6% O_2 und 86% N_2) begast. Die Beurteilung der Oxygenierungsleistung der Lunge wird durch Beatmung mittels des integrierten Beatmungsgerätes und einem positiven Atemwegsdruck erreicht (s. Abb. 1). Der standardisierte Perfusionszyklus dauert vier Stunden. Die Spenderlunge wird perfundiert und stündlich in einem Rekrutierungsmanöver bei einer FiO_2 von 1,0 beatmet. Dabei wird die Oxygenierungsleistung des Spenderorgans als ΔpO_2 bestimmt. Der Cut-off-Wert für eine sichere Transplantation liegt bei einem $\Delta pO_2 > 350$ mmHg. Daneben gibt es noch weitere kommerzielle Systeme mit verschiedenen klinischen Protokollen (5).

Ziel ist es, ECD-Lungen mit eingeschränktem Gasaustausch ($pO_2 < 300$ mmHg) unter standardisieren Bedingungen zu evaluieren. Die EVLP ermöglicht eine komplette Beurteilung von Spenderlungen: visuelle und taktile Inspektion, Bronchoskopie und Röntgen-Bildgebung, hämodynamische Messungen, Analyse des Gasaustausches.

Die Beurteilung in der EVLP beruht auf zwei Prinzipien:

1. Zum einen wird durch die Beatmung mit definierten Beatmungsparametern und vorgegebenen PEEP eine Rekrutierung zuvor eventuell nicht ausreichend belüfteter Lungenabschnitte erreicht und das Shuntvolumen vermindert.
2. Zum anderen wird durch die hyperonkotische, albuminhaltige Perfusionslösung den Lungen Flüssigkeit entzogen und ein Lungenödem vermindert.

Auch wurden Marker für eine Endothelzellaktivierung (ICAM-1) oder proinflammatorische Zytokine und ihr Einfluss auf die In-Hospital Mortality und das 1-Jahres-Überleben untersucht (6; 7).

> *Zukünftig bleibt das Ziel, weitere Biomarker verbunden mit Inflammation, Schädigung und Reparaturmechanismen zu identifizieren.*

Die Vergleichbarkeit der Ergebnisse von EVLP und Standardkonservierung konnte gezeigt werden. Sowohl die Kurz-, Intermediär- und Langzeitergebnisse waren dabei mindestens nicht unterlegen (8). In einer Studie wurde eine Reduktion der primären Transplantatdysfunktion (PGD) Grad 3 gezeigt (9). In der EXPAND Studie betrug die Rate der PGD Grad 3 zunächst 44%, das 30-Tages-Überleben blieb mit 99% davon jedoch unbeeinflusst (10). Dabei betrug die

Konversionsrate der initial abgelehnten, nach EVLP aber transplantierten Spenderlungen 87%. Im Langzeitverlauf war die Rate an chronischem Transplantatversagen (Chronic Lung Allograft Dysfunction, CLAD) mit 56% in beiden Gruppen vergleichbar, ebenso wie der Verlauf der FEV_1, der Inzidenz akuter Abstoßungsepisoden oder der Lebensqualität (11). Insgesamt könnte die EVLP dazu beitragen, das CLAD als Folge perioperativer Schädigung langfristig zu vermindern.

Zukünftig könnten therapeutische Eingriffe eine Verbesserung der Lungenfunktion erreichen. Weitere Möglichkeit zur Behandlung von Lungenschädigungen können durch Antibiotikazusatz der Perfusionslösung in sehr hoher Konzentration oder durch Inhalation ohne systemische Nebenwirkungen erreicht werden. Die Gruppe um Nakajima konnte belegen, dass eine Kombination von hoch dosiertem Ciprofloxazin, Vancomycin und Meropenem in einer verminderten Bakterienzahl und verbessertem Oxygenierungszustand resultierte (12). Ein bisher experimenteller Ansatz mit inhalativem Sphingosin erscheint ebenfalls erfolgversprechend (13).

In einer präklinischen Untersuchung von Cypel wurde ein intensivierter Wash-out Hepatitis C positiver Lungen durch eine verlängerte EVLP über neun Stunden mit einem Austausch der Perfusionslösung beschrieben (14). Eine noch bessere Reduktion von HCV RNA wurde durch eine fotodynamische Therapie mit Methylenblau über Generierung von Sauerstoffradikalen erreicht (14). Durch einen direkt antiviralen Ansatz könnten somit virusinfizierte Lungen zur Transplantation seronegativer Empfänger nutzbar gemacht werden, ein Effekt, der auch für CMV gezeigt werden konnte (16).

Lungenembolien stellen ebenfalls eine typische Pathologie in Spenderlungen dar. In einem Fallbericht von Machuca wurden große Thromben der Pulmonalarterie zunächst mechanisch entfernt. In der anschließenden EVLP wurden durch Thrombolyse mit Alteplase verbesserte pulmonalarterielle Druckverhältnisse erreicht und die Konversion zur erfolgreichen Lungentransplantation möglich (17).

Die EVLP ermöglicht die Verlängerung der Konservierungszeit, ohne die Ischämiezeit zu verlängern. Damit könnte die Lungentransplantation als Eingriff in das Tagesoperationsprogramm überführt und damit personelle Ressourcen geschont werden. In diesem Zusammenhang wurde in einem retrospektiven Ansatz der frühpostoperative Verlauf bei einer Konservierungszeit über zwölf Stunden mittels EVLP mit einer von unter zwölf Stunden ohne verglichen, ohne signifikante Unterschiede zu zeigen (18).

Spenderorganevaluationen könnten auch für andere Transplantationszentren durchgeführt und die Organe anschließend dorthin überführt werden. Außerhalb der Transplantationsmedizin im Bereich der thorakalen Onkologie wurde vorgeschlagen, unter Nutzung der EVLP gekoppelt an eine pulmonale Autotransplantation sehr hohe Dosen von Chemotherapie bei ansonsten unbehandelbaren malignen Lungenerkrankungen oder Antibiotika bei hochresistenten Lungeninfektionen einzusetzen (19).

1.2 Maschinenperfusion Herz

In Deutschland wird aktuell an drei Zentren zur Herztransplantation das normotherme, zelluläre Organ Care System (OCS) angewendet (s. Abb. 2). Ein weiteres System zur azellulären Kaltperfusion wird in einer Studie untersucht. Das OCS minimiert die im Rahmen des Transplantationsprozesses auftretende kardiale Ischämie. Zwischen Aortenklemmung und Anschluss an das OCS beträgt die Ischämie etwa 25 Minuten. Während der Transportzeit ist das Herz oxygeniert und mit Spenderblut perfundiert. Abschließend besteht noch eine zweite Ischämiephase, die der Implantationsdauer entspricht. Die Herzkonservierung mittels Warmperfusion ermöglicht eine Funktionsbeurteilung des Spenderherzens. Als wesentlicher Parameter hat sich der Laktatmetabolismus

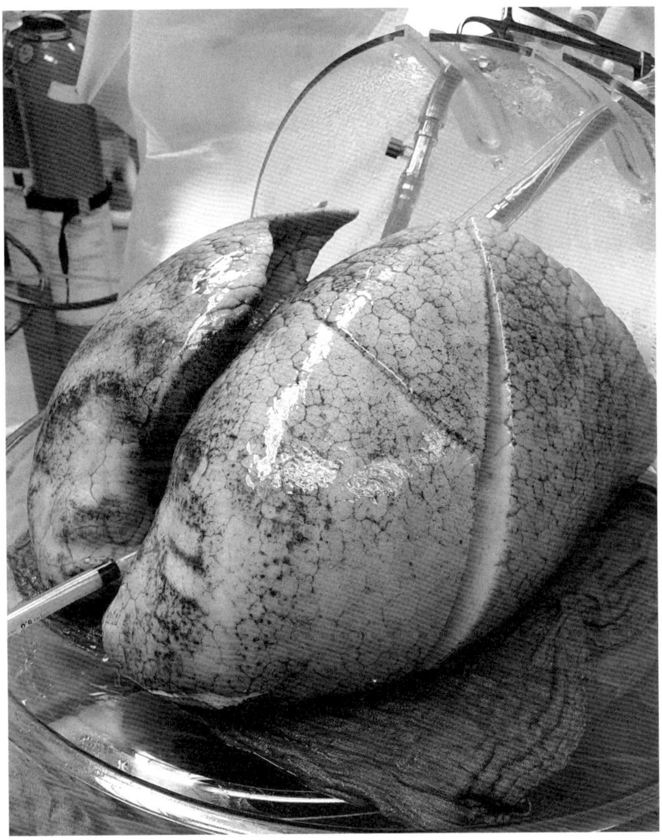

Abb. 1 Azelluläre normotherme ex-vivo-Lungenperfusion

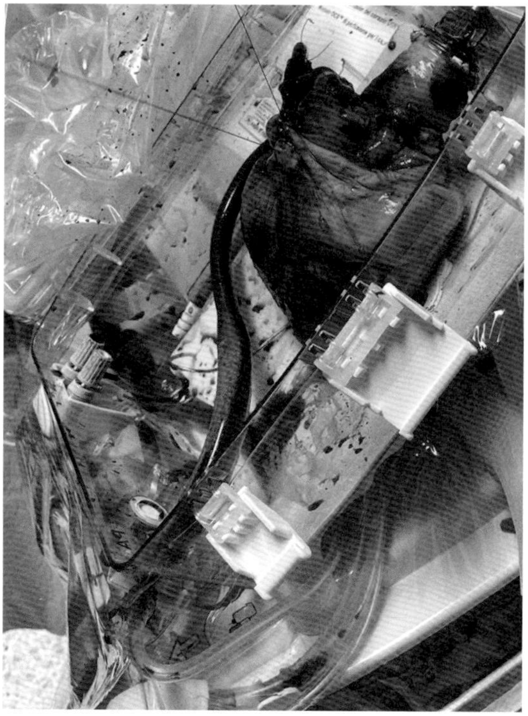

Abb. 2 Zelluläre normotherme Herzperfusion

des Herzens gezeigt. Zeigt ein Spenderherz eine Laktatutilisation innerhalb der definierten Grenzen, kann das Herz sicher transplantiert werden. Das OCS ermöglicht damit eine zuverlässige Funktionsbeurteilung von Spenderherzen auch bei Fehlen einer Koronarangiografie. Zum Einsatz kommt das OCS vor allem bei Herztransplantationen, wenn eine Verlängerung der kritischen vier Stunden Ischämiegrenze zu erwarten ist, zum Beispiel bei voroperierten Empfängern mit Linksherzunterstützungssystem (20).

Take home messages:

Die Verfahren der Maschinenperfusion eröffnen neue Aspekte in der Beurteilung und Verbesserung von Spenderorganen. Perspektivisch können zusätzliche das Potenzial eröffnen, die niedrigen Transplantationsraten von angebotenen Spenderlungen und Herzen deutlich zu steigern. In Deutschland ist die Zahl der durchgeführten Maschinenperfusionen noch niedrig, zum einen wegen der hohen Kosten und den bisherigen Vorgaben zur Organkonservierung in den Richtlinien der Bundesärztekammer. Für die Zukunft bedeutet das: „The ice-age is over".

Literatur

1. Milross L, Griffiths C, Fisher AJ (2021) Ex vivo lung perfusion: a platform for donor lung assessment and recovery. Transplantology 2(4):387–95
2. Botha P, Trivedi D, Weir CJ, Searl CP, Corris PA et al. (2006) Extended donor criteria in lung transplantation: impact on organ allocation. J Thorac Cardiovasc Surg 131(5): 1154–60
3. Carrel A, Lindbergh CA (1935) The culture of whole organs. Science 81(2112):621–3
4. Steen S, Ingemasnsson R, Erikson L, Pierre L, Algotsson L (2001) Transplantation of lungs from a non-heart-beating donor. Lancet 357(9259):825–9
5. Koch A, Pizanis N, Olbertz C, Abou-Issa O, Kamler M et al. (2018) One-year experience with ex vivo lung perfusion: Preliminary results from a single center. Int J Artif Organs 41(8):460–466
6. Hashimoto K, Cypel M, Kim H, Machuca TN, Nakajima D et al. (2017) Soluble Adhesion molecules during ex vivo lung perfusion are associated with posttransplant primary graft dysfunction. Am J Transplant 17(5):1396–404
7. Andreasson ASI, Borthwick LA, Gillespie C, Jiwa K, Scott J et al (2017) The role of interleukin-1β as a predictive biomarker and potential therapeutic tarbet during clinical ex vivo lung perfusion. J Heart Lung Transplant 36(9):985–95
8. Chaskos A, Ferret P, Muston B, Yan TD, Tian DH (2020) Ex-vivo lung perfusion versus standard protocol lung transplantation-mid-term survival and meta analysis. Ann Cardiothorac Surg 9(1):1–9
9. Luo Q, Zhu L, Wang Y, Wang L, Lv W et al. (2019) The conversional efficiacy of ex vivo lung perfusion and clinical outcomes in patients undergoing transplantation of donor lungs by ex vivo lung perfusion: a meta-analysis. Ann Transplant 24:647–60
10. Loor G, Warnecke G, Villavicencio M, Smith M, Kukreja J et al. (2018) Results of the OCS Lung EXPAND international trial using portable normothermic OCS Lung Perfusion System (OCS) to recruit and evaluate extended criteria donor (ECD) lungs. J Heart Lung Transplant 37(4):S147
11. Tikkanen JM, Cypel M, Machuca TN, Azad S, Binnie M et al. (2015) Funktional outcomes and quality of life after normothermic ex vivo lung perfusion lung transplantation. J Heart Lung Transplant 34(4)547–56
12. Nakajima D, Cypel M, Bonato R, Machuca TN, Iskender I et al. (2016) Perfusion treatment of infection in human donor lungs. Am J Transplant 16(4):1229–37
13. Carstens H, Kalka K, Verhaegh R, Schumacher F, Soddemann M et al. (2021) Inhaled sphingosine has no adverse side effects in isolated ventilated and perfused pig lungs. Sci Rep 11(1):18607
14. Ribeiro RVP, Ali A, Cypel M (2020) Ex vivo perfusion in lung transplantation an removal of HCV: the next level. Transpl Int 33(12):1589–96
15. Cypel M, Feld JJ, Galasso M, Pinto Ribeiro RV, Marks N et al. (2020) Prevention of viral transmission during lung transplantation with hepatitis C-viraemic donors: an open label, single centre, pilot trial. Lancet Respir. Med 8(2):192–201
16. Koch A, Pizanis N, Bessa V, Slama A, Aigner C et al. (2020) Impact of normothermic ex vivo lung perfusion on early post-transplantation cytomegalovirus infection. J Thorac Dis 12(4):1350–1356
17. Machuca TN, Hsin MK, Ott HC, Chen M, Hwang DM et al. (2013) Injury-specific ex vivo treatment of the donor lung: pulmonary thrombolysis followed by successful lung transplantation. Am J Respir Crit Care Med 188(7):878–80
18. Yeung JC, Krueger T, Yasufuku K, de Perrot M, Pierre AF et al. (2017) Outcomes after transplantation of lungs preserved for more than 12 h: a retrospective study. Lancet Respir Med 5(2):119–24
19. Chan PG, Kumar A, Subramaniam K, Sanchez PG (2020) Ex vivo lung perfusion: A review of research and clinical practices. Seminars in Cardiothoracic and Vascular Anaesthesia 24(1):34–44
20. Pizanis N, Dimitriou AM, Koch A, Luedike P, Papathanasiou M et al. (2023) Introduction of machine perfusion of donor hearts in a single center in Germany. IJC Heart & Vasculature 47:101233

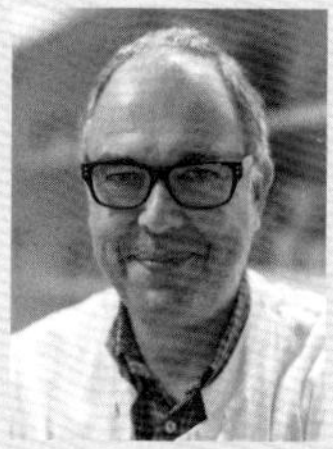

Prof. Dr. med. Achim Koch

Achim Koch ist Oberarzt in der Abteilung für thorakale Organtransplantation an der Universitätsmedizin Essen. Als Facharzt für Herzchirurgie liegt sein Schwerpunkt im Bereich der operativen Versorgung von Transplantationspatienten. Wissenschaftlich beschäftigt er sich mit der Maschinenperfusion von Herz und Lunge. Sein Studium der Humanmedizin absolviert Koch an der Universität Heidelberg und arbeitete anschließend am Universitätsklinikum Heidelberg, am Harefield Hospital in England und an der Universitätsmedizin Essen.

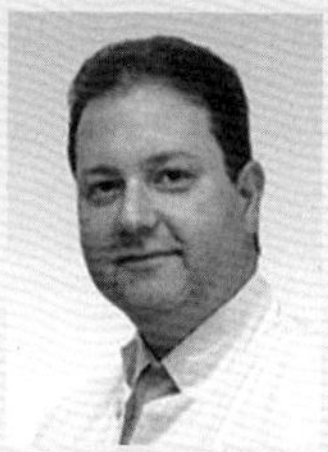

PD Dr. med. Nikolaus Pizanis

Nikolaus Pizanis ist Oberarzt in der Abteilung für thorakale Organtransplantation an der Universitätsmedizin Essen. Als Facharzt für Herzchirurgie liegt sein Schwerpunkt im Bereich der operativen Versorgung von Transplantationspatienten. Wissenschaftlich beschäftigt er sich mit der Maschinenperfusion von Herz und Lunge. Sein Studium der Humanmedizin absolviert Pizanis an der Universität Heidelberg und arbeitete anschließend an der Universitätsmedizin Essen.

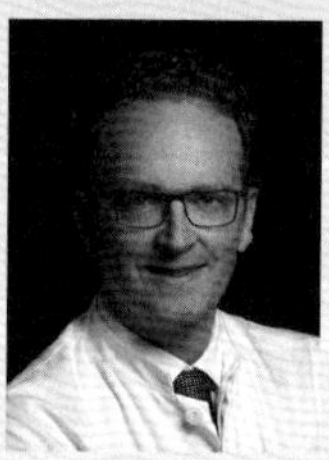

Univ.-Prof. Dr. med. Markus Kamler

Markus Kamler ist kommissarischer ärztlicher Direktor der Abteilung für Herzchirurgie und thorakale Organtransplantation an der Universitätsmedizin Essen. Einen besonderen wissenschaftlichen Schwerpunkt legt er auf die Maschinenperfusion thorakaler Organe. Er hat Medizin an der Universität Heidelberg studiert und am dortigen Universitätsklinikum die Facharztausbildung absolviert.

2 Fallstricke bei der Feststellung des irreversiblen Hirnfunktionsausfalls

Andreas Totzeck

Die Feststellung des irreversiblen Hirnfunktionsausfalls, umgangssprachlich als Hirntod bezeichnet, ist ein streng reglementierter und ethisch sensibler Prozess, der in der Medizin von großer Bedeutung ist. Es handelt sich um den Zustand, in dem sämtliche Hirnfunktionen unwiderruflich ausgefallen sind, während die Herz-Kreislauf-Funktion noch aufrechterhalten wird. Die richtige Diagnose und Feststellung des Hirntods sind von entscheidender Bedeutung, um ethische, rechtliche und medizinische Fragen im Zusammenhang mit einer möglichen Organspende, Therapielimitierung und Familienentscheidungen zu klären.

2.1 Richtlinie statt Leitlinie

Anders als Leitlinien, die von Expertenräten und Fachgesellschaften herausgegeben werden, sind die Verfahrensregeln zur Feststellung des endgültigen, nicht behebbaren Ausfalls der Gesamtfunktion des Großhirns, des Kleinhirns und des Hirnstamms über eine gleichnamige Richtlinie, die von der Bundesärztekammer überarbeitet und vorgegeben wird, verbindlich zu befolgen. Im Sommer 2022 wurde die Richtlinie in der fünften Fortschreibung veröffentlicht (1). Die Feststellung des irreversiblen Hirnfunktionsausfalls basiert auf drei Säulen: den Voraussetzungen, der klinischen Untersuchung mit Nachweis des Hirnfunktionsausfalls und dem Irreversibilitätsnachweis.

2.2 Wer darf den „Hirntod" feststellen?

Die Feststellung des irreversiblen Hirnfunktionsausfalls in der Intensivmedizin ist ein spezielles Verfahren zur Todesfeststellung und bedarf klinischer Erfahrung. Die protokollierenden Ärzt:innen müssen Fachärzt:innen sein und über eine mehrjährige Erfahrung in der Intensivbehandlung von Patient:innen mit akuten schweren Hirnschädigungen verfügen. Eine abgeschlossene Zusatzweiterbildung in Intensivmedizin ist aktuell keine Voraussetzung. Es werden für die Feststellung des irreversiblen Hirnfunktionsausfalls zwei Fachärzt:innen benötigt, von denen einer mindestens Fachärzt:in für Neurologie oder Neurochirurgie ist. Bei der Hirntoddiagnostik von Kindern bis zum vollendeten 14. Lebensjahr muss zusätzlich eine:r Fachärztin oder Facharzt für Kinder- und Jugendmedizin oder für Kinder- und Jugendchirurgie sein. Falls es sich um eine:n Neuropädiater:in handelt, muss die zweite untersuchende Person kein:e Fachärzt:in für Neurologie oder Neurochirurgie sein (1).

2.3 Zeitpunkt der Diagnose

Die korrekte Diagnose des Hirntods erfordert eine angemessene Zeitspanne der Beobachtung und wiederholte neurologische Untersuchungen, um sicherzustellen, dass keine reversiblen Ursachen vorliegen. Es ist unerlässlich, andere medizinische Umstände wie Hypothermie, Vergiftungen oder bestimmte Medikamentenwirkungen auszuschließen, die vorübergehend zu einem verminderten Hirnfunktionsniveau führen können.

2.4 Voraussetzungen

2.4.1 Hypothermie

Die Körperkerntemperatur sollte für eine Hirntoddiagnostik inklusive Apnoetest > 35°C betragen. Hypothermie kann nicht nur ein tiefes Koma, sondern auch eine Hirnstammareflexie bedingen. Auch können insbesondere zentralwirksame Medikamente bei Hypothermie anders wirken. Bei der therapeutischen Hypothermie (z.B. nach Reanimation) wird geraten, eine Hirntoddiagnostik erst 24 Stunden nach Erreichen der Normothermie durchzuführen (2).

2.4.2 Sedierung und Intoxikationen

Die neusten Empfehlungen zur Analgosedierung in der Intensivmedizin setzen zunehmend auf kurzwirksame Medikamente bzw. den weitgehenden Verzicht auf messbare Sedierung (3). Zentral wirksame Medikamente, deren Plasmahalbwertszeit im Minuten- (z.B. Propofol, Remifentanil) bzw. Stundenbereich (z.B. Sufentanil) liegen, müssen von denen unterschieden werden, die akkumulieren und noch wirksame Spiegel über Tage bieten (z.B. Clonazepam). Midazolam gilt mit seiner Plasmahalbwertszeit von 1–3 Stunden als kurzwirksam. Es ist jedoch bekannt, dass Midazolam durch seine aktiven Metabolite, die noch Tage später nachgewiesen werden können, zu einem langanhaltenden, sedierenden Effekt bis hin zum Koma führen kann (4). Gerade Patient:innen mit Nieren- oder Leberfunktionsstörung sind hiervon betroffen. Halbwertszeiten bei normaler Leber- und Nierenfunktion sind von allen gängigen Sedativa und sedierenden Analgetika verfügbar. Es gilt eine ungefähre Faustregel von einer Wartezeit zwischen Absetzen und Beginn der Hirntoddiagnostik von ca. der fünffachen Halbwertszeit der verabreichten Medikamente (z.B. 12 Stunden bei Sufentanil) (2). Im Zweifelsfall können eine Antagonisierung oder eine Perfusionsmessung hilfreich sein. Barbiturate (z.B. Thiopental, Phenobarbital) können EEG-Veränderungen bis zum isoelektrischen EEG bedingen, besonders im Kindesalter (5). Es sollte daher in diesem Fall eine Spiegelbestimmung vor der Einleitung einer Hirntoddiagnostik erfolgen. Eine Alkoholintoxikation sollte, falls vermutet, ausgeschlossen werden. Eine definierte Grenze für die Hirntoddiagnostik gibt es nicht, wobei amerikanische Fachleute die gesetzliche Grenze von 0,8 ‰, ab der eine Fahruntauglichkeit in den USA bestehe, als Orientierungshilfe werteten (6). Unterhalb von 0,8 ‰ Blutalkohol sei eine Hirntoddiagnostik durchführbar und man müsse nicht warten, bis kein Spiegel mehr nachweisbar sei. Toxikologische Untersuchungen sind nicht obligat vorgeschrieben, sollten bei Verdacht aber durchgeführt werden.

2.4.3 Metabolische Störungen

Feste Grenzwerte für Laborparameter (ausgenommen die Blutgase) sind in der Richtlinie zur Feststellung des irreversiblen Hirnfunktionsausfalls nicht aufgeführt. Die Interpretation von Blutwerten und deren möglicher Einfluss auf den komatösen Zustand der zu behandelnden Person ist daher wichtiger Bestandteil der Protokollierenden und setzten eine entsprechende klinische Erfahrung voraus. Fast die Hälfte der Befragten der amerikanischen Neurocritical Care Society gab an, dass ihre jeweilige Institution keine Grenzwerte für Labortests vor der Feststellung des Hirntods definieren würde (7). Die Protokollierenden zogen vor der Hirntoddiagnostik aber am häufigsten den pH-, Natrium- und Glukosewert heran. Im Median gaben sie bezüglich des Natriumwertes einen unteren Grenzwert vom 125 und einen oberen von 160 mmol/l, bezüglich des arteriellen pH-Wertes einen unteren Grenzwert von 7,25 und einen oberen von 7,55 sowie bezüglich des Glukosewertes einen unteren Grenzwert von 60 mg/dl und einen oberen von 400 mg/dl an (7). Letztendlich obliegt aufgrund der fehlenden Grenzwerte in der Richtlinie die Beurteilung den Protokollierenden, zumal zum Beispiel im Rahmen eines zentralen Diabetes insipidus der Natriumwert regelhaft auf Werte über 160 mmol/l ansteigen kann.

2.5 Klinische Untersuchung

Die klinische Untersuchung im Rahmen des Hirntodprotokolls basiert auf der Feststellung des Komas, der Hirnstammareflexie und des fehlenden Atemantriebs beim Apnoe-Test. Eine ausführlichere Untersuchung mit z.B. Testung der Pyramidenbahnzeichen ist nicht im Protokoll vorgesehen. Auch führt der klassische Schmerzreiz auf dem Brustbein der zu behandelnden Person gern einmal durch Auslösen möglicher spinaler Reflexe mit Rumpf- und Extremitätenbewegungen zu Verwirrungen im Team. Auch durch schnelle Kopftorsionen im Rahmen der Testung des vestibulo-okulären Reflexes können spinale Automatismen ausgelöst werden, die den nichterfahrenen Untersucher verunsichern können. Bei empfindlich eingestellten Beatmungsgeräten können spinale Automatismen einen Atemzug triggern und somit eine tatsächliche Apnoe verschleiern.

2.6 Irreversibilitätsnachweis

Rein technisch sollte es klar sein, dass bei einer primären, infratentoriellen Hirnschädigung Zusatzdiagnostik wie die frühen akustisch evozierten Potenziale (FAEP) oder die somatosensibel evozierten Potenziale (SEP) nicht infrage kommen, da die Fortleitung durch den Hirnstamm blockiert ist.

Als Neuerungen in der neuen Fortschreibung der Richtlinie wurden angesichts der breiteren Anwendung von ECMO und ECLS in der Intensivmedizin ausführlichere Verfahrensanweisungen aufgenommen, um sichere Rahmenbedingungen für die Durchführung des Apnoe-Tests unter ECMO zu schaffen. Hinsichtlich des Apnoe-Tests ist bei der venoarteriellen ECMO auf das Harlekin-Phänomen (auch als Nord-Süd-Syndrom bekannt) hinzuweisen. Es kann auftreten, wenn die Funktion des linken Ventrikels erhalten ist oder sich zu erholen beginnt. Die beiden Blutströme anterograd aus dem linken Ventrikel (schlecht oxygeniertes Blut) und retrograd aus der Kanüle der venoarteriellen ECMO (gut oxygeniertes Blut) konkurrieren miteinander und können zu unterschiedlichen Blutgaswerten zum Beispiel an den oberen Extremitäten führen. Bezüglich der Zusatzdiagnostik zur Feststellung des zerebralen Zirkulationsstillstandes unter ECMO unterscheidet die Richtlinie Verfahrensregeln für die venovenöse ECMO von der venoarteriellen ECMO. Unter der venovenösen ECMO seien die CT-Angiografie, die Perfusionsszintigrafie und die Doppler-/Duplexsonografie zuverlässig beurteilbar. Bei einer venoarteriellen ECMO fehle nach jetzigem Stand eine ausreichende Validierung, sodass diese Verfahren nicht zum Nachweis des zerebralen Zirkulationsstillstandes geeignet sein (1).

2.7 Kommunikation und Verständnis

Bei Patient:innen mit schwerer Hirnschädigung und mit zunehmender Wahrscheinlichkeit des Eintretens des irreversiblen Hirnfunktionsausfalls sollte bereits frühzeitig ein ausführliches Gespräch mit den Angehörigen über den mutmaßlichen Patientenwillen, auch hinsichtlich einer möglichen Organspende, erfolgen. Auch die frühzeitige Kommunikation im Team und die Einleitung einer organoprotektiven Therapie bei infauster Prognose sind sehr wichtig. Der Patientenwille sollte neben der Eignung geklärt sein, damit nicht vorschnell eine Beendigung der Intensivtherapie erfolgt. Die Übermittlung der Diagnose des drohenden Hirntods an die Angehörigen erfordert äußerste Sensibilität und eine klare, verständliche Erklärung. Unklarheiten oder mangelndes Verständnis bezüglich des Zustands könnten emotionale Konflikte und Schwierigkeiten in der Entscheidungsfindung zur Folge haben. Nach Eintritt des Hirntodes muss die intensivmedizinische Behandlung beendet werden, es sei denn eine Organexplantation wird evaluiert und ggf. realisiert. Einigen Kulturkreisen ist der Hirntod als sicheres Todeszeichen unbekannt, zumal das Herz unter der Intensivbehandlung noch weiterschlägt. Eine religiös spirituelle Beratung kann hier hilfreich sein, da alle Weltreligionen den Hirntod anerkennen (8–11). Trotzdem kann eine Beendigung der Beatmung großes Konfliktpotenzial hervorrufen. Falls es nach Feststellung des irreversiblen Hirnfunktionsausfalls nicht zu einer Organspende kommt und die Angehörigen bei dem/der Patient:in am Bett verbleiben möchten bis das Herz zu schlagen aufhört, sollte bedacht werden, dass es zu spinalen Automatismen mit Bewegungen der Extremitäten kommen kann, dem „Lazarus-Zeichen", welches für Angehörige sehr belastend sein kann. Die vom irreversiblen Hirnfunktionsausfall betroffene Person benötigt weder Analgesie noch Sedierung. Es kann aber sinnvoll sein, Muskelrelaxantien einzusetzen, um einer Traumatisierung der Angehörigen entgegenzuwirken. Wichtig ist in jedem Fall, dass eine einfühlsame Aufklärung erfolgt.

Take home messages:

- *Erfahrung ist bei der Feststellung des irreversiblen Hirnfunktionsausfalls essenziell.*
- *Eine Zusatzweiterbildung in Intensivmedizin ist nicht notwendig, aber hilfreich.*
- *Alle großen Weltreligionen erkennen den Hirntod an.*

Literatur

1. Brandt SA, Angstwurm H, Bartenstein PA; Förderreuther, S et al. (2022) Richtlinie gemäß § 16 Abs. 1 S. 1 Nr. 1 TPG für die Regeln zur Feststellung des Todes nach § 3 Abs. 1 S. 1 Nr. 2 TPG und die Verfahrensregeln zur Feststellung des endgültigen, nicht behebbaren Ausfalls der Gesamtfunktion des Großhirns, des Kleinhirns und des Hirnstamms nach § 3 Abs. 2 Nr. 2 TPG. In: Bundesärztekammer, editor. Fünfte Fortschreibung ed: Deutsches Ärzteblatt
2. Greer DM, Shemie SD, Lewis A, Torrance S, Varelas P, Goldenberg FD et al. (2020) Determination of Brain Death/Death by Neurologic Criteria: The World Brain Death Project. JAMA;324(11):1078–1097
3. Bellgardt MB, H.; Heymann, A,; Horter, J; Kleinschmidt, S.; Müller, A.; Müller-Brandes, C.; Putensen, C.; Spies, C.; Schallner, N.; Treskatsch, S.; Tonner, P.; Trieschmann, U.; Wappler, F.; Weiß, B.; et al. (2021) S3-

Leitlinie Analgesie, Sedierung und Delirmanagement in der Intensivmedizin (DAS-Leitlinie 2020) AWMF-Registernummer: 001/012;5.0
4. Bauer TM, Ritz R, Haberthur C, Ha HR, Hunkeler W, Sleight AJ, et al. (1995) Prolonged sedation due to accumulation of conjugated metabolites of midazolam. Lancet;346(8968):145–147
5. Shany E, Benzaquen O, Friger M, Richardson J, Golan A (2008) Influence of antiepileptic drugs on amplitude-integrated electroencephalography. Pediatr Neurol;39(6):387–391
6. Wijdicks EFM (2013) Brain death. In: Bernat JLB, editor. Handbook of Clinical Neurology. Ethical and Legal Issues in Neurology. 118. 3rd ed: Elsevier B.V.
7. Lerner DP, Bassil R, Tadevosyan A, Ramineni A, Burns JD, Russell JA et al. (2021) Metabolic values precluding clinical death by neurologic Criteria/Brain death: Survey of neurocritical care society physicians. J Clin Neurosci;88:16–21
8. Alhawari Y, Verhoff MA, Ackermann H, Parzeller M (2020) Religious denomination influencing attitudes towards brain death, organ transplantation and autopsy-a survey among people of different religions. Int J Legal Med;134(3):1203–1212
9. Fins JJ (1995) Across the divide: religious objections to brain death. J Relig Health;34(1):33–39
10. Miller AC (2019) Opinions on the Legitimacy of Death Declaration by Neurological Criteria from the Perspective of 3 Abrahamic Faiths. Medeni Med J;34(3):305–313
11. Padela AI, Basser TA (2012) Brain death: the challenges of translating medical science into Islamic bioethical discourse. Med Law;31(3):433–450

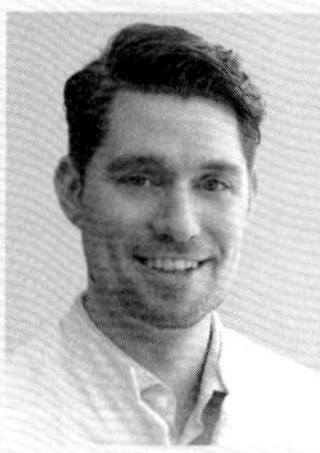

Dr. med. Andreas Totzeck

Andreas Totzeck ist seit 2014 Facharzt für Neurologie und besitzt seit 2016 die Zusatzbezeichnung Intensivmedizin. Seit 2018 leitet er oberärztlich die Intensivstation der Klinik für Neurologie am Universitätsklinikum Essen. Er ist Konsilarzt der Deutschen Stiftung Organtransplantation, leitender ärztlicher Transplantationsbeauftragter des Universitätsklinikums Essen und berufenes Mitglied der Arbeitsgruppe zur Richtlinie Spendererkennung der Bundesärztekammer. Seine Forschungsschwerpunkte liegen im Bereich neuromuskuläre Erkrankungen und Neurointensivmedizin.